《辅行诀》
脏腑补泻方临证发微

韩永刚　主编

人民卫生出版社
·北京·

图书在版编目（CIP）数据

《辅行诀》脏腑补泻方临证发微 / 韩永刚主编 .
北京 ： 人民卫生出版社，2025. 5. --（海外中医临床适
宜技术丛书）. -- ISBN 978-7-117-37858-1

Ⅰ. R223.1

中国国家版本馆 CIP 数据核字第 20256KM600 号

人卫智网	www.ipmph.com	医学教育、学术、考试、健康， 购书智慧智能综合服务平台
人卫官网	www.pmph.com	人卫官方资讯发布平台

海外中医临床适宜技术丛书
《辅行诀》脏腑补泻方临证发微
Haiwai Zhongyi Linchuang Shiyi Jishu Congshu
《Fuxingjue》Zangfu Buxiefang Linzheng Fawei

主　　编：韩永刚
出版发行：人民卫生出版社（中继线 010-59780011）
地　　址：北京市朝阳区潘家园南里 19 号
邮　　编：100021
E - mail：pmph @ pmph.com
购书热线：010-59787592　010-59787584　010-65264830
印　　刷：北京汇林印务有限公司
经　　销：新华书店
开　　本：787 × 1092　1/16　　印张：19
字　　数：416 千字
版　　次：2025 年 5 月第 1 版
印　　次：2025 年 7 月第 1 次印刷
标准书号：ISBN 978-7-117-37858-1
定　　价：79.00 元
打击盗版举报电话：010-59787491　E-mail：WQ @ pmph.com
质量问题联系电话：010-59787234　E-mail：zhiliang @ pmph.com
数字融合服务电话：4001118166　E-mail：zengzhi @ pmph.com

王　序

华夏文明,源远流长。中医药学是具有科学人文双重属性的、系统的、整体的医药学,是全球唯一全面系统传承、从未断裂的医药学,也是文明互鉴新时期以历史范畴看具有中国特色的生命科学,其以本草学、方剂学、四诊法、针灸四项发明奉献于人类社会。中医药学以形成于中原黄河流域的"天人合一""道法自然""河图洛书""气神阴阳五行"国学原理指导疗伤治病,维护健康生命。以象思维、观象、象数易器、心灵美育为主体本体,以气神阴阳五行脏腑关联为关系本体。中国哲学的间性论体现了中医学界开放兼容的理念。古往今来,中医学传承创新与学派交流争鸣密切相关。在当今系统化与智能化融合推动科技文明新发展的背景下,发掘梳理古医籍,对于《辅行诀》传承《汤液经法》经典作现代诠释、深化研究,从而解释中医观象议病的机理,最终提高临床疗效是中医学的命脉。

我与《辅行诀》有缘。祖父居直隶,是乡间的中医眼科医生,兼治内科杂病。伯父王近仁是西北大学外语系教授,曾参加过斯坦因对敦煌的考察,于 20 世纪 30 年代做翻译,知其一部《辅行诀》系中医学经典著作。1965 年春,张大昌先生献书《辅行诀》手抄本,其后曾于 1976 年在北京西苑医院召开过专家座谈会,中研院(现中国中医科学院)沙洪副书记让我参会记录。会后由王雪苔与马继兴先生编写了《敦煌古医籍考释》,于 1988 年江西科学技术出版社正式出版。关于《辅行诀脏腑用药法要》,马继兴先生认定"抄本所据原书,不论在其所保留与引用的古俗字、讳字、别名、古病证名称,以及方剂配伍特点,文章结构与风格等多方面内容,可以确定绝非近世或今人仿造赝品,因而其成书年代下限绝不晚于北宋初期以前,是很值得重视的"。《辅行诀》一书的核心体系不见于任何其他医学著作,具有明显的原创性、完整性、系统性和独特性,与主流中医学理论不同的五行与五味的对应关系,玄奥严谨的五行五味体用补泻图,以味为纲领的方剂配伍法则,以顺应五脏功能为补、忤逆五脏功能为泻的独特的补泻理念,都可以让人得出《辅行诀》不可能为伪造的结论。曾记得本世纪初一位隐居北京香山的老学者建议我列自主选题项目对《辅行诀》进行深化研究与推广运用。在读过敦煌学《辅行诀脏腑用药法要》后认定,其一,《辅行诀》是我国传统医药学的内容之一,书中记载有张仲景、华元化等八位医家,引录了《神农本草经》《汤药经法》及《伤寒论》等东汉以前的医著,常见"经云""经方"的描述。其二,《辅行诀》具有中医学对脏腑用药五行五味提出的独道新见解,是中医特色的创新,应开展临床医学循证研究。其三,《辅行诀》蕴有古贤哲象数易术,天地风水土火合德,道法自然,阴阳五行学说指导辨证组方遣药的国学原理。

喜闻我曾带教过的韩永刚博士,现旅居英国,罹四年功夫认真学习、梳理、发掘《辅行诀》,业已著成《辅行诀脏腑补泻方临证发微》一书,确是创造性继承、创新性发展。在贯彻落实"中西医并重"国策新格局背景下，值得鼓励其造福桑梓而嘉惠医林的创举。全书对《辅行诀》的历史沿革、核心内容及脏腑补泻方配伍特征进行数术解析与解读诠释认识，很有必要，尚待听取学界的意见建议。嘱其认真征询异议，拜异者为师，提高心灵学养境界。目前重在第八章至十三章肝木门、心包相火门、心土君火门、脾土门、肺金门、肾水门，其中各门所载病案又是当今研究的重中之重。近世国学国医大师章太炎先生讲："中医贡献，医案最著。"通过临床诊务阐释医学原理，提升司苍生性命疗伤治病的疗效，为中医发展进化之命脉。草拟"明德"诗一首与韩永刚博士共勉。

　　　　道法自然明医理，无朴纯素悟圣贤。
　　　　仰观归枝吐新蕾，慎思明辨重始源。
　　　　细读诠析《辅行诀》，墨扶著述谱新篇。
　　　　国医国药传薪火，师生情真处世间。

　　寄来书稿已阅，感慨万千。唯盼后学博学、审问、慎思、明辨、笃行，旨在传承创新。立志明德担当，以复兴中医之中坚骨干，多做有益的工作。谨致数语，乐观厥成为序。

中央文史研究馆馆员
中国工程院院士
王永炎
壬寅　立冬

高 序

永刚是我 2005 年在中国中医科学院招收的博士生。给我的第一印象虽不算是一看就聪颖过人的类型，但行事沉稳踏实，学习刻苦努力。随着时间的推移，更越来越发现他具有坚毅的品质，在认准方向之后，具有锲而不舍的决心和持之以恒的执行力。

永刚 17 岁开始学习中医，尤其酷爱中医经典和临床，用"痴迷"来形容他对中医的酷爱实不为过。博士毕业后，他就应邀赴伦敦行医了。其后因为各自忙着，除新年互致问候外，很少联系。日前突然接到他的电话，告诉我他经过 4 年的努力，完成了《〈辅行诀〉脏腑补泻方临证发微》的写作，以全新的视角对《辅行诀》这部珍贵的敦煌遗卷作出了全新解读，并邀我给他作序。

永刚的新书提出了很多与众不同的观点，如《辅行诀》与《伤寒杂病论》共同传承《汤液经法》，该书不但凝结着先秦诸子百家的思想，也与中医四大经典血肉相连；《辅行诀》记载的"汤液经法图"和"五行互含药精"的结合，可以破解中医经方的组方秘密，让当代中医人可以据此迈入经方大门；"五行互含药精"是解密中药方剂"七情合和"理论的关键，相须、相使、相畏、相杀，是五行生克与七情相结合的认知，更是与中医教科书完全不同的解读；"火土一家"和"水土合德"的理论在当代中医学术界也很少论及。本书的阐述对于理解先秦经典中医理论有很大的帮助。药对理论有上千年的历史，本书中所揭示的《辅行诀》脏腑补泻 24 方所蕴含的药对和角药，也是发前人所未发。

掩卷之余，虽然书中的一些理论我还没有消化明白，或许个别观点也还需要深入探讨，但他的这种勇于直抒己见，结合临床发皇古义的传承创新精神深深地感动了我。有徒如斯，吾愿足矣！相信永刚作为一名有情怀、有担当的中医人，一定会不断成就自我，也不断成就中医。是以欣然为序。

高思华
2022 年 9 月 9 日
壬寅中秋前夕于北京

潘　序

初识韩永刚博士是在 2017 年,我去英国讲学。当时对韩博士的印象,来自他对我"医起天文,由道而术"的学术观点频频点头称赞。所谓"医起天文",就是中医来自古代天文学,古代圣人,"仰以观于天文,俯以察于地理,是故知幽明之故",进而明天地之道。所谓"由道而术",就是先有道,根据道设计出中医。即中医是顶层设计的医学,先有理论,后有实践。而中医讲的这个道,就是阴阳五行。《黄帝内经》告诉我们,"夫五运阴阳者,天地之道也"。

根据"由道而术"的观点,我自从 2000 年起,就建立"经典中医自洽体系"。简单说,体系特点,把四大经典用现代人所理解的语言讲明白,而且可以化为实用技术,简单、客观、标准,获得良好疗效。其理论创新是将太极图从平面提高到三维立体的双螺旋模式,更加深刻地揭示了太极规律;其技术创新,是按照经典中医由道而术的规律,复制出《灵枢》以针调脉技术,并推广至方药,建立了脉症针药一体的、统一的自洽体系。

而这脉针药相通的窗口,就是"汤液经法图"。伊尹的《汤液经法》虽然失传,幸运的是,在《辅行诀脏腑用药法要》(简称《辅行诀》)面世之后,我们还可以管窥一斑。在此之前,业界只知道针灸学有五行套五行的穴位分类方法,叫"五腧穴",却不知道中药也有五行套五行的分类方法,称为"药精"。按照汤液经法,体用化搭配,就可以设计出"经方"。由经验而来的方剂,只能是验方,永远成不了经方。根据道所设计出来的方剂,才是经方。这也为中医是"由道而术"的思想提供了有力证据。

以汤液经法图为蓝图,我设计了脉法、针法和药法,分别以"汤液"命名,以示其来源,即"汤液脉法""汤液针法"和"汤液药法"。可以说,没有《辅行诀脏腑用药法要》,就没有现在的经典中医自洽体系。今读《〈辅行诀〉脏腑补泻方临证发微》一书,惊喜地发现,韩永刚博士与我不但志同道合,而且高屋建瓴。"汤液脉法"等经典中医自洽体系脉诊技术细节源于《黄帝内经》和《难经》,韩博士将《黄帝内经》《难经》这类脉法称为"脉素脉法",而将当今的二十八脉称为"脉象脉法",仅这两个守正创新的词汇,就揭示了经典中医的脉法本质。如果没有对脉诊的深邃理解,绝难创造出这样的精准词汇。

韩永刚博士提出,《辅行诀脏腑用药法要》是中医"第五大经典"。中医门派林立,就连四大经典,也把《黄帝内经》和《难经》列为医经学派,《神农本草经》和《伤寒杂病论》列为经方学派。如果从中医"由道而术"的观点出发,其实就不需要分派,因为医源于"道"。如果必须分派,依我来看,只有两派,一是经典一派,另外就是非经典一派。经典中医,就是守"道"的中医;离"道"的中医,就是非经典中医。医经学派与经方学派,看似针与药方法不同,实则本质相同。而这《辅行诀脏腑用药法要》一书,便是针药合一的窗口,也是医经、经方两派相通的窗口。

　　韩永刚博士之大作,在经典中医复兴大潮中逢时而出,可喜可贺。

经典中医自洽体系创建人潘晓川

2022 年 9 月 23 日

壬寅年秋分

曹　序

为旅英学者韩永刚博士的新书写序言，可以说是一件意外的事情。

没想到，我十年前提出"《辅行诀》是中医界的红楼梦"之后，这么快就在中医学术界引起共鸣，竟然被常年居住在英国的中医学者重视，引用于他的著作里。

韩博士不断深入研究，日积月累探索，撰写和发表了很多有关文章，并且利用他在英国的独特地位，已经在西方世界将《辅行诀》广泛传播开来，还使其名声大振。"出口转内销"，国内的人民卫生出版社向他约稿，要在近期出版韩博士的学术著作，这真是令人鼓舞的好事情。

说起来，从张大昌先生坎坷献书，王雪苔先生考察取证，马继兴先生将其收录于著作，到钱超尘先生、赵怀舟教授推动，衣之镖先生不懈努力等等，大家前赴后继，不停地宣传张扬，如今我们终于迎来了一个薪火相传的繁荣局面。

我对有关事情虽然早有耳闻，而真正与《辅行诀》结缘，却始于2010年5月20日，我应山西医科大学第二临床医学院李丽、马华教授等邀请，参加她们的研究生答辩会。会议开始之前，我收到编著者之一赵怀舟先生亲自签署的《辅行诀五藏用药法要研究》，如获至宝，在回来的路上，用了5个多小时就翻看大半，心情久久不能平静，并且把有关内容编写进《河北中医五千年》之中。

我想，张大昌先生1995年去世的时候，绝对没有想到他献出来《辅行诀脏腑用药法要》会形成现在这样的成果，会出现许多的谜团。因为原卷子已经毁于政治的尘埃之中，物质，有物才有质，"物之不存，岂能质疑乎？"他献的卷子本到底是真是假，今人已经质疑，后世能无说乎？二十几种抄本，都是由他的手里流出来的，为什么内容如此不同？王雪苔先生离世前最后一部学术著作，就是想把自己知道的有关情况，与自己担心的事情告诉世人。

如今，随着学者们研究的日渐深入，很多问题逐渐明朗，我本人不仅为衣之镖先生的几本书写过序言，自己也在撰写有关著作和文章，并且借助于《辅行诀》，提出经方传承应该"知源流，懂体系，会妙用"。

最近，张大昌先生的女弟子赵春枝女士，又把自己认识的韩永刚博士介绍给我，并且说了自己在海内外传播《辅行诀》所付出的艰辛，她手里至今还握有张大昌先生写给她的真迹，正等待着合适的历史机遇呈现给世人。

我通过与韩永刚博士交流，知道了他早年在国内深造的时候，是中国工程院王永炎院士和北京中医药大学前校长高思华教授的高足，当年在国内参与了很多项目，编写了著作，发表过系列论文。

韩永刚博士2009年到英国工作之后，曾经有几年顾不上写论文了，但是做了很多传播中医药学术的事情,也被海外中医同行所拥戴,当选为欧洲中医五运六气学会副会长,世界中医药学会联合会方药量效研究专业委员会常务理事,世界中医药学会联合会态靶辨治专业委员会常务理事,世界中医五运六气学会联合会(WFCMY)理事,英国中医联盟学会(CAHMA)学术理事等,从这些学衔可以看出韩博士的作为与成就。

　　韩博士的新书,就是讲述《辅行诀》的专门著作,从《辅行诀》卷子本被发现的有关谜团,以及其学术构成,作者陶弘景的学术渊源,与中医经典的关系,经方的组方特点,用药剂量,药对配合,五脏大小补泻方的临床运用等,理论联系实际,用医案医话反复阐述,论证《辅行诀》的深奥道理,使初学者有门径可循,让对经方深有研究者也觉得别开生面,大有所获。

　　地位决定作用,思路决定出路,我相信韩博士的著作出版之后,一定会有更多的人关注《辅行诀》,尤其是有利于海外人士走近这部重要的学术著作,会推动有关学术研究的不断深入,有利于中医学术在世界范围的广泛传播。

　　我想,这就是赵春枝女士让我与韩博士相识的初衷,也是张大昌先生当年的梦想。

　　因此,借韩博士著作出版之际,略述感想如上,不当之处请各位读者指正,同时也欢迎各位同道质疑和批评。

曹东义

2023 年 2 月 15 日

序于河北省中医药科学院求石得玉书屋

前　言

《辅行诀》作为与《伤寒杂病论》共同传承《汤液经法》的著作，既是中医经典，也是道医经典；不但是先秦诸子百家思想的浓缩，也与中医四大经典——《黄帝内经》《难经》《神农本草经》和《伤寒杂病论》都有着千丝万缕的紧密联系。笔者经过4年的写作，完成了对这部经典著作的全新解读。

本书的亮点和创新之处包括：

第一，揭示了《辅行诀》脏腑大小补泻方所蕴含的四大核心机密——汤液经法图、五行互含药精、火土一家、水土合德。

第二，汤液经法图与五行互含药精的结合，可以破解流传千古的中医经方组方规律，从而真正打开经方的大门。

第三，火土一家理论，可以让现代中医师了解到，在千载之前，心五行属火和心五行属土这两种理论和实践并存于世，从而真正懂得、掌握中医"君火和相火"的理论和应用。

第四，水土合德理论，为临床治疗燥证和湿证指明了方向。

第五，在整体上，对《辅行诀》24首脏腑大小补泻方的组方规律加以总结，并且首次根据数术学阐述经方在药味、药量、煎煮法等方面的秘密。

第六，各论部分，24首脏腑大小补泻方组方规律的详细解析，还包括经方"治未病"理论的实际应用，以及解密如何将这24首治疗脏腑杂病的处方转化为运气处方，从而打破脏腑杂病方和五运六气之间的应用障碍。

第七，指出中药"君臣佐使"是三级配伍体系，而不是四级配伍体系，佐药和使药属于同一级别。

第八，通过五行互含药精理论，破解了中药"七情合和"中的相须、相使、相畏、相杀的真正内涵，一定程度上可以说是对教科书中关于"相畏和相杀是同一配伍关系的两种不同提法"的纠正。

第九，在中医学术界提出《辅行诀》24首脏腑大小补泻方中所蕴含的105个药对和28组角药。

第十，通过发掘源于《黄帝内经》和《难经》的阴阳五行脉素脉法，提出用"脉素脉法"代替中医主流学术界所应用的"脉象脉法"，为针灸、中药的临床应用提供了简单高效的方法，凭脉用针和凭脉用药，从而使先贤"大道至简"的理论和应用得以返本还原。

目　录

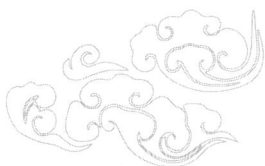

第一章
《辅行诀》的前世今生

第一节　《辅行诀》的千年隐匿与横空出世

　　《辅行诀》的传奇故事始于甘肃省敦煌市莫高窟藏经洞。敦煌莫高窟,又名敦煌千佛洞,位于甘肃省敦煌市东南25千米的鸣沙山东麓断崖上。据唐武周圣历元年(698)五月十四日立大同李君莫高窟佛龛碑记载,莫高窟始建于前秦建元二年(366),云游至此的乐僔法师募捐开凿了第一洞石窟,立彩塑,做壁画,供僧徒修行和礼拜之用。之后至唐代,僧侣、王公贵族、地方官吏、商人、市民、手工业者等在这里开凿了千余孔石窟,其名称也从晋朝的仙岩寺改为莫高窟。到武则天称帝时,莫高窟已经成为拥有1 000多个石窟的佛教圣地,故又称千佛洞。经过1 600余年的自然与人为损坏,今尚存492洞窟,壁画45 000多平方米,塑像2 400多尊,堪称世界上最伟大的佛教艺术宝库。特别是1900年封存多年的藏经洞的发现,使得近60 000卷的敦煌文献重见天日,并由此在世界上形成一个新的学术领域——敦煌学。《辅行诀脏腑用药法要》就属于敦煌藏书。

　　藏经洞是莫高窟17窟的俗称。此窟原为唐宣宗大中五年(851)时开造,为当时河西都僧统洪辩的影窟。洪辩和尚,俗姓吴。他去世后,这间耳室便成了纪念他的影堂,内有洪辩和尚的塑像和壁画。但不知何时,这个洞窟存入了大量古代经卷和艺术品,直到大约900年之后被道士王圆箓发现。现代敦煌学研究者一般都同意,藏经洞应该是封闭于北宋咸平五年(1002)到北宋大中祥符七年(1014)之间,亦即敦煌王曹宗寿统治时期。1002年,原敦煌王曹延禄被杀,他的侄子曹宗寿继位,一直统治到1014年。

　　对于藏经洞封闭原因,由于缺乏明确记载无法确知,但近百年来众说纷纭,并渐渐形成"避难说"和"废弃说"两种流派。主张"避难说"的人士认为,在宋仁宗景祐二年(1035)西夏入侵沙州时或在1006年为防御信奉伊斯兰教的黑韩王朝进攻沙州时,三界寺僧人有计划地封存了经卷、佛画、文书等。例如法国人伯希和根据洞中无西夏文书,而藏汉文本及绢画、壁衣、佛像、石碑杂沓堆置,因而认为是1035年西夏入侵敦煌时为避外寇而仓皇封闭的。主张"废弃说"的人士则认为,在11世纪初叶,随着佛经样式的演进,折叶式的刊本经卷逐步替代了古老的卷轴式经卷,因此就把以前使用起来不方便的卷轴经典等进行集中处理,作为敦煌寺院的"神圣废弃物"而封存。

　　清光绪二十六年五月二十六日（1900 年 6 月 22 日）敦煌莫高窟下寺道士王圆箓选中"吴和尚洞"，用于改建为道教太清宫，在施工过程中发现藏经洞。王圆箓的墓志明确记载了这一历史事件："沙出壁裂一孔，仿佛有光，破壁，则有小洞，豁然开朗，内藏唐经万卷，古物多名，见者多为奇观，闻者传为神物。"洞中发现藏匿近千年的从晋代到宋代末年的约 5 万件文物。从内容上看，藏经洞藏书以佛教典籍最多，还有天文、历法、历史、地理、方志、图经、医书、民俗、名籍、账册、诗文、辞曲、方言、游记、杂写、习书。从语言文字的方面来区分，藏经洞藏书以汉文最多，又有吐蕃文、回鹘文、西夏文、蒙古文、粟特文、突厥文、于阗文、梵文、吐火罗文、希伯来文等多种民族文字。藏经洞出土的珍贵文献与河南安阳殷墟甲骨文、汉简、明清档案的发现被称为中国近代四大发现。

　　发现藏经洞后，王圆箓徒步数十里，赶往县城找到敦煌县令严泽，还奉送了藏经洞的两卷经文，希望引起这位官老爷的重视。可惜，这位严知县不学无术，视这两卷经文为废纸。1902 年，王圆箓又向新任敦煌县令汪宗翰汇报了藏经洞的情况，这位进士出身、对金石学也颇有研究的知县当即去莫高窟察看，并顺手拣得几卷经文带走。却也只留下一句话，让王道士就地保存，看好藏经洞。两番未果，王圆箓仍不甘心。他又从藏经洞挑拣了两箱经卷，赶着毛驴行程 800 多里奔赴肃州（今酒泉），找到了时任安肃兵备道的道台廷栋。廷栋浏览了一番，最后得出结论：经卷上的字不如他的书法好，就此了事。再后来，刚完成《语石》一书初稿的金石学家叶昌炽就任甘肃学政不久，就接到汪宗翰关于莫高窟藏经洞情况的报告，便托汪宗翰为《语石》一书寻找一些关于莫高窟藏经洞出土的碑刻资料，却未下令对藏经洞采取有效保护措施，只是向甘肃藩台建议将这些古代文献和文物运到省城兰州保存。然而，敦煌距离兰州路途遥远，仅运费就要五六千两银子，只好又作罢。直到 1904 年，省政府才下令敦煌检点经卷就地保存，"就地封存，由王道士看管"。

　　藏经洞文物没有得到当时清政府的重视，却引得俄国、法国、英国、美国、日本等各国的文化劫匪蜂拥而至。1905 年 10 月，俄国人奥勃鲁切夫在黑水城遗址挖掘之后，赶至莫高窟，以五十根硬脂蜡烛为诱饵，从王圆箓处换得藏经洞写本两大捆。这是藏经洞文书流失于外国人的开始。奥勃鲁切夫是著名的地质学家、地理学家、苏联科学院院士，两次荣获斯大林奖金。他以研究西伯利亚和中亚而闻名，他的著作《荒漠寻宝》讲述了这段历史。

　　1907 年 3 月，听说藏经洞消息的英国籍匈牙利人马尔克·奥莱尔·斯坦因（Marc Aurel Stein）迫不及待地赶到敦煌，以 4 块马蹄银（约 200 两）从王圆箓处换得写经 200 捆、文书 24 箱和绢画丝织物 5 大箱。1914 年，斯坦因再次来到敦煌，从王道士处获得写本 570 余卷。1907 年至 1914 年，斯坦因前后四次到敦煌，以贿赂手段，盗走卷子近一万二千卷，斯坦因成为获得藏经洞文献最多的人。1921 年，斯坦因在其出版的考古报告《西域考古记》（Serindia，又译塞林提亚）里写道："当我今天回过头来检视我用 4 锭马蹄银换来的无价之宝时，这笔交易简直有点不可思议。"这些文物后来到达英国伦敦，文书部分入藏大英图书馆印度部，绢画和丝织品则存放在大英博物馆内。由于资助他此次探险的是印度政府和英国博物馆,所以这些文物被分散收藏在大英博物馆(The British Museum)的斯坦因密室、印度事务部图书馆(India Office Library)、新德里中亚古物博物馆(Central Asian Antiquities Museum)。

1908 年,法国人保罗·伯希和(Paul Pelliot)来到敦煌。伯希和是世界罕见的东方语言天才,他精通古汉语、梵语、藏语、突厥语、蒙古语、波斯语、回鹘语、粟特语、吐火罗语、龟兹语、西夏语、安南语等数十种语言。伯希和评价王圆箓:"非常幸运,王道士是个没有文化修养的人,属于热衷于搞建筑的修道人类别。为了建塔,他特别需要银两。"最终,伯希和以白银 500 两的代价,经过 3 周精心挑选,获得了 6 000 余卷汉文写本和不少古藏文写本、200 多幅纸绢画、20 余件木雕及大批绢幡和丝织品。由于伯希和通晓汉文,他获取了藏经洞中学术价值最高的经卷写本和绢本、纸本绘画。伯希和在拣选敦煌文献时曾突出三条标准:一是有明确纪年的,二是传世典籍中未见的,三是非汉语写本。1909 年的北京宴会上,伯希和将其随身携带的敦煌写本公开展览,顿时震动了整个中国学术界。这些文物目前保存在法国,其中六千余件写本全归法国国家图书馆(Bibliothèque nationale de France)收藏,而二百多幅绘画、二十余件木雕、一大批绢幡、经帙以及各类丝织品都收藏在集美博物馆(Musée Guimet)。伯希和的著作《伯希和敦煌石窟笔记》和《伯希和西域探险记》讲述了这段历史。

1911 年,日本人大谷探险队成员橘瑞超(Tachibana Zuichō)、吉川小一郎用 350 两白银从王圆箓处骗买写本数百卷,还将两身精美塑像卷入行囊带走。这些写本收藏在日本大阪杏雨书屋,塑像收藏在韩国国立中央博物馆。橘瑞超有著作《西域考古图谱》。

1914 年至 1915 年,俄国人奥登堡(Oldenburg)到敦煌收集了 1.8 万余卷写本和百余幅绢画,还剥离窃取了第 263 窟等十余幅壁画和十余尊塑像。这些文物目前大部分收藏在圣彼得堡的俄罗斯科学院东方文献研究所。更详细的内容可以参阅李梅景博士的论文《奥登堡及其两次中国西北考察》。

1924 年,美国人兰登·华尔纳(Landon Warner)来到莫高窟,以白银 70 两作为贿赂,在藏经洞文书已被瓜分殆尽的情况下,用化学胶水剥取壁画 20 余幅,粘剥 12 幅壁画,带走第 328 窟的一尊唐代菩萨彩塑和第 257 窟的一尊北魏彩塑。1925 年,华尔纳又一次组织考察队至敦煌,因敦煌民众的反对和官方阻止,大规模盗剥壁画的阴谋才告破灭。《在中国漫长的古道上》讲述了这段历史。

更令人痛心的是,当来自世界各地的文化劫匪们把精美的敦煌文物传遍全世界,清朝官员才懂得了其重要价值。但他们考虑的不是如何保护,而是千方百计地窃为己有。因此,偷窃一度成风,敦煌文物流失严重,敦煌藏经洞被发现后再历浩劫。

1910 年,清政府终于作出决定,将剩余的敦煌文物装满 6 辆大车运往北京保存。可惜、可悲的是,王圆箓大量隐匿文物,而运送途中又被沿途官僚"雁过拔毛",运抵北京移交京师图书馆时只剩了 18 箱,仅 8 000 多件,是出土时的 1/5,且大多已成残页断篇。

1930 年至 1931 年,斯坦因在递交了"在不事先征求得中国政府同意的情况下绝不运走任何文物"的书面保证之后,开始了他第四次中国考察的行程。迫于压力,1931 年

5月30日斯坦因离开中国,这次他没有带出境任何文物。1931年11月21日,英国驻喀什总领事斐慈默带着文物拜访新疆喀什地区最高长官马绍武,将存放了7个月之久的斯坦因文物清点交于中国,并嘱咐马绍武妥善保管。在中华民国外交史上,驱逐斯坦因,并且最终将他所获的文物留在中国境内,无疑是扬眉吐气的事件。然而令人难以置信的是,如今无论在喀什、北京还是台北,谁也找不到1931年斯坦因留在中国的藏经洞文物。

王圆箓道士将经卷卖给各国文化劫匪有三方面的原因。一是在长达7年的时间里,他多次逐级上报却无人过问,让他灰了心。二是急着筹款清扫洞窟,修建太清宫,完成自己的宏愿。三是斯坦因等人的"探险家精神"触动了崇尚唐玄奘的王道士,虽不愿意外国人将这些文物带走,却让了步。简言之,王圆箓贱卖珍贵敦煌文物是"政府不理、经济需求、信仰吻合"三大原因导致的。王圆箓有罪也有功,监守自盗、贩卖文物是其罪;其历史功绩在于:他参与或直接完成了"九层楼""三层楼""古汉桥""太清宫"等建筑的修建。补葺大小佛洞,建造厅堂客舍等寺内建筑,绿化寺外环境。今天我们引以自豪的敦煌莫高窟标志性建筑九层楼,就是由王圆箓扩建完成的。

中国历史学家陈寅恪曾经说过,敦煌宝藏流散欧洲是"中国学术之伤心史"。历史地看,藏经洞发现之时,正是清王朝风雨飘摇之际,国人政治意识上无暇顾及,文化观念上缺乏认知,经济实力上捉襟见肘,致使敦煌文物惨遭轮番掠夺。据《西域考古记》等相关史料记载,当时,西方人到中国带走文物时,都持有当地官方许可证,且一路官兵保护。藏经洞文物的大量流失,直接造成了之后百余年,"敦煌在中国,敦煌学在国外"的局面。

1918年,湖北军马总督察、兽医师张广荣(字握南)因公赴甘肃张掖采购军马,途中因遇大风,投宿敦煌千佛洞某寺旧殿堂。道士王圆箓知道张广荣行医,遂推荐售卖《辅行诀脏腑用药法要》绢书,说这本书是他给法国人伯希和装箱时私藏下来的。张广荣先生借阅一晚,次日以75大洋从道士手中购买《辅行诀脏腑用药法要》。卷子首尾基本完整,其前绘有"三皇四神二十八宿星图"。张氏视为珍宝,殁后传于其嫡孙中医师张大昌。

张大昌先生家中藏书4 300余卷,10岁开始研习中医,家藏诸书无不遍览,13岁时已经能将《辅行诀脏腑用药法要》背诵纯熟。《辅行诀脏腑用药法要》原卷于1966年9月在"破四旧,立四新"运动中被毁。张大昌先生试图重新绘制"三皇四神二十八宿星图",并且告知弟子们,原卷中的三皇,不是三个人格画像,而是三皇的图腾。张大昌先生的弟子衣之镖先生经过研究,绘制了"修补后的卷首图",发表在《〈辅行诀五脏用药法要〉阐幽躬行录》一书中。

自1958年以来,卫生界积极响应毛泽东主席"中国医药学是一个伟大的宝库,应当努力发掘,加以提高"的伟大号召,提倡"统一战线,中西结合"。1979年,国家征聘民间名老中医,经考试,张大昌先生被聘为威县卫校教师,次年调邢台地区中医经典培训班讲学。张大昌先生悬壶济世四十余年,盛誉远播。

1965年春天,张大昌先生第一次献书,把《辅行诀》手抄本邮寄给北京东直门内的中国中医研究院(中国中医科学院前身),首次献书未引起重视,该院仅回信"已存档"。1974年初,张大昌先生以和氏怀璧之心,用"威县赤脚医生"的名义,再次邮寄追记本《辅行诀脏腑用药法要》给中国中医研究院。1975年4月,张大昌先生第三次献书,邮寄《辅行诀》张海洲抄本(即下文考释本所称的"甲本")给中国中医研究院。该本系张海洲按张大昌整理王子旭本抄写,王子旭本抄于"文革"之前。大约当年5月,王子旭抄本弃佚。

中国中医研究院科教部把材料交给了医史文献研究室进行研究。研究室把它转交到著名中医文献学家马继兴先生手里,请他先进行文献鉴定。慎重起见,马继兴先生把这个手抄本交给中国社会科学院(当时为中国科学院哲学社会科学部)著名考古学家李学勤、张政烺先生审阅。两位考古学家很慎重地在1975年5月表达了他们的意见:"此书不是近代的伪作,但也不可能是早到梁代的作品。作为一种古籍的传抄本,还是有保存的必要。"

中国中医研究院的副院长,也是医史文献研究所的筹建人王雪苔先生,对此书给予了很大重视,组织相关人士进行研究。1975年11月,王雪苔、王淑民首访张大昌,并得知张海洲抄本(甲本)的基本情况。1975年12月,中国中医研究院油印出王雪苔校订的"中研本",此系《辅行诀》之初校本,曾作为内部参考资料给中医界专家。

1976年1月7日,中国中医研究院医史文献研究室联合西苑医院召开中医专家座谈会,与会中医界耆宿岳美中、钱伯煊、赵心波、赵锡武、耿鉴庭、方药中及相关部门领导沙洪、彭杰、王雪苔等对该书进行了深入研讨。会后,王雪苔受命继续查访此书流向。会后2天,王雪苔、王淑民、陶广正第二次专程前往河北威县采访张大昌中医师,并且收集到两个抄本。其后,王雪苔先生以"特邀编写"的身份参与,与马继兴先生共同协作,江西科学技术出版社于1988年出版《敦煌古医籍考释》(简称"考释本"),这是《辅行诀》第一个正式刊行本,并且增补了张大昌所衍大小勾陈、大小螣蛇四神方。

1991年8月,中国中医研究院医史文献研究所委派王淑民、陶广正先生第三次走访张大昌,收集到3个抄本,并且合撰《追述原卷发现经过及其特征的录音要点》。后与马继兴先生共同整理,收录于1998年江苏古籍出版社的《敦煌医药文献辑校》(简称"辑校本")。

1994年12月,丛春雨主编《敦煌中医药全书》,由中医古籍出版社出版,收载了当时已公开发表的《辅行诀脏腑用药法要》全文。

1995年1月,张大昌弟子们历时3年把张大昌的部分藏书和临床经验汇总合集而成《经法述义》,其中收录了《辅行诀脏腑用药法要》。《经法述义》未曾公开发行,后再经张大昌弟子们修订、增补,更名《张大昌医论医案集》,由学苑出版社2008年8月出版。

1987年,张大昌先生突发胃穿孔,行胃切除手术。之后又不慎摔伤,致右股骨颈骨折,因长期卧床导致肺部感染,于1995年农历十月七日卒于南镇村,享年69岁。

2000年8月,赵俊欣编著《十一师秘要》,收载了《辅行诀》部分金石方及张大昌《处方正范》1982年稿的下编,部分论文、医话等,由中国科学技术出版社出版。

2008年3月,病中的王雪苔先生出版了《〈辅行诀脏腑用药法要〉校注考证》一书,同年9月王先生因病逝世。王雪苔先生为《辅行诀》的普及和推广作出了重要的贡献。

北京中医药大学的钱超尘、赵怀舟师徒于 2007 年和 2008 年两次赴河北省邢台与张大昌先生众弟子座谈,前后共收集到 20 个抄本。钱超尘、赵怀舟将 20 个抄本与中国中医研究院打印本总计 21 个传本进行仔细整理校勘,命名为《辅行诀五藏用药法要传承集》,由学苑出版社于 2008 年出版。2009 年衣之镖与赵怀舟先生合著了《辅行诀五藏用药法要研究》。

钱超尘先生在第一次赴河北省邢台广宗县与张大昌先生众弟子座谈的火车上,做五言诗一首:"六朝陶弘景,抄录汤液经。内有伤寒方,千古立峥嵘。我今冒溽暑,远途赴广宗。寻访传抄本,获否未定中。心诚释必祐,或不虚此行。中医正多艰,众志乃成城。伟业靠众力,中医得振兴。人生路漫漫,行行重行行。"钱先生拳拳之心,上天可见!

第二节 《辅行诀》的现代抄本

一、考释本

考释本是最早正式公开出版的《辅行诀》版本。该本是张大昌先生第二次献书时,经中国中医研究院(现为中国中医科学院)马继兴、王雪苔及中国社会科学院张政烺、李学勤先后予以鉴定、考证、整理出的文本。于 1988 年首次公开出版,载于马继兴主编的《敦煌古医籍考释》中。

该本是据 1974 年张大昌先生所献追记本及次年所献张海洲转抄本校订而成。其特点是资料来源较为可靠,版本的校注出自专家之笔。此处特引王雪苔教授在《敦煌古医籍考释》中对考释本《辅行诀》资料来源的说明:"今存两种抄本。甲本乃张大昌弟子之间转抄者,保留原貌较多,但转抄中偶有省略及按抄者理解妄加改动处;乙本乃张大昌追记而成,内容较全,但难免有误记之处。现以甲本为底本,并据乙本补入缺文,凡补入文字均在其下加重点符号'.',不另作注。"王雪苔教授不仅是中医文献方面的专家,且是亲自走访张大昌的第一人。由此可见,考释本具有严谨性和相当的权威性。可惜因当时的时代背景影响,该本内容缺少张大昌先生未献出的金石方药及别本异文并方。其他略同于范志良抄本,但瓜蒌大补心方中之姜缺如。

二、中研打印本

王雪苔先生以转抄本和追记本互勘而成的校勘本。当时一共打印 35 本,是提供中国中医研究院(现为中国中医科学院)内一部分老专家参加座谈讨论之用的。目前,中国中医科学院打印本已经存数甚少,寥若星辰兮。之所以如此重视中研打印本,原因在于通过对该版本的仔细研读,并与其他资料对照研究,此版本较为接近张大昌先生的追记本。

三、《敦煌医药文献辑校》本

《敦煌医药文献辑校》出版于 1998 年。在其书中《辅行诀脏腑用药法要》的题解中提到："本释文主据张大昌先生提供的三种抄本参校而成。""特别是在第二次访问时作了较详细的调查记录和录音,在此过程中又获见了张氏传人的另外两种抄本(简称乙本、丙本),为进一步校勘此书原文提供了重要参考。"这里的第二次访问指的是 1991 年王淑民、陶广正赴河北威县的走访。其所称乙本、丙本并未说明明确来源,录音今存,但已模糊不清。该版本从内容上来说,与考释本相距不远,只是在载方上多了大小勾陈、大小螣蛇 4 首。经多方考证,该 4 首方剂不是原卷子所有,乃张大昌增补。

四、范志良 1965 年抄本

范志良,张大昌大弟子。其 1965 年抄本虽然不是从原绢本直接抄录而来,但是比较接近原绢本。这一版本的最大价值在于记载了金石药,而这是考释本中所没有的。后据张大昌弟子回忆,张大昌在献书时有意删掉了金石药的部分。就陶弘景的道家身份而言,金石药为道家所重视,从这个角度考虑,书中载有金石药当在情理之中。

五、衣之镖抄本

衣之镖,1974 年拜张大昌为师,河北省威县中医院医师。他在得知钱超尘教授在做有关《辅行诀》的研究后,于 2005 年 1 月将所存之抄本复印邮寄给钱先生。他在给钱先生的信中说,其抄本抄录于 1976 年,《敦煌古医籍考释》出版后亦未调整过。这也正是该抄本的价值所在,或可以补考释本之不足。根据衣之镖先生的研究,他参与整理的"《辅行诀》藏经洞本复原校订稿",即藏经洞卷子本《辅行诀》,是由李含光师徒在天宝元年(742)至大历四年(769)在茅山紫阳观整订而成。而衣之镖先生整理的"《辅行诀五脏用药法要》整订稿"解决了现存诸传抄本《辅行诀》"二十五味药精"五行互含位次失序的问题。

六、孙伯果抄本

此抄本为河北威县孙家陵村孙伯果医师于 1976 年抄录,也是《辅行诀》较早的抄本。该抄本的重要意义有两点:一、孙伯果抄本的名称为《辅行诀五脏用药法要》,而不同于之前版本的《辅行诀脏腑用药法要》。从《辅行诀》的内容来看,这个名称更为恰当,因为书中没有涉及"六腑"。钱超尘教授在 2007 年 6 月走访张大昌弟子之时,王子旭、范志良、姜宗瑞均称卷子原名为"辅行诀五脏用药法要"。二、该抄本中亦载金石药,以表格形式出现且多注语。对于《辅行诀》所载金石药的研究十分有意义。

本书摘录蒋国鹏先生《基于辅行诀脏腑用药式比较下的因势利导思维在经方配伍中运用规律的探讨》一文中的表格(表 1-1),供读者参考。

表 1-1 《辅行诀》抄本汇总表

序号	名称	献本者	抄录时间
1	《辅行诀》抄本	范志良	农历 1965 年二月六日
2	《辅行诀》抄本	张大昌	1974 年
3	《辅行诀》抄本	刘德兴	1975 年 7 月 20 日
4	《辅行诀》	中国中医研究院打印本	1975 年 12 月 16 日
5	《辅行诀》抄本	衣之镖	1976 年 5 月 30 日
6	《辅行诀》抄本	孙伯果	1976 年 8 月
7	《辅行诀》抄本	丁勤喜	1979 年 2 月 6 日
8	《张大昌注辅行诀》抄本	衣之镖	1979 年
9	《辅行诀》抄本	刘世忠	1979 年 9 月 13 日
10	《辅行诀》张偓南别集本	张大昌	1980 年 6 月
11	《张大昌注辅行诀》抄本	刘德兴	1983 年 3 月
12	《辅行诀》抄本	赵俊欣	1985 年
13	《辅行诀》抄本	周连淼	1966 年 2 月内容 1989 年秋过录
14	《辅行诀》抄本	刘祥之	1998 年 6 月 5 日
15	《辅行诀》甲辰本	王子旭	1964 年之后？
16	《辅行诀》第二次抄本	范志良	1972 年前？
17	《辅行诀》抄本残卷	张大昌	1977 年前？
18	《辅行诀》抄本	王云亭	1979 年后？
19	《张大昌注辅行诀》抄本	周连淼	1981 年秋之后？
20	《辅行诀》抄本	张义霄	1988 年 10 月前？
21	《辅行诀》第二次抄本	周连淼	1988 年 10 月后？

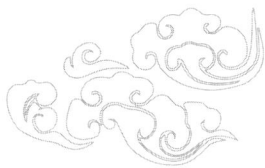

第二章
《辅行诀》与道医陶弘景

第一节 《辅行诀》的真伪、作者和成书年代

2014 年 4 月 19 日，新西兰注册中医师公会罗鸿声在个人新浪博客上发表了《一本忽悠了中医界 40 年的伪书》长文，并推出相关专著，向《辅行诀》一书发难，将这本国内外研究"书籍和论文约有三百部或篇"，许多研究者因此获得硕士、博士学位的中医古卷定性为伪书！国内学者田永衍、王迪等也认为《辅行诀》的主体学术思想当是杂糅了金元易水学派的五脏五味补泻思想与明代命门学派的五行五味互含思想而成，因此它不可能是源自陶弘景的藏经洞遗书。

而根据国内众多著名中医医史文献学专家对《辅行诀脏腑用药法要》的考证，认为《辅行诀脏腑用药法要》不是伪书，系出自敦煌藏经洞。代表人物有：马继兴、王雪苔、钱超尘、丛春雨等。例如马继兴先生认为："抄本所据原书，不论在其所保留与引用的古俗字、讳字、别名、古病证名称，以及方剂配伍特点、文章结构与风格等多方面内容，可以确定绝非近世或今人仿造赝品，因而其成书年代下限绝不晚于北宋初期以前，是很值得重视的。"《辅行诀》一书的核心体系不见于任何其他医学著作，具有明显的原创性、完整性、系统性和独特性，与主流中医理论不同的五行与五味对应关系，玄奥严谨的五行五味体用补泻图，以味为纲领的方剂配伍法则，以顺应五脏功能为补、忤逆五脏功能为泻的独特的补泻理念，都可以让人得出《辅行诀》不可能为伪造的结论。

关于《辅行诀》的成书年代，《辅行诀》文中记载了八位医家，即"张机、卫汜、华元化、吴普、皇甫玄晏、支法师、葛稚川、范将军"，均为晋以前医家。在论述中共引录了四部医书，即《神农本草经》《桐君采药录》《汤药经法》及《伤寒论》，均为东汉以前医著。《辅行诀》文中多次出现"经云"，经核实，多引自《黄帝内经》。《辅行诀》收录了部分"经方"。"经方"之称，见《汉书·艺文志》，记有"经方十一家"。后世多指汉以前医方为"经方"。《辅行诀》统计其所用药物，除去重出者，共 60 种。经与《神农本草经》《名医别录》药物对照，其中 52 种为《神农本草经》药，8 种为《名医别录》药，无唐以后本草著作新录之药。因此认为《辅行诀》的成书年代上限似可定在南北朝末期。另从避讳的角度进行分析。现存林亿校正本《伤寒论》因避宋讳赵氏始祖赵玄朗，改玄武汤为真武汤。但《辅行诀》大小玄武汤之玄字，不避宋始祖讳，说明注释整理此书当在宋以前。书中不但不避宋讳，而且不避唐高宗李治讳，多次出现"治"字。敦煌医学卷子避"治"字讳的较多，也有将"治"改为"疗""主"字等。说明这些卷子均为唐高宗以后抄本。卷中不避"治"讳，故认为《辅行诀》的注释整理时间或在五代或者更早，在唐初以前。据此也可判断《辅行诀》成书的下限大致年代，即最迟不晚于五代。

王淑民、张永文、张濒月等先生认为《辅行诀》是真迹，成书定稿时间大约在536年到650年之间。但是，《辅行诀》频频以"陶云""陶隐居云""弘景曰"等称谓提出学术思想，可见《辅行诀》作者并非陶弘景本人，而是他的弟子们集陶弘景学术思想而成书，为了尊崇本师，因此在书名下加题"梁华阳隐居陶弘景撰"。正如同《论语》，虽然不是孔子本人亲自著作，却是孔子弟子及再传弟子记录孔子及其弟子言行而编成的语录集。

马继兴、衣之镖等先生认为《辅行诀》是陶弘景本人晚年的著作。陶弘景于永明十年（492）入茅山修道至终年。入山后曾撰《本草经集注》及《补阙肘后百一方》，前者为入山后"迄将十载"时所作，后者系"岁次庚辰"（500）所作，两书之自序中均提及陶本人所著之《陶氏效验方》等医药书籍而未及《辅行诀》。可知《辅行诀》之成书应该在500年之后，是陶弘景晚年学术上成熟阶段的著作。《南史》："所著学苑百卷，孝经、论语集注、帝代年历、本草集注、效验方、肘后百一方、古今州郡记、图像集要及玉匮记、七曜新旧术疏、占候、合丹法式，共秘密不传，及撰而未讫又十部，唯弟子得之。"表明陶弘景晚年有十部著作没有完成，应当包括《辅行诀》，这十本著作仅仅在陶弘景的少数弟子内部流传。《辅行诀》成书之后，不久就因为战争动乱导致书稿残缺。陶弘景去世不久，就发生了长达4年之久的侯景之乱，继之又有萧梁诸皇子争夺帝位大战以及陈灭梁的战争。《辅行诀》很可能因此导致残缺。

唐朝初期，茅山宗第五代宗师李含光和第六代宗师韦景昭师徒，三次奉诏在茅山紫阳观对《辅行诀》书稿进行整订。之后的卷子书稿在藏经洞中隐匿数百年，才得以再次得见于世人。

第二节　茅山道医陶弘景

魏晋南北朝时期，相当于3世纪初至6世纪末，是中国历史上继春秋战国时期之后的第二次民族大融合时期；从大一统的秦汉帝国崩溃起，到隋唐帝国重建大一统局面为止，是将近四百年的中间过渡时期。这是一个大动乱的时代，也是一个大变革的时代。一方面是政治大分裂，社会大荒乱，家园大破坏，民族大冲突，文化大沦落，思想大混乱；另一方面是制度大创新，地区大开发，人口大迁徙，民族大融合，文化大交流，思想大开放。

《梁书》："陶弘景，字通明，丹阳秣陵人也。初，母梦青龙自怀而出，并见两天人手执香炉来至其所，已而有娠，遂产弘景。幼有异操。年十岁，得葛洪《神仙传》，昼夜研寻，便有养生之志。谓人曰：仰青云，睹白日，不觉为远矣。"

陶弘景(456—536),字通明,自号华阳隐居,又称贞白先生,丹阳郡秣陵县(今江苏省南京市江宁区)人,历经南朝的宋、齐、梁三个朝代,是著名的政治家、文学家、书法家、道家、炼丹家、医药家。当代《中国大百科全书》有七个学科分卷,即《宗教》卷、《中国历史》卷、《中国文学》卷、《哲学》卷、《美术》卷、《中国传统医学》卷、《化学》卷,都设有"陶弘景"条目,足见其历史地位不容忽视。

《南史》记载:"性好著述,尚奇异,顾惜光景,老而弥笃。尤明阴阳五行、风角星算、山川地理、方图产物、医术本草,著帝代年历,以算推知汉熹平三年丁丑冬至,加时在日中,而天实以乙亥冬至,加时在夜半,凡差三十八刻,是汉历后天二日十二刻也。又以历代皆取其先姚母后配飨地支,以为神理宜然,硕学通儒,咸所不悟。又尝造浑天象,高三尺许,地居中央,天转而地不动,以机动之,悉与天相会。"可见陶弘景博学多才,精通阴阳五行、风水占卜、天文历法、地理医药等等。他不仅仅是研究理论,而且精于实践,这从他制作浑天象可见一斑。邵陵王萧纶在《解真碑铭》中赞扬陶弘景:"张华之博物,马均之巧思,刘向之知微,葛洪之养性,兼此数贤,一人而已。"

梁代沈约《宋书·天文一》:"言天者有三家,一曰宣夜,二曰盖天,三曰浑天,而天之正体,经无前说,马《书》、班《志》,又阙其文。汉灵帝议郎蔡邕于朔方上书曰:论天体者三家,宣夜之学,绝无师法。《周髀》术数具存,考验天状,多所违失。惟浑天仅得其情,今史官所用候台铜仪,则其法也。立八尺圆体,而具天地之形,以正黄道;占察发敛,以行日月,以步五纬,精微深妙,百世不易之道也。"秦汉之前的中国古天文学主要有三大学说,托名于神农的宣夜说,托名于黄帝的盖天说和托名于伏羲的浑天说。

《晋书·天文志》:"日月众星,自然浮生虚空之中,其行其止,皆须气焉。"宣夜说提出了天体漂浮于气体中的理论,从而打破了固体天球的观念,认为宇宙是无限的,宇宙中充满着气体,所有天体都在气体中漂浮运动。这种思想与现代天文学的许多结论一致。但是,宣夜说没有提出独立的关于天体坐标和星体运动的测量方法,其数据来自浑天说。浑天说的传承者有专门用于观测天象的浑天仪(包括浑仪和浑象),其天文、历法均有理有据。可惜浑天说托名于伏羲,黄帝统一华夏之后,就以盖天说取代了浑天说,浑天说之后在道家秘传。盖天说的理论体系历经三大阶段,从最初的"天圆地方说"发展为"八柱说",最后成熟于以《周髀算经》为代表的"天象盖笠,地法覆盘"学说,但是该学说仍然有明显的缺陷,导致其在天文观测和历法演算中频频失误。陶弘景或许受与其同时期的浑天派天文学家祖暅(456—536)的影响,或许在道家内部传承了浑天说的理论和技术,最终成功复制浑天象。

《南史》:"至十岁,得葛洪神仙传,昼夜研寻,便有养生之志……家贫,求宰县不遂。永明十年,脱朝服挂神武门,上表辞禄。"陶弘景,字通明,生于南朝刘宋孝建三年四月三十日(456年6月18日)。10岁时读葛洪《神仙传》,深受其影响。15岁时作《寻山记》,向往隐逸生活。他曾拜陆修静的弟子东阳道士孙游岳为师,受符图、经法、造诀,遂遍游名山,寻访仙药真经。陶弘景20岁左右被招入刘宋朝廷,在刘秉门下做随员。之后转投齐高帝萧道成,担任萧道成的次子、豫章王萧嶷的侍郎。萧道成去世后,太子萧赜继位,任命陶弘景为振武将军、宜都王侍读、总知记室。在为父亲守孝3年之后,陶弘景被任命为六品的左卫殿中将军。之后母亲去世，陶弘景按照礼制辞官回家守孝三年。陶弘景守孝结束后再次回到朝廷，仅仅被安排担任"奉朝请"，令他大感失望。陶弘景在南齐武帝永明十年(492)，36岁时直接向皇帝请辞。萧赜不但同意，并且还给予赏赐，"又别敕：朕月给上茯苓五斤，白蜜二斗，以供服饵"。陶弘景随后开始在茅山隐居修道。

《南史》："恒曰：此山下是第八洞宫，名金坛华阳之天，周回一百五十里。昔汉有咸阳三茅君得道来掌此山，故谓之茅山。乃中山立馆，自号华阳陶隐居。人间书札，即以隐居代名……永元初，更筑三层楼，弘景处其上，弟子居其中，宾客至其下。与物遂绝，唯一家僮得至其所。"道教所尊崇的原始神像为三清，上清即元始天尊，太清即灵宝天尊，玄清即道德天尊，又称太上老君。陶弘景隐居茅山修道，成为道教三清派第九代宗师，上清派茅山宗创始人。为了避免卷入朝廷的政治斗争，陶弘景闭门谢客，开始隐居，专注于修道和做学问，完成了《本草经集注》《效验方》《肘后百一方》等重要著作。

梁武帝萧衍(464—549)，字叔达，南朝梁的开国皇帝，他和陶弘景都出生在秣陵县。陶弘景36岁辞官从道，萧衍时年28岁，书载他"弱年从陶弘景学道"，萧衍从陶弘景学道是弘景隐居茅山之前，两人很早就有师徒之谊。

《南史》："齐末为歌曰'水丑木'为'梁'字。及梁武兵至新林，遣弟子戴猛之假道奉表。及闻议禅代，弘景援引图谶，数处皆成'梁'字，令弟子进之。武帝既早与之游，及即位后，恩礼愈笃，书问不绝，冠盖相望。"

《陶隐居内传》："受封揖让之际，范云、沈约并秉策佐命，未知建国之号。先生引《王子年归来歌》中'水丑木'处(《王子年归来歌》亟论'水丑木'，皆是羡词。兼引王君《回文》《识焉》《荣牵》三诗，并盛称'梁'字，为应运之符)及诸图谶，并称'梁'字，为应运之符。至春末夏初，当就昭告，沈约宣旨，又请克日。先生虽疏数日，而正据四月八日丙寅也。"

502年，萧衍灭齐，对于新朝的国号，萧衍接受了陶弘景的建议，取国号为"梁"。四月八日丙寅(502年4月30日)，萧衍在南郊举行告天大典，正式即帝位，史称梁武帝。大典日期的选定，萧衍也是听从了陶弘景的建议。萧衍做了皇帝之后，与陶弘景书信不断，礼敬有加。

《南史》："弘景既得神符秘诀，以为神丹可成，而苦无药物。帝给黄金、朱砂、曾青、雄黄等。后合飞丹，色如霜雪，服之体轻。及帝服飞丹有验，益敬重之。每得其书，烧香虔受。"作为一名著名的炼丹家，陶弘景直接从事炼丹活动长达二十年之久，曾数次炼制"九转神丹"，最终获得成功，为梁武帝炼制成了著名的飞丹。梁武帝服用飞丹后身体健康，对于陶弘景就更加信服。收到陶弘景的书信之后，先焚香，再虔读。

陶弘景还曾为梁武帝锻造刀剑，《南史》载："天监中，献丹于武帝。中大通初，又献二刀，其一名善胜，一名威胜，并为佳宝。"《古今刀剑录·序》："梁武帝萧衍，以天监二年即位，至普通中，岁在庚子，命弘景造神剑十三口，用金、银、铜、铁、锡五色合为之，长短各依剑术法。"陶弘景所撰著的《古今刀剑录》，记载了远至夏禹，近到梁武帝之间历代所制宝剑的名称、尺寸、铸造过程及铭文，是我国刀剑史的珍贵资料。

茅山元符万宁宫有一副楹联"秦汉神仙府，梁唐宰相家"。楹联中的"神仙"是指秦朝李明及汉朝茅盈、茅固、茅衷三兄弟;"宰相",则指南朝梁代陶弘景和唐朝王远知。陶弘景并未任过宰相一职,为何被称为"宰相"呢?《南史》曰:"帝手敕招之,锡以鹿皮巾。后屡加礼聘,并不出,唯画作两牛,一牛散放水草之间,一牛著金笼头,有人执绳,以杖驱之。武帝笑曰'此人无所不作,欲学曳尾之龟,岂有可致之理。'国家每有吉凶征讨大事,无不前以咨询。月中常有数信,时人谓为山中宰相。"萧衍曾多次请他出山佐政,陶弘景曾给萧衍一封复信,其内容无文字,有画作二牛图,以示不愿出山仕朝,武帝见信,深解其意,从而打消了让他出山佐政的念头。但是遇到重大问题,梁武帝都会向陶弘景咨询,当时人们称陶弘景为"山中宰相"。

梁武帝萧衍是三教合一的思想奠基人之一,早期执政采取了不废儒道,大兴佛教的政策。504年,萧衍发诏书崇佛抑道,以佛教为国教。516年,萧衍为陶弘景在茅山建太清玄坛,当年又下诏"敕群臣弃道从佛"。迫于梁武帝的政治压力,陶弘景以道教上清派宗师的身份,前往鄮县礼阿育王塔,自誓受戒,佛道兼修。陶弘景礼佛的真实原因是为了维护茅山道众的生存,不得已而为之,也正是如此,才避免了如寇谦之的新天师道一世而亡的悲剧。

陶弘景晚年被迫受戒皈依佛教,受到了儒、道、佛三种哲学思想的影响,是三教合一思想的奠基人之一。据传陶弘景曾与儒家名士陶渊明、僧人慧远结社庐山,共同讨论三教合一问题。此事《南史·陆修静传》有载,为虎溪三笑故事的根据,虽不一定属实,但慧远、陆修静均为三教合一论者有史可鉴。但是,陶弘景晚年佛道双修,使他成为道教界内部有争议的人物,这也导致了他晚年的包括《辅行诀》在内的十部著作,没有门徒替他整理。直至陈后主祯明二年(588),才由皇帝敕令侍中尚书令江总,撰写《陶弘景文集》三十卷,又撰写《陶弘景内集》十五卷。当时已是陶去世后的第52年。

陶弘景在道教史上承前启后,全面继承了道教经教和道教学术,研究范围甚广,包括道教的养生学、神仙修炼术、外丹术以及医药学、天文历算、地理方物等方面。他一生著书很多,约230部,其中关于医药学的书籍有《本草经集注》《肘后百一方》《梦书》《陶氏效验方》《服食草木杂药法》《断谷秘方》《消除三尺要法》《服气导引》《养性延命录》《人间却灾患法》《集药诀》《登真隐诀》《陶隐居本草》《药总诀》《导引养生图》《合丹药诸法节度》《太清诸丹集要》《华阳陶隐居集》《集金丹黄白药方》及《灵方秘奥》等,惜其中绝大多数已散失。

《养性延命录》是陶弘景系统总结归纳前人养生理论和方法的基础上,撰集编写的一部重要道教养生著作。陶弘景汇集"上自农黄以来,下及魏晋之际"诸家养生精华,经过"删弃繁芜,类聚篇题"而成《养性延命录》上下两卷。全书共六篇,分别冠以"教诫篇第一""食诫篇第二""杂诫忌禳祈害篇第三""服气疗病篇第四""导引按摩篇第五""御女损益篇第六"等篇名。提出了"天道自然,人道自己""我命在我不在于天"的积极养生理念。《养性延命录》在系统归纳总结前人养生经验的基础上,提出了一整套养生理论和方法,堪称魏晋之际道医养生集大成著作。《养性延命录》中的呼吸吐纳法,被称为修真六字诀,至今盛行不衰,在当代气功中仍占有重要地位。

陶弘景以"诀"字命名的著作有《集药诀》《登真隐诀》及《药总诀》等。在以上著作中,对于中国医药学的最大贡献,除了《辅行诀》之外,当首推《本草经集注》一书,《神农本草经》正是因为陶弘景的整理而得以留存。陶弘景总结和整理了自东汉《神农本草经》产生以后的药物学成就,在原书所收365种药物的基础上,从自己所著的《名医别录》中挑选了365种新品种附入《神农本草经》,从而充实为730种药物,并一一予以订正、调整、分类注释,编成《本草经集注》一书。他选取的365种药与《神农本草经》合编时,用红、黑二色分别编写,凡药物出于《神农本草经》的均用朱字,凡药物出于《名医别录》的则用墨字,他开创的这种做法,为后来的医家争相学习。另外,陶弘景在《本草经集注》中,改变了《神农本草经》以上、中、下三品进行分类的方法,创立了新的药物分类法。《神农本草经》的三品分类法有很大的局限性,既不能准确区别药物的性能,又难以掌握和寻检,有时还容易造成治疗上的差错。陶弘景对此加以改进,按药物的自然来源和属性进行分类,把730种药物分为玉石、草、木、虫鱼、禽兽、果、菜、米谷、有名未用等九类。这一独创的分类方法有一定的科学性,后来成为我国古代药物分类的标准方法,一直被沿用了一千多年。唐代官修本草《新修本草》和明代李时珍的《本草纲目》的分类法,都是在这个基础上发展起来的。陶弘景认为有毒无毒易知,甘味苦味可略,唯有寒热,必须特别重视。因此他将药性分为寒、微寒、大寒、平、温、微温、大温、大热八种。现存敦煌遗书的《本草经集注》,陶氏自序有"诸药主治,惟冷热须明,朱点为热,墨点为冷,无点者是平"的记述,足见陶氏强调药性寒热的良苦用心。与此同时,陶弘景还首创了按治疗性能对临床药物进行划分,即总结"诸病通用药",以病症为纲,按药物的治疗功效,把它们分别归入不同的病症项下,共有八十多类。例如,治风通用药有防风、防己、秦艽等;治水肿通用药有大戟、甘遂、泽泻、葶苈、巴豆、苇根等;治黄疸通用药有茵陈、栀子、紫草、白鲜皮等。这种划分方法十分便利于医家临床选药和处方参考,为后世历代本草著作所沿用,促进了我国药物学的发展。

陶弘景的弟子王远知,15岁拜师陶弘景,学习上清派"三洞法"。先后得到陈宣帝、隋炀帝、唐高宗、唐太宗和武则天的尊崇。陈宣帝陈顼下诏,宣王远知在重阳殿传授道法。大业七年(611),隋炀帝杨广在涿州临朔宫召见王远知,亲执弟子礼,问以仙道事。隋炀帝归朝,扈驾洛都,奉敕于中岳修斋仪,复诏王远知移居洛阳玉清玄坛。王远知给李渊密传符命,李渊称帝后,为了提高李姓门第和政治的需要,将道教祖师老子李耳奉为唐王室的祖先,兴道抑佛。接着,王远知逢迎秦王李世民,亲授三洞法箓于官邸,说他将作太平天子,在争夺皇位继承权中,拥护李世民。唐太宗登上帝位后,在茅山为王远知建造太平观,表示崇敬。637年唐太宗下诏,确立男女道士地位在僧尼之上。在政治支持下,道教得到了极大的发展。继王远知之后,上清道派由潘师正任统帅,中心由茅山移往嵩山,继续统一南北道教的大业。之后经司马承祯、李含光等的努力,茅山上清派处于唐代道教教学的中心地位,与天师道一起,构成道教的主流派。

清代毕沅《续资治通鉴·宋真宗大中祥符五年》:"圣祖名,上曰玄,下曰朗,不得斥犯。"北宋的第三位皇帝宋真宗赵恒在1012年下诏,尊同姓赵玄朗为道教始祖,改变了唐朝以来对道教以老子为祖,以茅山派为尊的局面,陶弘景在道教中的地位也随之下降。

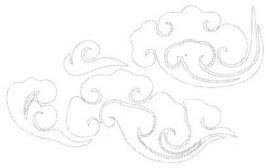

第三章
《辅行诀》的宗旨、主要内容与核心机密

第一节 《辅行诀》的宗旨

陶弘景《辅行诀》传承伊尹《汤液经法》，与中医四大经典中的《神农本草经》同属于先秦中医四大流派中的经方派。

《神农本草经》曰："上药一百二十种为君，主养命以应天，无毒，多服久服不伤人。欲轻身益气，不老延年者，本上经。中药一百二十种为臣，主养性以应人，无毒、有毒斟酌其宜。欲遏病，补虚羸者，本中经。下药一百二十五种为佐、使，主治病以应地，多毒不可久服。欲除寒热邪气，破积聚，愈疾者，本下经。三品合三百六十五种，法三百六十五度，一度应一日，以成一岁。"将365种药物分为上中下三品，上品应天，中品应人，下品应地，是天人地三才之道。《汤液经法》依据上古"三才"理论而作，"上品上药为服食补益方者百二十首；中品中药为疗疾祛邪之方，亦百二十首。下品毒药，为杀虫避邪痈疽等方，亦百二十首。凡共三百六十首也"。也是上中下三品，天人地三才之道。《神农本草经》论述三才之药，《汤液经法》论述三才之方。上品方药应天，行王道，"王道无近功，久服自有益。"王道善于养身延年。中品方药应人，行人道，人道亦为中庸之道，以人为本，不偏不倚。下品方药应地，行霸道，霸道善于祛邪祛病。但是霸道重杀伐，中病即止，不可久服。《汉书·元帝纪》："汉家自有制度，本以霸王道杂之。"治病如同治国，王道霸道，各有利弊，应当合而用之。

《汤液经法》又名《伊尹汤液经》，著录于《汉书·艺文志》经方类，作者是商朝伊尹。伊尹初为厨师，继而入仕治国，官至宰相，他还兼修道家、医家，《汤液经法》一书至梁犹存。伊尹身上的典故很多，比如"治大国若烹小鲜"，"不为良相，亦为良医"。他撰写的《汤液经法》，奠定了中医方剂学的基础，因此他被尊为"元圣"！伊尹还被民间尊为厨神，他善于调和五味，以君臣佐使配伍，以寒热温凉调性，把旧有的单味药治病发展到方剂治病，这是伊尹对中医学的最大贡献。伊尹和商汤谈话时，就讲了许多烹调问题。其中就有"阳朴之姜，招摇之桂"的话。姜、桂既是肴馔中的调味品，也是发汗解表的常用药物。被誉为经方之首的桂枝汤，功能调和营卫，解表散寒。其实就是一碗以桂枝为君，生姜为辅臣，白芍为监臣，甘草、大枣为佐使的酸辣汤，所以有人认为"桂枝汤"是从烹调里分出来的最古处方之一。

唐朝孙思邈约 652 年撰成的《备急千金要方》,王焘于 752 年撰成《外台秘要》,两位名医撰书之时涉猎医书广博,但均未提及《汤液经法》一书。这说明当时《汤液经法》已经失传。晋代皇甫谧《针灸甲乙经·序》曰:"伊尹以亚圣之才,撰用《神农本草》以为汤液……仲景论广伊尹汤液为数十卷,用之多验。"伊尹撰写《汤液经法》时,主要参考文献是《神农本草经》。东汉张仲景则继承并且发展了《汤液经法》的经方,撰写了《伤寒杂病论》。

《神农本草经》对药物的分类是以各种药物是否具有养性延年和轻身不老的性能为标准的,这一标准显然是道士的前身——神仙方士的标准,不是纯粹医家的标准。伊尹《汤液经法》和《神农本草经》一样,也是继承了道家的思想。从《辅行诀》所引用和揭示的内容看,服食补益,养生延年,是《汤液经法》的重要宗旨,这是道家注重养生思想的重要体现。《辅行诀》继承了《神农本草经》《汤液经法》的道家血脉,所以其著书立说的主要目的是辅助道家弟子在深山中修行,"辅行诀"顾名思义,就是给道家弟子"辅助修行的药诀"!这与张仲景作为医生,"感往昔之沦丧,伤横夭之莫救",以治病救人为宗旨而撰写《伤寒杂病论》的目的是不同的。虽然境界不同,但是实用性很强。

《辅行诀》云:"陶隐居云:依《神农本经》及《桐君采药录》,上中下三品之药,凡三百六十五味,以应周天之度,四时八节之气。商有圣相伊尹,撰《汤液经法》三卷,为方亦三百六十五首。上品上药,为服食补益方,百二十首;中品中药,为疗疾祛邪之方,亦百二十首;下品毒药,为杀虫辟邪痈疽等方,亦百二十五首。凡共三百六十五首也。实万代医家之规范,苍生护命之大宝也。今检录常情需用者六十首,备山中预防灾疾之用耳。"根据《辅行诀》书中的记载,《神农本草经》和《桐君采药录》分别载药 365 种,伊尹《汤液经法》载方 365 首,陶弘景根据这一体例,从《汤液经法》中精心选择了 60 首处方,推荐给在深山修炼的道士们用于防病祛病,可惜只有 52 首处方流传至今。

第二节 《辅行诀》的主要内容

虽然目前《辅行诀》有 20 多个传本,内容互有增减,但其主体内容不外乎《汤液经法》五行五味体用补泻脏苦除病图、五行五味互含药精和三大类 60 首处方(现存 52 首)。

一、脏腑补泻大小方 34 首

《辅行诀》将疾病分成三大类,相应地给予三大类相应处方。第一大类是普通的外感病和内伤杂病,分别称为"时恙"和"夙痼",在五运六气体系下可以称之为"气立病"和"神机病"。《素问·五常政大论》:"根于中者,命曰神机,神去则机息。根于外者,命曰气立,气止则化绝。""神机病"对应《辅行诀》的"夙痼",受运气学说中的中运(又称大运、岁运)影响比较大,故称"根于中"。"气立病"对应《辅行诀》的"时恙"。受运气学说中的客运、客气的影响比较大,故称"根于外"。

《辅行诀》云,"隐居曰:凡学道辈,欲求永年,先须祛疾。或有夙瘤,或患时恙,一依五脏补泻法例,服药数剂,必使脏气平和,乃可进修内视之道"。针对普通的外感病和内伤杂病,《辅行诀》荐方包括五脏虚实病证方(肝、心包、心、脾、肺、肾各有大小补泻四汤)24 首,五脏误治泻方 5 首和救诸劳损方 5 首,这 34 首处方是第一大类处方,统称为脏腑补泻方。脏腑补泻方以五脏为中心,以脏统腑,根据五脏虚实予以补不足、损有余,是脏腑虚实补泻的先驱。根据病情轻重,处方也区分小方和大方,病轻予小方,病重予大方。如果将《伤寒杂病论》和《辅行诀》联系起来,脏腑补泻方与《金匮要略》治杂病方相对应。

内伤杂病,对应"夙瘤",这个很好理解。为什么将"时恙"称为普通的外感病?有没有不"普通"的外感病呢?桂林古本《伤寒杂病论·伤寒例》:"阴阳大论云:春气温和,夏气暑热,秋气清凉,冬气冰冽,此则四时正气之序也。冬时严寒,万类深藏,君子周密,则不伤于寒。触冒之者,则名伤寒耳。其伤于四时之气,皆能为病。"春温、夏热、秋凉、冬寒,这是四时正气,属于运气学说中主运、主气的范畴。一年四季均有可能发生外感病,春季多伤于风邪,夏季多伤于火热邪气,长夏多伤于湿邪,秋季多伤于燥邪,冬季多伤于寒邪,这些都是伤于四时正气,即主运、主气为病,致病因素明确,病邪单一,治疗也相对简单。分别予以祛风、清热、泻火、除湿、润燥、散寒,即可。接下来的第二大类疾病就变得复杂和严重了。

二、二旦四神大小方 13 首

第二大类疾病就是外感天行病,何谓外感天行病?同为外感病,外感天行病与普通的外感病有何区别?天行,又做"天刑",是上天对人间的刑罚。桂林古本《伤寒杂病论·伤寒例》:"凡时行者,春时应暖而反大寒;夏时应热而反大凉;秋时应凉而反大热;冬时应寒而反大温。此非其时而有其气,是以一岁之中,长幼之病多相似者,此则时行之气也。夫欲候知四时正气为病,及时行疫气之法,皆当按斗历占之。"张仲景明确区分了"四时正气病"和"时行疫气病"。"四时正气病"就是前文提到的"气立病","时行疫气病"就是《辅行诀》所谓的外感天行病。

《太平圣惠方》:"如春时应暖而反寒,夏时应热而反冷,秋时应凉而反热,冬时应寒而反温,其气伤人,为病亦头痛壮热,大体与伤寒相似,无问长幼,其病形证略同,言时气者,是通行之气,故名时气,世亦呼为天行也。"可见,这类具有传染性和流行性特点的疾病,无论称之为"外感天行病",还是"时行疫气病",都与季节气候异常有关,属于中医"疫病""疠病""瘟疫"的范畴。这类疾病并不是四时正气所导致的,而是"非时之气"所导致,属于运气学说中客运、客气为病。由于致病之气并非单一,"非其时而有其气",因此称为"杂气"。明代医家吴又可在《温疫论》中说:"夫瘟疫之为病,非风、非寒、非暑、非湿,乃天地间别有一种异气所感。"吴氏将这种"非时之气"称为"异气""戾气"。某些人群不能适应这种异常气候变化而发病,疾病呈现严重性和复杂性,而且具有比较强的传染性和流行性,类似于现代医学的流感和其他传染病,这与《素问·刺法论》"五疫之至,皆相染易,无问大小,病状相似"的描述一致。实际上,外感天行病是客运、客气导致地球气候异常,物候、病候等随之异常,从而在地球上的生物(人类、动物、植物)之间发生了传染病。张仲景继承《黄帝内经》疫病理论,认为"寒疫必有郁热,温疫必有中寒",故其用药往往寒热杂用,在这一点上,与《辅行诀》治疗外感天行病的"二旦四神方"完全一致。

《辅行诀》:"弘景曰:外感天行,经方之治,有二旦、四神大小等汤。昔南阳张机,依此诸方,撰为《伤寒论》一部,疗治明悉,后学奉之。山林僻居,仓卒难防,外感之疾,日数传变,生死往往在三五日间,岂可疏忽! 若能深明此数方者,则庶无蹈险之虞也。今亦录而识之。"外感天行病并不遵循普通外感病"日传一经"的传变常规,而是"日数传变";如果没有及时、正确的治疗,"生死往往在三五日间"。2003 年的严重急性呼吸综合征(severe acute respiratory syndrome,SARS)就是这类疾病的典型代表。针对外感天行病,《伤寒论》使用六经辨证,112 方;《辅行诀》使用六合辨证,二旦四神大小方(包括大小阴旦汤、大小阳旦汤、正阳旦汤、大小青龙汤、大小白虎汤、大小朱鸟汤、大小玄武汤)13 首,这是本书第二大类处方。《辅行诀》云:"弘景曰:阳旦者,升阳之方,以黄蓍为主;阴旦者,扶阴之方,以柴胡为主;青龙者,宣发之方,以麻黄为主;白虎者,收重之方,以石膏为主;朱鸟者,清滋之方,以鸡子黄为主;玄武者,温渗之方,以附子为主。此六方者,为六合之正精,升降阴阳,交互金木,既济水火,乃神明之剂也。张机撰《伤寒论》,避道家之称,故其方皆非正名也,但以某药名之,以推主为识耳。"二旦是阴旦、阳旦,四神是青龙、白虎、朱雀、玄武,二旦四神以应六方,为六合正精,神明之剂。仲景用此六方,但是为了避免使用道家的称谓,处方名作了更改,以君药作为方名,例如小阴旦汤改名为黄芩汤,大阴旦汤改名为小柴胡汤,小阳旦汤改名为桂枝汤,正阳旦汤改名为小建中汤,大阳旦汤改名为黄芪建中汤,玄武汤改名为真武汤,朱雀汤改名为黄连阿胶鸡子黄汤。将《伤寒杂病论》和《辅行诀》联系起来,二旦四神方与《伤寒论》相对应。

元代李仲南《永类钤方·自序》:"要知伤寒之法,可推而治杂病;而杂病之方,未尝不出于仲景百十三方也。"机圆法活,《伤寒论》的处方可以用来治疗脏腑杂病,《金匮要略》的处方也可以用来治疗伤寒病。同理,《辅行诀》中的脏腑补泻大小方和二旦四神大小方也可以互通互用,用脏腑补泻大小方治疗和预防外感天行病,用二旦四神大小方治疗和预防普通的外感病和内伤杂病。

《辅行诀》现存方总计 52 首。钱超尘、赵怀舟师徒通过与张大昌先生的弟子们座谈,证明《敦煌医药文献辑校》收录的小勾陈汤、大勾陈汤、小螣蛇汤、大螣蛇汤是张大昌先生本人增加,非原书所辑。勾陈为阳土,螣蛇为阴土,《辅行诀》已经有阴旦(阴土)和阳旦(阳土),不能再增加更多的土。另外,六合是东南西北四方加上下,四方是四方之正,不包括四隅(东南、东北、西南、西北)。六合是四方上下的立体时空,而四方加四隅只是更加细化的空间方位,没有体现出时间属性。

三、救卒死中恶方5首

《辅行诀》云:"陶隐居云:中恶卒死者,皆脏气被壅,致令内外隔绝所致也。神仙有开五窍以救卒死中恶之方五首,录如左。"第三大类疾病就是猝死窍闭病,对应的第三大类处方即救卒死方5首。为什么这五首方被称为神仙方呢? 这要从中医的称谓谈起。今称中医,在秦汉年间,中医属于方技家,是诸子百家的"九流十三家"其中一家。《汉书·艺文志》是现存最早的文献目录,是当时国家藏书的总目。班固以刘向父子的《别录》和《七略》为依据编写而成,分六艺、诸子、诗赋、兵书、数术、方技等六略。中医在当时被归属方技家,并且分为四大流派,即医经派(七家)、经方派(十一家)、房中派(八家)、神仙派(十家)。关于神仙派,《汉书·艺文志·方技略》曰:"宓戏杂子道二十篇,上圣杂子道二十六卷,道要杂子十八卷,黄帝杂子步引十二卷,黄帝岐伯按摩十卷,黄帝杂子芝菌十八卷,黄帝杂子十九家方二十一卷,泰壹杂子十五家方二十二卷,神农杂子技道二十三卷,泰壹杂子黄冶三十一卷。右神仙十家,二百五卷。神仙者,所以保性命之真,而游求于其外者也。聊以荡意平心,同死生之域,而无怵惕于胸中。然而或者专以为务,则诞欺怪迂之文弥以益多,非圣王之所以教也。孔子曰:索隐行怪,后世有述焉,吾不为之矣。"这五首处方应当出自上述神仙派十家著作中所记载的处方,是神仙派的急救方。

第三节　汤液经法图

一、四大核心机密

笔者认为,《辅行诀》脏腑补泻方的部分,有4个核心关键,我称之为四大核心机密。其中"五行五味体用补泻脏苦除病图"(简称"汤液经法图")和"五行五味互含药精"(简称"药精")是《辅行诀》的核心,是读懂本书的核心关键。本节探讨第一个核心关键——"汤液经法图"。

"汤液经法图"的核心就是五行的体用化,体为阴,用为阳,化为中,实际就是五行的阴阳化,即在阴阳五行理论指导下,五味对五脏的体用有补泻作用,这种补泻作用是中医经方派组方用药的根本与核心。"五行五味互含药精"就是说五行之中可以再分五行,五味之中复有五味,这是阴阳五行可以推而广之、无限可分的体现。

《辅行诀》从《汤液经法》的365首经方中选取60首方以备山中修道之需,又从60首药方中选取50味核心中药作为必备之药物,称为"五十味药精"。为了解释这50味核心中药的生克制化作用,陶弘景制作了"五行五味体用补泻脏苦除病图",简称"汤液经法图"。《辅行诀》对此图评价甚高:"此图乃《汤液经法》尽要之妙,学者能谙于此,医道毕矣。"陶弘景对本图的创作信心满满,与医圣张仲景在《伤寒杂病论·序》中的自信话语相映成辉，"虽未能尽愈诸病，庶可以见病知源。若能寻余所集，思过半矣。"

关于五味补泻，《黄帝内经》有法而无方。《伤寒杂病论》继承了《汤液经法》的方药，建构了仲景自己的六经辨证和方证体系，但是没有讲《汤液经法》的制方法则，所以后世医家不知道经方的组方法则。以至于唐朝药王孙思邈在《千金翼方》说："伤寒热病，自古有之。名贤睿哲，多所防御。至于仲景，特有神功，寻思旨趣，莫测其致。所以医人未能钻仰。"孙真人承认仲景处方有特效的同时，也指出自己不明白仲景的组方规律。后世有医家感叹"仲景之前，有论无方；仲景之后，有方无论。"没有系统组方理论的方剂书只能是验方集！不明组方理论，我们虽然可以使用《汤液经法》和《伤寒杂病论》的经方，但是我们不知道古圣先贤们为什么这样组方，"知其然，不知其所以然！"伤寒大家吴佩衡一语道破天机，"至于处方，余本仲景定法为旨规。盖仲景之法，本汤液遗意，去杂乱方药，制作有法，加减有度，极神妙，极稳妥，极有效，非后贤之所能仰窥。"吴氏明确指出医圣张仲景"本汤液遗意"，也就是继承了《汤液经法》的经方。

《辅行诀》继承了《汤液经法》的选药组方之法，而且其规律具有严谨的逻辑性，这一组方规律就藏在"汤液经法图"中，可见这幅图的重要性。我做个比喻，"汤液经法图"如同经方大门的旋转锁，"药精"如同旋转锁上的刻度，二者结合就是打开中医经方大门的密码。即通过"阳进七、阴退六"的方式做逆时针或者顺时针的旋转，根据阴阳五行理论选择特定的药物组成方剂，这就是经方遣药组方的最高机密！《辅行诀》与《伤寒论》同源于《汤液经法》，掌握了《辅行诀》选药组方的密码，我们也可以用这个密码来破解《伤寒论》的组方规律。

在笔者看来，总览中医历史，几千年来一共有四幅图对中医理论和实践的指导意义最为重要。第一幅图就是太极图，太极图主要阐述阴阳理论。第二幅图是河图，河图主要阐述五行理论。第三幅图是洛书，洛书主要阐述六气理论，或者称为三阴三阳理论。这三幅图诠释的就是中医三大核心理论，阴阳学说、五行学说、六气学说。第四幅图就是这张"汤液经法图"（图3-1），这张图可以说是将太极图、河图、洛书，三图合一的一张图，将阴阳化为体用；再配合河图，讲述五行生克制化；又配合洛书的天左旋、地右转，阳进阴退，选药补泻。"汤液经法图"是将阴阳、五行、六气理论在中医领域具体化、实践化的一张临床应用图。

二、阴阳中三分，体用化三分

《道德经》："天下万物生于有，有生于无……道生一，一生二，二生三，三生万物。万物负阴而抱阳，冲气以为和。"宇宙大爆炸之前的奇点，相当于老子所说的"无"，大爆炸之后产生的万物是"有"，此所谓"有生于无"，而生的规律就是"道"。在"道"的规律作用下，万物始于"一"，"一"是气，混元一气；"一"是始，"一"也是终，万物始于气亦终于气，是谓"始终"；"一"是终，通"中"，是太极；"一生二"，一气化阴阳，"二"是阴阳，是两仪，太极生两仪，即"中"生"阴阳"，"阴阳"源于"中"。

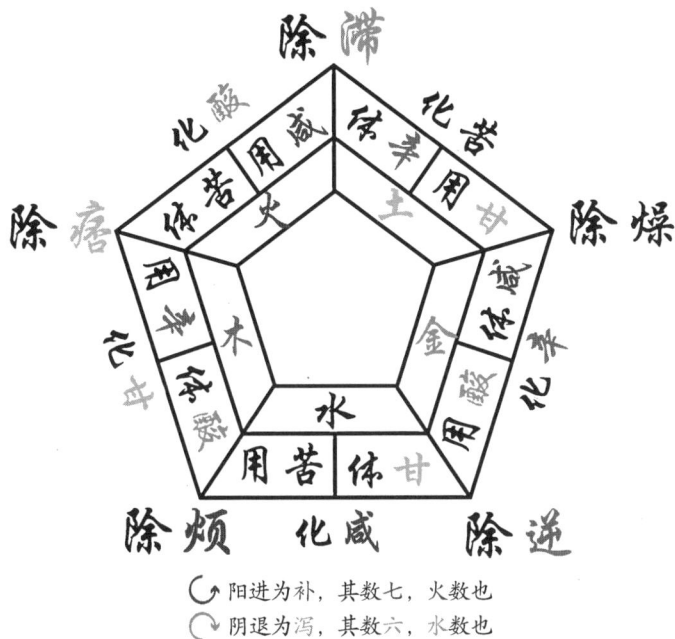

图 3-1 汤液经法图

"五行五味体用补泻脏苦除病图",简称为"汤液经法图",呈五边形,五边为五行,每个边代表一行。每一行之内的五味分为"体味"和"用味",外为"化味"。以木为例:"体味"为酸味,"用味"为辛味,"化味"为甘味。"体""用""化"属于中国古代哲学范畴,是道一元论三分法的体现。老子《道德经》:"道生一,一生二,二生三,三生万物。万物负阴而抱阳,冲气以为和。"列子《冲虚经》:"清轻者上为天,浊重者下为地,冲和气者为人。故天地含精,万物化生。"北宋张伯端《悟真篇》:"道自虚无生一气,便从一气产阴阳。阴阳再合成三体,三体重生万物昌。"道为宇宙本源,"道生一",太初混元一气,"一生二",清升天浊降地而分阴阳两仪,"二生三",阴阳和合为中,阴阳中,"三生万物",生生不息,人为天地之子,万物之灵。《周易·系辞》:"形而上者谓之道,形而下者谓之器。"《冲虚经》:"太易者,未见气也;太初者,气之始也;太始者,形之始也;太素者,质之始也。"道在气先为太易,气在形先为太初,形器在后为太始。《素问·六微旨大论》:"是以升降出入,无器不有。故器者生化之宇,器散则分之,生化息矣。"上述经文中的"器"与《辅行诀》的"体"是相同的含义,有形之物。

三、体为阴,用为阳

唐代李鼎祚《周易集解》曰:"凡天地万物,皆有形质。就形质之中,有体、有用。体者,即形质也。用者,即形质上之妙用也。言有妙理之用以扶其体,则是道也。其体比用,若器之于物,则是体为形之下,谓之为器也。假令天地圆盖方轸为体为器,以万物资始资生为用道;动物以形躯为体为器,以灵识为用为道;植物以枝干为器为体,以生性为道为用。"可见,"体"是形态结构和物质基础。"用"是外在表现和功能作用。

四、阴阳合则化，变者化之极

我在传播《辅行诀》的过程中，有中医同道提问："化味是体用两味合化出来的味，还是体用两味需要化味来平衡？或者化味有其他的含义和作用？"问题的关键是"化"，"化"是什么？在汉语里常常"变化"合用，那么"变"和"化"有什么联系和区别呢？

《说文解字》："变，更也。"变是彻底的改变。《周易·系辞》："天地纲缊，万物化醇；男女构精，万物化生。"天阳地阴，男阳女阴。阴阳合则化，变者化之极。阴阳和合，初为"化"，终为"变"，"终"通"中"，故"阴阳"的最终变化是"中"。即阴阳相交而为冲和之气，合化而生新，即阴阳、体用结合之后形成新的物质和功能。《素问·天元纪大论》："故物生谓之化，物极谓之变。"变和化有量的增减和质的差别之不同。"化"是量变、渐变，"变"是质变、突变，"化"是"变"的前提和过程，"变"是"化"的结果。化为变之始，变为化之终。只有化到极点，才可称之为变。

举个例子，不同味的食物混合在一起，会形成新的混合味道。颜色也是如此。三原色指色彩中不能再分解的三种基本颜色，即红、黄、青，三原色可以混合出所有的颜色，同时混合在一起则为黑色。将三原色红、黄、青和三种复色橙、绿、紫，按红、橙、黄、绿、青、紫的顺序排在一个六边形的顶点上，相隔一种颜色的两种颜色复合后呈中间的颜色，对角的两种称互补色，等比例复合后呈大致的黑色或灰色。

回到中医，"体"为阴，"用"为阳，"化"为变、为终、为"中"。现代西医的优势在于"体"，关注于人体的器质性病变；经典中医的优势在于"用"，关注于人体的功能性病变。

五、阴阳交融，化为中，中则和

需要指出的是，中医理论所提到的阴阳平衡，不是阴阳平行。平行的铁轨永远不相交，阴阳平行而不相交汇、不相融合的状态是病理状态，正常的、整体的、动态的阴阳平衡是你中有我，我中有你，阴中有阳，阳中有阴。中医的大法就是"致中和"，阴阳交融，化为中，中则和。故《礼记·中庸》曰："道也者，不可须臾离也，可离非道也。是故君子戒慎乎其所不睹，恐惧乎其所不闻。莫见乎隐，莫显乎微。故君子慎其独也。喜怒哀乐之未发，谓之中；发而皆中节，谓之和；中也者，天下之大本也；和也者，天下之达道也。致中和，天地位焉，万物育焉。"科学研究证明，原始生命经过了三十多亿年的进化，至六亿多年前才出现了雌雄的分化。中性的事物超越了阴阳两性。

六、体用相当于物质和能量的关系

五行中每一行均分体和用，体和用之间的关系是相克，体克用。以木为例，体味酸克用味辛。因为物质和能量是相互依存和相互转化的关系，消耗物质来转化成能量，能量过多也会转化成物质。为什么在五行的内部是体克用，而不是用克体呢？克是制约的意思，体制约用，物质制约功能，即功能受制于物质。举个例子，一台发动机的功率受制于这台发动机本身,能输出多少马力的动力、能量,决定于这台发动机的结构。人体的物质和能量转化也是这样,可以转化的能量总量取决于物质。

七、"用"为核心

中医的补泻以虚实为依据,虚则补之,实则泻之。《辅行诀》应用补泻,又以上述"体"和"用"的"用"为着眼点和落脚点。"实"是用实体虚,应当泻用补体。所以"泻实"实际是泻"用",泻"用"则补"体"。"虚"是用虚体实,应当补用泻体。所以"补虚"实际是补"用",补"用"则泻"体"。《辅行诀》无论补泻,实际上以"用"为核心,泻用和补用,是两个根本大法。经典中医,以"用"为核心,更加关注无形的功能。

《辅行诀》首先以"用味"即功能为核心,将药物归属五行大类,继而在五行大类再进一步分五行小类,从而形成五行互含的药物归类。通过对药物性能分类细化,阐释药物同味但不同功能,五行五味互含也是阴阳五行学说可以推而广之、无限可分的体现。那么为什么要将"用味"作为药物五行大类归属的依据呢? 中医理论本身就以气为核心,以功能为主。西医以形为核心,以物质为主。

《素问·阴阳应象大论》曰:"气味辛甘发散为阳,酸苦涌泄为阴。"《素问·至真要大论》曰:"咸味涌泄为阴,淡味渗泄为阳。"将这两条经文合在一起就是"辛甘淡味发散渗泄为阳,酸苦咸味涌泄为阴"。根据上述经文,气味最终落实在辛甘淡酸苦咸,因此气味是指药物的"气之味",而不是后世所讲的寒热温凉(平)等"四气"或者"四性"。可见,药物的"气之味",也就是"用味"是决定药物功用的最重要因素。现代药理研究证明,药物的药味与其特定的化学成分及功效间存在某种对应关系,如辛味药多含挥发油,酸味药多含鞣质,苦味药多含生物碱、甙类,甘味药多含氨基酸、糖类、维生素,咸味多含无机盐、硫酸钠等。

八、补泻法: 用味为喜为补,体味为恶为泻

《辅行诀》五味补泻是根据五脏之苦欲来区分体味、用味。五脏所欲为用味,即五脏喜欢的是用味,以用味为补;五脏所苦为体味,即五脏厌恶的是体味,以体味为泻。《辅行诀》所谓的补泻实际上是"以增强五脏功能为补,以减弱五脏功能为泻",这与后世中医所强调的"扶正为补,祛邪为泻""补益气血阴阳为补,祛除风寒暑湿燥火六淫邪气为泻"的补泻概念完全不同。明代李中梓《苦欲补泻论》一语道破天机:"夫五脏之苦欲补泻乃用药第一义也,不明乎此不足以言医! "

九、除病法: 母脏用味与子脏体味合用

张大昌先生认为,药味的"五合化",有调养本脏之气的作用。《辅行诀》的补泻方法,即是以用味补本脏,体味泻本脏,调平体用偏颇所造成的虚实病证。此系扶正以祛邪,属养生之道。"五不合化",有祛除病邪的作用。《辅行诀》的除病方法,是以"母脏用味"与"子脏体味"并用,但药味之功分途而施,如辛开苦降以除痞,咸软辛散以除滞,甘缓咸润以

除燥,酸敛甘缓以除挛(风),苦清(泻热)酸敛(收神气)以除烦。此系祛邪以复正,属祛邪之道。并列举张仲景方剂,如除痞之半夏泻心汤,除滞之肝着汤,除燥之大黄甘草汤,除挛之芍药甘草汤,除烦之栀豉汤,为之说明。对于张大昌先生这"五不合化"所列举的方剂,本人有某些不同看法,将在文后论述。

张大昌先生《处方正范·综述》在五脏补泻用药上,以与五脏用味味同者为补,与体味味同者为泻,虽硝、黄皆称其能泻,而在治心方中乃称为补;虽参、草皆称其能补,而在治肾方中乃称为泻。因此,理解《辅行诀》关于"补泻"的实质,对于临床正确使用《辅行诀》的方剂具有至关重要的作用。再次强调,"以喜为补,以恶为泻","以增强五脏功能为补,以减弱五脏功能为泻"。

十、化味为本脏所克,即孙脏的用味

五行化味从木开始,顺时针旋转,按照五行相生顺序依次列有化甘、化酸、化苦、化辛、化咸,分别表示木→辛酸化甘、火→咸苦化酸、土→辛甘化苦、金→咸酸化辛、水→苦甘化咸。"化味"是化其所胜,即"化味"是本脏"用味"所克一行,即本脏所克。在汤液经法图上表现为隔子脏而克,即克孙脏。

《辅行诀》小泻方和小补方相比较,独立的化味药仅存在于小补方,小泻方中没有独立的化味药。请注意,没用独立的化味药并不代表没有"化"。为什么呢?"泻方无化味",脏腑小泻方是三味药,两泻一补,泻方的两味泻药最终作用于五脏中某一脏的"体",补了本脏之"体",即泻了本脏之"用",减弱了该脏的功能。控制了五脏过度亢盛的功能,从而保护了五脏的形体、结构。"补方有化味",小补方是四味药,两补一泻一化,补方的体味和用味就能化生"化味",再单独增加一味"化味药",就是为了增强"化",因为化为"中",阴阳源于中,"中"是生命生生不息的根本。

十一、化味除本脏之苦

化味是体味和用味合化之味,是本脏所克,最直接和突出的作用是"除本脏之苦",即解除本脏的痛苦。具体来说,肝木,用味辛,体味酸,化味甘,甘味可以除肝之苦——急,所谓"肝苦急,急食甘以缓之",辛酸化甘除"肝苦急";心火,用味咸,体味苦,化味酸,酸味可以除心之苦——缓,所谓"心苦缓,急食酸以收之",咸苦化酸除"心苦缓";脾土,用味甘,体味辛,化味苦,苦味可以除脾之苦——湿,所谓"脾苦湿,急食苦以燥之",甘辛化苦除"脾苦湿";肺金,用味酸,体味咸,化味辛,辛味可以除肺之苦——气上逆,所谓"肺苦气上逆,急食辛以散之,开腠理以通气也",酸咸化辛除"肺苦气上逆";肾水,用味苦,体味甘,化味咸,咸味可以除肾之苦——燥,所谓"肾苦燥,急食咸以润之,至津液生也",苦甘化咸除"肾苦燥"。提示五行生克,克中有生,本脏所克之脏的用味能够解除本脏之苦!除本脏之苦要求助于孙脏,不能把孙脏克死。用一句玩笑做个比喻,只有我的孙辈才能解除我的痛苦。看看退休之后的老人们,对于人在中年正在努力打拼的儿女们是指不上了,最开心的就是见到孙子孙女!

十二、五脏之苦

《辅行诀》五脏之苦,肝木和心火是一对,急和缓;脾土和肾水是一对,湿和燥;肺苦气上逆,孤独一支。需要指出的是,《辅行诀》论述五脏之苦与《黄帝内经》论述五脏所恶有同有异。《素问·宣明五气》:"五脏所恶:心恶热,肺恶寒,肝恶风,脾恶湿,肾恶燥,是谓五恶。"《灵枢·九针论》:"五恶:肝恶风,心恶热,肺恶寒,肾恶燥,脾恶湿,此五脏气所恶也。"《辅行诀》"脾苦湿"与《黄帝内经》"脾恶湿"相同,《辅行诀》"肾苦燥"与《黄帝内经》"肾恶燥"相同,肝、心、肺这三脏的"苦"与"恶"并不相同,不过仍然可以相互引证、借鉴。

《黄帝内经》谓"心恶热",《辅行诀》谓"心苦缓",二者有异曲同工之处。此处"缓"通"涣",心之苦是心气涣散,心脏跳动太快,产热太多,超过可以承受的范围,就会心气涣散。

《黄帝内经》谓"肺恶寒",《辅行诀》谓"肺苦气上逆",二者的角度不同。《黄帝内经》"肺恶寒"是说肺受邪多兼表证,患者有恶寒怕冷的症状。《辅行诀》"肺苦气上逆",是说肺受邪之后,肺的宣发肃降功能失调,患者出现咳嗽哮喘等肺气上逆的症状。

《黄帝内经》谓"肝恶风",《辅行诀》谓"肝苦急",二者的角度不同。《黄帝内经》谓"肝恶风",肝五行属木,六气属风,风木同气相求,六淫之风邪最易伤肝,春季肝气最易妄动。《辅行诀》谓"肝苦急",是谈肝的功能之一是"在体合筋",肝病不能养筋则苦急,以急为苦,出现肢体疼痛痉挛等症状;另外,肝的功能之一是"主疏泄",调畅气机,肝气不畅则苦急,以急为苦,出现急躁易怒等症状。

十三、金木者,生成之终始也

五行之间,顺时针旋转是五行相生顺序。从木开始,五行用味顺时针旋转相生,肝木用味辛→心火用味咸→脾土用味甘→肺金用味酸→肾水用味苦;同时,五行体味亦顺时针旋转相生,肝木体味酸→心火体味苦→脾土体味辛→肺金体味咸→肾水体味甘。在五行体味相生循环中,首位的肝木体味酸又是肺金的用味酸。《素问·天元纪大论》曰:"金木者,生成之终始也。"十二正经的五输穴,"阴井木,阳井金",阴经的五输穴以木为起始,阳经的五输穴以金为起始。阴阳经五输穴区分体用阴阳,则阴阳经之气始于阴木体味酸、阳金用味酸。

十四、五角除病,病是子脏之病

五角除病,从木开始,顺时针旋转,按照五行相生顺序依次列有除烦、除痞、除滞、除燥、除逆。东汉许慎《说文解字》:"烦,热头痛也。从页,从火……痞,痛也。从疒,否声……滞,凝也。从水,带声……燥,干也。从火,喿声……逆,迎也。从辵,屰声。关东曰逆,关西曰迎。"清代段玉裁《说文解字注》:"烦,焚头痛也。《诗》曰,如炎如焚。陆机诗云,身焚头且痛。从页火……痞,痛也。《广韵》曰,腹内结痛。从疒,否声……滞,凝也。

凝俗冰字……燥,干也。易曰,水流湿,火就燥。从火,喿声……逆,迎也。逆迎,双声,二字通用。如禹贡逆河,今文尚书作迎河是也。今人假以为顺逆之屰。逆行而屰废矣。从辵,屰声。"

木生火,木之子为火。"烦"为火病,心和心包火太过,阳气亢则太过,朱震亨谓"气有余便是火"。

火生土,土为火之子。"痞"为土病,脾胃土位居中央,升降阴阳,若阴阳升降失常则为"痞"。

土生金,金为土之子。"滞"为金病,肺和大肠肃降不及,肺有痰饮停滞,大肠有燥屎停滞。

金生水,水为金之子。"燥"为水病,肾和膀胱水不及,阴液不足。

水生木,木为水之子。"逆"为木病,水不涵木,木气逆升,肝胆之气上逆。

苦是本脏之苦,病是子脏之病。本脏之苦要求助于孙脏,子脏之病要求助于母脏。

十五、救诸病误治 5 方

《张大昌医论医案集》:"辛咸不合化可除积滞,如大黄附子汤。辛苦不合化可除虚痞,如诸泻心汤。酸苦不合化可定烦乱,如瓜蒂散、栀子豉汤类。甘酸不合化可益阴气,如白虎汤、建中汤、地黄汤等。甘咸不合化可止失血,如胶艾汤、调胃承气汤类。以上不合化五剂所治积滞、痞、烦乱、阴虚、失血五症。"

"汤液经法图"五角除病,对应《辅行诀》"救诸病误治方"这 5 个处方,包括救误泻肝汤,救误泻心汤,救误泻脾汤,救误泻肺汤,救误泻肾汤。《辅行诀》原书中本图右下角有缺失,有学者将其补充为"除痉",这是不妥的,正解应该为"除逆"。也就是说,除烦、除痞、除滞、除燥、除逆,内涵如下:

救误泻肝汤→(水木)苦酸除烦,除火病。
救误泻心汤→(木火)辛苦除痞,除土病。
救误泻脾汤→(火土)咸辛除滞,除金病。
救误泻肺汤→(土金)甘咸除燥,除水病。
救误泻肾汤→(金水)酸甘除逆,除木病。

这是揭示五行母脏的用味和本脏的体味配合,可以除去子脏之病。即母脏和本脏合力,除子脏之病。做个不恰当的比喻,我是个中年人,我孩子患了重病需要很高的医药费,我在经济上难以负担,只能啃老,得到我父母的帮助才能解决这个问题。中年父母力量不足,需要老一辈人的帮助。

《辅行诀》与《伤寒杂病论》同源于《汤液经法》。因此,上述救诸病误治 5 方也可以替换为《伤寒杂病论》的处方。以下所举例是代表方,备选处方还有多个,在此不一一列举。

栀子豆豉汤→（水木）苦酸除烦，除火病。

半夏泻心汤→（木火）辛苦除痞，除土病。

大黄附子汤→（火土）咸辛除滞，除金病。

调胃承气汤→（土金）甘咸除燥，除水病。

芍药甘草汤→（金水）酸甘除逆，除木病。

笔者将"汤液经法图"转化为"《辅行诀》五行五味体用化脏苦除病表"（表 3-1），供读者参考。

表 3-1　《辅行诀》五行五味体用化脏苦除病表

五脏	五行	用味	体味	化味	脏苦	除病
肝	木	辛	酸	甘	急	逆
心	火	咸	苦	酸	缓	烦
脾	土	甘	辛	苦	湿	痞
肺	金	酸	咸	辛	气上逆	滞
肾	水	苦	甘	咸	燥	燥

十六、法于阴阳，和于术数

"汤液经法图"前面部分的解读主要与太极图、河图有关，现在开始解读的部分则与洛书有关。"汤液经法图"的注释，"阳进为补，其数七，火数也"和"阴退为泻，其数六，水数也"，这一部分的解读涉及术数学在中医中的应用。

数术，也写作术数，是中国古代学科分类中的一个重要门类。在现存最早的图书目录《汉书·艺文志》中，班固把当时皇室所藏图书分为六大类，即六艺、诸子、兵书、诗赋、数术、方技六者；而在其中的数术类图书中，又包括了天文、历谱、五行、蓍龟、杂占、形法六个小类。《说文解字》："数，计也。"数，计算。指的是宇宙空间一切物象生长衰亡变化的时间、数量，这便是古人所说的"物生有象，象生有数"。术，《说文解字》："术，邑中道也。"引申为方法、技术、技巧等，指的是如何求解宇宙空间一切物象生长衰亡变化与时间、数量关系的方法，这便是古人所说的"乘除推阐，务究造化之源"。数术，是指用易理、河图、洛书、阴阳、五行、天干地支等数理来推断宇宙空间一切物象生长衰亡变化和发展趋向的方法。《素问·上古天真论》曰："上古之人，其知道者，法于阴阳，和于术数，食饮有节，起居有常，不妄作劳，故能形与神俱，而尽终其天年，度百岁乃去。"就谈到上古得道之人都会取法于阴阳之道，应用于术数之用。

十七、火为阳，其数七；水为阴，其数六

《周易·系辞》："天一，地二；天三，地四；天五，地六；天七，地八；天九，地十。"汉代伏胜《尚书大传·五行传》："天一生水，地二生火，天三生木，地四生金。地六成水，天七成火，

地八成木,天九成金,天五生土。"根据经典,一是水的生数,六是水的成数。二是火的生数,七是火的成数。三是木的生数,八是木的成数。四是金的生数,九是金的成数。五是土的生数,十是土的成数。"汤液经法图"的注释"阳进为补,其数七,火数也"和"阴退为泻,其数六,水数也"。那么,为什么《辅行诀》在本图中要用水火来表示阴阳呢?

《周易·系辞》谓"阴阳不测之谓神"。阴阳难以观测和预测,因此需要借助五行之象来观测阴阳。五行中,木、土、金为固态的有形物质,水(液态)、火(气态)为无形物质。水是阴的象征,火是阳的象征。《伤寒论》对于"阳数七,阴数六"也有记载,《伤寒论·辨太阳病脉证并治》曰:"发于阳,七日愈;发于阴,六日愈。以阳数七,阴数六故也。"水火作为阴阳的象征,水的成数是6,五脏大泻汤药味数是六味,即水数;火的成数是7,五脏大补汤药味数是七味,即火数。水火代表天地阴阳,说明天地运行和补泻之道。

十八、天左旋,地右动

《素问·天元纪大论》曰:"然天地者,万物之上下也;左右者,阴阳之道路也;水火者,阴阳之征兆也;金木者,生成之终始也。"天为阳在上,地为阴在下。战国《尸子》:"天左舒而起牵牛,地右辟而起毕昴。"汉代《春秋纬·元命苞》曰:"天左旋,地右动。"古人以左为阳,右为阴,左右为天地不同的运动方向。天之道左旋,即从右向左逆时针旋转;地之道右旋,即从左向右顺时针旋转。

中国处于北半球,"天左旋,地右动"与地球的自转和公转有关,与中国古人研究天地宇宙采用的赤道坐标系和黄道坐标系有关。

首先,对于北半球的中国古人而言,头上为天,足踏为地。地球自转是以北极星为上,以地球为下,围绕地轴来旋转,其方向是自西→向南→向东→向北,逆时针旋转。从北极点上空看地球,地球逆时针旋转;从南极点上空看地球,地球顺时针旋转。自转平均角速度为每小时转动15°,24小时为360°。天地的运动方向呈镜像关系,就地球自转这一点来说,如何旋转取决于视角,是采用天(上)→地(下)的俯视视角,还是地(下)→天(上)的仰视视角。中国古人在北半球观察天地,用天(上)→地(下)俯视视角,地球呈逆时针自转。这是赤道坐标系系统,以天赤道为圆,以地轴为圆心。

再看地球围绕太阳公转。《老子》:"人法地,地法天,天法道,道法自然。"在太阳系内部,太阳就是天的代名词,太阳是太阳系的绝对老大。对地球而言,天上最大的就是太阳。"地法天"就是地球要效法天(太阳),顺应天(太阳)。地球在内的其他星体必须顺着太阳旋转,否则就有粉身碎骨的危险。因此,地球的公转方向与自转方向一致,从北极看,也是按照逆时针方向公转,即自西→向南→向东→向北,逆时针旋转。这与太阳系内其他行星及多数卫星的公转方向是一致的。由此可见,无论自转还是公转,地球都是呈逆时针旋转。按照这个方向旋转就称为"顺",与这个方向相反旋转就称为"逆"。这是黄道坐标系系统。实际上,是以太阳为圆心,地球做逆时针、椭圆状公转。如果把地球视为圆心,则太阳围绕地球旋转。

十九、阳进为补,阴退为泻

天人合一,"阳进为补",就是顺从、按照这个逆时针旋转的"地法天"(地球→太阳)规律,天地人三才和谐,平安大吉,此为"顺天承运"。"阴退为泻",就是违背、忤逆这个逆时针旋转的"地法天"(地球→太阳)规律,则人、地与天相反而会带来危害,此为"逆天行事"。所以《黄帝内经》的《素问·天元纪大论》和《灵枢·终始》有完全一致的话语来警醒世人:"敬之者昌,慢之者亡。无道行私,必得夭殃。"

天为阳,配用味;地为阴,配体味。先天天左旋,地右动。天道从阳,地道从阴。从先天则从用味起,从后天则从体味起。"阳进为补,其数七,火数也",天道阳左旋,即从右向左、逆时针旋转7个位置,左旋为补。以肝木为例,肝木之用味为辛,从这个位置逆时针旋转7个位置是脾土的体味辛,也是肝木的用味辛,辛补肝木之用。"阴退为泻,其数六,水数也",反之,地道阴右旋,即从左向右、顺时针旋转6个位置,右旋为泻。肝木之用味为辛,从这个位置顺时针旋转6个位置是肺金的用味酸,也是肝木的体味酸,酸补肝木之体,则泻肝木之用。其余四行脏理亦同。

总之,先天从用味起,天道为阳左旋,逆时针阳进七为补;地道为阴右旋,顺时针阴退六为泻。也就是顺应天之阳道,增强脏腑的生理功能为补(补用泻体);顺应地之阴道,减弱脏腑的生理功能为泻(补体泻用)。这是从先天而言,天地左右双向、反向旋转。

如果从后天而言,后天从体味起。五行脏每一行脏都具有阳进和阴退两种状态。以肝木为例,肝木的升发生理功能不及,是能量不及,肝木用不及,应当补用。从肝木体味酸的位置开始,逆时针左旋6个位置,是我克的脾土的体味辛,辛味补肝木之用,方用小补肝汤。肝木的升发生理功能太过,会消耗了太多的物质,则肝木体不及,当补体以泻用。从肝木体味酸的位置开始,顺时针右旋7个位置,是克我的肺金的用味酸,也就是肝木的体味酸,补体则泻用。方用小泻肝汤,酸味补了肝之体,也就泻了肝之用。肾在肝之上,泻肾可以令肝阴退,方用大泻肝汤,符合《难经·七十五难》"母能令子虚",也就是实者泻其母;心在肝之下,补心可以令肝阳进,方用大补肝汤,符合《难经·七十五难》"子能令母实",也就是虚者补其子。其余行脏理亦相同。

先天从用味起,逆时针左旋,阳进七为补;顺时针右旋,阴退六为泻。

后天从体味起,逆时针左旋,阳进六为补;顺时针右旋,阴退七为泻。

无论先天后天,逆时针左旋为补;顺时针右旋为泻。

以上就是洛书所揭示的"天左旋,地右动"。先天从用味起,后天从体味起,于理皆通。不过前面我已经论述,《辅行诀》立足于用味,注重功能。因此,最终只取先天从用味起这一种解读。汤液经法图之"阳进为补"的逆时针旋转,同时也是老子"反者道之动"和道家"顺则成人,逆则成仙"思想的体现。元代陈致虚《上阳子金丹大要》"此火候与药物,顺之则凡,逆之则仙。"张三丰《无根树》:"顺为凡,逆为仙,只在中间颠倒颠。"

第四节　五味补泻与五行互含药精

一、何谓"中药"

本节探讨《辅行诀》第二个核心机密——"五行互含药精",简称"药精"。首先,我们来探讨一个概念和定义,什么是中药? 是不是产自中国的中草药都是中药? 当然不是! 如果用产地来判断中药的归属,古代从西域引进的众多药物都不能称为中药,而这些药物在中国历代的本草书和新中国的《中华人民共和国药典》中都赫然在列。青蒿素、黄连素算不算中药? 也不是! 根据西方化学药物提纯方法提取的化学药物也不是中药,因为使用这些药物的指导思想并不是中医的理论。那么到底该如何定义中药? 在中医理论指导下所使用的药,谓之中药。这样定义的话,哪怕中医师使用化学合成药,只要是在中医的理论指导下来使用该药物,那么这个药物也可以归属为中药。最著名的就是近代中医大家张锡纯使用生石膏配伍阿司匹林,这时的阿司匹林就是西药化为中药的典型操作。西药是使用化学分析的方法来进行研究和使用,而中药理论中最重要、最独特的理论就是中药的性味、归经、补泻和升降浮沉理论。研究和实践中医中药,不能使用西药模式的化学分析的方法来割裂中医的整体性。

二、四气五味

中药的特性隐藏在"性味"之中,"性味"是天地二气赋予中药的特殊属性。"性味"是简称,全称是"四气五味",性是"四气",味是"五味"。五味是辛咸甘酸苦,四气是温热凉寒。根据阴阳学说,凉寒属阴,温热属阳。从造字上看,属阴的"寒、凉"都是两点,属阳的"温"是三点,属阳的"热"是四点;而部首四点底实际上是"火"的变形,因此,这四个字实际上反映的是阳性能量的多少,从"寒、凉"到"温",再到"热",实际上是阳性能量的逐渐增多。

严格来讲,"四气"其实是"五气",即"温热平凉寒","平"介于阴阳之间。"五气"在时间上对应一年五季的春、夏、长夏、秋、冬,在空间上对应东、南、中、西、北。在经典中医体系中,五气、五味、五季、五方、五运、五行等这些中医理论都是一脉相承的。《素问·宝命全形论》:"天覆地载,万物悉备,莫贵于人,人以天地之气生,四时之法成……夫人生于地,悬命于天,天地合气,命之曰人。"人是天地二气相合而生的骄子,是高级生物、智慧生命,得到天地的眷顾。因此《素问·六节藏象论》说:"天食人以五气,地食人以五味。"人患病是五行有了偏性,某一行太过或者不及。因此使用五味中具有某种五行偏性的中药来纠正人的偏性,"寒者热之,热者寒之,虚则补之,实则泻之",这就是中药治病的原理。

三、五味的补泻

《素问·宣明五气》:"五味所入:酸入肝,辛入肺,苦入心,咸入肾,甘入脾,是谓五入。"《灵枢·九针论》:"酸入肝,辛入肺,苦入心,甘入脾,咸入肾,淡入胃,是谓五味。"以上所载是中医界主流的五味与五脏的对应关系,存在于《黄帝内经》绝大部分篇章,例如《阴阳应象大论》《金匮真言论》《五脏生成》《宣明五气》《五味》《九针论》等等。这也是每一位中医学子,自从踏入中医药大学之日,老师根据中医教材讲授阴阳五行学说,作为基础知识来学习的。那么当你听说有一本中医书讲"辛补肝,咸补心,甘补脾,酸补肺,苦补肾",你的第一反应是这本书一定是讲错了!

《辅行诀》:"肝德在散。故经云:以辛补之,酸泻之。心德在软。故经云:以咸补之,苦泻之。脾德在缓。故经云:以甘补之,辛泻之。肺德在收。故经云:以酸补之,咸泻之。肾德在坚。故经云:以苦补之,甘泻之。"从表面上看,《辅行诀》论述五味与五脏的关系,与《黄帝内经》相同的似乎只有脾,其余四行均不同。那么,《辅行诀》是错了吗?《辅行诀》不但没有错误,而且更加精确。因为,"入"不仅代表"补",也代表"泻"。举个例子,《素问·宣明五气》《灵枢·九针论》等篇均说"酸入肝",而《素问·至真要大论》曰:"木位之主,其泻以酸,其补以辛。"如果酸属木,那么"其泻以酸",用木来泻木,就无法解释。酸性收敛,属金,以金克木,以克为泻,才是正解。《辅行诀》真正揭示了中药五味的补泻作用。

四、补泻的真谛

"实则泻之,虚则补之"是我们每个现代中医人都熟知的古训,殊不知补泻的古今内涵已经发生了巨大的变化。《素问·通评虚实论》:"邪气盛则实,精气夺则虚。"秦汉之后的中医以此为依据,以风热暑湿燥寒六淫邪气太过为实,以气血阴阳之正气不足为虚。补泻则相应被引申为"扶正为补,祛邪为泻",即"补益气血阴阳为补,祛除风热暑湿燥寒六淫邪气为泻"。

而在中医四大经典确立的秦汉时代,补泻实际是建立在脏腑功能的喜恶上。《金匮要略·脏腑经络先后病脉证》:"五脏病各有得者愈,五脏病各有所恶,各随其所不喜者为病。"李中梓《医宗必读·苦欲补泻论》:"夫五脏之苦欲补泻乃用药第一义也,不明乎此不足以言医。"补泻是中医用药、用针的重要依据,不明补泻的真实内涵,又如何能够做到有的放矢、补虚泻实呢? 现代中医人回归经典,学习和使用经方,需要先弄明白中医补泻的真谛。

《辅行诀》提出"五脏之五德",以喜为补,以恶为泻;即以顺应脏腑生理功能为补,忤逆脏腑生理功能之为泻。中药五味对应五脏,分为体用,"用味为补,体味为泻",即"以增强脏腑功能为补,以减弱脏腑功能为泻"。关于五味的补泻作用,《辅行诀》辛味补肝而泻脾,咸味补心而泻肺,甘味补脾而泻肾,酸味补肺而泻肝,苦味补肾而泻心。

五、五行互含药精

《辅行诀》的第二个核心机密是"五行互含药精"。药物五行互含理论是在《黄帝内经》天人合一思想指导下,用取象比类的方法,用五行学说中木、火、土、金、水又各含五行的理念,是对药物"同味不同功"现象的理论阐释,对药物功能的概括归纳和细化分类,是《辅行诀》药学理论的主要特点之一。

"五行互含"这一思想在《黄帝内经》中早有蕴涵。《灵枢·阴阳二十五人》:"先立五形,金木水火土,别其五色,异其五形之人,而二十五人具矣。"本篇中划分人的体质类型时就是按照五行互含的思想分类的。《黄帝内经》中的其他篇章,《本脏》《通天》《五音五味》《顺气一日分为四时》也有类似五行互含的内容,但是都不系统和完备。而《辅行诀》五行五味互含,是把五行再分化为五行的模式,在五行发展史上是一种创见,而且理论系统,内容完整,可操作性强。五行互含虽然后世医著也有类似之说,如金代张元素《医学启源》根据《素问·脏气法时论》五脏苦欲的补泻法则,清代邹澍《本经疏证》也有五行互含的药性说明,但与《辅行诀》或大相径庭,或不尽相同,与陶氏之论无明显源流相承关系。

六、一分为二还是一分为三

医经派《素问·至真要大论》:"辛甘发散为阳,酸苦涌泄为阴,咸味涌泄为阴,淡味渗泄为阳。"本篇把五味(实际是六味)分为阴阳两大类,辛(木)、甘(土)、淡(土),为阳,酸(金)、苦(水)、咸(火),为阴。这与经方派《辅行诀》对五味的阴阳分类并不完全一样。《辅行诀》以辛(木)、咸(火)为阳,甘(土)、淡(土)为中,酸(金)、苦(水)为阴,是典型的阴阳中三分法。

七、五行再分五行

《辅行诀》把五味按照《素问·脏气法时论》中五脏的"味"分属五行,即辛味属木,咸味属火,甘味属土,酸味属金,苦味属水。五味分属之后,每行中再分列出木、火、土、金、水五行,每行皆配以相应的药物,草木药品 25 种,金石药品 25 种,构成了五味五行互含的药物属性模式。可见,在确定药味的五行大类的归属之后,还要再确定药味的五行小类的归属,以此形成某味药物的五行互含属性,从而区别同中之异,即"同味不同功"。一言以蔽之,五行互含,类似于阴阳的无限可分性,突出了宇宙自然中万事万物的多样性和复杂性。

八、天地人三才,王道、人道、霸道

《辅行诀》脏腑辨证用药25种以应《周易》"地之大数",增设心包辨证用药13种,实用药共30种,以应《周易》"天之大数"。

《辅行诀》:"陶隐居云:依《神农本经》及《桐君采药录》,上中下三品之药,凡三百六十五味,以应周天之度,四时八节之气。商有圣相伊尹,撰《汤液经法》三卷,为方亦三百六十五首。"《辅行诀》处方来源于《汤液经法》,药物来源于《神农本草经》和《桐

君采药录》。上中下三品依据于天地人三才学说。

陶弘景《本草经集注》:"大书分为七上药一百廿种为君,主养命以应天,无毒,多服久服不伤人。欲轻身益气,不老延年者,本上经。中药一百种为臣,主养性以应人,无毒、有毒,斟酌其宜。欲遏病补虚羸者,本中经。下药一百廿五种为佐、使,主治病以应地,多毒,不可久服。欲除寒热邪气,破积聚愈疾者,本下经……天道仁育,故云应天。独用百廿种者,当谓寅、卯、辰、巳之月,法万物生荣时也。中品药性,治病之辞渐深,轻身之说稍薄,于服之者,祛患当速,而延龄为缓,人怀性情,故云应人。百廿种者,当谓午、未、申、酉之月,法万物熟成。下品药性,专主攻击,毒烈之气,倾损中和,不可恒服,疾愈则止,地体收煞,故云应地。独用一百廿五种者,当谓戌、亥、子、丑之月,兼以闰之,盈数加之,法万物枯藏时也。"上品药应天,行王道;中品药应人,行人道;下品药应地,行霸道。

九、中药的五行分类依据

方国强先生认为这两本书对于中药的五行分类依据不同,《神农本草经》将药味以酸、辛、苦、咸、甘五味分类,《桐君采药录》直接将药性按金、木、水、火、土五行属性归类,方先生这样说等于没有答案。也有学者认为,《神农本草经》的五味归类是本五行归类,而《桐君采药录》的五味归类是纳音五行归类。本五行和纳音五行,土是相同的,不同的在于木与金对调,火与水对调。笔者比较认同这种观点,可惜《桐君采药录》早已亡佚,无法考证。

陶弘景《辅行诀》所列草木药和金石药的味属,不完全与他早年手订的《本草经集注》一致。根据衣之镖先生考证,《辅行诀》所列草木药 25 种,其中与《神农本草经》及《名医别录》均不符者共 4 种(大黄、麦冬、丹皮、葶苈子)。所列金石药中,《本草经集注》中有味属记载者共 18 种,其中与《神农本草经》和《名医别录》所载之味同者共 10 种(云母、矾石、石英、赤石脂、代赭石、石膏、凝水石、磁石、钟乳石、戎盐);均不相同者 8 种(丹砂、硝石、芒硝、滑石、禹粮石、硫黄、伏龙肝、阳起石)。其中的原因可能与《辅行诀》原文中所提到的《桐君采药录》有关。但是《桐君采药录》早已经亡佚,情况是否如此,已不可得而知之。另外可能的原因就是陶弘景学术思想发生了变化。《本草经集注》是陶弘景在茅山隐居前十年的著作,而《辅行诀》是他晚年学术上成熟阶段的著作。

《辅行诀》所列草木药 25 种与《神农本草经》《名医别录》均不符的四味药中,丹皮、大黄、葶苈子均有咸能软坚的作用,因此归类为"味咸皆属火"。麦门冬可以"保肺气",因此归类为"味酸皆属金"。

十、不同版本的"药精"

研究"五行五味互含药精",必须选择正确的版本,否则在"药精"的核心部分只会误入歧途。因为之前流行比较广泛的很多版本在这个部分是有问题的,不能完美自洽,也就是不能百分之百地自圆其说。《敦煌古医籍考释》:"味辛皆属木,桂为之主,椒为火,姜为土,细辛为金,附子为水。味咸皆属火,旋覆(花)为之主,大黄为木,泽泻为土,厚朴为金,硝石为水。味甘皆属土,人参为之主,甘草为木,大枣为火,麦冬为金,茯苓为水。味酸皆属金,五味(子)为之主,枳实为木,豉为火,芍药为土,薯蓣为水。味苦皆属水,地黄为之主,黄芩为木,黄连为火,白术为土,竹叶为水。"

笔者将"汤液经法图"比喻为经方大门的旋转锁,"药精"就如同旋转锁上的刻度,二者结合就是打开中医经方大门的密码,也就是中医经方选药组方的公式。如果将《辅行诀》现代第一个正式刊行本《敦煌古医籍考释》中的二十五味药精代入公式中验证,会发现与"汤液经法图"所揭示的经方组方规律不能百分之百地相符合。例如,此版本药精不包含大小泻肺汤的君药葶苈子。麦门冬味甘,如果归属土中金,则与《辅行诀》中多处组方规律不符。另外,小补心汤的药味为三味,瓜蒌、薤白、半夏,而其他脏小补汤药味均为四味。大补心汤的药味为六味,瓜蒌、薤白、半夏、枳实、厚朴、桂枝,而其他脏大补汤的药味均为七味。以上列举的是考释本"药精"的一些问题。

十一、"整订稿"和"藏经洞本复原校订稿"

笔者强烈推荐张大昌先生的杰出弟子衣之镖先生所整理的版本。衣之镖先生笔耕不辍,2006年出版的《伤寒论阴阳图说》在中医学术界惊艳亮相,继而连续出版《辅行诀》相关著作,2009年与赵怀舟先生等人合著《辅行诀五藏用药法要研究》,2009年出版《〈辅行诀五脏用药法要〉校注讲疏》,2011年出版《辅行诀五脏用药法要临证心得录》,2013年出版《辅行诀五脏用药法要药性探真》,2018年出版《〈辅行诀五脏用药法要〉阐幽躬行录》,2017年出版《〈辅行诀五脏用药法要〉二旦四神方述义》,实乃中医界楷模!衣之镖先生经过30多年的研究和探索,终于在2005年完成了《辅行诀》"整订稿"和《辅行诀》"藏经洞本复原校订稿"两种文本。前者在方药组成方面,已完全符合陶弘景组方用药以五味五行互含为依据的原则。用衣之镖先生自己的话,"整订稿"解决了现存世诸传抄本《辅行诀》二十五味药"五行互含位次失序"的问题。笔者研究和实践《辅行诀》,就是以衣之镖先生著作中《辅行诀五脏用药法要》整订稿"和"《辅行诀》藏经洞本复原校订稿"为依据的。

《辅行诀五脏用药法要》整订稿:"经云:在天成象,在地成形。天有五气,化生五味,五味之变,不可胜数。今者约列二十五种,以明五行互含之迹,变化之用。如左:味辛皆属木,桂、琅玕为之主;生姜、伏龙肝为火;附子、阳起石为土;细辛、举石为金;干姜、雄黄为水。味咸皆属火,丹皮、凝水石为之主;大黄、禹粮石为土;葶苈子、芒硝为金;泽泻、磁石为水;旋覆花、硝石为木。味甘皆属土,人参、赤石脂为之主;甘草、石膏为金;茯苓、乳石为水;薯蓣、云母为木;炙甘草、石英为火。味酸皆属金,麦门冬、石绿为之主;枳实、白矾为水;芍药、硫黄为木;萸肉、皂矾为火;五味子、曾青为土。味苦皆属水,地黄、滑石为之主;黄芩、代赭石为木;黄连、丹砂为火;术、黄土为土;竹叶、白垩土为金。此二十五味,为诸药之精,多疗五脏六腑内损诸病,学者当深契焉。又有药十三种,宜明其五行互含之事,以备心病方之用。如左:通草为木中土,又为木中水;淡豆豉为木中火,又为水中木;升麻为土中金,又为土中火;栀子为水中木,又为水中火;戎盐为火中土;酢为金中水;栝楼为土中土,牡桂为土中火;干姜为木中水;薤白为水中土,又为水中金;白蔹浆为金中金,又为金中火;五味子为金中土,又为火中木;半夏为火中木,又为火中火。"

经整理的药物五行互含归类见下表(表 3-2)。需要注意,通草、淡豆豉、升麻、栀子、薤白、白蔹浆、五味子、半夏,这八味药物具有两种不同的五行互含属性。

表 3-2 《辅行诀》整订稿五十味药精表

	木	火	土	金	水
木辛	桂枝 琅玕	生姜 伏龙肝	附子 阳起石	细辛 举石	干姜 雄黄
火咸	旋覆花 硝石	丹皮 凝水石	大黄 禹粮石	葶苈子 芒硝	泽泻 磁石
土甘	薯蓣 云母	炙甘草 石英	人参 赤石脂	生甘草 石膏	茯苓 乳石
金酸	芍药 硫黄	山萸肉 皂矾	五味子 曾青	麦门冬 石绿	枳实 白矾
水苦	黄芩 代赭石	黄连 丹砂	白术 黄土	竹叶 白垩土	地黄 滑石

十二、草木药精和金石药精

可见,50 味药精实际上是草木药 25 种,金石药 25 种,二者共同构成了五味五行互含的药物属性模式。但是,《辅行诀》金石药一则诸药分量不轻,二则性悍烈或有大毒,三则缺少炮制和使用的法度,若用之不善则反而害生,应当慎之又慎!因此,笔者在研究中,二十五种金石药仅保留了在《伤寒杂病论》中有成方,并且目前在临床中仍然较常使用的五味药,火中金芒硝、土中土赤石脂、土中金石膏、水中木代赭石、水中水滑石。这样做的目的,一方面是理论联系实际,另一方面,《辅行诀》与《伤寒杂病论》同源于《汤液经法》,保留和研究这些药物,有助于揭示经方的组方规律。

十三、脏之五德:散、软、缓、收、坚

《辅行诀》所述及五味的功用,是按照阴阳四时的气化特点和五脏五德的功能特点而论。德,就是事物正常运行的状态。五脏之五德"散、软、缓、收、坚","肝德在散,心德在软,脾德在缓,肺德在收,肾德在坚"。《张大昌医论医案集》:"辛药性温,咸药性热,甘药性平,酸药性凉,苦药性寒。"这是中药之四气(五性)五味的联合表述。"辛者能散"是如春木之时,阳气阴液趋于宣发状态;"咸者能软"是如夏火之时,阳气阴液荣发于外,万物滋润柔软的状态;"甘者能缓"是如长夏脾土之时,阳气阴液相互均衡、调和、缓冲的特点;"酸者能收",是如秋金之时,阳气阴液趋于内收状态;"苦者能坚",是如冬水之时,阳气阴液趋于坚闭内藏的状态。药物之五味,对应四时五季气化,亦即药味法于四时五季,与人之五脏

气化法于四时五季,都是天人合一思想的范畴,是对四时五季天地人之气特性的总结。

十四、人之五德:仁、礼、信、义、智

儒家的伦理也有五德,将这五德与道家的五行相关联。东方青龙,属木,主生长、生发,具有柔和、条达舒畅、慈爱、行善之性,故显"仁"。南方朱雀,属火,主炎上、升腾,具有明亮、谦让、谨慎之性,故显"礼"。中央属土,主生化、承载、受纳,具有稼穑、给予、顺承之性,故显"信"。西方白虎,属金,主从革、清肃,具有崇善弃恶、顺理、收敛之性,故显"义"。北方玄武,属水,主润下、滋润,具有润化、滋补、细密之性,故显"智"。

十五、五味和五臭

五味是舌的味觉,五臭是鼻的嗅觉。《素问·金匮真言论》曰:"东方青色,入通于肝,开窍于目,藏精于肝,其病发惊骇,其味酸,其类草木……其臭臊。南方赤色,入通于心,开窍于耳,藏精于心,故病在五脏,其味苦,其类火……其臭焦。中央黄色,入通于脾,开窍于口,藏精于脾,故病在舌本,其味甘,其类土……其臭香。西方白色,入通于肺,开窍于鼻,藏精于肺,故病在背,其味辛,其类金……其臭腥。北方黑色,入通于肾,开窍于二阴,藏精于肾,故病在溪,其味咸……其臭腐。"《难经·三十四难》曰:"五脏各有声、色、臭、味,可晓知以不? 然:《十变》言,肝色青,其臭臊,其味酸,其声呼,其液泣;心色赤,其臭焦,其味苦,其声言,其液汗;脾色黄,其臭香,其味甘,其声歌,其液涎;肺色白,其臭腥,其味辛,其声哭,其液涕;肾色黑,其臭腐,其味咸,其声呻,其液唾。是五脏声、色、臭、味、也。"

根据《辅行诀》五味体泻用补的理论,作为医经派经典著作的《黄帝内经》和《难经》,论及五味、五臭,多言其体、其泻。而作为经方派经典著作的《辅行诀》,论及五味、五臭,多言其用、其补。故《张大昌医论医案集》曰:"诸辛皆香,其性散;诸咸气腥,其性软;诸甘气腐,其性缓;诸淡气平,其性渗;诸酸气臊,其性收;诸苦气焦,其性坚。"将药物的四气、五性、五味、五臭理论与四时、五季、六气再结合,又可做如下更加详细的表述:

> 春气温升,肝德散,辛药性温,辛者能散;
> 长夏暖逐寒,胃德和,淡药性平,淡者能渗;
> 夏气热弛,心德软,咸药性热,咸者能软;
> 长夏湿缓,脾德缓,甘药性平,甘者能缓;
> 秋气凉收,肺德收,酸药性凉,酸者能收;
> 冬气坚藏,肾德坚,苦药性寒,苦者能坚。

十六、脾德缓,胃德和,中土调和四方

需要注意的是,肝德散与肺德收是相反相成的,二且四神方称为"交互金木",金和木

的交互通过土来完成。心德软与肾德坚是相反相成的,二旦四神方称为"既济水火",水和火的既济也是通过土来完成。木属阳,金属阴,金木阴阳对冲。水属阴,火属阳,水火阴阳对冲。金德收与木德散相反,水德坚与火德软相反,相互对冲的两对阴阳必须通过中土脾胃的调和才能和合,阴阳才能冲和为"中"。

后世中医理论"肝脾左升,肺胃右降",实际上根据河图和《辅行诀》理论,应该是脾胃土居中央,脾德缓,胃德和,脾主升清,脾助肝左升;胃主通降,胃助肺右降,二旦四神方曰"升降阴阳"。《医古文》教科书选录了著名的"秦医缓和"的故事。《春秋左传·成公十年》:"晋侯梦大厉……求医于秦,秦伯使医缓为之。"这是中医成语"病入膏肓"的出处。《春秋左传·昭公元年》:"晋侯求医于秦,秦伯使医和视之。"本文讲述了"过则为灾""偏阴偏阳之谓疾"的道理。秦医缓和,脾德医缓,胃德医和,脾胃合德,升阳降阴,润燥和合,阴阳平衡。

笔者将汤液经法图、二十五味草木药精、五味常用金石药精,合三为一,做"辅行诀基本药精图"(图 3-2)和"辅行诀扩展药精图"(图 3-3)。"辅行诀基本药精图"仅显示二十五味基本草木药精,"辅行诀扩展药精图"则标明了《辅行诀》脏腑补泻大小方 24 首中的常用药精五十一味。需要注意,通草、淡豆豉、升麻、栀子、薤白、白蔹浆、五味子、半夏、厚朴,这九味药物具有两种不同的五行互含属性。

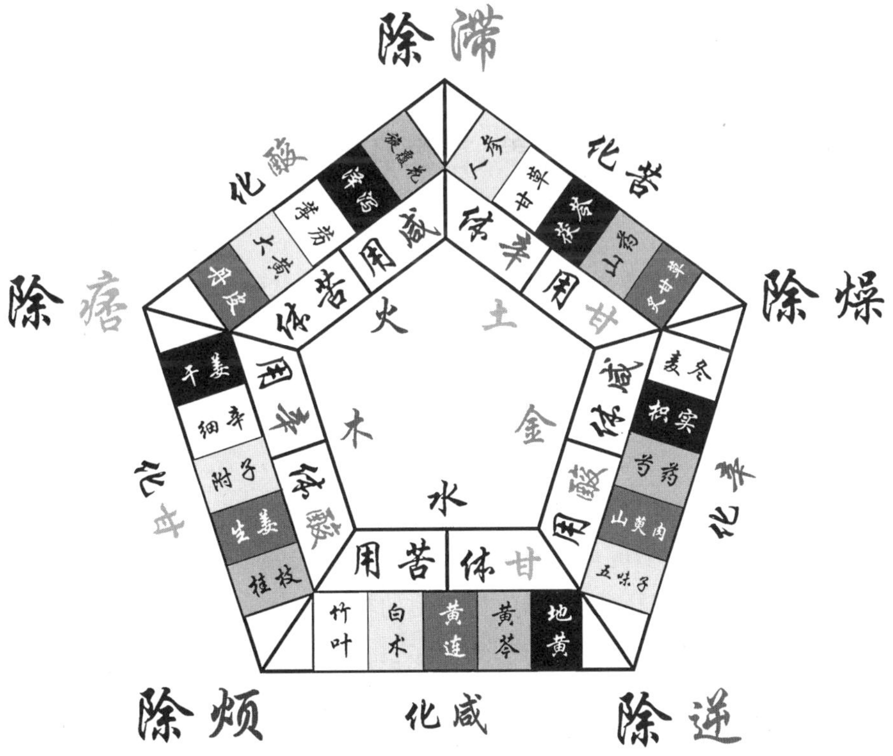

图 3-2 辅行诀基本药精图

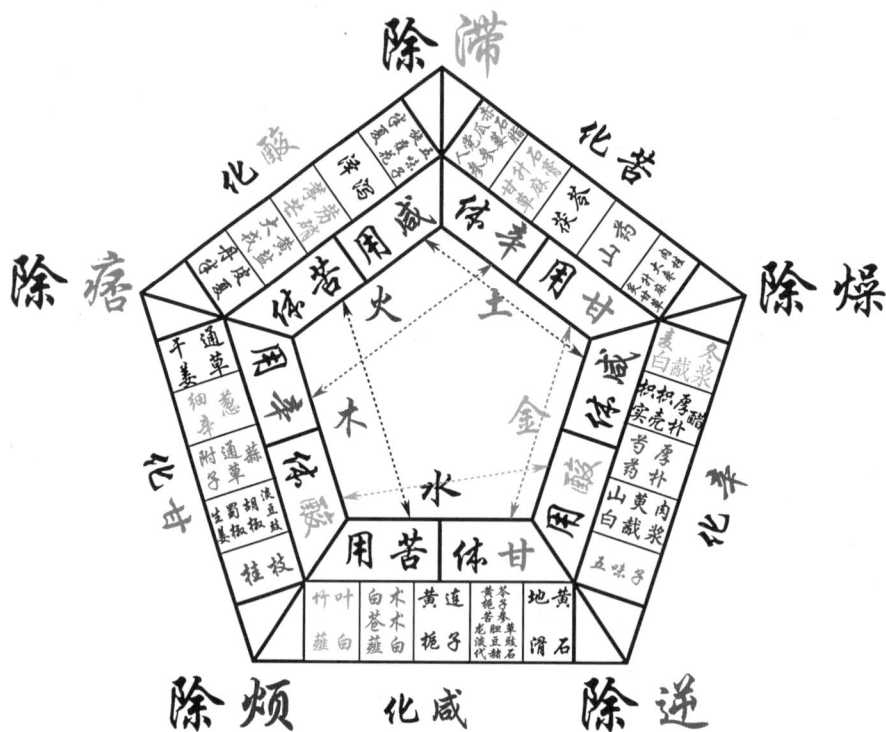

图 3-3　辅行诀扩展药精图

第五节　姜、甘草和常用药精

　　笔者研究《辅行诀》，本草相关著作主要参考《神农本草经》《名医别录》《本草纲目》和现代《中药学》。姜和甘草在《辅行诀》脏腑大小补泻方中是极为重要并且使用率极高的两味药物，因此在本节重点讲述。

一、姜

　　《吕氏春秋·本味》记载了《汤液经法》的作者伊尹与商汤的对话："和之美者：阳朴之姜，招摇之桂。"高诱注："阳朴，地名，在蜀郡。"李商隐《赠郑谠处士》："越桂留烹张翰鲙，蜀姜供煮陆机莼。"四川阳朴的姜最好，招摇山的桂为最好。招摇山在哪里呢？《山海经·南山经》："南山经之首曰䧿山。其首曰招摇之山，临于西海之上，多桂，多金玉。"晋代嵇含《南方草木状》："桂出合浦，生必以高山之巅，冬夏常青，其类自为林，间无杂树。"合浦是现今广西壮族自治区北海市合浦县。1983 年 12 月，我国第一次全国性山海经学术研讨会"中国《山海经》学术讨论会"在四川省成都市召开，四川省社会科学院历史研究所在研讨会上发表学术研究成果《试论招摇山的地理位置》，论证"山海经第一山"招摇山是广西壮族自治区兴安县的猫儿山。猫儿山海拔 2 141 米,是广西乃至华南地区的第一高峰,山中及附近一带以产桂著称。

中国人在殷商时代开始种植和食用姜。农历四月取姜母种之,五月生苗,苗生四至五个叶时,将母姜块取下,谓之老姜。至中秋前后,新姜开始长出,谓之子姜,因姜芽色紫,故又叫紫姜。霜降时则枝叶枯萎,姜已辛味浓厚,可作姜母,来年作种用。即生姜是子姜,当年新长出的姜;干姜是母姜,2 年或者 3 年生的姜。《论语》是记录孔子及其弟子言行的儒家著作,成书于战国前期。《论语·乡党》:"不撤姜食,不多食。"孔子对食用姜的建议是每餐必有姜,但不多吃。

《神农本草经》:"干姜,味辛,温,无毒。治胸满,咳逆上气,温中,止血,出汗,逐风,湿痹,肠澼下利,生者,尤良。久服去臭气,通神明。生川谷。"可见《神农本草经》中,姜已经有了生、干之分,但其药用功效却混而不清。生姜附于干姜名下,"生者尤良",生姜比干姜的效果更好。

《名医别录·中品》:"干姜,大热,无毒。主治寒冷腹痛,中恶,霍乱,胀满,风邪诸毒,皮肤间结气,止唾血。生姜,味辛,微温。主治伤寒头痛,鼻塞,咳逆上气,止呕吐。生犍为及荆州、扬州。九月采。又,生姜,微温,辛,归五脏。去痰,下气,止呕吐,除风邪寒热。久服小志少智,伤心气。"《名医别录》明确区分生姜和干姜,二者功效不同。有学者考查《伤寒杂病论》123 条原文、76 首经方中生姜和干姜的运用规律。生姜主要用于标实为主的"呕""吐""寒""痛",作用特点是宣通气机;干姜主要用于本虚为主的"寒""咳""利",作用特点是温中补虚。可见,"寒"证是生姜和干姜的共同证候,生姜温散,"走而不守",适用于实寒证;干姜温补,"守而不走",适用于虚寒证。

根据《辅行诀》五行互含,姜味辛,"味辛皆属木",五行大类属木。后世称生姜"走而不守",温散,是言其性如火之动,《尚书·洪范》云"火曰炎上"。生姜为子姜,得夏火之温升之气,故生姜为木中火,入上焦、中焦,善行于表,适用于表寒证、实寒证。干姜"守而不走",温补,是言其性如水之静,《尚书·洪范》:"水曰润下。"干姜为母姜,得秋金之肃降之气,故干姜为木中水,入中焦、下焦,善行于里,适用于里寒证、虚寒证。

现代《中药学》将生姜归类为"解表药",其功效"解表散寒,温中止呕,化痰止咳,解鱼蟹毒"。汗为心液,鼻为肺窍,发汗即散心液,通鼻塞即宣肺气,止呕是平抑中焦至上焦的上冲逆气。生姜为木中火,振奋上焦心包气、肺气和中焦肝气、脾气,这符合《辅行诀》"火土一家"的理论。整订稿脏腑大小补泻方 24 首,使用生姜的处方包括小泻肝汤、大泻肝汤、大泻心包汤、小泻脾汤、大泻脾汤、大泻肺汤、大泻肾汤,共 7 首,均为泻方,在所有 12 首泻方中的使用率大约 60%。泻方用生姜!

现代《中药学》将干姜归类为"温里药",其功效"温中散寒,回阳通脉,温肺化饮"。干姜为木中水,温煦中焦脾胃和下焦肾水,这符合《辅行诀》"水土合德"的理论。整订稿脏腑大小补泻方 24 首,使用干姜的处方包括小补肝汤、大补肝汤、大补心包汤、大补心汤、小补脾汤、大补脾汤、大补肾汤,共 7 首,均为补方,在所有 12 首补方中的使用率大约60%。补方用干姜!

二、甘草

《神农本草经》："甘草，味甘，平。治五脏六腑寒热邪气，坚筋骨，长肌肉。倍力，金创，䟒，解毒，久服轻身，延年。生川谷。"《名医别录》："甘草，无毒。主温中，下气，烦满，短气，伤脏，咳嗽，止渴，通经脉，利血气，解百药毒为九土之精，安和七十二种石，一千二百种草。一名蜜甘，一名美草，一名蜜草，一名蕗。生河西积沙山及上郡。二月、八月除日采根，曝干。十日成。"

《名医别录》所称之"河西"，当是指黄河以西地区；"上郡"是现今陕西省榆林市。甘草以河西者为地道之品，有九土之精之称，九土为九州之变辞。《尚书·夏·禹贡》载大禹时天下分为九州，即：冀、兖、青、徐、扬、荆、梁、雍、豫，各州之土壤质色有异，如徐州者为红色黏土。九州以豫州（今河南省）为中心，而河西在西北，属雍州，其土壤为最上等的黄壤，黄为土色之正，可称九州土地之精华，而甘肃省（古属雍州）甘草皮红内黄，以黄居多，故雍州产者优良。甘草能解诸毒而有九土之精之称。

"二月、八月除日采根"，其"除日"不是通俗所指的腊月三十日，而是古代占卜择吉所称的"除日"。即以十二神与黄道、黑道，与月支相同的日子起建，顺行第二支为除日。如子月丑日为除日，午月未日为除日等。十二值神依次为：建、除、满、平、定、执、破、危、威、收、开、闭。二月为卯月，即以辰日为除日；八月为酉月，即以戌日为除日。可见古人对采药的时间要求是何等严格。采甘草的两个除日，一个在仲春其苗未发，津气未耗之二月；一个在中秋枝叶将枯，津气归根之八月，当是取其药气之全。值得注意的是，两个除日的十二支系（辰和戌），以五行核之，均为属土之日，而甘草之五行大类属土，为历代本草之共识，在此除日采收药用甘草，能使其更具土气的作用。古人做事非常严谨，按照天地节律采收中药。

明朝李时珍《本草纲目》："弘景曰：此草最为众药之主，经方少有不用者，犹如香中有沉香也。国老即帝师之称，虽非君而为君所宗，是以能安和草石而解诸毒也。甄权曰：诸药中甘草为君，治七十二种乳石毒，解一千二百般草木毒，调和众药有功，故有国老之号。"

清朝邹澍《本经疏证》："甘草春苗夏叶，秋花冬实，得四气之全。其色之黄，味之甘，迥出他黄与甘之上，以是协土德，和众气，能无处不到，无邪不祛，此所谓主五脏六腑寒热邪气也。土为万物母，凡物无论妍媸美恶，莫不生于土，及其败也，又莫不归于土，化为生生之气，则所谓能解百药毒，安和七十二种石，千二百种草也。"

《本草纲目》《本经疏证》两书明确论述甘草味甘，《辅行诀》云"味甘皆属土"，甘草五行大类属土，有坤土载万物之厚德，有"众药之主""帝师""国老"的美誉。

《伤寒杂病论》的269首处方中，有164首处方使用了甘草，其中用量最少的是防己黄芪汤，甘草用量半两；炙甘草汤、芍药甘草汤、甘草泻心汤、甘草干姜汤、桂枝人参汤，这5首处方中甘草用量达到四两，折合现代剂量为8~60g。现代药理学研究表明，甘草用量在30g以上，就会有类激素作用。

甘草，《神农本草经》《名医别录》均不区分生、炙，《辅行诀》《伤寒杂病论》已经十分明确了甘草之生、炙分途使用,炙甘草用于补方,生甘草用于泻方。现代《中药学》将甘草归类为"补虚药",功效:补脾益气,清热解毒,祛痰止咳,缓急止痛,调和诸药。清热解毒宜生用,补中缓急、益气复脉宜蜜炙用。根据《辅行诀》五行互含,甘草味甘,五行大类属土,半阴半阳,非寒非热。其双向调节作用体现在炮制法上,生者性凉,炙者性温。《素问·阴阳应象大论》:"阴味出下窍,阳气出上窍。"生甘草气下行,有金气肃降之功,故属土中金。炙甘草气上行,有火性炎上之功,故属土中火。

整订稿脏腑大小补泻方 24 首,使用生甘草的处方包括大泻肝汤、大泻心包汤、小泻脾汤、大泻脾汤、大泻肺汤、小泻肾汤、大泻肾汤,共 7 首,均为泻方,在所有 12 首泻方中的使用率大约 60%。泻方用生甘草!

整订稿脏腑大小补泻方 24 首,使用炙甘草的处方包括大补心包汤、大补心汤、小补脾汤、大补脾汤、大补肺汤、小补肾汤、大补肾汤,共 7 首,均为补方,在所有 12 首补方中的使用率大约 60%。补方用炙甘草!

综上所述,把姜和甘草的用药规律结合起来,又可以总结出如下规律:泻方中生姜和生甘草同用,补方中干姜和炙甘草同用。

《张大昌医论医案集》:"病属虚者,补、涩两剂。补剂,经云:补可扶虚(一名弱)。勾陈汤、甘草主。"张大昌增补的勾陈汤源自生姜甘草汤。《金匮要略·肺痿肺痈咳嗽上气病脉证治》:"《千金》生姜甘草汤:治肺痿咳唾涎沫不止,咽燥而渴。生姜五两,人参二两,甘草四两,大枣十五枚。上四味,以水七升,煮取三升,分温三服。"孙思邈《备急千金要方》:"生姜甘草汤,治肺痿,咳唾涎沫不止,咽燥而渴。方:生姜五两,甘草四两,人参三两,大枣十二枚。右四味,从咀,以水七升,煮取三升,去滓,分三服。"两方药味相同,但人参、大枣的用量不同。生姜甘草汤是生姜和生甘草同用的代表方剂。

《金匮要略·肺痿肺痈咳嗽上气病脉证治》:"肺痿吐涎沫而不咳者,其人不渴,必遗尿,小便数,所以然者,以上虚不能制下故也。此为肺中冷,必眩,多涎唾,甘草干姜汤以温之。若服汤已渴者,属消渴。甘草干姜汤方:甘草四两,炙,干姜二两,炮。上㕮咀,以水三升,煮取一升五合,去滓,分温再服。"甘草干姜汤是炙甘草和干姜同用的代表方剂。

生姜甘草汤和甘草干姜汤的辨证关键区别在于,生姜甘草汤证有咳嗽,而甘草干姜汤证没有咳嗽。

三、泻方常用药精

脏腑泻方 12 首中,除了生姜、生甘草,还有以下几味常用药,是多面手,大杀四方的药中将军!

枳实,在 12 首脏腑泻方中有 7 首使用枳实,包括小泻肝汤、大泻肝汤、大泻心包汤、大泻脾汤、小泻肺汤、大泻肺汤、大泻肾汤,约占据 12 首泻方的 60%。

黄芩,《张大昌医论医案集》:"清剂,经云:清可祛热(存阴)。阴旦汤、黄芩主。"12 首脏腑泻方中有 7 首使用黄芩,包括大泻肝汤、小泻心包汤、大泻心包汤、大泻脾汤、大泻肺汤、小泻肾汤、大泻肾汤,约占据 12 首泻方的 60%。

大黄,在 12 首脏腑泻方中有 7 首使用大黄,包括大泻肝汤、小泻心包汤、大泻心包汤、大泻脾汤、小泻肺汤、大泻肺汤、大泻肾汤,约占据 12 首泻方的 60%。

四、补方常用药精

脏腑补方 12 首中,除了干姜、炙甘草,还有以下几味常用药,是多面手,坐镇从容的药中宰相!

五味子,《辅行诀》12 首脏腑补方中,小补肝汤、大补肝汤、大补心汤、大补脾汤、小补肺汤、大补肺汤、大补肾汤,这 7 首补方使用五味子,约占据 12 首脏腑补方 60% 的比例。

旋覆花,天生具有升清降浊、运转气机的功效,也正是由于其特殊功效,《辅行诀》的大补肝汤、小补心包汤、大补心包汤、大补脾汤、小补肺汤、大补肺汤,这 6 首补方均使用旋覆花,占据 12 首脏腑补方的一半。

竹叶,大补肝汤、小补心包汤、大补心包汤、大补肺汤、小补肾汤,大补肾汤,这 6 首补方均使用竹叶,占据 12 首脏腑补方的一半。

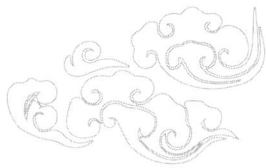

第四章
《辅行诀》的理论和临床价值

第一节　《辅行诀》与诸子百家学术思想

诸子百家是"诸子"和"百家"的合称。先秦时期将有道德、有学问的人称为"子"。"诸子"是指学术流派的代表人物，如孔子、老子、墨子、韩非子等。"百家"是指先秦时期的各个学术流派，如儒家、道家、墨家、法家等。

《汉书·艺文志》曰："儒家者流，盖出于司徒之官；道家者流，盖出于史官；阴阳家者流，盖出于羲和之官；法家者流，盖出于理官；名家者流，盖出于礼官；墨家者流，盖出于清庙之守；纵横家者流，盖出于行人之官；杂家者流，盖出于议官；农家者流，盖出于农稷之官；小说家者流，盖出于稗官。"可见，"百家"的起源与古代皇家的官职设置有关。

"百家"，在《汉书·艺文志》中数得上名字的一共有 189 家，4 324 篇著作。《隋书·经籍志》《四库全书总目》等书则记载"诸子百家"实有上千家。"百家"中成系统、有比较大影响力的是"九流十家"。

司马迁的父亲司马谈在《论六家要旨》中，将"百家"首次划分为"阴阳、儒、墨、名、法、道"等六家。后来，刘歆在《七略》中，又在司马谈划分的基础上，增加"纵横、杂、农、小说"等为十家。

班固《汉书·艺文志》将先汉学术分为"六略"，即：六艺略、诸子略、诗赋略、兵书略、数术略、方技略。其中，"诸子略"又将诸子划分为"九流十家"。名称及顺序如下：儒家、道家、阴阳家、法家、名家、墨家、纵横家、杂家、农家、小说家。班固认为："诸子十家，其可观者九家而已。"除去"小说家"，将剩下的九家称为"九流"。因此而有"九流十家"的说法。后世的"三教九流"也与此有关。

与钱穆、陈垣、陈寅恪共同被誉为中国近代四大史学家的吕思勉先生在《先秦学术概论》一书中再增"兵、医"，认为："故论先秦学术，实可分为阴阳、儒、墨、名、法、道、纵横、杂、农、小说、兵、医，十二家也。"吕思勉先生将阴阳家和数术家并称，实际上这两家还是有比较大的区别。

《汉书·艺文志》："阴阳家者流，盖出于羲和之官，敬顺昊天，历象日月星辰，敬授民时，此其所长也。"阴阳家的著作包括《邹子》四十九篇和《邹子终始》五十六篇，作者是邹衍。

邹衍是阴阳家代表人物，是稷下学宫的著名学者，倡导五行说、"五德终始说"和"大九州说"，其学术对于道家、医家产生了难以磨灭的影响。

数术家分为天文家、历谱家、五行家、蓍龟家、杂占家、形法家六大派。《汉书·艺文志》中的"六略"有专门的"数术略"，"凡数术百九十家，二千五百二十八卷。数术者，皆明堂羲和史卜之职也。史官之废久矣，其书既不能具，虽有其书而无其人。《易》曰：'苟非其人，道不虚行。'春秋时鲁有梓慎，郑有裨灶，晋有卜偃，宋有子韦。六国时楚有甘公，魏有石申夫"。

因此，笔者认为应该将数术家与阴阳家区分开。这样，先秦主要学术流派是"九流十三家"。笔者将九流十三家的代表人物和代表著作制作表格（表4-1），供读者参考。

表 4-1　九流十三家代表人物和代表著作

十三家	代表人物	代表著作
儒家	孔子、孟子、荀子、董仲舒	四书：《论语》《孟子》《大学》《中庸》 五经：《诗经》《尚书》《礼记》《周易》《春秋》
道家	伊尹、老子、庄子、列子	《伊尹》《汤液经法》 《道德经》《南华经》《冲虚经》
阴阳家	邹衍	《邹子》《邹子终始》
法家	管仲、商鞅、韩非、李斯	《管子》《商君书》《韩非子》
名家	邓析、惠施、公孙龙	《邓析子》《惠子》《公孙龙子》
墨家	墨翟、禽滑厘	《墨子》
纵横家	鬼谷子、苏秦、张仪	《鬼谷子》《苏子》《张子》
杂家	吕不韦、刘安	《吕氏春秋》《淮南子》
农家	许行	《神农》《野老》
小说家	虞初	《虞初周说》
兵家	孙武、孙膑、吴起、白起	《孙子兵法》《孙膑兵法》 《吴子兵法》《六韬》《三略》
数术家	甘公、石申夫	《山海经》《周髀算经》 《九章算术》《算经十书》
方技家 （医家）	岐伯、扁鹊、神农、张仲景	《黄帝内经》《难经》 《神农本草经》《伤寒杂病论》

《辅行诀》与"九流十三家"的理论有不同程度的融合。

《辅行诀》与儒家：《辅行诀》的本草学依据之一是《神农本草经》，本书所载的365种药物分为上中下三品；《辅行诀》是"君臣佐"三级组方体系，这些都是儒家等级观念的体现。在此需要指出的是，现代《方剂学》组方体系是"君臣佐使"，看起来是四级。实际上，根据《辅行诀》，佐药和使药是同一级别。因此，经典中医处方是"君臣佐（使）"三级组方体系。

　　《辅行诀》与道家：老子《道德经》云，"人法地，地法天，天法道，道法自然"。中医五运六气学说理论根源于《黄帝内经》"七篇大论"，而这"七篇大论"正是由道号启玄子的王冰引自道家"先师张公秘本"。《辅行诀》和《伤寒杂病论》均传承道家伊尹《汤液经法》。张仲景《伤寒杂病论》以"六经辨伤寒"和"脏腑辨杂病"；陶弘景《辅行诀》以"六合辨天行"，即二旦四神方辨治外感天行病，这部分内容相当于凝聚运气学说精华的浓缩版《伤寒论》，以"以五脏辨杂病"，这部分就相当于浓缩版《金匮要略》。

　　《辅行诀》与阴阳家：《辅行诀》的组方法则汤液经法图分为体阴用阳，用味为补，体味为泻。以洛书"天左旋，地右动"对应组方的"阳进阴退"。

　　《辅行诀》与数术家：《辅行诀》的"五行互含药精"包括二十五味草木药精和二十五味金石药精。"阳进阴退"以火数七代表阳，以水数六代表阴，由此完成了阴阳五行理论的融合和应用。

　　《辅行诀》与杂家：杂家与道家有共同的特点，"采儒墨之善，撮名法之要"，即以道为本，博采众说，兼容并蓄。中医本身就吸收了"百家"中很多流派的理论和方法。《素问·异法方宜论》曰："故圣人杂合以治，各得其所宜。"治疗方法上综合"砭石、毒药、灸焫、九针、导引按蹻"等等。《辅行诀》全书以方药为主，同时兼顾针灸。例如《辅行诀》"五脏病证文并方"，在每一章的开篇，都包含针灸治疗，指导经络、穴位的选择以及针灸的补泻方法。笔者也根据经典中医"道术并行"的体系，"化药为穴"，从而发掘了《辅行诀》"脏腑补泻针法"；并且在此基础上，根据中医"形气神一体"的理论，发展和完善了《辅行诀》"形气神同调针法"。

　　《辅行诀》与兵家："用药如用兵"，《辅行诀》的组方法度严谨，犹如排兵布阵，无论是药味的组合，每方的味数、剂量、煎煮法、服药法，甚至煎煮的水量都有非常严格的规定。

　　总而言之，《辅行诀》九千余字，道术并重，理法方药浑然一体，体系完整。《辅行诀》的成书，体现出经过先秦诸子百家之"九流十三家"的蓬勃发展，中医（当时称为方技家），逐渐融合了儒家、道家、阴阳家、数术家、杂家、兵家等学术流派的思想和技术，使得中医自身学术体系得到了极大的丰富和发展。

第二节　《辅行诀》与先秦中医四大流派

一、三世医药

　　《礼记·曲礼》："君有疾，饮药，臣先尝之。亲有疾，饮药，子先尝之。医不三世，不服其药。"对于"医不三世，不服其药"的解释有两种。唐代郑玄《礼记正义》："正义曰：凡人病疾，盖以筋血不调，故服药以治之。其药不慎于物，必无其征，故宜戒之，择其父子相承至三世也。是慎物调齐也。又说云,三世者,一曰黄帝《针灸》,二曰神农《本草》,三曰素女《脉诀》,又云夫子《脉诀》。若不习此三世之书,不得服食其药。"第一种解释,医生没有祖孙三代相承,就不能用他的药。第二种解释,病人需要找学习过"三世之书"的医生看病服药。

明代宋濂《赠医师葛某序》:"古之医师,必通于三世之书。所谓三世者,一曰针灸,二曰神农本草,三曰素女脉诀。脉诀所以察证,本草所以辨药,针灸所以祛疾。非是三者,不可以言医。故记《礼》者有云,'医不三世,不服其药也'。传经者既明载其说,复斥其非。而以父子相承,三世为言。何其惑欤!"宋濂再次强调"三世"的本义是"三世之书",而不是"三代相承"。"三世之书"是指《黄帝针灸》《神农本草经》《素女脉诀》。这三本书实际上是秦汉中医四大流派其中三派的渊源。《神农本草经》是经方派的起源,该流派经典著作包括伊尹《汤液经法》、葛洪《肘后备急方》、张仲景《伤寒杂病论》、陶弘景《辅行诀》、孙思邈《备急千金要方》和《千金翼方》、王焘《外台秘要》等等。《黄帝针灸》应该是《黄帝内经》中的《灵枢》,《黄帝内经》是医经派的起源,该流派经典著作还包括扁鹊《难经》、皇甫谧《针灸甲乙经》、杨上善《黄帝内经太素》等等。《素女脉诀》是脉学专著,不过本书早已经失传。相传素女是黄帝的房中老师,现存的托名素女的书籍多为房中术,《素女经》是房中派的起源。房中派和神仙派其后逐渐脱离中医,并入道医。

二、四大流派

《汉书·艺文志·方技略》曰:"黄帝内经十八卷,外经三十九卷,扁鹊内经九卷,外经十二卷,白氏内经三十八卷,外经三十六卷。旁篇二十五卷。右医经七家,二百一十六卷。医经者,原人血脉、经络、骨髓、阴阳、表里,以起百病之本,死生之分,而用度箴石汤火所施,调百药齐和之所宜,至齐之得,犹慈石取铁,以物相使。拙者失理,以愈为剧,以死为生。

五脏六腑疝十六病方四十卷,五脏六腑瘅十二病方四十卷,风寒热十六病方二十六卷,泰始黄帝扁鹊俞拊方二十三卷,五脏伤中十一病方三十一卷,客疾五脏狂颠病方十七卷,金创疭瘛方三十卷,妇人婴儿方十九卷,汤液经法三十二卷,神农黄帝食禁七卷。右经方十一家,二百七十四卷。经方者,本草石之寒温,量疾病之浅深,假药味之滋,因气感之宜,辨五苦六辛,致水火之齐,以通闭解结,反之于平。及失其宜者,以热益热,以寒增寒,精气内伤,不见于外,是所独失也。故谚曰:'有病不治,常得中医。'

容成阴道二十六卷,务成子阴道三十六卷,尧舜阴道二十三卷,汤盘庚阴道二十卷,天老杂子阴道二十五卷,天一阴道二十四卷,黄帝三王养阳方二十卷,三家内房有子方十七卷。右房中八家,百八十六卷。房中者,性情之极,至道之际,是以圣王制外乐以禁内情,而为之节文。传曰:'先王之作乐,所以节百事也。'乐而有节,则和平寿考。及迷者弗顾,以生疾而陨性命。

宓戏杂子道二十篇,上圣杂子道二十六卷,道要杂子十八卷,黄帝杂子步引十二卷,黄帝岐伯按摩十卷,黄帝杂子芝菌十八卷,黄帝杂子十九家方二十一卷,泰壹杂子十五家方二十二卷,神农杂子技道二十三卷,泰壹杂子黄冶三十一卷。右神仙十家,二百五卷。神仙者,所以保性命之真,而游求于其外者也。聊以荡意平心,同死生之域,而无怵惕于胸中。然而或者专以为务,则诞欺怪迂之文弥以益多,非圣王之所以教也。孔子曰:'索隐行怪,后世有述焉,吾不为之矣。'

凡方技三十六家,八百六十八卷。方技者,皆生生之具,王官之一守也。太古有岐伯、俞拊,中世有扁鹊、秦和,盖论病以及国,原诊以知政。汉兴有仓公。今其技术晻昧,故论其书,以序方技为四种。"

《汉书·艺文志》是现存最早的一部文献目录,是当时国家藏书的总目。班固以刘向父子的《别录》和《七略》为依据编写而成,分六艺、诸子、诗赋、兵书、数术、方技等六略。中医在当时被编入方技家,并且分为四大流派,即医经派(七家)、经方派(十一家)、房中派(八家)、神仙派(十家)。

三、房中派

房中派依托黄帝、玄女、素女、彭祖、容成公,所谓"黄老赤箓,以修长生"。房中术,又称"阴道",是中国古代先贤关于如何在男女性生活中获得乐趣、保健、胎教、优生、延年益寿的学问。张陵、张衡、张鲁称房中术为男女合气之术,陶弘景《真诰》称之为黄赤之道。葛洪《抱朴子·内篇·微旨》:"人不可以阴阳不交,坐致疾患。若欲纵情恣欲,不能节宣,则伐年命。善其术者,则能却走马以补脑,还阴丹以朱肠,采玉液于金池,引三五于华梁,令人老有美色,终其所禀之天年。"《抱朴子·内篇·释滞》:"房中之法十余家,或以补救伤损,或以攻治众病,或以采阴益阳,或以增年延寿,其大要在于还精补脑之一事耳。此法乃真人口口相传,本不书也,虽服名药,而复不知此要,亦不得长生也。人复不可都绝阴阳,阴阳不交,则坐致壅阏之病,故幽闭怨旷,多病而不寿也。任情肆意,又损年命。唯有得其节宣之和,可以不损。"道家认为男女交合,是阴阳和合之常,阴阳不交,则致壅而病,无益人寿;但恣情纵欲,必损人寿命,乃至速死。故房事需要讲求交合方法,注意房中节欲,实行房中禁忌,包括天忌、地忌、人忌。房中派流派众多,但最核心的要旨在于还精补脑。

陶弘景所著《养性延命录·御女损益》专篇阐述房中术,孙思邈《备急千金要方》也有专篇论及"房中补益",王焘《外台秘要方》引录《素女方》。至今仍在流传的房中术著作有《素女经》《素女方》《玉房秘诀》等等。元代李鹏飞《三元延寿参赞书》将房中术做了总结,欲不可绝(指不能禁绝正当的性生活)、欲不可早(指性未成熟的青少年不宜房事)、欲不可纵(指必须节欲)、欲不可强(指不能用暴力强迫对方及情绪不佳、精力不足时勉强行房)、欲有所忌(指房中禁忌)、欲有所避(指避开气候不佳之时和神庙寺观之处)。

1973年,长沙马王堆三号汉墓出土了大批帛书和部分竹、木简,经整理,发现医学著作15种,其中有5种为房中术著作,被定名为《十问》《合阴阳》《天下至道谈》《养生方》《杂疗方》。特别是《天下至道谈》中的"七损""八益"之说,有很高的医疗保健价值。

《汉书·艺文志》房中派八家著作早已失传，马王堆汉墓这 5 种房中术著作的出土，一举填补了秦汉房中术史料的空白。

四、神仙派

司马迁《史记·封禅书》："自齐威、宣之时，邹子之徒论著终始五德之运，及秦帝而齐人奏之，故始皇采用之。而宋毋忌、正伯侨、充尚、羡门高最后皆燕人，为方仙道，形解销化，依于鬼神之事。邹衍以阴阳主运显于诸侯，而燕齐海上之方士传其术不能通，然则怪迂阿谀苟合之徒自此兴，不可胜数也。"第一次出现了"方仙道"一词，方仙道承袭了古代原始宗教之巫术。春秋战国时，燕齐一带的方士将神仙学说、方技、术数与邹衍的阴阳五行学说融为一体，形成了方仙道，并盛行于世，至秦汉时趋于成熟。方仙道以长生不死、得道成仙为其宗旨。所谓"方"指不死的药方，"仙"乃指不死的神仙。方仙道的方士受神仙信仰的支配，以"长生成仙为务"，故对医学颇为重视，方士兼医是方仙道的一大特征。《史记》中的"方仙道"基本等同于《汉书·艺文志》中的神仙派。

神仙派后来逐步脱离中医，而并入道医，在道家内部，又逐渐衍生出老庄派、符箓派、服食派、丹鼎派等等。尤其是其中的丹鼎派，最能体现道家以"长生成仙为目标"的最高追求。丹鼎派的分支，非常类似于金庸武侠小说中描述的东南西北中之五方华山论剑。南派七真包括张紫阳、石杏林、薛道光、陈泥丸、白玉蟾、刘永年、彭鹤林，北派七真包括丘长春处机，刘长生处传，谭长真处端，马丹阳处钰，郝广宁太古，王玉阳处一，孙清静不二（马丹阳之妻）；东派为明代陆潜虚真人所创，西派为李涵虚真人所创，东派、西派均自称吕祖直传；中派以李道纯、黄元吉为代表。其他派别有三丰派、伍柳派、千峰派、女丹派等。

五、医经派和经方派

《伤寒杂病论·序》："怪当今居世之士，曾不留神医药，精究方术，上以疗君亲之疾，下以救贫贱之厄，中以保身长全，以养其生。"医圣张仲景也将"医药"与"方术"并称。随着时间的推移，医经派、经方派成为了中医的主流和显学，房中派和神仙派则逐渐成为中医的非主流和隐学，其后融入道医。现代公认的中医四大经典，就是医经派和经方派的杰作。医经派的代表著作是《黄帝内经》和《难经》，经方派的代表著作有《汤液经法》《神农本草经》和《伤寒杂病论》。后世又涌现出更多的流派，但是寻根溯源，均来自这两大流派。

《汉书·艺文志·方技略》明确指出经方派有十一家，其中一家有代表著作《汤液经法》三十二卷。广义经方有上述十一家，狭义经方包括《伤寒杂病论》和《辅行诀》，二者皆源于《汤液经法》。笔者认为，就理论价值和临床价值而言，《辅行诀》完全有资格位居中医第五大经典！理由详见本章第三节和第四节。

第三节 《辅行诀》与中医经典

根据《汉书·艺文志》,秦汉方技家有四大流派:医经派、经方派、神仙派、房中派。后世公认的中医四大经典出于其中的医经派和经方派,医经派的代表著作是《黄帝内经》和《难经》,经方派的代表著作是《汤液经法》《神农本草经》和《伤寒杂病论》。《针灸学释难》的作者李鼎先生谓:"神农、伊尹是为汤液立法,黄帝、岐伯主要是为针灸立论。"《辅行诀》融会贯通秦汉方技家四大流派中的医经派、经方派、神仙派的三派精华。

一、《辅行诀》与《汤液经法》

《辅行诀》曰:"商有圣相伊尹,撰《汤液经法》三卷,为方亦三百六十五首。上品上药,为服食补益方,百二十首;中品中药,为疗疾祛邪之方,亦百二十首;下品毒药,为杀虫辟邪痈疽等方,亦百二十五首。凡共三百六十五首也。实万代医家之规范,苍生护命之大宝也。今检录常情需用者六十首,备山中预防灾疾之用耳。"

陶弘景从《汤液经法》中"以应周天之度"的 365 首处方中,选择了最常用的 60 首处方,给在深山修炼的道士们用于防病祛病。可惜流传至今,《辅行诀》现存处方只有52 首。

二、《辅行诀》与《难经》

《难经·六十九难》云"虚者补其母,实者泻其子"。每个中医师均耳熟能详,奉为圭臬。但是,《难经·七十五难》所载的"子能令母实,母能令子虚",却被大多数中医师所忽略。《辅行诀》将"子能令母实,母能令子虚"演化为"虚者补其子,实者泻其母"的治则和组方法则,形成了脏腑大补方和脏腑大泻方,从而将《难经》母子补泻理论完美地付诸实践,做到了方中有方,母子同治。

三、《辅行诀》与《神农本草经》

中国社会科学院历史研究所研究员王震中先生认为:"神农时代大约距今 10 000 年前到 5 000 年前。"即在黄帝之前。《神农本草经》一书起源始于神农而早于黄帝,不是一朝一代一人所著成。章太炎先生认为:"神农无文字,其始作本草者,当在商周间,代有增益,至汉遂以所出郡具附之耳。"钱超尘教授认为:"先秦时代人们对药性药效已有所认识,并载于古书。《本经》形成于先秦乃至周初,增补于汉代。《汉书·艺文志》所以无其名者,或与《汤液经法》三十二卷合为一书亦未可知。"

《辅行诀》曰:"陶隐居云:依《神农本经》及《桐君采药录》,上中下三品之药,凡三百六十五味,以应周天之度,四时八节之气。"可见,《辅行诀》所依据的本草学著作是

《神农本草经》和《桐君采药录》，两书均载药 365 种，以对应一年 365 天，并且分为上中下三品。

《桐君采药录》已经失传，笔者个人揣测，本书对于中药五味五行属性的划分是按照"纳音五行"，而《神农本草经》对于中药五味五行属性的划分是按照"正五行"。两书对于中药五味五行的不同分类方法，使得《辅行诀》的中药"五行互含"有了理论依据。

四、《辅行诀》与《伤寒杂病论》

《辅行诀》曰"弘景曰：外感天行，经方之治，有二旦、四神大小等汤。昔南阳张机，依此诸方，撰为《伤寒论》一部，疗治明悉，后学奉之。"晋代皇甫谧《针灸甲乙经·序》曰："仲景论广《伊尹汤液》为数十卷，用之多验。近代太医令王叔和撰次仲景，选论甚精，指事施用。"可见，陶弘景《辅行诀》与张仲景《伤寒杂病论》同源于伊尹《汤液经法》，二者同源而异流，道同而法异。我做个比喻，《汤液经法》是父母，《辅行诀》是长子，《伤寒杂病论》是次子。长子的首要责任在于继承，次子的优势在于可以不拘一格地创新。因此，《辅行诀》忠实地继承了《汤液经法》，而《伤寒杂病论》则"博采众方"，在《汤液经法》的基础上做了创新。例如，《汤液经法》只有"表里"，《伤寒论》则增加了"半表半里"。根据民国时期中医文献学家杨绍伊先生的研究，《伤寒杂病论》实际上由三部分组成，伊尹《汤液经法》、张仲景论广与王叔和撰次的《仲景遗论》而成。仲景在世时其书名为《广论汤液》，仲景去世后王叔和加入《仲景遗论》，始称《伤寒杂病论》，也就是说，仲景书在汉前及仲景在世时未称为《伤寒论》《伤寒杂病论》。

可能会有同道质疑，如果《伤寒杂病论》源于《汤液经法》，为何张仲景没有在序言中谈到这个问题呢？根据杨绍伊（《伊尹汤液经》）、李茂如（《医籍叙录集》）、钱超尘（《仲景论广〈伊尹汤液〉考》）等专家的考证，"撰用《素问》《九卷》《八十一难》《阴阳大论》《胎胪药录》，并平脉辨证"，这 23 个字并非张仲景原文，而是后人增入，很可能是由王叔和增入。张仲景《伤寒杂病论·序》："余宗族素多，向余二百，建安纪年以来，犹未十稔，其死亡者三分有二，伤寒十居其七。感往昔之沦丧，伤横夭之莫救，乃勤求古训，博采众方，为《伤寒杂病论》合十六卷，虽未能尽愈诸病，庶可以见病知源，若能寻余所集，思过半矣。"也就是说，仲景在自序中并没有明确指出自己著作的参考书，只是说了"勤求古训，博采众方"而已。杨绍伊先生对于此有一段评论文字尤其精彩："且仲景为医中之汤液家，汤液家举书，不举《汤液经法》而举《素问》，不数伊尹而数岐黄，何异家乘中不系祖祢而谱牒东邻也！"

王叔和曾三次编次整理《伤寒论》，两次编次整理仲景遗论、余论。经王叔和第一次整理过的《伤寒论》收在《脉经》第七卷，遗论、余论收在《脉经》第八卷、第九卷。现在通行的《金匮要略》一书为王叔和第二次整理过的遗论和余论的传本。现在通行的《伤寒论》是经王叔和第二次和第三次整理后的传本。

有学者统计，通过对比《辅行诀》经方与《伤寒论》《金匮要略》经方药物组成，可知《伤寒论》《金匮要略》中的桂枝汤、小建中汤、麻黄汤、小青龙汤、白虎汤、黄连阿胶汤、真武汤、矾石汤、瓜蒂散、理中丸、四逆汤、泻心汤 12 首处方与《辅行诀》中相应处方的药味完全一致,占《辅行诀》处方总数 52 首的 23%;《伤寒论》《金匮要略》方中药味有半数(含半数)以上的处方与《辅行诀》方中药味一致的处方有 31 首,约占《辅行诀》处方总数 52 首的 60%。

《伤寒论》115 首处方,《金匮要略》184 首处方,去除重复方剂 39 首,《伤寒杂病论》总处方数 260 首。《辅行诀》现存处方 52 首,处方总数仅相当于《伤寒杂病论》的 1/5,但是自成完整体系,理法方药俱全。《辅行诀》52 个处方,相比于《伤寒杂病论》260 个处方来说,显然更容易学习、掌握和运用。

第四节 《辅行诀》与《黄帝内经》

《辅行诀》中的"五脏病证文并方",相当于每一章的总论,具有相同的编写规律。

第一,内容主要来自《黄帝内经》的《至真要大论》《脏气法时论》《本神》《五邪》这些篇章。

第二,症状描述是"从心到身",首先是精神、情绪、心理症状,然后是躯体症状,而且这两大类症状都区分虚实。

第三,针灸治疗,选取了哪些经络、穴位和针灸的补泻方法。

第四,根据五脏之五德,给出中药五味治则,用何味补,用何味泻,用何味来解除本脏之苦。

《黄帝内经》主流五行理论下五脏与五味的对应关系为"酸→肝,辛→肺,苦→心,咸→肾,甘→脾",这种对应关系见于《素问·金匮真言论》《素问·阴阳应象大论》《素问·五脏生成》《素问·宣明五气》《灵枢·五味》《灵枢·九针论》等多篇。例如《素问·宣明五气》云:"五味所入:酸入肝,辛入肺,苦入心,咸入肾,甘入脾,是谓五入。"《素问·五脏生成》曰:"故心欲苦,肺欲辛,肝欲酸,脾欲甘,肾欲咸,此五味之所合也。"这些篇章中谈到的味相当于《辅行诀》的"体味",属阴,是物质。而《素问·脏气法时论》曰:"辛散,酸收,甘缓,苦坚,咸软。"五脏与五味的对应关系则为"辛→肝,酸→肺,咸→心,苦→肾,甘→脾",这种对应关系在《黄帝内经》中仅此一篇。本篇中谈到的味相当于《辅行诀》的"用味",属阳,言功能。即物质为阴,功能为阳;体味阴,用味阳;体味泻,用味补。总结《素问·脏气法时论》和《辅行诀》之五味补泻,辛补肝而泻肺,咸补心而泻肾,甘补脾而泻心,酸补肺而泻肝,苦补肾而泻心。这种五味对五脏的补泻理论是在五脏与四时通应的大前提下,运用五味来调节五脏气机升降以顺应四时之气的变化规律——即以顺为补,以逆为泻,也再次印证了前文总结的顺补逆泻,顺应脏腑功能为补,忤逆脏腑功能为泻,这一理论突出了气机升降对脏腑的影响,也直接启发清朝黄元御"一气周流"的提出。

"实则泻之,虚则补之"是我们每个现代中医人都熟知的古训,殊不知补泻的古今内涵已经发生了巨大的变化。现代中医所认知的是补泻建立在对虚实的认知上,《素问·通评虚实论》曰："邪气盛则实,精气夺则虚。"也就是风热暑湿燥寒六淫邪气太过为实,气血阴阳不足为虚。补泻则相应被引申为祛除六淫邪气为泻,增加气血阴阳为补。而在中医四大经典确立的秦汉时代,补泻是建立在脏腑功能的喜恶上,即前文总结的以顺应脏腑功能为补,忤逆脏腑功能为泻。

《金匮要略·脏腑经络先后病脉证》曰："五脏病各有得者愈,五脏病各有所恶,各随其所不喜者为病。"顺应脏腑生理之性即为补,反之为泻。李中梓《医宗必读·苦欲补泻论》指出:"夫五脏之苦欲补泻乃用药第一义也,不明乎此不足以言医。""夫五脏者,违其性则苦,遂其性则欲。本脏所恶,即名为泻;本脏所喜,即名为补。"此处"补"与"泻"是立足于本脏的生理特性基础上,以肝为例,肝木性喜条达而恶抑郁,散之则条达。辛散之味能顺应肝木条达曲直的本性,遂其性则补,反其性则泻。

《素问·脏气法时论》曰："肝主春,足厥阴少阳主治,其日甲乙,肝苦急,急食甘以缓之。心主夏,手少阴太阳主治,其日丙丁,心苦缓,急食酸以收之。脾主长夏,足太阴阳明主治,其日戊己,脾苦湿,急食苦以燥之。肺主秋,手太阴阳明主治,其日庚辛,肺苦气上逆,急食苦以泄之。肾主冬,足少阴太阳主治,其日壬癸,肾苦燥,急食辛以润之,开腠理,致津液,通气也……肝欲散,急食辛以散之,用辛补之,酸泻之……心欲软,急食咸以软之,用咸补之,甘泻之……脾欲缓,急食甘以缓之,用苦泻之,甘补之……肺欲收,急食酸以收之,用酸补之,辛泻之……肾欲坚,急食苦以坚之,用苦补之,咸泻之。"

"肝苦急、心苦缓、脾苦湿、肺苦气上逆、肾苦燥"与"肝欲散、心欲软、脾欲缓、肺欲收、肾欲坚"以及后文的"肝德在散、心德在软、脾德在缓、肺德在收、肾德在坚"前后呼应。"苦"是五脏的病理状态,"欲"和"德"是五脏的生理状态和特性。

《辅行诀》曰："肝德在散。故经云:以辛补之,酸泻之。肝苦急,急食甘以缓之,适其性而衰之也。心德在软。故经云:以咸补之,苦泻之;心苦缓,急食酸以收之,闭上焦以抑其气也。脾德在缓。故经云:以甘补之,辛泻之。脾苦湿,急食苦以燥之。肺德在收。故经云:以酸补之,咸泻之。肺苦气上逆,急食辛以散之,开腠理以通气也。肾德在坚。故经云:以苦补之,甘泻之。肾苦燥,急食咸以润之,致津液生也。"

如果把《辅行诀》与《素问·脏气法时论》仔细比较,会发现《辅行诀》的记载更为严谨合理。二者的对比,详见下表(表4-2)。

《黄帝内经》在流传过程中经历了多次的散失和整理,其错简很多;而《辅行诀》为避西夏战乱而封藏在藏经洞中将近900年,得以保留经典原始本真。例如,《辅行诀》每一行均以本脏用味为补,体味为泻;也就是以克我之味为泻,没有例外。而《素问·脏气法时论》则变来变去,例如心"甘泻之",是以我生之味为泻;脾"苦泻之",又是以我克之味为泻。

又比如,《辅行诀》皆以我克之味为急食,而《素问·脏气法时论》则不然,予以两个不同的味为急食,令人无所适从。肝到底是"急食甘"还是"急食辛"? 心到底是"急食酸"还是"急食咸"? 脾到底是"急食苦"还是"急食甘"? 肺到底是"急食苦"还是"急食酸"? 肾到底是"急食辛"还是"急食苦"?

表4-2 《辅行诀》与《素问·脏气法时论》比较

	肝	心	脾	肺	肾
辅行诀	肝苦急，急食甘以缓之	苦泻之	辛泻之	肺苦气上逆，急食辛以散之，开腠理以通气也	肾苦燥，急食咸以润之，致津液生也
脏气法时论	肝苦急，急食甘以缓之 肝欲散，急食辛以散之	甘泻之	苦泻之	肺苦气上逆，急食苦以泄之 肺欲收，急食酸以收之	肾苦燥，急食辛以润之，开腠理，致津液，通气也

再比如，《素问·脏气法时论》"肺苦气上逆，急食苦以泄之"和"肾苦燥，急食辛以润之，开腠理，致津液，通气也"，这两段文字发生了错简。实际上，泻肺用咸，泻肾用甘。因此，肺肾两个条文的正确描述应该如《辅行诀》"肺苦气上逆，急食辛以散之，开腠理以通气也"和"肾苦燥，急食咸以润之，致津液生也。"

因此，相关内容应该以《辅行诀》为正解。

《素问·至真要大论》曰："帝曰：治寒以热，治热以寒，气相得者逆之，不相得者从之，余以知之矣。其于正味何如？岐伯曰：木位之主，其泻以酸，其补以辛。火位之主，其泻以甘，其补以咸。土位之主，其泻以苦，其补以甘。金位之主，其泻以辛，其补以酸。水位之主，其泻以咸，其补以苦。厥阴之客，以辛补之，以酸泻之，以甘缓之。少阴之客，以咸补之，以甘泻之，以咸收之。太阴之客，以甘补之，以苦泻之，以甘缓之。少阳之客，以咸补之，以甘泻之，以咸软之。阳明之客，以酸补之，以辛泻之，以苦泄之。太阳之客，以苦补之，以咸泻之，以苦坚之，以辛润之，开发腠理，致津液通气也。"

如果把《素问·至真要大论》讲述五运六气的内容与《辅行诀》进行对比，两篇亦可以相互印证，《素问·至真要大论》曰："木位之主，其泻以酸，其补以辛……厥阴之客，以辛补之，以酸泻之，以甘缓之。"《素问·脏气法时论》曰："肝苦急，急食甘以缓之。"《辅行诀》曰："肝德在散。故经云：以辛补之，酸泻之。肝苦急，急食甘以缓之，适其性而衰之也。"肝木体味酸，用味辛；以用味辛补之，以体味酸泻之。辛散与酸收相互协调而出现"缓"的功能，故辛酸合化为甘，甘者能缓。缓与急相成，正合肝苦急，急食甘以缓之之意。

《素问·至真要大论》曰："火位之主，其泻以甘，其补以咸……少阴之客，以咸补之，以甘泻之，以咸收之。"《素问·脏气法时论》曰："心苦缓，急食酸以收之。"《辅行诀》曰："心德在软。故经云：以咸补之，苦泻之；心苦缓，急食酸以收之，闭上焦以抑其气也。"心火体味苦，用味咸；以用味咸补之，以体味苦泻之。咸软与苦坚相互协调而出现"收"的功能，故咸苦合化为酸，酸者能收。软与坚相成，正合心苦缓，急食酸以收之之意。

《素问·至真要大论》曰："土位之主,其泻以苦,其补以甘……太阴之客,以甘补之,以苦泻之,以甘缓之。"《素问·脏气法时论》曰："脾苦湿,急食苦以燥之。"《辅行诀》曰："脾德在缓。故经云:以甘补之,辛泻之。脾苦湿,急食苦以燥之。"脾土体味辛,用味甘;以用味甘补之,以体味辛泻之。辛散与甘缓相互协调而出现"燥"的功能,故辛甘合化为苦,苦者能燥。散与缓相成,正合脾苦湿,急食苦以燥之之意。

《素问·至真要大论》曰："金位之主,其泻以辛,其补以酸……阳明之客,以酸补之,以辛泻之,以苦泄之。"《素问·脏气法时论》曰："肺苦气上逆,急食苦以泄之。"《辅行诀》曰："肺德在收。故经云:以酸补之,咸泻之。肺苦气上逆,急食辛以散之,开腠理以通气也。"肺金体味咸,用味酸;以用味酸补之,以体味咸泻之。咸软与酸收相互协调而出现"散"的功能,故咸酸合化为辛,辛者能散。软与收相成,正合肺苦气上逆,急食辛以散之之意。

《素问·至真要大论》曰："水位之主,其泻以咸,其补以苦……太阳之客,以苦补之,以咸泻之,以苦坚之,以辛润之,开发腠理,致津液通气也。"《素问·脏气法时论》曰："肾苦燥,急食辛以润之,开腠理,致津液,通气也。"《辅行诀》曰："肾德在坚。故经云:以苦补之,甘泻之。肾苦燥,急食咸以润之,致津液生也。"肾水体味甘,用味苦;以用味苦补之,以体味甘泻之。甘缓与苦坚相互协调而出现"润"的功能,故甘苦合化为咸,咸者能润。缓与坚相成,正合肾苦燥,急食咸以润之之意。

简而言之,就是顺补逆泻,用补体泻。加上前文提到的化味,《辅行诀》的体用化的规律就是"用补、体泻、化其苦",即用味为补,体味为泻,化味为解其苦的规律。

酸苦除烦,苦辛除痞,辛咸除滞,咸甘除燥,从后文救诸病误治泻方五首看,应为甘酸除逆。

某一味药作用于人体,一定是补某一脏的同时会泻另外的一脏,补泻是同时发生的。归纳起来,辛味药补肝泻脾侮肺;苦味药补肾泻心侮脾;甘味药补脾泻肾侮肝;酸味药能补肺泻肝侮心;咸味药补心泻肺侮肾。所以,生非全生,克非全克;补非全补,泻非全泻,生克补泻同时发生作用。因此,组方时必须小心谨慎,"谨和五味"。在这一点上,《辅行诀》坚定地执行医家"谨和五味"原则,以法家的严谨"以法用方",遣药组方如同兵家,排兵布阵,纪律严明。

第五节　《辅行诀》的独特价值

一、独特的五味与五脏的对应关系

《素问·宣明五气》:"五味所入,酸入肝,辛入肺,苦入心,咸入肾,甘入脾,是谓五入。"《灵枢·九针论》:"酸入肝,辛入肺,苦入心,甘入脾,咸入肾,淡入胃,是谓五味。"

《辅行诀》

肝德在散。故经云：以辛补之，酸泻之。

心德在软。故经云：以咸补之，苦泻之。

脾德在缓。故经云：以甘补之，辛泻之。

肺德在收。故经云：以酸补之，咸泻之。

肾德在坚。故经云：以苦补之，甘泻之。

每一位中医学子，自从踏入中医药大学之日，老师讲授阴阳五行学说，就被告知"酸入肝，苦入心，甘入脾，辛入肺，咸入肾"。那么当你听说有一本中医书讲"辛补肝，咸补心，甘补脾，酸补肺，苦补肾"。你的第一反应是这本书一定是讲错了！真的错了吗？

"酸入肝，苦入心，甘入脾，辛入肺，咸入肾。"这种中医界主流的五味与五脏的对应关系，存在于《黄帝内经》绝大部分篇章，例如《素问·阴阳应象大论》《素问·金匮真言论》《素问·五脏生成》《素问·宣明五气》《灵枢·五味》《灵枢·九针论》等等。

但是，"入"不等于"补"，也不等于"泻"。真正揭示药物五味补泻的真谛，在《黄帝内经》中有两篇，是《素问·脏气法时论》和《素问·至真要大论》。但是我前面做了阐述，《素问·脏气法时论》有错简重排导致的错误。因此，传承医经派和经方派的药物五味体用补泻的经典著作，就是《辅行诀》。

二、补泻内涵的不同

《辅行诀》提出"五脏之五德"，以喜为补，以恶为泻；即以顺应脏腑生理功能为补，忤逆脏腑生理功能为泻。中药五味对应五脏，分为体用，"用味为补，体味为泻"，即"以增强脏腑功能为补，以减弱脏腑功能为泻"。

总结《辅行诀》的五味补泻，"辛补肝而泻脾，咸补心而泻肺，甘补脾而泻肾，酸补肺而泻肝，苦补肾而泻心"。体现了《辅行诀》交互金木、既济水火、升降阴阳的内涵。这种五味对五脏的体用补泻理论是在五行与四时通应的大前提下，运用五味来调节五脏气机升降以顺应四时之气的变化规律，即以顺为补，以逆为泻；增强脏腑功能为补，减弱脏腑功能为泻，这一理论突出了气机升降对脏腑的影响，也直接启发了清朝黄元御"一气周流"思想的提出。

三、经方遣药组方规律

伴随着经典中医的回归，中医界也掀起了"经方热"。当你使用桂枝汤、麻黄汤、小柴胡汤等这些千古名方，你是否知道古代圣贤到底是怎样创立了这些经典处方呢？他们组方的依据和规律是怎样的呢？

当我们查阅《黄帝内经》寻找答案，却发现《黄帝内经》只给了我们大的原则，而很少有具体的处方及其组方规律。我们再去《伤寒杂病论》寻找答案，却发现医圣张仲景虽然继承了《汤液经法》的方和药，并且建构了新的六经辨证和方证体系，但是并没有传承《汤液经法》的遣药组方法则。那么,打开经方之门的钥匙究竟在哪里呢? 答案就在《辅行诀》"汤液经法图"和"五行互含药精"。

四、汤液经法图

关于"汤液经法图",陶弘景给予高度评价:"此图乃《汤液经法》尽要之妙,学者能谙于此,医道毕矣。"陶氏为什么给予这幅图这么高的评价? 此图到底蕴藏了什么样的惊人秘密?

《伤寒杂病论》创造性地继承了《汤液经法》的方药,建构了自己的六经辨证和方证体系,但没有讲《汤液经法》的组方规律。而《辅行诀》则传承了《汤液经法》具体规范的选药组方之法,即"汤液经法图"。而且《辅行诀》选药组方法则具有严谨的逻辑性,既立足中医(方技家),坚定执行《黄帝内经》"谨和五味"的原则;又效仿法家和兵家,"用药如用兵",遣药组方如同排兵布阵,以法用方,纪律严明,法度严谨。《辅行诀》的组方规律是全书学术特点最鲜明、最有特色的部分,这在其后的中医著作中难以见到。

五、五行互含药精

《神农本草经》载药 365 种,陶弘景《名医别录》载药 730 种,李时珍《本草纲目》载药 1 892 种。一名合格的中医师通常需要熟练掌握和应用的中药大概在 200 味至 300 味。中医启蒙读物《药性歌括四百味》就有临床常用药物 400 味。

实际上,对于临床来说,中药的知道、了解和熟练掌握应用有本质的区别。《辅行诀》全书仅涉及中药 66 味,难易程度显而易见。越简单才越容易掌握,熟能生巧,大道至简!

六、经方 = 经典方 = 精选方 = 精简方 = 精准方

现代中医谈到经方则特指张仲景《伤寒杂病论》的处方。实际上根据《汉书·艺文志》,经方有 11 家。虽然这 11 家经方基本失传,但是其中的《汤液经法》则通过《辅行诀》和《伤寒杂病论》得以部分保存。

经方鼻祖《汤液经法》载方 365 首。《伤寒论》115 首处方,《金匮要略》184 首处方,去除重复方剂 39 首,《伤寒杂病论》总处方数 260 首,但是这 260 首处方并不都符合经方的组方规律,因此严格地讲,这 260 首处方并不是所有处方都能称为"经方"。

《辅行诀》原书载方 60 首,现存处方 52 首,均来源于《汤液经法》,都是真正的"经方",也是陶弘景从 365 首经方中精心选择的处方,即精选的经方。

相对于现代一些中医所开的动辄 20 味、30 味以上的庞大处方,《辅行诀》的遣药组方味少而精。以脏腑大小补泻方 24 首为例,小泻方三味药,小补方四味药;大泻方六味药,大补方七味药。

《辅行诀》处方精确定位于病变的五脏,小方以本脏为核心;大方兼顾母脏或者子脏,方中有方,母子同治,补虚泻实,精准治疗。现代炒作火热的"精准医疗"的源头竟然是在《辅行诀》! 古人的智慧令人叹为观止,心悦诚服!

综上所述,《辅行诀》的经方满足了"经方"一词所蕴含的五个含义。

第一,《辅行诀》经方是经典处方。《汤液经法》是硕果仅存的经方著作,《辅行诀》传承着正宗的经方血脉。《汤液经法》《辅行诀》《伤寒杂病论》之于经方,就如同巴赫、莫扎特、贝多芬之于古典乐!

第二,《辅行诀》经方是精选处方。《辅行诀》现存 52 首处方是从《汤液经法》的 365 首处方中精挑细选而来。

第三,《辅行诀》经方是精简处方。脏腑大小补泻方的药味在三味至七味之间,简单易行,容易掌握。

第四,《辅行诀》经方是精准处方。脏腑大小补泻方,小方都精准作用于核心本脏,大方则兼顾子脏或者母脏。都是如同抗美援朝战场上的张桃芳一样的狙击手,弹无虚发!

第五,《辅行诀》经方是经验处方。此处的"经验",并不是指某个中医的个人经验,而是指这些处方都经过临床验证,通过几千年反复地临床实践验证,证明这些处方的客观性、有效性和可重复性。

七、《辅行诀》是中医第五大经典

总而言之,《辅行诀》的"脏腑大小补泻方"部分有四大核心机密:1 汤液经法图;2 药精;3 火土一家;4 水土合德。不见于任何其他医学著作,具有明显的原创性、完整性、系统性和独特性。其与主流中医理论不同的"五味与五脏"的对应关系;玄奥严谨的五行五味体用补泻图;以"用味为补,体味为泻"作为纲领的方剂配伍法则;以"增强脏腑功能为补、减弱脏腑功能为泻"的独特的补泻理念;"火土一家"和"水土合德"的独特理论;使其在中医经典著作中独树一帜,特立独行。

综上所述,笔者认为,《辅行诀》的理论价值和临床价值,可以比肩现代中医公认的四大经典《黄帝内经》《难经》《神农本草经》《伤寒杂病论》,是中医第五大经典!

习近平主席大力倡导中华民族伟大复兴,其中包含了文化复兴。而中医是中华优秀传统文化的杰出代表,作为一名中医师,复兴中医,责无旁贷! 北宋张载的名言"为天地立心,为生民立命,为往圣继绝学,为万世开太平!"

本章以曹东义老师的一段话作为结束语"传承这部著作的人,虽然目前以张大昌先生的弟子为主,但是随着时间的推移,其传承者绝不会只限于这 20 多人,它必将会成为一个学术流派,因为它具有穿越时空的学术能量。"

笔者在此呼吁,希望更多的中医同道来学习和实践《辅行诀》。复兴中医之路,千里之行始于足下,从你我做起!

第五章

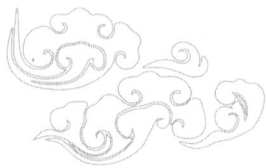

《辅行诀》脏腑大小补泻方组方规律和数术解析

第一节　论经方的药味

前已论述，"经方"一词所蕴含的五个含义：经典处方、精选处方、精简处方、精准处方、经验处方。本节主要再深入探讨一下经方的药味。

《张大昌医论医案集》："尽管时方的学术造诣比经方差距很大，但尚有规矩，不致泛滥难收。总比今天国内某些医家之处方好得多。一方用药多至数十味，药量辄重八九两，性能主次不分，炮制多属离奇。病重药多，病奇药精，量所当然，而考所施，实又非是。制寸锥之囊而残匹帛，为杯水之饮而举鼎釜，若初学之士，尚不足怪，赫赫耆宿亦复如是，岂非笑柄耶？古语说得好，不依规矩不能成方圆，不依六律不能定五音，老生常谈，何竟忘之。"这是张大昌前辈对当今中医界处方用药没有规矩的批评之语，正中时弊！中药处方最重要的规矩是什么？详见本书第六章，经方配伍的两大规矩："君臣佐使"与"七情合和"。

清代汪昂《医方集解》："古人立方，分量多而药味寡。譬如劲兵，专走一路，则足以破垒擒王矣。后世无前人之朗识，分量减而药味渐多，譬犹广设攻围，以庶几于一遇也。然品类太繁，攻治必杂，能无宜于此，而不宜于彼乎？"古人开中药处方，力求药味精简，而每味药的药量较大。今人开方，不分君臣佐使，不分轻重缓急，药味众多而每味药的药量较小。如果根据药味数来评价，现代中医师开出的处方不是中医经典要求的符合两大规矩的大方，而是完全没有规矩的超大方！

宋代科学家沈括《苏沈良方》中云："药之单用为易知，药之复用为难知。"中药的化学成分是很复杂的，一味中药含有多种有机成分和无机成分，其本身的作用已不是单一的，再加上更多的未知因素，多味中药配伍在一起，就组成了一个非常复杂的多成分系统。酸碱中和反应、氧化反应、还原反应、取代反应、水解反应、聚合反应、缩合反应等都有可能发生，这些反应可以改变中药原来的性质。

根据《辅行诀》的五味补泻理论，五味中的任意一味都同时是一脏的用味和我克脏的体味，服用一味药至少会同时作用于两脏，本脏＋我克脏（孙脏），也就是在补一脏的同时必然会泻另一脏。具体而言，辛味补肝木而泻脾土，咸味补心火而泻肺金，甘味补脾土而泻肾水，酸味补肺金而泻肝木，苦味补肾水而泻心火。药味越多，其产生的作用越难以掌握和控制。因此,传承《汤液经法》的《辅行诀》,用药力求简洁,能用小方解决问题就不用大方,大方的药味也不超过七味。

反观现代中医,很多人追求大方,用量也大,似乎药味少了或者药量小了就不能治病,其实大谬矣! 中药处方的有效性取决于辨证的准确性和组方的合理性,精准组方,一定有效!

根据中国科学院院士仝小林主编的《方药量效学》:"现代处方的平均药味数为 19 味,其中大部分方剂的整方用量为 200~250g。与经方比较,现代临床处方的药味数明显增多,整方用量与经方差别不大,经计算可知现代处方单味药的平均剂量(整方用量 / 药味数)小于经方中单味药的平均用量……国医大师经方验案,单剂平均(10.83 ± 4.09)味药物,11 味药物组成的处方最常见,共 134 方(13.3%)。平均整方剂量为(127.43 ± 70.24)g,最小 15g,最大 678g。"可见,从整体上看,大部分现代中医师的中药处方药味数偏多;而国医大师们常见的十一味药物是符合中医经典要求的。

笔者推荐《辅行诀》处方的临床应用模式如下:①小方或大方单独应用。②小方或大方加味。③小方合小方。④小方合大方。

笔者不推荐大方合大方的模式。理由很简单,药味越多,药物之间的相互作用越复杂,越难以掌控。这不但不符合古人"大道至简"的理念,也不符合现代"精准医疗"的理念。中药方药味过多、过杂,不是精准治疗,而是乱枪打猎!

就处方药味而言,笔者提倡中药处方的药味上限为十三味药。我的师爷方药中先生始终强调"言必有证,无证不信"! 我的建议有没有中医经典的依据?

《素问·至真要大论》:"君一臣二,制之小也;君一臣三佐五,制之中也;君一臣三佐九,制之大也。"医经派的《黄帝内经》,君臣佐三级用药体系,其小方三味药,中方九味药,大方十三味药。

《神农本草经·序》:"药有君臣佐使,以相宣摄合和者,宜用一君二臣三佐五使,又可一君三臣九佐使也。"经方派的《神农本草经》,小方八味药,大方十三味药。

经方派的《辅行诀》,脏腑小泻方三味药,小五脏补方四味药,五脏小方重点在本脏;脏腑大泻方六味药,重点在本脏和母脏;脏腑大补方七味药,重点在本脏和子脏。

笔者在临床全面使用《辅行诀》最初几年,基本处方是十一味,目前基本保持在每个处方九味药。四川成都著名老中医田鹤鸣(1883—1980),享年 97 岁,生前谨遵仲景之法,用药精而少,多喜用八味组方,人称"田八味"。我和中医朋友开玩笑,我的一大梦想就是从现在的九味药,减少到七味药,能比田老先生少一味,退休的时候能被患者送个绰号"韩七味"。另外,田老先生擅长脉诊,日诊病三四百,故无暇问病,多以脉断之,有是脉则定是证,而用是方。笔者目前临床把《辅行诀》经方与阴阳五行脉素脉法相结合,平脉用方,也是在重走医圣张仲景和田老这样的前辈楷模的道路,"读经典,做临床"。

在实际临床中,笔者建议首选是单独应用小方或者大方,可以加味。其次,可以联合使用两个小方,这样药味是六味至八味,或者联合使用一个大方和一个小方,这样最多是十一味药。尽可能不联合使用两个大方,理由一,两个大方最多十四味药,超过了十三味药的上限；理由二，两个大方就针对四个脏，从而失去了重点和主次。中医的高手犹如武林高手，在五脏之中立足于一脏，做重点补泻，相当于武林高手的一剑封喉！如果病症复杂，难以在五脏中确定核心病脏，则以本脏为核心，或配合母脏、子脏，或配合克我之脏、我克之脏，行生克制化之术，仍不失为中上之选。若用药立足于三脏，恐已落于中工。妄图四脏，甚至五脏兼顾，则完全无重点、无主次、无轻重缓急，实为下工！戒之戒之！

　　笔者在临床上用药多联合使用两个小方，一个小泻方合一个小补方。为什么一补一泻两个小方的合方效果好？《素问·天元纪大论》："帝曰：善。何谓气有多少，形有盛衰？鬼臾区曰：阴阳之气各有多少，故曰三阴三阳也。形有盛衰，谓五行之治，各有太过不及也。故其始也，有余而往，不足随之，不足而往，有余从之，知迎知随，气可与期。"可见，某个脏腑或者经络的太过，必然伴随着与其相关的某个脏腑或者经络的不及！反之亦然！医生需要做的就是通过四诊，精准定位病变所涉及的脏腑经络！核心病变的脏腑经络确定之后，还要根据四诊确定涉及的脏腑经络，所涉及的脏腑经络可能是与病变核心是生我、我生的母子关系，也可能是与病变核心所胜、所不胜的乘侮关系。然后对核心病变和最密切相关的脏腑经络进行补泻，虚者补之，实者泻之，这就是中医"大道至简"的实际应用！

第二节　论经方的剂量

　　前已论述，中药处方的有效性取决于辨证的准确性和组方的合理性，精准组方，一定有效！前贤有云"中药的不传之秘，皆在用量"，可见药量之重要。方药为经，药量为纬，经纬结合，方能祛病。

一、相对剂量

　　什么是相对剂量，我举个例子。在餐馆中炒一盘宫保鸡丁，供几个人吃，这盘菜的绝对量并不大，但是相对量很关键，鸡肉是主料，花生是辅料，辣椒和花椒是佐料。主料、辅料、佐料，这三者之间一定有一个最佳的比例，这道菜炒出来才好吃。同样是这道宫保鸡丁，在单位的大食堂，厨师需要一次性炒出来供几十个人，绝对量很大了，但是主料、辅料、佐料的三者间的比例一定还要保持原来的最佳比例，这个大锅炒的宫保鸡丁才能让众人满意。

　　同理，中药处方中药物之间的相对剂量甚至比绝对剂量更加重要！度量衡的古今换算方法或许不同，处方中药物的绝对剂量则不同，绝对剂量只要在合理的范畴之内就可以。单味药处方之外均为复方，复方的关键在于药物的君臣佐使组合以及药量之间的比例。《辅行诀》处方君药和臣药之间的比例是 3 : 3，君药和佐药之间的比例是 3 : 1，这个比例是处方药物之间的相对剂量比，笔者认为是非常合理的，应当在临床中坚决贯彻执行。

另外,黄煌教授还提出一个最小量与最大量的区间比,这也属于相对剂量的范畴。《中华人民共和国药典·一部》最小量和最大量的区间约是1:3,例如最小量是3g,则最大量是9g。但是临床实际的区间比实际很大,黄煌教授所做的330名全国名中医的问卷调查,结果显示这些名中医常用药物的区间一般在1:5到1:50,甚至有1:100。因此黄煌教授呼吁将区间比放宽到1:5、1:10。

二、绝对剂量

谈到中药的绝对剂量,必然要涉及度量衡,即尺度、容量、权衡。度制约在商殷,量制约在战国,衡制约在春秋中晚期到战国中期。自秦始皇统一中原后,在全国范围内第一次实行了统一的度量衡制。汉承秦制,《汉书·律历志》:"权者,铢、两、斤、钧、石也,所以称物平施,知轻重也。本起于黄钟之重。一龠容千二百黍,重十二铢,两之为两。二十四铢为两。十六两为斤。三十斤为钧。四钧为石。"二十四铢为一两,十六两为一斤,三十斤为一钧,四钧为一石。

度量衡制的第二次统一发生在隋代,单位上有重大突破,使用了毫、厘、分、钱、两、斤制。

第三次统一发生在1928年,中华民国政府确定了"一二三权度市用制",即1公升=1市升,1公斤=2市斤,1米=3市尺,这样有效地从旧制向新制国际单位的过渡。根据傅延龄先生的研究,民国的这次度量衡改革出现了用量下降,但是并未引起人们的注意。清代一斤是600g,一两是37.5g,一钱是3.75g;民国政府决定采用国际制度,改为500g为一斤,则一斤减少了100g,一两就变成了31.25g,但是医生开方时剂量并未改变。

第四次统一发生在新中国,1977年颁发的《中华人民共和国计量管理条例(试行)》已明确规定要逐步采用国际单位制。根据1977年4月5日国务院批转国家标准计量局等单位《关于改革中医处方用药计量单位的请示报告的通知》,从1979年1月1日起,全国中医处方用药的计量单位一律采用以"g"为单位的国家标准。1990年年底以前,全国各行业应全面完成向法定计量单位的过渡。

中国的历史源远流长,各个朝代的度量衡有同有异,如何折算不同朝代方书中所记载药物的绝对剂量就是一个关键问题。《辅行诀》脏腑大小补泻方24首,大小补心方之外的处方的君药、臣药的剂量都是三两,佐药都是一两。傅延龄先生总结《伤寒杂病论》83.1%的药物用量是在一两到四两之间,魏晋隋唐时期的绝大多数药物用量也是在一两到四两之间,陶弘景所在的南朝沿用东汉的度量衡制度。现代中医所面临的现实问题是:《伤寒杂病论》和《辅行诀》中的一两究竟折合现代多少克? 目前有多种不同的认识。

(一) 一两相当于1g至2g

陶弘景《名医别录》:"古秤唯有铢两而无分名,今则以十黍为一铢,六铢为一分,四分成一两,十六两为一斤"。王伊明依据"十黍为一铢"之说,称量240粒黍的重量后,认为汉代一两合今之1g左右,最大不超过1.6g。大冢敬节《药物的权量》认为"汉制一两,合今1.3g",清水藤太郎《国医药物学研究》提出"一两等于1.42g",日本《第三改正日本准药局方》认为"一两合今 2.0g"。此类观点一直被日本汉方学家所遵循,如丹波元简、粟岛行春多持此论,为目前日本汉方的常用量。

（二）一两相当于 3g 左右

自宋代起度量衡实施变革,由传统的铢分两进位改为钱两的十进位制,并出现了戥秤、字秤。经证实,宋元时期的一斤约合 634~640g,一两约为 39~40g,一钱约为 3.9~4g,一字是一钱的 1/4,约合 1g;宋元时的一升约 600 毫升。明清时期的一斤约合 578~579g,一两约 36g,一钱约 3.6g;明清时的一升约 1 000 毫升。如今教科书应用的剂量单位定义主要受明代李时珍《本草纲目》和清代汪昂《汤头歌诀》的影响,"今古异制,古之一两,今用一钱可也。古之一升,即今之二合半也。"一两折合今一钱约 3g,一升相当于今之 60~80ml。今之教材,时下处方,多遵此说。

1964 年成都中医学院编写的《伤寒论讲义》:"关于剂量之标准,古今不一,汉时以六铢为一分,四分为一两,即二十四铢为一两。处方应用时,一方面根据前人考证的量制折算,更重要的是依据临床实践。凡论中云一两者,折今约一钱。"据此一两折合今之一钱,约 3g。此后的教材,包括五版教材(全国高等中医学院最早版统一教材)《伤寒论讲义》均采用了此说。

（三）一两相当于 8g 左右

陈家骅等根据《金匮要略·腹满寒疝宿食病脉证并治》篇中乌头桂枝汤方后"以蜜二斤,煎减半,去滓,以桂枝汤五合解之,令得一升"有关煎服法的记载,认为一斤蜜的容积为 0.5 升(五合),按东汉一升折合 198ml,10.5 升为 99ml,同时又测得生蜜比重为 1.27g/ml。推测东汉一斤合 126g,一两合 8g。

（四）一两相当于 13.75~13.92g

吴承洛将清末吴大澂以货币校得新莽一两为 13.674 644g 与刘复以新莽嘉量测得新莽一两为 14.166 6g 两个数值进行平均,认为新莽一两为 13.92g,东汉承新莽之制。吴氏考证结果对近代影响较大,中医研究院、广州中医学院合编《中医名词术语选释》、江苏新医学院《中药大辞典·附篇》等均引用了上述数据。

丘光明据多件东汉时期出土衡器考证东汉一斤约定为 222g,一两为 13.875g。

国家"973 计划"项目"以量-效关系为主的经典名方相关基础研究课题成果",傅延龄先生认为张仲景对于方药的计量用的是官秤,因此按照《中国技术科学史·度量衡卷》,东汉时期一斤为 220g,则一两为现代 13.75g。并且唐宋时期保留的以前朝代的古秤,用来秤金银、丝绵、药等贵重物品,被称为金银秤、丝绵秤、药秤,其实都是汉秤,汉代官秤。

傅氏、丘氏和吴氏的研究结果非常接近。

（五）一两相当于 6.96g

中国中医研究院编著的《伤寒论语译》,一方面引用吴承洛《中国度量衡史》关于东汉一两合今之 13.92g 的标准,另一方面根据唐代苏敬《新修本草》"古秤皆复,今南秤是也。晋秤始,后汉末以来,分一斤为二斤耳,一两为二两耳。金银丝绵,并与药同,无轻重矣。古方唯有仲景而已涉今秤,若用古秤作汤,则水为殊少,故知非复秤,悉用今者尔"的记载,认为东汉时期有药秤,是当时常用秤的一半,将《伤寒论》中的一两折合今之 6.96g。

（六）一两相当于 15.625g

柯雪帆等根据国家计量总局《中国古代度量衡图集》中"光和大司农铜权"的有关资料进行了核算。此权现藏中国历史博物馆,高 7.6cm,底径 10cm,重 2 996g,权呈半圆形,权身有一镶"检封"的方穴。器身有铭文"大司农以戊寅诏书,秋分之日,同度量,均衡石,捐斗桶,正权概,特更为诸州作铜斗、斛、称、尺,依黄钟律历,九章算术,以均长短、轻重、大小,用齐七政,令海内都同。光和二年闰月廿三日,大司农曹祾,丞淳于宫,右仓曹橼朱音,史韩鸿造。""光和"为汉灵帝刘宏年号,光和二年为 179 年,与张仲景为同年代。从铭文可知,此权为当时中央政府为统一全国衡器而颁布的标准。铜权,按秦汉单位量值和权的量级程序,此权当为 12 斤权,标准重量当为 3 000g。据此东汉一斤合今之 250g,一两合今之 15.625g。

其实根据《易经》、中医和道家的理论,也可以推导出汉代一两折合现今 15.625g。《素问·宝命全形论》:"天覆地载,万物悉备,莫贵于人,人以天地之气生,四时之法成……夫人生于地,悬命于天,天地合气,命之曰人。"中医和道家认为人得天地之气和父母之气而生,周天气数是 360,再加上父亲气数 12 和母亲气数 12,人之气数总计是 384,与《易经》的 64 卦之 384 爻相对应。汉代一斤 = 十六两 = 三百八十四铢,一斤折合现今 250g,则三百八十四铢 / 十六两 = 二十四铢,一两是二十四铢;250g/ 十六两 =15.625g,一两折合现今的 15.625g。

笔者认为,实物考古是最有力的直接证据,因此柯雪帆先生通过"光和大司农铜权"所做核算,一两合今之 15.625g 是值得信赖的。但是《新修本草》提出东汉时期的药秤是当时常用秤的一半,这样 15.625g 的一半就是 7.812 5g,约等于 8g。《备急千金要方·医学诸论》:"病轻用药须少,病重用药即多。"作为一名临床中医,笔者推崇简单实用,因此对于《伤寒杂病论》和《辅行诀》中的经方量的折算,笔者的建议原则如下:对于普通外感病和内伤杂病,按照经方一两约等于现代 8g 的方式折算;对于外感天行病,也就是具有强烈传染性、流行性和致死性的疾病,或者是危症、急症、重症,则按照经方一两约等于现代 15g 的方式折算。还可以使用首剂加倍的原则,从而截断发展,扭转病势。治外感如将,乱世用重典,重剂起沉疴,此之谓也！而对于调理身心的亚健康状态,小剂量即可,按照经方一两折算为 3g 即可,治内伤如相,人登寿域。这样的三个层次用量建议,"随病施量",既不是一味地强调大剂量,也不是一味地强调轻灵小剂量,而是强调合理用药。

（七）一升相当于 200ml

《汉书·律历志》:"量者,龠、合、升、斗、斛也,所以量多少也。本起于黄钟之龠,用度数审其容,以子谷秬黍中者千有二百实其龠,以井水准其概。合龠为合,十合为升,十升为斗,十斗为斛,而五量嘉矣。"规定了容量单位,二龠为一合,十合为一升,十升为一斗,十斗为一斛。

上海博物馆收藏有 1815 年河南睢州出土"光和大司农铜斛",此斛用铜制成,作圆桶状,圆口,直壁,平底,上口及底部略侈,腹壁中部有对称短圆柄,腰部围三道弦纹,近柄处有镶检封之用的小方框,上无铭文。口沿、底沿皆阴刻相同铭文一周"大司农以戊寅诏书,秋分之日,同度量,均衡石,捔斗桶,正权概,特更为诸州作铜斗、斛、称、尺、依黄钟律历,九章算术,以均长短、轻重、大小,用齐七政,令海内都同。光和二年闰月廿三日,大司农曹祾,丞淳于宫,右仓曹橼朱音,史韩鸿造"。共计 89 字,器壁阴刻"阳安"二字。"大司农"为九卿之一,掌管国家租、税、钱、谷、盐、铁等主要财政收支。"阳安"东汉属豫州汝南郡。此量斛由大司农、丞、右仓曹等各级官吏监制,发至阳安县使用。实测容积为 20 400ml,折算一升合 204ml。

中国国家博物馆收藏有 1953 年甘肃省古浪县出土的"建武大司农平斛",圆桶形,高24.4cm,口径 34.5cm,腹左右有对称短柄。腹部外壁刻铭文一行"大司农平斛,建武十一年正月造"。"建武"为东汉光武帝刘秀年号,建武十一年即 35 年。实测容积为 19 600ml,折算一升合 196ml,与王莽之制基本一致。柄上方有凸起方框,原用来嵌入官府检定容积后所作的检封。传世汉代检封有"官律所平"等字,"平"指官府检定的标准量值。"平斛"即为标准之斛。

迄今所见由大司农颁发的度量衡器,还有永平三年(60)铜质的大司农平合,元初三年(116)铜质的大司农平斗。经实测各种量器一升的单位量值均在 200ml 左右。这一点目前没有争论。

第三节　《辅行诀》整体组方规律

一、五行辨杂病,六合辨疫疠

通过将《伤寒杂病论》与《辅行诀》的组方规律进行比较,笔者得出如下结论:《伤寒杂病论》,前半部《伤寒论》是以"六经辨伤寒",后半部《金匮要略》是以"脏腑辨杂病"。《辅行诀》前半部五脏病是以"五行辨杂病",即以五脏为核心,以脏代腑辨杂病,这一部分不区分脏腑,而是以脏代腑,不言腑而治腑。《辅行诀》后半部外感天行病是以"六合辨疫疠",即用六合辨证应对天地异气导致的具有强烈传染性的疫病、病病。五行辨证,其数五,应天;六合辨证,其数六,应地。经典中医天五、地六的体系相同,由道而术,一以贯之。从这个角度讲,再加上《辅行诀》保留有中医经方派组方理论的"汤液经法图"和"五行互含药精",是一部理法方药俱全的中医临床著作,《辅行诀》有资格与《伤寒杂病论》并肩,与《黄帝内经》《难经》《神农本草经》并列为中医五大经典。

《辅行诀》对于《黄帝内经》的传承,主要有四篇,《至真要大论》《脏气法时论》《本神》《五邪》。《辅行诀》"辨肝、心、脾、肺、肾脏病证文并方"中五脏有疾的虚实症状,实际上直接来自《灵枢·本神》:"肝藏血,血舍魂,肝气虚则恐,实则怒。脾藏营,营舍意,脾气虚则四肢不用,五脏不安,实则腹胀,经溲不利。心藏脉,脉舍神,心气虚则悲,实则笑不休。

肺藏气,气舍魄,肺气虚则鼻塞不利,少气,实则喘喝,胸盈仰息。肾藏精,精舍志,肾气虚则厥,实则胀。五脏不安。必审五脏之病形,以知其气之虚实,谨而调之也。"《灵枢·五邪》:"邪在肺,则病皮肤痛,寒热,上气喘,汗出,咳动肩背。取之膺中外腧,背三节五脏之傍,以手疾按之,快然,乃刺之。取之缺盆中以越之。邪在肝,则两胁中痛,寒中,恶血在内,行善掣,节时脚肿。取之行间以引胁下,补三里以温胃中,取血脉以散恶血;取耳间青脉,以去其掣。邪在脾胃,则病肌肉痛,阳气有余,阴气不足,则热中善饥;阳气不足,阴气有余,则寒中肠鸣、腹痛;阴阳俱有余,若俱不足,则有寒有热,皆调于三里。邪在肾,则病骨痛阴痹。阴痹者,按之而不得,腹胀腰痛,大便难,肩背颈项痛,时眩。取之涌泉、昆仑。视有血者尽取之。邪在心,则病心痛喜悲,时眩仆;视有余不足而调之其输也。"二者只是在文字上稍有出入,并没有实质上的区别。也就是说《辅行诀》不但继承了道家《汤液经法》的内容,同时也传承了医经《黄帝内经》中《至真要大论》《脏气法时论》《本神》《五邪》等篇章的内容。《辅行诀》"汤液经法图"和"五行互含药精"所揭示的经方遣药组方规律,是全书学术特点最鲜明、最有特色的部分,这是在其后的中医著作中难以见到的。

二、以味为纲,主治为目,纲举目张,乃成其方

方证对应被现代中医奉为金科玉律,其实质是"以证为纲","有适证,用适药"。但是《辅行诀》则不同,"以味为纲,主治为目"是《辅行诀》的一大特点,是贯穿《辅行诀》五脏病症诸方的基本组方法则。五味与五脏通过五行生克制化理论联系起来,不同的味对相应五脏的虚实病机产生不同的补泻作用。更具体地说,即是以本脏之用味补己之虚(如以辛补肝),以克己脏之用味(本脏之体味)泻己之实(如酸泻肝),以己克之味(孙脏之用味)缓本脏之急(如肝苦急,急食甘以缓之),在此基本原则之下衍生出五脏大小补泻诸方。

《辅行诀》小泻方三味药两泻一补,一君二臣;小补方四味药两补一泻一化,一君二臣一化;大泻方六味药,酸苦甘辛咸五味俱全,一君二臣三佐;大补方七味药,酸苦甘辛咸五味俱全,一君三臣三佐。

三、方中有方,母子同治,虚者补子,实者泻母

这也是贯穿《辅行诀》脏腑大小补泻方的一个重要特点。具体体现为每一首某脏的大泻方、大补方,都是由该脏的小泻方、小补方再加上其生我之脏(母脏)或者所生之脏(子脏)的小泻方、小补方的主要药物而成。而这一组方法则实际上是继承了《难经》的思想,即《难经·六十九难》:"虚者补其母,实者泻其子"和《难经·七十五难》:"子能令母实,母能令子虚。"

清代医家徐灵胎曾言:"药有个性之特长,方有合群之妙用。"因此,用药如用兵,用方如用阵。把药物组合在一起,既发挥每一味药物的特性,又相互之间协同,补泻有序,才是用药之道。《辅行诀》的组方法度严谨,有如战阵,深得兵家排兵布阵之道,无论是药味的组合,每方的味数、剂量、煎煮法、服药法,甚至煎煮的水量都有非常严格的规定。小泻

方的煎服法：以水或其他溶媒三升，煮取一升，顿服之（不瘥，即重作服之）。大泻方的煎服法：以水或其他溶媒五升，煮取二升，温分再服。小补方的煎服法：以水或其他溶媒八升，煮取三升，温服一升，日三服。大补方的煎服法：以水或其他溶媒一斗，煮取四升，温服一升，日三夜一服。

四、君臣佐使，三级体系

对于处方中君臣佐使的界定，《素问·至真要大论》曰："主病之谓君，佐君之谓臣，应臣之谓使，非上下三品之谓也。"对于疾病起到主要治疗作用的药物是君药。而《辅行诀》则有不同的理念"主于补泻者为君，数量同于君而非主故为臣，从于佐监者为佐使"。对于虚实病证，起到主要的补或者泻的作用的药物是处方中的君药。从剂量上看，君药和臣药的用量相同，都是三两；佐药和使药用量都是一两。需要注意的是，君臣佐使是三级分类，而不是四级，佐药和使药是同一级。

《素问·至真要大论》曰："大要曰：君一臣二，奇之制也，君二臣四，偶之制也，君二臣三，奇之制也，君二臣六，偶之制也。"可见，君药可以是一味药，也可以是两味药。《辅行诀》中的大方都是复方、方中方，也就是由针对本脏的小方和针对母脏或者子脏的小方组成，两个小方组成一个大方（复方）。脏腑大泻方是本脏和母脏同泻，针对本脏起到最主要克、泻作用的药物是君药，针对母脏起到克、泻作用的药物就是另一味君药。脏腑大补方是本脏和子脏同补，针对本脏起到最主要补益作用的药物是君药，针对子脏起到最主要补益作用的药物就是另一味君药。

《神农本草经·序》："药有君臣佐使，以相宣摄合和者。"何谓"合和"？ "合"是把不同药物的配伍在一起；"和"是调和、和谐，目的是让不同的药物产生"合力"，成为"有制之师"。"合和"的方药，具备好的治疗效果。反之，不能形成合力的方药就是乌合之众。明代王夫之《姜斋诗话》："无帅之兵，谓之乌合。"乌合之众是没有战斗力的，当然疗效不佳。"有制之师"的一个关键就是方中的君药，相当于军队的将军。"人无头不走，鸟无头不飞"，因此选定每个处方中的君药具有决定性的意义。为什么《辅行诀》如此重视病证的虚实？ 而不是强调八纲中的其他六纲"阴阳表里寒热"？ 为什么以泻实或者补虚最重要的一味药作为君药？ 张大昌先生给出了答案。《张大昌医论医案集》："虚实辨。古人论虚实，以'诸虚皆寒，诸实皆热'，不单似后世以'阴虚生热，阳虚生寒'定之。"阴阳是总纲，其余六纲中最重要的就是虚实，因为虚实又涵盖了寒热，"诸虚皆寒，诸实皆热"，八纲是辨证的核心，而虚实就是八纲中的核心，是核心中的核心。

五、五脏泻方君药

五脏泻方以本脏五行相克之脏具有本脏之气的药物为君，即金中木芍药为泻木君药，水中火黄连为泻火君药，木中土附子为泻土君药，火中金葶苈子为泻金君药，土中水茯苓为泻水君药。《辅行诀》五脏泻方君药详见下表（表5-1）。

表 5-1　《辅行诀》五脏泻方君药

肝木	金中木　芍药
心火	水中火　黄连
脾土	木中土　附子
肺金	火中金　葶苈子
肾水	土中水　茯苓

《神农本草经》:"药有阴阳配合,子母兄弟,根茎花实草石骨肉。有单行者,有相须者,有相使者,有相畏者,有相恶者,有相反者,有相杀者。凡此七情,合和时视之,当用相须、相使良者,勿用相恶、相反者。若有毒宜制,可用相畏、相杀者,不尔,勿合用也。"中药七情配伍理论,处方中最重要的配伍方法就是相须、相使、相畏、相杀。《辅行诀》经方就是主要应用了这四种配伍方法。

《辅行诀》整订稿脏腑大小补泻方 24 首,最典型的相使药对是君药和辅臣药形成的药对,一共 12 个药对。君药和辅臣药的五行大类相同,同气相求;而辅臣药的五行小类对君药的五行小类形成相生,辅臣药辅助君药,从而提高药效。辅臣药与君药同列,具有执行、帮助、促进君药的功能和作用。如同在政治上和君主站在同侧的大臣,在政策上与君主共同进退。

五脏泻方中的监臣药,其用味与方中本脏用味相同,通过补本脏之用来监督、制约克制本脏之用的君药,相反而相成,则泻而不伤,这是君药与监臣药的配伍。例如,小泻肝汤,君药芍药属金中木,监臣药生姜属木中火,其用味辛,与本脏肝木的用味相同,通过补肝木之用来制约君药芍药对肝木之泻,如同在政治上站在君主对面的大臣,皇帝要实施某种国策,该大臣总是唱反调,曰:"请圣上三思。""一个篱笆三个桩,一个好汉三个帮",辅臣药和监臣药就相当于君药的左手和右手,共同辅佐君药。

六、五脏补方君药

秦始皇一统天下,命丞相李斯用和氏璧雕刻传国玉玺,方圆四寸,上有纽交五龙,正面刻有李斯所书"受命于天,既寿永昌"八个篆字,以作为"皇权天授、正统合法"的信物,可以让子孙代代相传。因此,对于国王、皇帝来说,最看重的是皇室的血统,唯有皇族血脉者才能继承皇位。

《辅行诀》五脏补方以本脏用味至纯者为君药,即木中木桂枝为补木君药、火中火牡丹皮为补火君药、土中土人参为补土君药、金中金麦门冬为补金君药、水中水地黄为补水君药。《辅行诀》五脏补方君药详见下表(表 5-2)。

《难经·六十九难》曰:"虚者补其母,实者泻其子";《难经·七十五难》曰:"子能令母实,母能令子虚",可以转化出"虚者补其子,实者泻其母"。当本脏虚时,既可以用"虚者补其母",也可以用"虚者补其子";当本脏实时,既可以用"实者泻其子",也可以用"实者泻其母"。但是,对实证来说,"实者泻其母"效果更好,因为这样能够断绝了核心病脏的外来资助。而对于虚证来说,"虚者补其子"效果更好,因为这样才能生生不息;从运气学说的角度,子是复气,能够为虚弱的父母报仇。

表 5-2 《辅行诀》五脏补方君药

肝木	木中木 桂枝
心火	火中火 牡丹皮
脾土	土中土 人参
肺金	金中金 麦门冬
肾水	水中水 地黄

七、总结

脏腑小泻方:本脏两泻一补规律,泻中有补,补泻同施。

脏腑大泻方:以《难经》"母能令子虚"的思想,演化出"实者泻其母",本脏和母脏同泻,即本脏两泻一补和母脏两泻一补规律,泻中有补,补泻同施。同时运用治未病思想,以化味先安未受邪之地,截断病势传变。

脏腑小补方:本脏二补一泻一化除苦规律,用味补,体味泻,化味除本脏之苦,补中有泻,补泻同施。

脏腑大补方:以《难经》"子能令母实"的思想,演化出"虚者补其子",本脏和子脏同补,即本脏二补一泻一化除苦和子脏二补一泻,补中有泻,补泻同施。

可见,无论针对实证还是虚证,《辅行诀》药法都是补泻兼施。补泻兼施,是先秦经典中医用药的重要理论之一。诚如清代程国彭《医学心悟·医门八法》所言:"天地之理,有开必有合;用药之机,有补必有泻。如补中汤用参,必用陈皮以开之;六味汤用熟地,即用泽泻以导之。古人用药,补正必兼泻邪,邪去则补自得力。又况虚中挟邪,正当开其一面,戢我民众,攻彼贼寇,或纵或擒,有收有放,庶几贼退民安,而国本坚固,更须酌其邪正之强弱,而用药多寡得宜,方为合法。是以古方中,有补、散并行者,参苏饮、益气汤是也。有消、补并行者,枳术丸、理中丸是也。有攻、补并行者,泻心汤、硝石丸是也。有温、补并行者,治中汤、参附汤是也。有清、补并行者,参连饮、人参白虎汤是也。"

八纲辨证,阴阳是总纲。虚实、寒热、表里,这三对纲领,虚实是核心,寒热是次核心。《辅行诀》脏腑大小补泻方,"主于补泻者为君",君药和辅臣药的补泻方向是一致的,小泻方是君药和辅臣药的两泻,小补方是君药和辅臣药的两补,也就是说君药和辅臣药是主要针对虚实这对纲领而设,虚实的本质是物质和能量的多少、盈亏,治疗则虚者补之,实者泻之。而监臣药的补泻与君药是相反的,从八纲的角度来分析,监臣药和佐药的作用主要是针对寒热、表里,这两对纲领。寒热(包括燥湿)的本质是"温、热、平、凉、寒"的温度和湿度,寒者热之,热者寒之;燥者润之,湿者干之。表里的本质则体现在病位的深浅和气机的"升降、出入",表证则用升散以令气从上而出,里证则用沉降以令气(从上而入)从下而出。至此,中药处方中的"君臣佐使"与八纲辨证中的"虚实、寒热、表里"呈现完美对应,君药和辅臣药针对虚实两纲,监臣药和佐药针对寒热燥湿和表里两纲,提纲挈领,纲举目张,大道至简！君臣佐使与八纲辨证的对应,详见下表(表 5-3)。

表 5-3 君臣佐使与八纲辨证对应表

君药	辅臣药	监臣药	佐使药
虚实		寒热、燥湿、表里	

第四节 《辅行诀》脏腑小泻方组方规律和数术解析

《辅行诀》脏腑小泻方组方规律,详见下表(表 5-4)。

表 5-4 《辅行诀》脏腑小泻方组方规律表

	君药	辅臣药	监臣药
小泻肝汤	芍药 金中木 用味酸	枳实 金中水 用味酸	生姜 木中火 用味辛
小泻心包汤	黄连 水中火 用味苦	黄芩 水中木 用味苦	大黄 火中土 用味咸
小泻心汤	通草 木中土 用味辛	淡豆豉 木中火 用味辛	升麻 土中火 用味甘
小泻脾汤	附子 木中土 用味辛	生姜 木中火 用味辛	生甘草 土中金 用味甘
小泻肺汤	葶苈子 火中金 用味咸	大黄 火中土 用味咸	枳实 金中水 用味酸
小泻肾汤	茯苓 土中水 用味甘	生甘草 土中金 用味甘	黄芩 水中木 用味苦

一、《辅行诀》脏腑小泻方组方规律

《辅行诀》曰:"肝德在散。故经云:以辛补之,酸泻之。肝苦急,急食甘以缓之,适其性而衰之也。心德在软。故经云:以咸补之,苦泻之;心苦缓,急食酸以收之,闭上焦以抑其气也。脾德在缓。故经云:以甘补之,辛泻之。脾苦湿,急食苦以燥之。肺德在收。故

经云：以酸补之，咸泻之。肺苦气上逆，急食辛以散之，开腠理以通气也。肾德在坚。故经云：以苦补之，甘泻之。肾苦燥，急食咸以润之，致津液生也。"这段经文就是《辅行诀》的组方原则。

《张大昌医论医案集》："通可去著，祛六腑积滞之气。泻可去实，调五脏有余之气。"五脏大小泻方 12 首，是祛五脏有余之气的方剂。由于病情相对较轻，小泻方仅在核心本脏和克我脏之间发生生克作用，仅有体味、用味，没有化味，一君二臣，两泻一补。例如，小泻肝汤仅有辛味、酸味，没有独立的化味即甘味，但是辛酸化甘。上述 6 方中的小泻心汤是特例，这涉及《辅行诀》的一个重要理念，"心的五行属土"，将在下文解析。

小泻方三味药，药量各为三两，煎药溶液为三升，煮取一升，顿服。不瘥，即重作服之。小泻方三味药按照本脏两泻一补的规律组成，泻中有补，补泻同施。组方格局均为君药 + 辅臣药（正辅臣药）+ 监臣药（反辅臣药），即君药和辅臣药两泻，监臣药一补。君药的五行属性为克我，其用味克制本脏的用味。

《辅行诀》曰："主于补泻者为君，数量同于君而非主故为臣，从于佐监者为佐使。"君药是第一级，是最主要的补或者泻的药物，泻方以本脏五行相克之脏具有本脏之气的药物为君。臣药是第二级，又分为辅臣药和监臣药。辅臣药是正辅臣药，补泻作用与君药相同，即站在君药的同侧，具有直接辅助君药的作用，用现代语言表达就是正反馈作用。监臣药是反辅臣药，补泻作用与君药相反，有克而不伤、补而不滞的含义，即站在君药的对面，具有监控君药的作用，用现代语言表达就是负反馈作用。

以小泻肝汤为例，肝属木，五行金克木，用金性药泻肝。芍药和枳实同属金性药。金中木芍药的五行大类属金，克肝木；五行小类属木，具有肝木之气，故为君药。金中水枳实的五行大类属金，克肝木；五行小类属水，水生木，滋助芍药的五行小类，故为辅臣药。木中火生姜的五行大类属木，味辛补肝用，补泻作用与君药相反，属于站在君药对立面具有监控作用的负反馈药物，为监臣药。

二、中医之道与数术学

《素问·上古天真论》："上古之人，其知道者，法于阴阳，和于术数。"《说文解字》："术：邑中道也。"《广韵》："术，技术。""术"的原意是国家、城市中的道路，引申为方术、方技、方法。《说文解字》："数：计也。""数"，音 shǔ，是计算、计数的意思；音 shù，是数字、数目、数量的意思。"数"的功能是"计"，既可以表示数量，又可表示次序。将"数"与"术"连用，始见于班固《汉书·艺文志》"凡数术百九十家，二千五百二十八卷。数术者，皆明堂羲和史卜之职也。""数术"类图书分为六类：天文、历谱、五行、蓍龟、杂占、形法。

"数术"也称为"术数"，在中国典籍文献中，数术、术数与算术、数学常常混用。例如，古代数学著作《九章算术》就是以算为主、以术为法的中国传统算法体系。清代《四库全书》子部所收术数类，下分数学之属、占候之属、相宅相墓之属、占卜之属、命书相书之属、阴阳五行之属。因此，南宋数学家秦九韶在其著作中《数书九章·序》中强调"数与道非二本"。古希腊哲学家、科学家亚里士多德认为"数学是量的科学"，计量是数最基本的功能，而量是可以比较与运算的,从而为逻辑推理和演算预测提供内在基础。

数术的特征是以数行术,其基础是《易经》河图、洛书、阴阳、五行、八卦、九宫、天干、地支等等。并且通过"取象比类"的方法,来研究万事万物之间的相关性,从而建立"象数思维"。

前文提及,《辅行诀》是敦煌藏经洞藏书。根据海外敦煌学学者的研究,敦煌藏经洞发现的术数文献,若作粗略的概括,可以称为"二书、二经和一占":"二书"者,即"梦书"和"相书";"二经"者,即"宅经"和"葬经";"一占"者,即形形色色的占卜方法也。

三、数术解析"零、一、二、三、六、九"

老子《道德经》:"天下万物生于有,有生于无……道生一,一生二,二生三,三生万物。万物负阴而抱阳,冲气以为和。"列子《冲虚经》:"太易者,未见气也;太初者,气之始也;太始者,形之始也;太素者,质之始也……清轻者上为天,浊重者下为地,冲和气者为人。故天地含精,万物化生。"北宋张伯端《悟真篇》:"道自虚无生一气,便从一气产阴阳。阴阳再合成三体,三体重生万物昌。"

宇宙大爆炸之前的奇点,相当于老子所说的"无",其数为"零"。大爆炸之后产生的万物是"有",此所谓"有生于无",而生的规律就是"道"。

"道生一",道是宇宙本源,在"道"的规律作用下,万物始于"一","一"是气,"一"是始,"一"是太初混元一气,又谓"太极",万物之始终,始于"一",终于"一"。

"一生二",太极生两仪,一气化阴阳,清升天浊降地而分阴阳两仪,"二"是阴阳,是两仪。

"二生三",阴阳和合为中,阴、阳、中;"三生万物",生生不息,人为天地之子,万物之灵。"万物"是"众",是"无穷"。

《说文解字》:"三,天地人之道也。"《汉书》:"三人为众。"《说文解字》:"众,多也。"《盘古开天地》:"数起于一,立于三,成于五,盛于七,处于九。"道家、儒家谓"三"为天地人,阴阳中,生生不息而裂变无穷。佛家谓三界:欲界、色界、无色界。

《周易·系辞》:"天一地二,天三地四,天五地六,天七地八,天九地十。"《尚书大传·五行传》:"天一生水,地二生火,天三生木,地四生金。地六成水,天七成火,地八成木,天九成金,天五生土。""三"是五行中木的生数。木的四时对应春时,四方对应东方,故春三月,日月会木星于东方青龙七宿。

《素问·三部九候论》:"天地之至数,始于一,终于九焉。一者天,二者地,三者人。"《灵枢·九针论》:"一以法天,二以法地,三以法人。"《素问·六节藏象论》:"故其生五,其气三。三而成天,三而成地,三而成人。"五行之气化为三才,天气、地气、人气。三阴三阳,气之运行,分为三步,曰开枢阖。中医有很多以"三"命名的著名方剂,例如三才汤、三仁汤、三拗汤、三妙散、三子养亲汤、三物备急丸、三甲复脉汤等等。

《素问·至真要大论》曰:"君一臣二,奇之制也……君一臣二,制之小也。"仅用一味药物,谓之"单行";使用两味药物,谓之"药对";三味药物是最小单位的中药处方,又称为

"角药"。两点之间能够构成一条直线,三点之间已经能够形成一个平面,等边三角形是最稳固的几何图形。三味"角药"为方剂之始,故《辅行诀》小泻方均采用三味药的组方,两泻一补,一君药,一辅臣药,一监臣药。

"上三味,以水三升,煎服一升,顿服。"脏腑小泻方三味药,药量均为三两,煎药溶液为三升(现代600ml),均合三才之数,"三"不但是木的生数,更代表中气,以中为和!"煎服一升",从三升中煮取一升(现代200ml);"顿服",每日服用1次,是从天地人三才之气中取其煎煮后合化之中气,从三取一,以天地冲和之气养人之气。

脏腑小泻方,三味药的药量总计为九两。九是洛书九宫数中最大的数字。《周易》:"天九地十。"《尚书大传·五行传》:"天九成金。"《素问·三部九候论》:"天地之至数,始于一,终于九焉。"《黄帝内经》极其推崇"九",有九星、九州、九野、九宫、九藏、九窍、九候、九针、九变、九宜、九周、九刻等称谓。

张景岳《类经图翼》:"夏为阳极,阳极则热,故曰老阳,老阳数九,阳中阳也,其气火,自南而北……地四生金,四得五而九,故天以九成之而居西。"九为奇数,应天,属阳,为阳中至阳,老阳数。脏腑小泻方,行地之阴道,以克为泻,而药量为九,为至阳之数,是阴阳互根,阳中求阴。九是金的成数,河图中的九位居西方,是阳数居于阴位。秋天西方肃降之气,又与泻方之旨相合。

脏腑大泻方,全方六味药。《周易·系辞》:"天五地六。"《尚书大传·五行传》:"地六成水。"《类经图翼·气数统论》:"冬为阴极,阴极则寒,故曰老阴,老阴数六,阴中阴也,其气水,自北而南,其令藏,自下而闭,冬者终也,言万物之尽藏也。"六为偶数,应地,属阴,为阴中至阴,为水之成数,为老阴数。脏腑大泻方,以六味药,行地之阴道,以克为泻。

六和九,为天地间的一对阴阳数,老阴和老阳,至数阴阳。

第五节　《辅行诀》脏腑小补方组方规律和数术解析

《辅行诀》脏腑小补方组方规律,详见下表(表5-5)。

表5-5　《辅行诀》脏腑小补方组方规律表

	君药	辅臣药	监臣药	化佐药
小补肝汤	桂枝 木中木 用味辛	干姜 木中水 用味辛	五味子 金中土 用味酸	山药 土中木 用味甘
小补心包汤	牡丹皮 火中火 用味咸	旋覆花 火中木 用味咸	竹叶 水中金 用味苦	山萸肉 金中火 用味酸

续表

	君药	辅臣药	监臣药	化佐药
小补脾汤	人参 土中土 用味甘	炙甘草 土中火 用味甘	干姜 木中水 用味辛	白术 水中土 用味苦
小补肺汤	麦门冬 金中金 用味酸	五味子 金中土 用味酸	旋覆花 火中木 用味咸	细辛 木中金 用味辛
小补肾汤	地黄 水中水 用味苦	竹叶 水中金 用味苦	炙甘草 土中火 用味甘	泽泻 火中水 用味咸

一、《辅行诀》脏腑小补方组方规律

需要注意,小补心汤是针对君主之官——心,心为五脏六腑之大主,具有特殊性,其用药规律与其他补方略有不同,因此没有归入表 5-5。

针对肝、心包、脾、肺、肾的小补方,药味为四味,一君二臣一佐,君药、臣药为三两,佐药为一两。煎药溶液为八升,煮取三升,日三服。脏腑小补方四味药,用味补,体味泻,化味除本脏之苦,按照"本脏二补一泻化除苦"的规律组成,补中有泻,补泻同施。组方格局均为君药 + 辅臣药(正辅臣药)+ 监臣药(反辅臣药)+ 佐药,即君药和辅臣药两补,监臣药一泻,君臣三味药用量均是三两;化味除本脏之苦,用量是一两。君药的五行属性与本脏相同,其用味补益本脏的用味;辅臣药的五行属性与本脏相同,同时可以相生君药;监臣药的五行、用味克制本脏;佐药是化味,除本脏之苦。

《辅行诀》曰:"主于补泻者为君,数量同于君而非主故为臣,从于佐监者为佐使。"君药是第一级,是最主要的补或者泻的药物,补方以本脏用味至纯之王为君药。臣药是第二级,又分为辅臣药和监臣药。辅臣药是正辅臣药,补泻作用与君药相同,即站在君药的同侧,具有直接辅助君药的作用,用现代语言就是正反馈作用。监臣药是反辅臣药,补泻作用与君药相反,即站在君药的对侧,具有监控辅助君药的作用,用现代语言就是负反馈作用。小补方中的君药和臣药组成了针对本脏的两补一泻格局。

以小补肝汤为例,肝属木,用辛味药补肝木之用。桂枝和干姜同属辛味药。木中木桂枝,五行大类和五行小类均属木,为木王,故为君药。木中水干姜,五行大类属木,助君药补肝木之用;五行小类属水,水生木,可以滋助君药,故为辅臣药。金中土五味子,监臣药五行大类属金,金克木,泻肝木之用,故为监臣药。君药桂枝和辅臣药干姜用味辛,监臣药五味子用味酸,辛酸化甘。土中木山药,用味甘,是君药和臣药之化味,属佐药,可以除"肝木之苦急"。这四味药形成了针对肝木的两补一泻一化除苦的组方格局。

二、数术解析"四、十、八、三"

《周易》:"易有太极,是生两仪,两仪生四象,四象生八卦,八卦定吉凶,吉凶生大业。"太极是混元一气,两仪是阴阳,四象是四方、四时,八卦是八方、八风。太极→两仪→四象→八卦,是一分为二、二分为四、四分为八的裂变过程。三点之间已经能够形成一个三角平面,四点之间就能形成一个四边平面;如果把三点之外增加的一点置于平面之外,"四"就能构成一个三维立体空间。

脏腑小补方是四味药,两补一泻一化,补方的体味和用味就能化生"化味",再单独增加一味"化味药",就是为了增强"化",因为化为"中",阴阳源于中,"中"是生命生生不息的根本。

脏腑小补方,四味药的总量是十两。

"右四味,以水八升。"脏腑小补方煎药溶液为八升(现代1 600ml),煮取三升(现代600ml),每天服用3次,每次一升(现代200ml)。张景岳《类经图翼·气数统论》云:"秋为阴始,阴始则凉,故曰少阴,少阴数八,阳中阴也,其气金,自西而东,其令收,自上而下,秋者收也,言万物之收敛也。"取其少阴之性,入于足少阴肾经,故"取八升"。《河图》有云:"天三生木,三得五而八,故地以八成之而居东。"四味药在煎煮过程中经历五行变化合为一体,水亦相同。由煎煮,将地数八去掉五行之性,由地数返至天数,与《素问·宝命全形论》"人以天地之气生,四时之法成"相应。另外,《抱朴子》云:"少阴为八,少阳为三,少阴少阳,参而合之,而成夫妇。"三是木的生数,八是木的成数。"夫妇"有天地、阴阳、脏腑之意,《辅行诀》脏腑大小补泻方以脏代腑,不言腑而治腑。若详细区分,3为阳数,以对应天和人之腑,即胆,为甲木;8为阴数,以对应地和人之脏,即肝,为乙木。

"煮取三升,温服一升,日三服。"三升、三服,从天地人三才之气取其煎煮后合化之中气,以天地冲和之气养人。老子《道德经》:"万物负阴而抱阳,冲气以为和。"

第六节 《辅行诀》脏腑大泻方组方规律和数术解析

《辅行诀》脏腑大泻方组方规律,详见下表(表5-6)。

表5-6 《辅行诀》脏腑大泻方组方规律表

	君药	辅臣药	监臣药	辅佐药	监佐药	化佐药
大泻肝汤	芍药 金中木 用味酸	枳实 金中水 用味酸	生姜 木中火 用味辛	生甘草 土中金 用味甘	黄芩 水中木 用味苦	大黄 火中土 用味咸
大泻心包汤	黄连 水中火 用味苦	黄芩 水中木 用味苦	大黄 火中土 用味咸	枳实 金中水 用味酸	生姜 木中火 用味辛	生甘草 土中金 用味甘

续表

	君药	辅臣药	监臣药	辅佐药	监佐药	化佐药
大泻心汤	通草 木中土 用味辛	淡豆豉 木中火 用味辛	升麻 土中火 用味甘	栀子 水中火 用味苦	戎盐 火中土 用味咸	醋 金中水 用味酸
大泻脾汤	附子 木中土 用味辛	生姜 木中火 用味辛	生甘草 土中金 用味甘	黄芩 水中木 用味苦	大黄 火中土 用味咸	枳实 金中水 用味酸
大泻肺汤	葶苈子 火中金 用味咸	大黄 火中土 用味咸	枳实 金中水 用味酸	生姜 木中火 用味辛	生甘草 土中金 用味甘	黄芩 水中木 用味苦
大泻肾汤	茯苓 土中水 用味甘	生甘草 土中金 用味甘	黄芩 水中木 用味苦	大黄 火中土 用味咸	枳实 金中水 用味酸	生姜 木中火 用味辛

一、《辅行诀》脏腑大泻方组方规律

脏腑大泻方药味为六味,一君二臣三佐,在小泻方基础上再加三味药组成,煎药溶液为五升,煮取二升,日再服。大泻方六味药,阴数六。大方,实际为复方。大泻方是在小泻方的基础上增加三味药来泻母脏,即生我脏,使本脏失去母脏的滋助,符合《难经》"母能令子虚"的原则,实际上是本脏和母脏同泻。

五脏之间的生克,某一脏功能太过,一定会造成对其所克一脏的伤害,形成相乘的病理变化。《素问·五运行大论》云:"气有余,则制己所胜,而侮所不胜。"《金匮要略·脏腑经络先后病脉证》曰:"上工治未病,何也? 师曰: 夫治未病者,见肝之病,知肝传脾,当先实脾。"脏腑大泻方组方用药蕴含既病防变的治未病思想,先安未受邪之地,截断病势传变。

可见,脏腑大泻方是同时针对本脏和母脏的两组两泻一补药物,方中有方,本母同治,泻中有补,补泻兼施。补泻兼施也是《辅行诀》《伤寒论》《备急千金要方》等经典方书组方的常用规律。

需要注意,大泻心汤是针对君主之官——心,心为五脏六腑之大主,具有特殊性,涉及心的五行属土的问题,其用药规律与其他泻方略有不同。

《辅行诀》曰:"主于补泻者为君,数量同于君而非主故为臣,从于佐监者为佐使。"君药是第一级,是最主要的补或者泻的药物,泻方以本脏五行相克之脏具有本脏之气的药物为君。臣药是第二级,又分为辅臣药和监臣药。辅臣药是正辅臣药,补泻作用与君药相同,即站在君药的同侧,具有直接辅助君药的作用,用现代语言就是正反馈作用。监臣药是反辅臣药,补泻作用与君药相反,即站在君药的对侧,具有监控辅助君药的作用,用现代语言就是负反馈作用。君药和臣药组成了针对本脏的两泻一补格局。佐药是第三级,大泻方中新增加的三味佐药分为辅佐药、监佐药、化佐药,针对母脏,一补一泻一化。君药、臣药用量相同是三两,佐药用量一两。

以大泻肝汤为例,肝属木,五行金克木,用金性药泻肝。芍药和枳实同属金味药。金中木芍药的五行大类属金,可以克肝木;五行小类属木,具有肝木之气,故为君药。金中水枳实的五行大类属金,可以克肝木;五行小类属水,水生木,可以滋助芍药的五行小类,故为辅臣药。木中火生姜的五行大类属木,味辛补肝用,补泻作用与君药相反,属于站在君药对面具有监控作用的负反馈药物,故为监臣药。芍药、枳实、生姜,这三味药形成了针对肝木本脏的两泻一补格局。而新增加的三味佐药是针对肝木的母脏——肾水。土中金生甘草,五行大类属土,土克水,以克为泻,泻肝木的母脏肾水;同时生甘草的甘味,是本脏肝木用体合化之化味,即辛酸化甘,增强了脾土,从而防止木克土,截断病势传变,先安未受邪之地,故为辅佐药。水中木黄芩,五行大类属水,用味苦,补肝木的母脏肾水,故为监佐药。火中土大黄,用味咸,是母脏肾水之化味,苦甘化咸,除母脏肾水之苦"燥",为化佐药。生甘草、黄芩、大黄,形成了针对肝木的母脏肾水的一泻一补一化的方中方,同为佐药。

二、数术解析"六、五、十二、二"

《周易·系辞》:"天五地六。"《国语·周语》:"天六地五,数之常也。经之以天,纬之以地。"《汉书·律历志》:"天六地五,数之常也。天有六气,降生五味。夫五六者,天地之中合,而民受以生也。故日有六甲,辰有五子,十一而天地之道毕,言终而复始。"问题来了,对于天地与五六之数的配伍,哪本书正确呢?

以上均正确,只不过角度不同而已。按照《黄帝内经》,"天五第六"和"天六地五",实际上都是天地之气的不同变化。故《素问·六微旨大论》曰"六气应五行之变",《素问·六元正纪大论》曰"此天地五运六气之化"。"天五"来自十天干,甲、乙、丙、丁、戊、己、庚、辛、壬、癸。甲、丙、戊、庚、壬为阳干,乙、丁、己、辛、癸为阴干,十天干分为五阳干和五阴干。"地六"来自十二地支,子、丑、寅、卯、辰、巳、午、未、申、酉、戌、亥。子、寅、辰、午、申、戌,为六阳支。丑、卯、巳、未、酉、亥,为六阴支,十二地支分为六阳支和六阴支。

"天五"亦来自"五星","五星"行"五运","地五"来自"五行"。《史记·天官志》:"天有五星,地有五行。"天有木星、火星、土星、金星、水星;五星行五运,木运、火运、土运、金运、水运,而与地上的木、火、土、金、水五大类物质相互感应。"天六"来自"六气","六气"与"五运""五行"相配。故《素问·天元纪大论》:"帝曰:上下相召奈何? 鬼臾区曰:寒暑燥湿风火,天之阴阳也,三阴三阳上奉之。木火土金水火,地之阴阳也,生长化收藏下应之。"风热暑湿燥寒这"六气",转化为"三阴三阳","三阴"为一阴厥阴风木(风),二阴少阴君火(热),三阴太阴湿土(湿),"三阳"为一阳少阳相火(暑),二阳阳明燥金(燥),三阳太阳寒水(寒)。天之"六气"与五星之"五运"、地之"五行"相配,则风配木,主生;热、暑配火,主长;湿配土,主化;燥配金,主收;寒配水,主藏。天地之道,一言以蔽之,阴阳、四时、五运、六气! 五与六是天地间相互转化的一对阴阳数。

《尚书大传·五行传》:"地六成水。""六"对应地,在五行为肾水的成数。《素问·天元纪大论》:"水火者,阴阳之征兆也。"火是阳气在天最典型的代表,水是阴气在地最典型的代表。《伤寒论·辨太阳病脉证并治》:"发于阳,七日愈;发于阴,六日愈。以阳数七,阴数六故也。"阳数的典型代表是七,阴数的典型代表是六。阳是功能,阴是物质。人通过感官来感受物质,故佛家说婆婆世界有"六尘",色、声、香、味、触、法;人以"六根",眼、耳、鼻、舌、身、意,感受"六尘",而有"六识",眼识、耳识、鼻识、舌识、身识、心识。前已论述,三点之间已经能够形成一个三角平面,四点之间就能形成一个四边平面;如果把三点之外增加的一点置于平面之外,这四点就能构成一个三维立体空间。同理,四点构成一个三维立体空间,再增加的一点设为时间,那么"五"就是一个四维立体时空,这是人类最容易理解的真实时空。人以"六根"来感受四维立体时空的"五"中的"六尘",就有了"六识",六种感知。

张景岳《类经图翼·气数统论》云:"冬为阴极,阴极则寒,故曰老阴,老阴数六,阴中阴也,其气水,自北而南,其令藏,自下而闭,冬者终也,言万物之尽藏也……邵子曰:天地之本起于中。夫数之中者,五与六也。五居一三七九之中,故曰五居天中,为生数之主;六居二四八十之中,故曰六居地中,为成数之主。"筮法阴爻称六,"六"是老阴之数,阴中至阴,又与六合、六律、六吕之数相契。"六"和"五"都是中数,五五得二十五,六六得三十六,"六"和"五"的平方结果,个位数还是回归自身。根据《河图》,"五"是天,是生数一二三四五之主;"六"是地,是成数六七八九十之主。五与六是天地间相互转化的一对阴阳数,阴阳中数。

脏腑大泻方药味为六味,六为老阴数,六为水之成数,行地之阴道,天为阳,地为阴;天左旋,地右动;地之阴道,在"汤液经法图",地道从左至右顺时针旋转;故《辅行诀》曰"阴退为泻,其数六,水数也。"

脏腑大泻方,六味药的总量是十二两。十二是偶数,属阴,应地,与脏腑大泻方相合。十二这个数字与中医有密切的关系。天干地支,地支数为十二,黄道有十二宫,岁星(木星)有十二次,一年有十二月,二十四节气包括十二节和十二气,一日有十二时辰,人体有十二正经、十二经别、十二经筋、十二皮部。《辅行诀》五脏补泻方包括五脏泻方 12 首(小泻方6 首 + 大泻方 6 首)和五脏补方 12 首(小补方 6 首 + 大补方 6 首)。

"右六味,以水五升,煮取二升,温分再服。"脏腑大泻方煎药溶液为五升(现代 1 000ml),煮取二升(现代 400ml),温服,每日 2 次,每次一升(现代 200ml)。"右六味,以水五升",六味药,用五升水煎药,"六"阴在"五"阳之中,阳中求阴。"以水五升,煮取二升",水五升,取二升;"天五生土,地二生火",5 为阳,2 为阴,阳中求阴。"温分再服",汤液水为阴,温服则以阳驭阴。2 为阴为泻,每日 2 次服药,以应泻方。

第七节 《辅行诀》脏腑大补方组方规律和数术解析

《辅行诀》脏腑大补方组方规律,详见下表(表 5-7)。

表 5-7 《辅行诀》脏腑大补方组方规律表

	君药	辅臣药	监臣药	子臣药	化佐药	辅佐药	监佐药
大补肝汤	桂枝 木中木 用味辛	干姜 木中水 用味辛	五味子 金中土 用味酸	牡丹皮 火中火 用味咸	山药 土中木 用味甘	旋覆花 火中木 用味咸	竹叶 水中金 用味苦
大补心包汤	牡丹皮 火中火 用味咸	旋覆花 火中木 用味咸	竹叶 水中金 用味苦	人参 土中土 用味甘	山茱萸 金中火 用味酸	炙甘草 土中火 用味甘	干姜 木中水 用味辛
大补脾汤	人参 土中土 用味甘	炙甘草 土中火 用味甘	干姜 木中水 用味辛	麦门冬 金中金 用味酸	白术 水中土 用味苦	五味子 金中土 用味酸	旋覆花 火中木 用味咸
大补肺汤	麦门冬 金中金 用味酸	五味子 金中土 用味酸	旋覆花 火中木 用味咸	地黄 水中水 用味苦	细辛 木中金 用味辛	竹叶 水中金 用味苦	炙甘草 土中火 用味甘
大补肾汤	地黄 水中水 用味苦	竹叶 水中金 用味苦	炙甘草 土中火 用味甘	桂枝 木中木 用味辛	泽泻 火中水 用味咸	干姜 木中水 用味辛	五味子 金中土 用味酸

一、《辅行诀》脏腑大补方组方规律

脏腑大补方七味药,一君三臣三佐,阳数七,煎药溶液为一斗,煮取四升,日三夜一服。大方,实际为复方。大补方是在小补方的四味药基础上增加三味药补子脏,即我生之脏,使本脏得到子脏的滋助,符合《难经》"子能令母实"的原则,实际上是本脏和子脏同补。

五脏之间的生克,某一脏功能不及,一定会累及子脏,也就是母病及子。大补方组方用药也蕴含既病防变的治未病思想,先安未受邪之地,截断病势传变。本脏和子脏同补,宋代徐大升论五行相生相克,总结为"强金得水,方挫其锋;强水得木,方缓其势;强木得火,方泄其英;强火得土,方敛其焰;强土得金,方化其顽"。增加的三味药就是子脏的小补方的君药和两味臣药,没有用化味佐药。同时,这三味药对于子脏来说也是两补一泻的组方格局。这样,大补方七味药,就是由针对本脏的"二补一泻化除苦"君臣佐四味药和针对子脏的"二补一泻"的一味子臣药和两味佐药构成,一君、三臣、三佐,组方格局为君药 + 辅臣药(正辅臣药)+ 监臣药(反辅臣药)+ 子臣药 + 三味佐药,君药、臣药用量同是三两,三味佐药用量是一两。脏腑大补方同样是方中有方,母子同治,补中有泻,补泻兼施。补泻兼施也是《辅行诀》《伤寒论》《备急千金要方》等经典方剂书组方的常用规律。

《辅行诀》曰:"主于补泻者为君,数量同于君而非主故为臣,从于佐监者为佐使。"君药是第一级,是最主要的补或者泻的药物,补方以本脏用味至纯之王为君药。臣药是第二级,又分为辅臣药和监臣药。辅臣药是正辅臣药,补泻作用与君药相同,即站在君药的同侧,具有直接辅助君药的作用,用现代语言就是正反馈作用。监臣药是反辅臣药,补泻作用与君药相反,即站在君药的对侧,具有监控辅助君药的作用,用现代语言就是负反馈作用。

需要注意,大补心汤是针对君主之官——心,心为五脏六腑之大主,具有特殊性,涉及的心的五行属土的问题,其用药规律与其他补方略有不同,因此没有列入上述表格。

二、数术解析"七、八、十五、十、四"

前已论述,五与六是天地间相互转化的一对阴阳数。七与八也是天地间一对阴阳数。

《周易》:"复:亨。出入无疾,朋来无咎。反复其道,七日来复,利有攸往。"从姤卦☰☷一阳消,遁卦☰☶二阳消,否卦☰☷三阳消,观卦☷☴四阳消,剥卦☶☷五阳消,坤卦☷☷六阳消,复卦☷☳一阳来复,正好形成卦变的一个反复周期,七日来复。《伤寒论·辨太阳病脉证并治法》:"病有发热恶寒者,发于阳也;无热恶寒者,发于阴也。发于阳,七日愈;发于阴,六日愈。以阳数七,阴数六故也。"发热和恶寒同时并见,是表证,病位在表而不在里,故曰"发于阳"。普通外感表证,七日康复而愈,与《周易》复卦所说"七日来复"相符合,七日阳气复生。

汉代《白虎通》:"阳数七,阴数八,男八岁毁齿,女七岁毁齿。"《素问·上古天真论》:"女子七岁,肾气盛,齿更发长……丈夫八岁,肾气实,发长齿更。"7 为奇数,属阳;8 为偶数,属阴。"毁齿"与"齿更"意义相同,指恒牙替换乳牙,少女 7 岁换牙,少男 8 岁换牙。张景岳《类经》:"七为少阳之数,女本阴体而得阳数者,阴中有阳也……八为少阴之数,男本阳体而得阴数者,阳中有阴也。"《类经图翼·气数统论》云:"春为阳始,阳始则温,故曰少阳,少阳数七,阴中阳也,其气木,自东而西,其令生,自下而上,春者蠢也,言万物之蠢动也……秋为阴始,阴始则凉,故曰少阴,少阴数八,阳中阴也,其气金,自西而东,其令收,自上而下,秋者收也,言万物之收敛也。"少女为少阴,得少阳之七数而长;少男为少阳,得少阴之八数而长,此阴阳互根、互生之理。七为少阳,八为少阴,七和八也是天地间的一对阴阳数,少阴少阳,生生不息之气。

《素问·天元纪大论》:"水火者,阴阳之征兆也。"火是阳气在天最典型的代表。《周易·系辞》:"天七地八,天九地十。"《尚书大传·五行传》:"天七成火。""七"是奇数,属阳,为火的成数。九为老阳,七为少阳,应春天东方生发之阳气。脏腑大补方药味为七味,以火之成数,少阳生发之气,行天之阳道。天为阳,地为阴;天左旋,地右动;在"汤液经法图",天之阳道从右至左逆时针旋转;故《辅行诀》曰"阳进为补,其数七,火数也。"

脏腑大补方,七味药的总量是十五两。15 也是一个神奇的数字。十五是洛书九宫三三之和,"戴九履一,左三右七,二四为肩,八六为足,五居中央",无论横、竖、斜,每 3 个数字相加的结果都是15。再看河图,五和十位居中央,相加为十五。五为奇数,属阳,对应胃戊土;十为偶数,属阴,对应脾己土。脾胃居中焦,为后天之本,气血生化之源。黄元御谓之"一气周流,土枢四象"。

"上七味,以水一斗,煮取四升,温服一升,日三夜一服。"《辅行诀》脏腑大补方药味数为七,以七为补。煎药溶液为一斗,即十升(现代 2 000ml)。"煮取四升"(现代 800ml),

十升水煎煮至四升;"温服一升,日三夜一服",即每天服用四次,每次一升(现代200ml)。对于严重虚弱的患者,每天服药4次,平均每6个小时服药1次,从现代药效动力学的角度,可以有助于在一天中保证稳定的血药浓度。《周易·系辞》:"天三地四……天九地十。""十"和"四"都是偶数,属阴,应地。脏腑大补方增强功能,是生阳,配合地阴之数,是阴阳互根,阴中求阳。张景岳《类经图翼·气数统论》:"地四生金,四得五而九,故天以九成之而居西;天以五生土,五得五为十,故地以十成之而居中。""河图"以五和十居中,五是奇数,为阳;十是偶数,为阴。五为阳应腑,对应胃;十为阴应脏,对应脾。十是"河图"中最大的数字。取十升水煎药以应脾,脾为后天之本,气血生化之源,补中气也!十升水煎煮取四升药液,"地四生金",中药汤液为水,又蕴含金水相生之意。

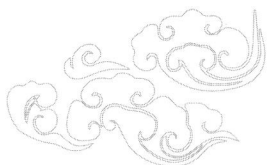

第六章
《辅行诀》的药对和角药配伍

第一节　药对和角药总论

中药的临床实践存在一个由简入繁的过程,从单味药到复合药,从复合药到方剂,从单方到复方的过程,简而言之,就是从中药学发展为方剂学。方剂学是研究方剂配伍规律及临床运用的一门学科。清朝名医徐灵胎《医学源流论·方药离合论》曰:"药有个性之专长,方有合群之妙用。"配伍可以产生协同作用、拮抗作用和解毒作用等等。方剂并不是中药的简单堆砌,而是有着严谨的法度。就经典中医而言,方剂有两大基本配伍原则:"君臣佐使"与"七情合和"。

一、君臣佐使

《神农本草经》:"药有君、臣、佐、使,以相宜摄合和者,宜用:一君、二臣、三佐、五使,又可一君、三臣、九佐、使也。"后世中医认为"君臣佐使"是四级配伍体系,其实谬矣!根据《神农本草经》,佐药和使药属于同一个级别。"君臣佐使"是三级配伍体系。

《素问·至真要大论》:"帝曰:善。方制君臣,何谓也?岐伯曰:主病之谓君,佐君之谓臣,应臣之谓使,非上下三品之谓也。"笔者对方剂中的"君臣佐使"命名的规则,来自中医经典的五行生克理论,与现行中医教材《方剂学》中的定义,有同有异。

根据笔者对以《辅行诀》为代表的经方派的研究,作如下定义:对本脏起到最主要治疗作用的药物为君药。

生我者为母,我生者为子,对母脏或者子脏起到最主要治疗作用的药物为母臣药或者子臣药。助我者为辅,克我者为监,我克者为化。因此,臣药进一步分为辅臣药、监臣药、化臣药、母臣药、子臣药,这些药物分别针对本脏、母脏、子脏,起到治疗作用。

佐药也进一步分为辅佐药、监佐药、化佐药。助我者为辅佐药,克我者为监佐药,我克者为化佐药。

从《辅行诀》的药量上来看,大多数处方的君药和臣药用量相同,而佐药的药量比君药、臣药的药量少。因此,区别臣药和佐药的另一个关键是药量。一般而言,君药、臣药、佐药的比例是3:3:1。泻心汤和补心汤的药物用量比在24首脏腑大小补泻方中比较特殊。

二、七情合和

《神农本草经》:"药有君、臣、佐、使,以相宣摄合和者,宜用:一君、二臣、三佐、五使,又可一君、三臣、九佐、使也。药有阴阳配合,子、母、兄、弟,根、茎、花、实,草、石、骨、肉。有单行者,有相须者,有相使者,有相畏者,有相恶者,有相反者,有相杀者。凡此七情,合和时视之,当用相须、相使者良,勿用相恶、相反者。若有毒宜制,可用相畏、相杀者,不尔,勿合用也。"

何谓"合和"? "合"是把不同药物的配伍在一起;"和"是调和、和谐,目的是让不同的药物产生"合力",成为"有制之师"。"合和"的方药,具备好的治疗效果。反之,不能形成"合力"的方药就是乌合之众。"合和"思想是中国文化的精髓,"七情合和"是中药方剂配伍理论所追求的境界和目标。

单行,是指仅使用一味药物来治病,不需要与其他药物配合。艺高人胆大,千里走单骑,百万军中取敌将首级。例如独参汤。面对复杂性疾病,单味药往往力有未逮,因此需要使用更多药物,这就涉及药物之间的配伍。古人鼓励使用相须、相使、相畏、相杀的配伍,而不建议使用相恶、相反的配伍。

三、"相反"与"十八反"

《神农本草经》明确提出"勿用相恶、相反者"。由此可见,相反、相恶是不利于临床的,一般作为配伍禁忌,原则上是不能配伍使用的。这在后世演变为著名的中药"十八反"和"十九畏"理论。

相反,是指两种药物同用能产生剧烈的毒副作用。五代时期的韩保升《蜀本草》注文中云:"相反者十八种",是"十八反"一词的来源。流传最广的"十八反歌"源于金代张从正《儒门事亲》:"本草名言十八反,半蒌贝蔹及攻乌,藻戟遂芫俱战草,诸参辛芍叛藜芦。"乌头应包括川乌、草乌、附子、天雄、雪上一枝蒿,反半夏、瓜蒌、贝母、白蔹、白及。(注:瓜蒌包括瓜蒌皮、瓜蒌仁、天花粉)。甘草,反海藻、大戟、甘遂、芫花。藜芦,反人参、党参、西洋参、沙参、玄参、苦参、丹参、细辛、芍药。

善用相反药对者,首推汉代医圣张仲景。《金匮要略·痰饮咳嗽病脉证并治》的甘遂半夏汤,甘遂和甘草同用,治疗留饮。《金匮要略·腹满寒疝宿食病脉证治》的赤丸,乌头与半夏合用,治疗寒气厥逆。唐代药圣孙思邈《备急千金要方》中的大八风散,乌头与白蔹同用,主治诸缓风湿痹脚弱。明代陈实功《外科正宗》的海藻玉壶汤,海藻与甘草同用,治疗瘿瘤。清代徐灵胎《兰台轨范》的大活络丹,乌头与犀角同用,治一切中风、瘫痪、痿痹、痰厥、拘挛、疼痛、痈疽、流注、跌扑损伤、小儿惊痫、妇人停经。

四、"相恶"与"十九畏"

相恶,是指一种药物能破坏另一种药物的功效。例如,人参恶莱菔子,莱菔子能削弱人参的补气作用。从宋代开始,一些医药著作中,出现相畏、相恶、相反的名称使用混乱的状况,与《神农本草经》的原意相悖。后世所谓的"十九畏",其含义应该等同于《神农本草经》的"相恶"。

"十九畏"歌诀,首见于明代永乐太医刘纯所撰的《医经小学》:"硫黄原是火中精,朴硝一见便相争;水银莫与砒霜见,狼毒最怕密陀僧;巴豆性烈最为上,偏与牵牛不顺情;丁香莫与郁金见,牙硝难合京三棱;川乌草乌不顺犀,人参最怕五灵脂;官桂喜能调冷气,若逢石脂便相欺;大凡修合看顺逆,炮监炙博莫相依。"硫黄畏朴硝,水银畏砒霜,狼毒畏密陀僧,巴豆畏牵牛,丁香畏郁金,牙硝畏三棱,川乌、草乌畏犀角,人参畏五灵脂,官桂畏石脂。

明代李时珍《本草纲目·序例》:"古方多有用相恶、相反者。盖相须、相使同用者,帝道也;相畏、相杀同用者,王道也;相恶、相反同用者,霸道也。有经有权,在用者识悟尔。"可见,相恶、相反,并不是绝对的配伍禁忌,既不能忽视,也不能完全被其所束缚。

五、药对

药对,顾名思义由 2 味药组成,是最小、最基本的方剂配伍单位。药对理论源于《神农本草经》,明确指出 "当用相须、相使良者" 以及 "若有毒宜制,可用相畏、相杀者"。由此可见,相须、相使、相畏、相杀,是临床所常用的四种药对配伍,涉及补泻兼施、寒热并用、升降相随、散收同施等多个方面的应用。

有学者统计,《伤寒杂病论》有 147 个药对。与《伤寒杂病论》同源于《汤液经法》的《辅行诀》同样有很多药对配伍应用。经过笔者初步统计,《辅行诀》脏腑大小补泻方 24 首所涉及的药对多达 105 个。历史上还有药对专著,例如古代的《雷公药对》、徐之才《药对》、《新广药对》,近现代的《张锡纯对药》《施今墨对药》《刘尚义常用药对》等等。

药对的配伍使用,增效、变效、减毒消副是其配伍的最终目的。关于这 4 种常用药对配伍的作用,相须、相使的配伍可以增强药效(增效),相畏、相杀的配伍会减轻药物的毒副作用(减毒消副),或者产生新的治疗作用(变效),这应该没有异议。但是对于这四种药对的内涵,笔者通过对《辅行诀》中药 "五行互含" 的研究,得出了与现行中医教材不尽相同的结论。

现代《中药学》的相关定义:相畏,是一种中药的毒性或副作用能被另一种中药降低或消除。相杀,是一种中药能够降低或消除另一种中药的毒性或副作用。并且认为:"相畏和相杀没有质的区别,是从自身的毒副作用受到对方的抑制和自身能消除对方毒副作用的不同角度提出来的配伍方法,也就是同一配伍关系的两种不同提法。"对于这种解读,笔者完全不认可。如果二者没有区别,为什么古人要多此一举呢? 二者一定不同!《中药学》的相关定义值得商榷。笔者自己的解读,相畏配伍的两味药物之间,五行属性既存在相同、相生,又存在相克;相杀配伍的两味药物之间,五行属性只存在相克,没有相同、相生。

六、角药

《道德经》:"天下万物生于有,有生于无……道生一,一生二,二生三,三生万物。"点是零维对象,线是一维对象,面是二维对象,体是三维对象。两点之间形成一条直线,三个点的连接可以形成二维平面,四个点的连接可以形成三维立体。做个类比,一味药物是点;两味药物可以形成线,形成一维合力;三味药物可以形成二维平面;四味药物则能够形成三维立体,是人类感知和认识可以理解的真实世界。

常言道,"一个篱笆三个桩,一个好汉三个帮"。三角形具有稳定性,有着稳固、坚定、耐压的特点。三味药物配伍得当,如同三足鼎立,互为犄角,因此称为角药。《素问·至真要大论》:"君一臣二,制之小也。"三味药物组成的角药,本身已经是一个最小单位的处方。《辅行诀》脏腑大小补泻方中有很多三味药物组成的角药,在补方中更存在着四味药物组成的角药,又称为方药。笔者统计,脏腑大小补泻方 24 首,包含角药 28 组。

另外,《辅行诀》大泻心汤之外的 5 首脏腑大泻方还包含着一组非常特殊的、由五味药物组成的角药:木中火生姜,火中土大黄,土中金生甘草,金中水枳实,水中木黄芩,形成了木生火→火生土→土生金→金生水→水生木的五行相生循环。这五味药物是这 5 首脏腑大泻方的组方基础,再添加一味君药就组成了这 5 首脏腑大泻方,即加入金中木芍药,金克木,则为大泻肝方;加入水中火黄连,水克火,则为大泻心包汤;加入木中土附子,木克土,则为大泻脾汤;加入火中金葶苈子,火克金,则为大泻肺汤;加入土中水茯苓,土克水,则为大泻肾汤。

第二节 相须药对和相使药对

一、相须药对

《中药学》相须定义:两种功效类似的药物配合应用,可以增强原有药物的功效。

基于《辅行诀》五行互含的相须定义:两味五行大类和五行小类属性完全相同的药物一起使用,以增效为配伍目的。两药同则相须,同气相求,同心同德,同仇敌忾。例如《辅行诀》"脏腑大小补泻方"部分的白芍配赤芍、白术配苍术、生地黄配熟地黄等药对。更多相须药对的相关内容,笔者将在正在写作的《辅行诀类方研究》一书中加以阐述。

二、相使药对

《中药学》相使定义:以一种药物为主,另一种药物为辅,两药合用,辅药可以提高主药的功效。

基于《辅行诀》五行互含的相使定义:两味药物的五行大类和五行小类之间,相同或者相生,但是没有相克关系。相使药对以增效(增强疗效)、变效(改变疗效)为配伍目的。

(一) 脏腑大补方的相使药对

《辅行诀》脏腑大小补泻方 24 首,最典型的相使药对是君药和辅臣药形成的药对,一共 12 个药对。君药和辅臣药的五行大类相同,同气相求;而辅臣药的五行小类对君药的五行小类形成相生,辅臣药辅助君药,从而提高药效。

脏腑大补方 6 首,大补心汤之外的 5 首补方,还存在着如下的相使药对规律。

脏腑大补方的君药和子臣药也构成了相使药对。虚者补其子,本子同补。君药为主,补本脏;子臣药为辅,补子脏。君药的五行大类和五行小类,对子臣药的五行大类和五行小类,均形成相生。君药相生子臣药,君药辅助子臣药,从而提高药效。

脏腑大补方的君药和辅佐药也构成了相使药对,虚者补其子,本子同补。君药为主,补本脏;辅佐药为辅,补子脏。君药的五行大类相生辅佐药的五行大类;君药和辅佐药的五行小类相同,同气相求。君药对辅佐药是生中有同,相使增效(增强疗效)、变效(改变疗效)。

脏腑大补方的子臣药和辅佐药也构成了相使药对,子臣药和辅佐药的五行大类相同,辅佐药的五行小类对子臣药的五行小类形成相生。辅佐药辅助子臣药,从而提高药效。

（二）脏腑大泻方的相使药对

脏腑大泻方 6 首,大泻心汤之外的 5 首泻方,蕴含了 5 个共同的相使药对。也就是大泻肝汤、大泻心包汤、大泻脾汤、大泻肺汤、大泻肾汤,均包含了以下 5 个相使药对。

1. 生姜配大黄,相使药对　　木中火生姜的五行大类木相生火中土大黄的五行大类火,木生火;生姜的五行小类火相生大黄的五行小类土,火生土。生姜的五行大类和五行小类对大黄均为相生,是双生,生姜辅助大黄,相使为用。

医圣张仲景也使用生姜配大黄的药对。处方包括《金匮要略》厚朴七物汤,《伤寒论》大柴胡汤、柴胡加龙骨牡蛎汤、桂枝加大黄汤。

2. 大黄配生甘草,相使药对　　火中土大黄的五行大类火相生土中金生甘草的五行大类土,火生土;火中土大黄的五行小类土相生土中金生甘草的五行小类金,土生金。大黄的五行大类和五行小类对生甘草均为相生,是双生,大黄辅助生甘草,相使为用。

医圣张仲景使用大黄配生甘草的药对,包括《金匮要略》风引汤、大黄䗪虫丸、厚朴七物汤、苓甘五味加姜辛半杏大黄汤、大黄甘草汤、治马坠及一切筋骨损方。

3. 生甘草配枳实,相使药对　　土中金生甘草的五行大类土相生金中水枳实的五行大类金,土生金;土中金生甘草的五行小类金相生金中水枳实的五行小类水,金生水。生甘草的五行大类和五行小类对枳实均为相生,是双生,生甘草辅助枳实,相使为用。

医圣张仲景使用生甘草配枳实的药对见于《金匮要略》厚朴七物汤。

4. 枳实配黄芩,相使药对　　金中水枳实的五行大类金相生水中木黄芩的五行大类水,金生水;金中水枳实的五行小类水相生水中木黄芩的五行小类木,水生木。枳实的五行大类和五行小类对黄芩均为相生,是双生,枳实辅助黄芩,相使为用。

仲景使用枳实配黄芩的药对,见于《金匮要略》大柴胡汤、《伤寒论》大柴胡汤。

5. 黄芩配生姜,相使药对　　水中木黄芩的五行大类水相生木中火生姜的五行大类木,水生木;黄芩的五行小类木相生生姜的五行小类火,木生火。黄芩的五行大类和五行小类对生姜均为相生,是双生,黄芩辅助生姜,相使为用。

医圣张仲景也使用黄芩配生姜的药对。处方包括《金匮要略》柴胡去半夏加瓜蒌汤、泽漆汤、奔豚汤、大柴胡汤、黄芩加半夏生姜汤、小柴胡汤,《伤寒论》小柴胡汤、大柴胡汤、黄芩加半夏生姜汤、柴胡桂枝汤、生姜泻心汤、黄芩加半夏生姜汤。

大泻心汤之外的 5 首脏腑大泻方,蕴含了共同的 5 个相使药对,生姜配大黄,大黄配生甘草,生甘草配枳实,枳实配黄芩,黄芩配生姜,形成了木生火→火生土→土生金→金生水→水生木的五行相生循环。在泻方中蕴含五行相生循环,古人的智慧令人叹为观止!

第三节 相 畏 药 对

一、定义

《中药学》相畏定义:一种中药的毒性或副作用能被另一种中药降低或消除。

基于《辅行诀》五行互含的相畏定义:两味药物之间的五行大类和五行小类,既存在相生、相同,又存在相克。生中有克,同中有克,敬中有畏。相畏以变效或减毒为配伍目的。

二、五脏泻方相畏药对规律

12 首五脏泻方,君药和监臣药构成了相畏药对。君药的五行大类克制监臣药的五行大类,君药的五行小类相生监臣药的五行小类。君强臣弱,君药对监臣药是克中有生,恩威并施;监臣药对君药又敬又畏,二者构成相畏药对,相畏而相成。

泻心汤之外的 10 首五脏泻方,辅佐药和君药构成了相畏药对。辅佐药的五行大类相生君药的五行大类,辅佐药的五行小类相克君药的五行小类,辅佐药对于君药是生中有克。君药畏辅佐药,官员强而皇帝弱,皇帝对官员既敬又畏。

三、五脏补方相畏药对规律

补心汤之外的 10 首五脏补方,君药和化佐药构成了相畏药对。君药的五行大类相克化佐药的五行大类,君药的五行小类与化佐药的五行小类相同,同气相求;君强佐弱,君药对化佐药是克中有同,化佐药对君药又敬又畏。

补心汤之外的 10 首五脏补方,辅臣药和化佐药构成了相畏药对。辅臣药的五行大类克制化佐药的五行大类,辅臣药的五行小类相生化佐药的五行小类。辅臣药对化佐药克中有生,化佐药对辅臣药又敬又畏,二者构成相畏药对。如同高级官员和低级官员之间达成平衡。

补心汤之外的 10 首五脏补方,君药和监佐药构成了相畏药对。监佐药的五行大类相生君药的五行大类,监佐药的五行小类相克君药的五行小类,监佐药对于君药是生中有克。君药畏监佐药,如同监督官员强而皇帝弱,皇帝对监督官员既敬又畏。

小补心包汤和小补肾汤,子臣药和监臣药构成了相畏药对。子臣药的五行大类相克监臣药的五行大类,子臣药的五行小类相生监臣药的五行小类,子臣药对于监臣药是生中有克,如同高级官员之间达成了平衡。

第四节　相杀药对

一、定义

《中药学》相杀定义:一种中药能够降低或消除另一种中药的毒性或副作用。

基于《辅行诀》五行互含的相杀定义:两味药物之间的五行关系,一味药物的五行大类和五行小类对另一味药物均是相克,形成双杀药对;或者药物甲的五行大类相克药物乙的五行大类,而药物乙的五行小类相克药物甲的五行小类,二者形成互杀药对。相杀药对以变效或减毒为配伍目的。

二、五脏泻方相杀药对规律

(一) 枳实配生姜,相杀药对

金中水枳实的五行大类金相克木中火生姜的五行大类木,金克木;金中水枳实的五行小类水相克木中火生姜的五行小类火,水克火。枳实的五行大类和五行小类对生姜均为相克,是双杀。

医圣张仲景使用枳实配生姜的药对。处方包括《金匮要略》橘枳姜汤、桂枝生姜枳实汤、厚朴七物汤、大柴胡汤,《伤寒论》大柴胡汤。

(二) 生姜配生甘草,相杀药对

木中火生姜的五行大类木克制土中金生甘草的五行大类土,木克土;木中火生姜的五行小类火克制土中金生甘草的五行小类金,火克金。生姜的五行大类和五行小类对生甘草均为相克,是双杀。

医圣张仲景也使用生姜配生甘草的药对。处方包括《金匮要略》瓜蒌桂枝汤、柴胡去半夏加瓜蒌汤、桂枝芍药知母汤、桂枝加龙骨牡蛎汤、泽漆汤、越婢加半夏汤、奔豚汤、厚朴七物汤、小柴胡汤、茯苓泽泻汤、文蛤汤、橘皮竹茹汤、竹叶汤,《伤寒论》桂枝二越婢一汤、小柴胡汤、桂枝加葛根汤。

(三) 生甘草配黄芩,相杀药对

土中金生甘草的五行大类土相克水中木黄芩的五行大类水,土克水;土中金生甘草的五行小类金相克水中木黄芩的五行小类木,金克木。生甘草的五行大类和五行小类对黄芩均为相克,是双杀。

医圣张仲景也使用生甘草配黄芩的药对。处方包括《金匮要略》甘草泻心汤、柴胡去半夏加瓜蒌汤、大黄䗪虫丸、泽漆汤、奔豚汤、黄土汤、小柴胡汤,《伤寒论》小柴胡汤、甘草泻心汤。

(四) 黄芩配大黄,相杀药对

水中木黄芩的五行大类水相克火中土大黄的五行大类火,水克火;水中木黄芩的五行小类木相克火中土大黄的五行小类土,木克土。黄芩的五行大类和五行小类对大黄均为相克,是双杀。

医圣张仲景也使用黄芩配大黄的药对。处方包括《金匮要略》泻心汤、鳖甲煎丸、大黄䗪虫丸,《伤寒论》大黄黄连泻心汤、大柴胡汤、附子泻心汤。

(五) 大黄配枳实,相杀药对

火中土大黄的五行大类火相克金中水枳实的五行大类金,火克金;火中土大黄的五行小类土相克金中水枳实的五行大类水,土克水。大黄的五行大类和五行小类对枳实均为相克,是双杀。

医圣张仲景也使用大黄配枳实的药对。处方包括《金匮要略》大承气汤、厚朴三物汤、厚朴七物汤、大承气汤、麻子仁丸、厚朴大黄汤、栀子大黄汤、小承气汤,《伤寒论》大柴胡汤、小承气汤、大承气汤、麻子仁丸。

大泻心汤之外的 5 首脏腑大泻方,蕴含了共同的 5 个相杀药对,枳实配生姜,生姜配生甘草,生甘草配黄芩,黄芩配大黄,大黄配枳实,形成了金克木→木克土→土克水→水克火→火克金的五行相克循环。

三、五脏补方相杀药对规律

12 首五脏补方,君药和监臣药构成了相杀药对。君药的五行小类相克监臣药的五行小类,监臣药的五行大类相克君药的五行大类。君药和监臣药形成相互克制的药对,相克、相杀、互杀,从而相成。如同皇帝和负责监督的官员相互制约,从而达成君臣平衡。

12 首五脏补方,监臣药的五行大类相克辅臣药的五行大类,监臣药的五行小类相克辅臣药的五行小类,监臣药的五行大类和五行小类均克制辅臣药,是双杀,监臣药相杀、双杀辅臣药。

补心汤之外的 10 首五脏补方,子臣药和监佐药构成了相杀药对。子臣药的五行小类克制监佐药的五行小类,监佐药的五行大类克制子臣药的五行大类。子臣药和监佐药形成相互克制的药对,相克、相杀、互杀而相成。如同高级官员和低级官员之间相互制约,从而达成官员之间的平衡。

补心汤之外的 10 首五脏补方,监佐药和辅佐药构成了相杀药对。监佐药的五行大类相克辅佐药的五行大类,监佐药的五行小类相克辅佐药的五行小类。监佐药对辅佐药形成双向相克,相杀、双杀而相成。如同低级官员之间形成克制,从而达成低级官员之间的平衡。

需要注意,泻心汤和补心汤,是针对君主之官"心"的处方,心作为五脏六腑之大主,泻心汤和补心汤的配伍规律与其他脏腑处方的配伍规律有所不同。

第五节 药对和角药总结

五脏泻方 12 首, 药对总计 47 个, 包括相须药对 3 个, 相使药对 18 个, 相畏药对 15 个, 相杀药对 11 个, 角药 12 组。

五脏补方 12 首, 药对总计 58 个, 包括相须药对 3 个, 相使药对 19 个, 相畏药对 23 个, 相杀药对 13 个, 角药 16 组。

脏腑大小补泻方 24 首, 总计药对 105 个, 角药 28 组。

脏腑小泻方均只有三味药, 但是蕴含了 1 个相使药对, 1 个相畏药对, 1 个相杀药对, 3 种不同的药对配伍。同时, 这三味药也是一组角药。

脏腑小补方均只有四味药, 但是蕴含了 1 个相使药对, 2 个相畏药对, 2 个相杀药对, 3 种 5 个不同的药对配伍。同时, 这四味药也是一组角药。

大泻心汤之外的 5 首脏腑大泻方, 蕴含了 5 个共同的相使药对, 生姜配大黄, 大黄配生甘草, 生甘草配枳实, 枳实配黄芩, 黄芩配生姜, 形成了木生火→火生土→土生金→金生水→水生木的五行相生循环。在泻方中蕴含五行相生循环, 古人的智慧令人叹为观止!

大泻心汤之外的 5 首脏腑大泻方, 蕴含了 5 个共同的相杀药对, 枳实配生姜, 生姜配生甘草, 生甘草配黄芩, 黄芩配大黄, 大黄配枳实, 形成了金克木→木克土→土克水→水克火→火克金的五行相克循环。

生姜、大黄、生甘草、枳实、黄芩, 这五味药物是大泻心汤之外的 5 首脏腑大泻方的基本组成药物, 相互之间构成了 5 个相使药对和 5 个相杀药对, 因此这五味药物是一组特别的角药。我称之为 "铁五角"。

不计相须药对, 大泻肝汤、大泻心包汤、大泻脾汤、大泻肺汤、大泻肾汤, 每个处方都是六味药, 每个处方都包含了 7 组相使药对, 2 组相畏药对, 6 组相杀药对, 2 组角药。

不计相须药对, 大补肝汤、大补心包汤、大补脾汤、大补肺汤、大补肾汤, 每个处方都是七味药, 每个处方至少包含了 4 组相使药对, 3 组相畏药对, 4 组相杀药对, 2 组角药。

桂枝配干姜相使药对, 桂枝配五味子相杀药对, 五味子配干姜相杀药对, 这 3 个药对均应用于大补肾汤和小补肝汤。

牡丹皮配旋覆花相使药对, 牡丹皮配竹叶相杀药对, 竹叶配旋覆花相杀药对, 这 3 个药对均应用于大补肝汤和小补心包汤。

人参配炙甘草相使药对, 人参配干姜相杀药对, 干姜配炙甘草相杀药对, 这 3 个药对均应用于大补心包汤和小补脾汤。

麦门冬配五味子相使药对, 麦门冬配旋覆花相杀药对, 旋覆花配五味子相杀药对, 这 3 个药对均应用于大补脾汤和小补肺汤。

地黄配竹叶相使药对, 地黄配炙甘草相杀药对, 炙甘草配竹叶相杀药对, 这 3 个药对均应用于大补肺汤和小补肾汤。

第七章

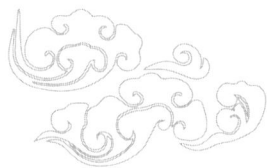

《辅行诀》脉诊与阴阳五行脉素脉法

司马迁《史记·扁鹊仓公列传》："扁鹊者,勃海郡郑人也,姓秦氏,名越人。少时为人舍长。舍客长桑君过,扁鹊独奇之,常谨遇之。长桑君亦知扁鹊非常人也。出入十余年,乃呼扁鹊私坐,闲与语曰:'我有禁方,年老,欲传与公,公毋泄。'扁鹊曰:'敬诺。'乃出其怀中药予扁鹊:'饮是以上池之水,三十日当知物矣。'乃悉取其禁方书尽与扁鹊。忽然不见,殆非人也。扁鹊以其言饮药三十日,视见垣一方人。以此视病,尽见五脏症结,特以诊脉为名耳。为医或在齐,或在赵。在赵者名扁鹊。

扁鹊过齐,齐桓侯客之。入朝见,曰:'君有疾在腠理,不治将深。'桓侯曰:'寡人无疾。'扁鹊出,桓侯谓左右曰:'医之好利也,欲以不疾者为功。'后五日,扁鹊复见,曰:'君有疾在血脉,不治恐深。'桓侯曰:'寡人无疾。'扁鹊出,桓侯不悦。后五日,扁鹊复见,曰:'君有疾在肠胃,不治将深。'桓侯不应。扁鹊出,桓侯不悦。后五日,扁鹊复见,望见桓侯而退走。桓侯使人问其故。扁鹊曰:'疾之居腠理也,汤熨之所及也;在血脉,针石之所及也;其在肠胃,酒醪之所及也;其在骨髓,虽司命无奈之何。今在骨髓,臣是以无请也。'后五日,桓侯体病,使人召扁鹊,扁鹊已逃去。桓侯遂死。"

近代大儒郭沫若先生曾写过一副对联:"佛救世界众生,皆与医门差小异;我读越人列传,心随桑子饮上池。"佛家和医生的使命都是为了救众生,区别在于佛家是拯救人的精神、灵魂,而医生是拯救人的身体。对联中的越人就是上古名医扁鹊,桑子就是扁鹊的老师长桑君。《伤寒论》:"余每览越人入虢之诊,望齐侯之色,未尝不慨然叹其才秀也。"医圣张仲景对扁鹊的神奇诊法佩服得五体投地。

《难经·六十一难》:"曰:经言望而知之谓之神,闻而知之谓之圣,问而知之谓之工,切脉而知之谓之巧,何谓也? 然:望而知之者,望见其五色,以知其病。闻而知之者,闻其五音,以别其病。问而知之者,闻其所欲五味,以知其病所起所在也。切脉而知之者,诊其寸口,视其虚实,以知其病,病在何脏腑也。经言以外知之曰圣,以内知之曰神,此之谓也。"

望闻问切是中医的四诊,《难经》的作者扁鹊对于这四门基本诊断技术"神、圣、工、巧"的内涵做了解释。根据《史记》的记载,扁鹊的望诊和脉诊可谓神奇之至,令人不胜心向往之。扁鹊通过望诊可以清楚地判断齐桓侯所患疾病所在的层次、深浅、轻重,从而能对疾病的预后做出准确的判断。清代吴鞠通《增订医医病书》:"四诊之法,唯脉最难,亦唯脉最为可凭也。"吴氏认为四诊中最难以学习和掌握的就是脉诊,同时脉诊也是四诊中最值得信赖的。

　　切诊包括脉诊和触诊两部分。司马迁评价"至今天下言脉者,由扁鹊也"。那么我们现代的中医师通过脉诊是否可以做到这一点呢? 见贤思齐,虽然难以比肩扁鹊,但是"为往圣继绝学"是我辈后学一生的目标。通过提高脉诊的水平,对疾病做出明确的诊断和判读预后转归,是我们每个中医师的必修课。本章探讨根据脉诊,辨别疾病的阴阳、表里、脏腑、虚实、寒热等中医诊断的基本因素。

第一节　脉诊基本知识

　　脉是血液运行的通道,《灵枢·决气》曰:"壅遏营气,令无所避,是谓脉。"说明脉管兼具有约束、控制和推进血液沿着脉管运行的作用。《素问·宣明五气》曰:"五脏所主:心主脉,肺主皮,肝主筋,脾主肉,肾主骨,是谓五主。"心主脉,脉搏的跳动与心脏搏动的频率、节律基本一致。同时,脉也与人体脏腑整体功能的正常协同有关。

　　《灵枢·经脉》:"雷公曰:何以知经脉之与络脉异也? 黄帝曰:经脉者,常不可见也;其虚实也,以气口知之。脉之见者,皆络脉也。"清代喻嘉言《寓意草》:"凡治病,不明脏腑经络,开口动手便错。"中医的诊断要落实到脏腑经络。五脏六腑和十二正经都在人体内部,用肉眼无法看到,因此用脉诊来探查脏腑经络的功能,"以外揣内",是一个非常好的诊断方法。

　　秦汉时期脉诊主要有三部九候遍诊法、人迎寸口跌阳三部诊法和独取寸口法三种。三部九候遍诊法出自《素问·三部九候论》,"帝曰:何谓三部? 岐伯曰:有下部,有中部,有上部,部各有三候,三候者,有天有地有人也,必指而导之,乃以为真。上部天,两额之动脉;上部地,两颊之动脉;上部人,耳前之动脉。中部天,手太阴也;中部地,手阳明也;中部人,手少阴也。下部天,足厥阴也;下部地,足少阴也;下部人,足太阴也。故下部之天以候肝,地以候肾,人以候脾胃之气。帝曰:中部之候奈何? 岐伯曰:亦有天,亦有地,亦有人。天以候肺,地以候胸中之气,人以候心。帝曰:上部以何候之? 岐伯曰:亦有天,亦有地,亦有人,天以候头角之气,地以候口齿之气,人以候耳目之气。三部者,各有天,各有地,各有人。三而成天,三而成地,三而成人,三而三之,合则为九,九分为九野,九野为九脏。故神脏五,形脏四,合为九脏。五脏已败,其色必夭,夭必死矣。帝曰:以候奈何。岐伯曰:必先度其形之肥瘦,以调其气之虚实,实则泻之,虚则补之。必先去其血脉而后调之,无问其病,以平为期"。

　　2021年李永明博士在《中国中西医结合杂志》发表了文章《经脉的科学依据及三部九候新释》。李博士纠正后世对《黄帝内经》三部九候全身遍诊法的一处误解,以现代解剖学对上臂变异正中动脉的研究结果为依据,还原《黄帝内经》中用手厥阴脉诊断"胸中之气"的原意。新释后可见,秦汉时期描述的六条阴脉的原始解剖依据应该是解剖学四肢的大动脉,这也是中医学经络脉诊的结构基础。比较古代中医学全身诊脉穴位与现代医学常用的体表脉搏检测点可见,两组体表位置几乎完全重叠。说明中医学早在两千多年前就发现了体表所有重要的动脉搏动点,并按穴位归属于经络系统,通过脉诊司外揣内,以候藏象。

《灵枢·终始》:"谨奉天道,请言终始。终始者,经脉为纪。持其脉口人迎,以知阴阳有余不足,平与不平,天道毕矣。"本篇记载有人迎脉口结合的诊脉法。人迎脉,即喉结旁两侧颈总动脉搏动处。《伤寒论·序》:"观今之医,不念思求经旨,以演其所知,各承家技,终始顺旧。省疾问病,务在口给,相对斯须,便处汤药,按寸不及尺,握手不及足,人迎、趺阳,三部不参,动数发息,不满五十,短期未知决诊,九候曾无仿佛,明堂阙庭,尽不见察,所谓窥管而已。夫欲视死别生,实为难矣!"张仲景主要采用人迎寸口趺阳三部诊法。趺阳脉又称冲阳脉,位于足背胫前动脉搏动处,属于足阳明胃经。后世也有医家采用人迎寸口太溪三部诊法。太溪位于足内侧,内踝后方,内踝尖与跟腱之间的凹陷处,胫后动脉搏动处,属于足少阴肾经。

独取寸口脉法,就是诊查桡骨茎突内侧桡动脉的方法。《难经·一难》:"曰:十二经皆有动脉,独取寸口,以决五脏六腑死生吉凶之法,何谓也? 然:寸口者,脉之大会,手太阴之脉动也。人一呼脉行三寸,一吸脉行三寸,呼吸定息,脉行六寸。人一日一夜,凡一万三千五百息,脉行五十度,周于身。漏水下百刻,荣卫行阳二十五度,行阴亦二十五度,为一周也,故五十度复会于手太阴。寸口者,五脏六腑之所终始,故法取于寸口也。"寸口的太渊穴是手太阴肺经的原穴,也是八会穴的脉会,是一昼夜 24 小时内十二经脉气血运行的起点和终点,如环无端,因此可以通过寸口脉来诊查十二经脉和五脏六腑的功能变化。本法自《难经》阐发以来,经过西晋王叔和《脉经》的完善,成为中医界脉诊的主流方法。

独取寸口脉法分为寸、关、尺三部。以腕后高骨(桡骨茎突)为标记,其内侧的部位为关,关前(指侧)为寸,关后(肘侧)为尺。两手各有寸、关、尺三部,共六部脉。寸、关、尺三部又可施行浮、中、沉三候。《难经·十八难》:"曰:脉有三部九候,各何所主之? 然:三部者,寸、关、尺也。九候者,浮、中、沉也。上部法天,主胸以上至头之有疾也;中部法人,主膈以下至脐之有疾也;下部法地,主脐以下至足之有疾也。审而刺之者也。"可见,寸口诊法的三部九候和遍诊法的三部九候名同而实异。寸部所对应的是人体膈以上的躯干上部和头颈部,所包含的五脏是心和肺;关部所对应的是人体膈以下与肚脐水平线之间的躯干中部,所包含的五脏是肝和脾;尺部所对应的是肚脐水平线之下的躯干下部和下肢,所包含的五脏是肾。

指法:包括总按指法和单按指法。总按,即三指用大小相等的指力同时诊脉的方法。从总体上辨别左右两手和寸、关、尺三部的脉素。单按,是用一个手指诊察一部脉象的方法。主要用于对比双寸部、双关部、双尺部的脉素。

指力:举,又称"浮取",指医生的手指轻轻地搭在寸口脉搏跳动部位。寻,又称"中取",指力适中,不轻不重,按至肌肉而取脉的方法。按,又称"沉取",指医生手指用力较重,推筋至骨以体察脉象。

正常脉:寸、关、尺三部皆有脉,不浮不沉,不快不慢,成年人脉搏频率每分钟60~90次,节律一致。

第二节 脉象脉诊与脉素脉诊

一、脉象脉诊

上文介绍了正常脉,按照教科书的编写体例,接下来就是讲述病脉。《周易·系辞》:"易则易知,简则易从。"医经派的经典《黄帝内经》和《难经》,讲求大道至简,越简单的技术才越容易掌握,脉诊注重的是脉素,而不是脉象,并没有规定很多的病脉。但是秦汉之后的脉诊发展史,走上了一条错误的发展道路。从晋代王叔和《脉经》开始,病脉有24种脉象。在王叔和之后,病脉脉象就进一步增多,明代李时珍《濒湖脉学》27种脉象,明代李中梓《诊家正眼》28种脉象,清代周学霆《三指禅》27种脉象,清代黄宫绣《脉理求真》30种脉象,现代《中医诊断学》28种脉象。在简约脉诊方面,最值得赞赏的医家是明朝张景岳,《景岳全书》只有16种脉象。对于众多脉象导致的脉诊乱象,中医界的智者早已明察秋毫,清代柯琴《伤寒论翼》曰:"自有《脉经》以来,诸家继起,各以脉名取胜,泛而不切,漫无指归。夫在诊法取其约,于脉名取其繁,此仲景所云,驰竞浮华,不固根本者是也。"柯琴就明确指出"诊法取其约",诊断方法应该越简单、越简约才越好,因为简单才容易掌握;"于脉名取其繁",就是不断增加各种新的脉象。我们需要知道的是,象是现象、征象、表象,象多种多样,变化万千。这样研究和实践会导致脉象越来越多,也越来越难以掌握!诚如庄子《庄子·养生主》所言:"吾生也有涯,而知也无涯。以有涯随无涯,殆已!"

根据现代《中医诊断学》"常见病脉归类表",常见病脉分为6大类,包括浮脉类6种,浮、洪、濡、散、芤、革;沉脉类4种,沉、伏、牢、弱;迟脉类4种,迟、缓、涩、结;数脉类4种,数、疾、动、促;虚脉类5种,虚、细、微、短、代;实脉类6种,实、弦、滑、紧、大、长。实际总病脉共计29种脉象。

目前主流中医界所使用的脉象脉诊法存在三大问题。第一,仅这29种脉象,很多中医师终其一生不一定能全部都摸到。第二,再退一步来讲,即使都摸到了,也不一定能摸清楚。诚如王叔和《脉经·序》所言"脉理精微,其体难辨。弦紧浮芤,展转相类。在心易了,指下难明。谓沉为伏,则方治永乖;以缓为迟,则危殆立至。况有数候俱见,异病同脉者乎?"相同类别的不同脉象之间的鉴别具有极大的难度!第三,即使心中、指下都清楚了,还是难以根据脉诊结果来直接指导针灸和中药处方。简单地说,就是根据脉诊结果,难以直接给出针灸配穴处方和中药处方。

对于脉象脉诊的第三大问题,我举个例子说明。弦脉,是临床常见脉象。假设医生准确无误地摸出了弦脉,如何根据脉诊结果指导临床呢?《中医诊断学》弦脉的临床意义:"主肝胆病、诸痛、痰饮、疟疾。也可见于虚劳,胃气衰败。"一个脉象有如此之多的临床意义,29 种不同脉象的临床意义会呈几何数字爆炸!医生不得不使用所谓的"四诊合参"的方法,来判断自己摸到的脉象的临床意义到底是哪一种!这样就直接增加了辨证论治的难度。笔者认为,脉象脉诊不适合于临床实际,太复杂而难以掌握,必须使用更加简单、更能够直接指导中医临床的脉诊方法。这种理念和实践就如同李小龙倡导的截拳道,简单、直接、高效!

如上所述,从《黄帝内经》《难经》大道至简的脉素脉诊,到后世"大道至繁"的脉象脉诊,脉诊越来越复杂,也越来越难以掌握。脉诊复杂化是导致后世中医临床水平下降的重要原因之一。

年轻中医师不能掌握诊脉的正确方法,就会将中医视为畏途,难以继续学习。更有甚者,吃中医饭、砸中医锅!

二、脉素脉诊

当然,中医界也应该反思脉诊的正确发展道路。那么,有没有更好的脉诊方法来代替脉象脉诊呢?答案是肯定的,有脉素脉诊。所谓脉素,就是脉的基本要素。至于脉素包含哪些基本要素,古今不同医家的认识也有不同。

清代周学海《脉简补义·诊法直解》:"盖求明脉理者,须将位、数、形、势讲得真切,便于百脉无所不赅,不必立二十八脉之名也。"周学海提出"位数形势"是脉诊的四要素。后世有医家在周氏学说的基础上提出脉诊五要素,即位、数、形、势、律。脉位是指脉动部位的浅深。脉数是指脉搏频率的快慢。脉形是指脉动的形状和性状,具体是指脉形的粗细、长短,脉管的硬度及脉搏往来的流利度。脉势是指脉搏应指的强弱,与脉的硬度和流利度也相关。脉律是指脉动周期间隔时间的规律性。

河北医科大学中医学院李士懋教授《脉学心悟》提出"脉象七要素",由脉位、脉体、脉力、脉率、脉律、脉幅、脉形 7 个基本要素所组成。第一,脉位,脉分为浮和沉。第二,脉体,脉体有长短、宽窄之分。第三,脉力,脉力其实就是血液流动时对血管壁的压力。无论浮取脉力如何,只要沉取无力即为虚,沉取有力即为实。第四,脉率,指一定时间内,脉的快慢。换算成波形走势图是一定时间内出现的波峰多或少,波峰多则脉快,即脉数,波峰少则脉慢,即脉迟。第五,脉律,指一定时间内,脉动是否规律整齐。第六,脉幅,指脉来去的振幅。第七,脉形,简言之,脉的形状。比如滑、浊等等。

上海中医药大学教学实验中心张瑞义等人 2019 年发表的论文《基于脉象八要素的中医脉诊操作规范化训练流程探讨》,基于临床实践经验,结合文献检索、专家问卷调查、学生问卷调查等方法,确定了脉象八要素:脉位、至数、脉长、脉力、脉宽、流利度、紧张度和均匀度。脉位:指脉动显现部位的浅深。脉位表浅为浮脉;脉位深沉为沉脉。脉率(至数):指脉搏的频率。中医以一个呼吸周期为脉搏的计量单位。一呼一吸为"一息"。一息脉来四~五至为平脉,一息六至为数脉,一息三至为迟脉。脉长:指脉动应指的轴向范围长短。

即脉动范围超越寸、关、尺三部称为长脉,应指不及三部,但见关部或寸部者均称为短脉。脉势(脉力):指脉搏的强弱。脉搏应指有力为实脉,应指无力为虚脉。脉宽:指脉动应指的径向范围大小,即手指感觉到脉道的粗细(不等于血管的粗细)。脉道宽大的为大脉,狭小的为细脉。流利度:指脉搏来势的流利通畅程度。脉来流利圆滑者为滑脉;来势艰难,不流利者为涩脉。紧张度:指脉管的紧急或弛缓程度。脉管绷紧为弦脉;弛缓为缓脉。均匀度:均匀度包括两个方面,一是脉动节律是否均匀,脉律不均匀,脉搏搏动无规律可见于散脉、微脉等,出现歇止者,有促、结、代等脉的不同。二是脉搏力度、大小是否一致,一致为均匀,不一致为参差不齐。

根据笔者总结的《辅行诀》五脏虚实脉象总结表(表 7-1),可见《辅行诀》在脉诊方面存在着明显的不足,而脉诊在中医诊断和治疗中有着非常重要的作用。为了提高《辅行诀》的临床疗效,必须要对脉诊做补充提高,加以完善,来补齐《辅行诀》的短板。方法就是接下来第三节的阴阳五行脉素脉诊,本脉诊和《辅行诀》的五脏大小补泻 24 首药方以及笔者发掘整理的"辅行诀脏腑补泻针法"的 96 首针方形成了天然绝配,珠联璧合,相映成辉!简单来说,二者结合之后的中医临床就是诊脉药法和诊脉针法!

表 7-1　《辅行诀》五脏虚实脉象总结表

肝木门	肝实	
	肝虚	脉弱(轻),脉弱而结(重)
君火相火门	君火相火实	
	君火相火虚	
脾土门	脾实	脉微(重)
	脾虚	脉微而虚(轻),脉微而时结(重)
肺金门	肺实	
	肺虚	脉虚(轻),脉虚而数(重)
肾水门	肾实	
	肾虚	脉快(轻),脉软而快(重)

第三节　阴阳五行脉素脉诊

经典中医自洽体系的创始人潘晓川教授,根据《黄帝内经》《难经》,发掘整理了自洽体系脉法,包括汤液脉法、终始脉法和五脏脉法。这三套脉法实际上诊查的核心就是脉的三对要素,大小是一对,缓急是一对,滑涩是一对,而这三对脉素都来自《黄帝内经》。笔者有幸跟随潘晓川老师学习,受益匪浅。笔者研究整理的阴阳五行脉素脉法,与潘晓川教授的自洽体系脉法有同有异。相同的部分,都是运用这三对脉素;不同的部分,每对要素的内涵不同,尤其是缓急这一对要素。

《灵枢·论疾诊尺》:"黄帝问于岐伯曰:余欲无视色,持脉,独调其尺,以言其病,从外知内,为之奈何?岐伯曰:审其尺之缓、急、小、大、滑、涩,肉之坚脆,而病形定矣。"《灵枢·邪气脏腑病形》:"黄帝曰:色脉已定,别之奈何?岐伯曰:调其脉之缓、急、小、大、滑、涩,而病变定矣。"阴阳五行脉素脉法的三对脉素,大小、缓急、滑涩,来自中医经典《黄帝内经》。

以简洁化的脉素脉诊取代复杂化的脉象脉诊是我的心愿!源自中医经典的阴阳五行脉素脉法,具有四大特点:第一,简单易学,对于没有中医基础的小白来说都上手极快。第二,客观标准,可重复性强。经过一定时间的训练,不同医生的脉素脉诊的结果一致;不同于脉象脉诊,张三说是弦脉,李四说是紧脉。第三,可以直接指导临床,为用药、用针提供依据。也就是说,脉诊结束,可以直接开出针灸配穴处方和中药处方。第四,作为疗效评判标准,判断疾病预后转归。

为了达到客观标准和可重复性强,必须对脉诊的方法进行统一要求。在脉诊操作层面,最重要的一点就是双手合诊,也就是医生双手同时诊脉。双手合诊是经典中医脉法在操作上的基本特点,因为脉素脉法最重要的部分就在于比较。如果双手先后诊脉,则不容易比较,脉诊的准确性就打了折扣。

在脉诊操作层面的第二重点就是患者和医生的体位。

患者体位:正确体位是正坐,前臂自然向前平展,与心脏置于同一水平;双臂自然放松,双掌心相对。请注意,不是《中医诊断学》教材上说的"患者双手心向上"!如果患者双手掌心向上,则双前臂处于外旋状态,这样两臂内侧和外侧的肌肉不平衡,不放松。从中医的角度看,双手心向上的体位,手三阴和手三阳的经脉不是平衡状态,不能非常真实地反映经气的运行状态。双掌心相对,是中立位,这个姿势类似于某些站桩功法的姿势,也类似于太极拳的抱球势。

医生体位和布指:医生与患者面对面而坐。第一步,中指定关:医生中指指腹沿着患者前臂内侧皮肤从肘端向腕端滑动,直到触及高骨下缘,然后翻指,将中指指腹轻轻搭在高骨内侧桡动脉处。第二步,食指定寸:食指指腹轻搭在关前(指侧)定寸。第三步,无名指定尺:无名指指腹轻搭在关后(肘侧)定尺。第四步,大拇指抵住患者手腕背侧,大陵穴周围。大拇指这个动作属于道家秘传,道家认为这样布指可以避免患者的病气传给医生。

脉诊操作层面的第三重点:左右整体比较和左右分部比较。医生双手同时、同等力度诊查患者双手六部脉。先总按,做左手和右手的整体比较,以及寸、关、尺比较,主要比较大小。再单按,双寸比较、双关比较、双尺比较,主要比较大小。左右整体比较,可以判断疾病的深浅、轻重、顺逆,有助于判断预后转归。左右分部比较,最重要的是确认疾病的核心脏腑,精确诊断从而精确治疗。

正常脉形:本章第一节已经给出了《中医诊断学》的常脉标准。本节的补充标准是被《中医诊断学》所忽视的部分,也就是男女性别不同造成的脉形差别。正常脉形的特点是十六字诀:形如橄榄,中(间)大(两)端小;男左(顺)女右(顺),尺寸有别。从脉形上来看,无论男女,都是中间的关脉最大;但是寸脉端和尺脉端谁大谁小,男女却有不同。

《难经·第十九难》:"经言脉有逆顺,男女有常,而反者,何谓也? 然:男子生于寅,寅为木,阳也;女子生于申,申为金,阴也。故男脉在关上,女脉在关下。是以男子尺脉恒弱,女子尺脉恒盛,是其常也。反者,男得女脉,女得男脉也。"

根据《难经》,我们可以得出男女脉形的异同。无论男女关脉最强,男子寸脉强于尺脉,女子尺脉强于寸脉。男子正常脉形:关最高;寸比尺稍高,但低于关。男顺左大,男顺寸大。男左为阳,左升右降。"男顺左大",男子左手的脉整体上强于右手;"男顺寸大",男子的寸脉强于尺脉,在疾病的预后上可以判断为顺,也就是预后好;反之,男子右手的脉整体上强于左手,男子的尺脉强于寸脉,在疾病的预后上可以判断为逆,也就是预后差。女子正常脉形:关最高;尺比寸稍高,但低于关。女顺右大,女顺尺大。女右为阳,右升左降。"女顺右大",女子右手的脉整体上强于左手;"女顺尺大",女子的尺脉强于寸脉,在疾病的预后上可以判断为顺,也就是预后好。"男左为阳,左升右降" 和 "女右为阳,右升左降",将在后文阐述。

那么,为什么"男顺寸大"和"女顺尺大"? 其原理是什么? 男女的体型特点不同,女子的躯干呈正等腰三角形,男子的躯干呈倒等腰三角形。因为女子要孕育胎儿,女子的骨盆要有足够的空间给胎儿,因此男女的骨盆结构不同。女子的骨盆相对于男子更大,躯干下部比躯干上部更宽大,因此躯干呈正等腰三角形;男子的骨盆相对于女子更小,而胸肌和背肌相对于女子更发达,躯干上部比躯干下部更宽大,因此躯干呈倒等腰三角形。寸脉反映的是躯干上部和头颈部之气,尺脉反映的是躯干下部和双下肢之气。形大则气盛,因此正常情况下,女子的尺脉之气强于寸脉,而男子的寸脉之气强于尺脉。

脉诊操作层面的第四重点:脉诊的层次。根据中医理论,脉诊的诊查层次可以分两层,三层或者五层。按照阴阳规律分为两层,即浮取为阳层(腑,表)和沉取为阴层(脏,里)。按照天人地(阳中阴)规律分三层,即(举)浮取天部、(寻)中取人部和(按)沉取地部。按照五行规律分五层,即以五体辨五脏,皮(肺)、脉(心)、肉(脾)、筋(肝)、骨(肾)。

把阴阳和五行结合起来,阳层(天,腑,表)相当于五行五体的第一和第二层,第三层是人部(中),阴层(地,脏,里)相当于五行五体的第四和第五层。

最后谈一下脉诊的男左女右。男女不但在尺脉、寸脉上有不同,在左右手的脏腑分布上也有不同。首先来看中医四大经典的《黄帝内经》和《难经》关于这个问题的相关论述。

《灵枢·五色》:"能别左右,是为大道;男女异位,故曰阴阳。审察泽夭,谓之良工。"《素问·阴阳应象大论》:"天地者,万物之上下也;阴阳者,血气之男女也;左右者,阴阳之道路也;水火者,阴阳之征兆也;阴阳者,万物之能始也。"

阴阳是世界的总规律,"其大无外,其小无内",均可以根据阴阳规律来对宇宙万物来划分阴阳。阴阳不同,大而天地不同,小而男女有异。

《素问·疏五过论》:"凡诊者,必知终始,有知余绪;切脉问名,当合男女。" 这篇提示脉诊要区分男女。

《素问·玉版论要》:"色见上下左右,各在其要。上为逆,下为从。女子右为逆,左为从;男子左为逆,右为从。"这篇提示男女左右不同。

《难经·第十九难》:"经言脉有逆顺,男女有常,而反者,何谓也? 然:男子生于寅,寅为木,阳也;女子生于申,申为金,阴也。故男脉在关上(寸),女脉在关下(尺)。是以男子尺脉恒弱,女子尺脉恒盛,是其常也。反者,男得女脉,女得男脉也。其为病何如? 然:男得女脉为不足,病在内;左得之,病则在左;右得之,病则在右,随脉言之也。女得男脉为太过,病在四肢;左得之,病则在左;右得之,病则在右,随脉言之,此之谓也。"本篇明确指出了男女寸脉和尺脉的不同。

再看后世医家的论述。元代滑伯仁《诊家正眼》:"诊脉之道,先调自己气息。男左女右,先以中指取定关位,却下前后二指。"明代李时珍《濒湖脉学》:"左大顺男,右大顺女,本命扶命,男左女右。大前一分,人命之上,左为人迎,右为气口。"这两位医家均提到了男左女右。

民族医学关于脉诊也有男左女右的规律。藏医《四部医典·后序本·脉诊》载,男子左手寸部候心、小肠,关部候脾、胃,尺部候左肾、生殖;右手寸部候肺、大肠,关部候肝、胆,尺部候右肾、膀胱。女子寸口部所候脏腑与男子的左右恰相反。

男左女右在脉诊上的区别,请见图7-1。

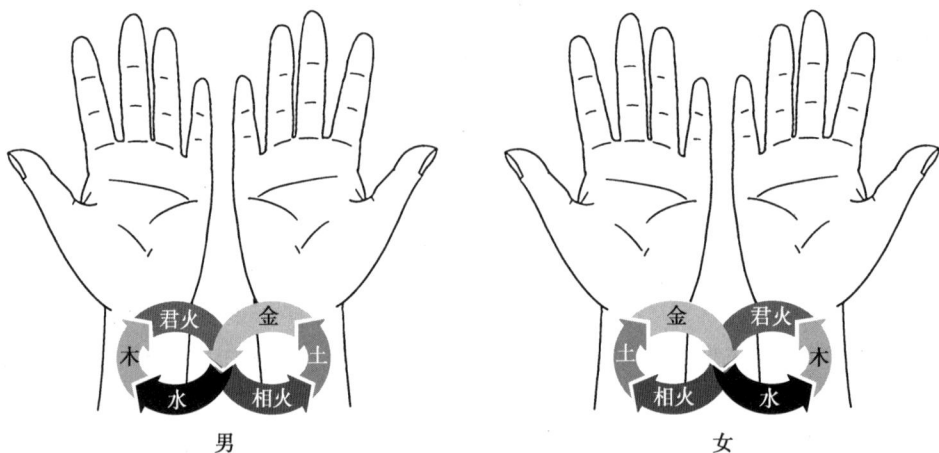

图7-1 男女脉诊图

男子左手寸、关、尺分别代表君火(心,小肠)、木(肝,胆)、水(肾,膀胱),右手寸、关、尺分别代表金(肺,大肠)、土(脾,胃)、相火(心包,三焦,命门)。

女子右手寸、关、尺分别代表君火(心,小肠)、木(肝,胆)、水(肾,膀胱),左手寸、关、尺分别代表金(肺,大肠)、土(脾,胃)、相火(心包,三焦,命门)。

男子左脉为阳,左手从下向上为相生,尺脉水(肾,膀胱)生关脉木(肝,胆),关脉木(肝,胆)生寸脉君火(心,小肠);继而君火(心,小肠)向下到右手尺脉相火(心包,三焦,命门)。右手从下向上为相生,尺脉相火(心包,三焦,命门)生关脉土(脾,胃),关脉土(脾,胃)

生寸脉金(肺,大肠)继而金(肺,大肠)向下到左手尺脉水(肾,膀胱)。左右双手形成了"8"字形循环。

女子右脉为阳,右手从下向上为相生,尺脉水(肾,膀胱)生关脉木(肝,胆),关脉木(肝,胆)生寸脉君火(心,小肠);继而君火(心,小肠)向下到左手尺脉相火(心包,三焦,命门)。左手从下向上为相生,尺脉相火(心包,三焦,命门)生关脉土(脾,胃),关脉土(脾,胃)生寸脉金(肺,大肠)继而金(肺,大肠)向下到右手尺脉水(肾,膀胱)。左右双手形成了"8"字形循环。

笔者在本书中的所有病案都是按照这一模式在临床应用的。关于脉诊男女左右双手脏腑相反这个问题,目前中医界尚存在争议。如果笔者的观点正确,那么我们使用的中医教材就可能有误。那么为什么有医家赞成脉诊男左女右,有医家反对脉诊男左女右呢?

张大昌先生《医哲心法》曰:"脉象可分为阴阳两统,阴统言体质,阳统言功用,为脉学之理。"笔者认为脉诊可以分为两大流派,查形派脉诊和查气派脉诊。查形派脉诊以人体实体结构为依据,不区分男左女右;查气派脉诊以脏腑经络的功能为依据,区分男左女右。

就男女的身体结构而言,大体上男女除了第一性征和第二性征有区别,其他在结构上没有明显区别,都是由头颈部、躯干部和四肢组成。查形派脉诊,以脉法大家许跃远先生所著《中华脉神》为例,其脉诊实际上是人体结构全息脉诊,这种诊查身体结构的脉诊不需要区分男左女右。

李时珍《濒湖脉学》:"两手六部,皆肺之经脉也,特取此以候五脏六腑之气耳,非五脏六腑所居之处也。"以经典中医自洽体系创始人潘晓川先生为代表的查气派脉诊,诊查的是脏腑经络的功能,因此区分男左女右。

第四节　阴阳五行脉素脉诊的临床应用

一、脉辨阴阳

《素问·阴阳应象大论》:"善诊者,察色按脉,先别阴阳。"经典中医以阴阳五行学说为基本理论,阴阳是总规律,是大法、大趋势、大方向。在四诊方面,均应先辨别阴阳。阴阳从不同的层面,可以有不同的区分方法。

《难经·四难》曰:"浮者阳也,滑者阳也,长者阳也;沉者阴也,短者阴也,涩者阴也。"桂林古本《伤寒杂病论·平脉法》:"问曰:脉有阴阳,何谓也? 师曰:凡脉大、浮、数、动、滑,此名阳也;凡脉沉、涩、迟、弦、微,此名阴也。"王叔和《脉经·辨脉阴阳大法第九》:"凡脉大为阳,浮为阳,数为阳,动为阳,长为阳,滑为阳;沉为阴,涩为阴,弱为阴,弦为阴,短为阴,微为阴,是为三阴三阳也。"《张大昌医论医案集》:"脉有二统,曰阴阳,体为阴脉之质,用为阳脉之势也。"

宋代崔嘉彦以浮、沉、迟、数四脉为纲,将24脉隶属其下。元代滑伯仁主张以浮、沉、迟、数、滑、涩六脉统辖各脉。清代陈修园则主张以浮、沉、迟、数、细、大、短、长八脉为纲,以统各脉。

根据《中医诊断学》六大类脉象分类,浮、数、实,此三类脉为阳;沉、迟、虚,此三类脉为阴。以上为脉辨阴阳。笔者更认同这种阴阳分类。

二、脉辨顺逆

根据男左为阳,女右为阳,临床脉辨阴阳还有一个非常实用的方法,就是据此来判断顺逆,即疾病的深浅轻重,预后转归。总按,左手三部脉与右手三部脉整体比较,是比较顺逆,判断疾病病位深浅、病势轻重的好方法。"左大顺男",男子左手为阳,左手三部脉在整体上强于右手三部脉,是病位浅,程度轻,预后佳;反之,男子右手三部脉在整体上强于左手三部脉,是病位深,程度重,预后差。"右大顺女",女子右手为阳,右手三部脉在整体上强于左手三部脉,是病位浅,程度轻,预后佳;反之,女子左手三部脉在整体上强于右手三部脉,是病位深,程度重,预后差。

同理,"男顺寸大"和"女顺尺大"。"男顺寸大",男子的寸脉强于迟脉,是病位浅,程度轻,预后佳;男子的尺脉强于寸脉,是病位深,程度重,预后差。"女顺尺大",女子的尺脉强于寸脉,是病位浅,程度轻,预后佳;女子的寸脉强于迟脉,是病位深,程度重,预后差。

通过脉辨顺逆,诊脉后即可知道患者的疾病是否容易治疗,胸有成竹。

三、脉辨五行

《素问·阴阳应象大论》:"善诊者,察色按脉,先别阴阳。"阴阳五行是经典中医的核心。阴阳是大法、大趋势、大方向,"先别阴阳"隐含的下一句话就是"再辨五行"。因为仅仅摸清楚阴阳还不够具体、细致,不足以指导用药、用针,必须落实到五行。脉辨五行从不同的层面,也可以有不同的区分方法。主要有"一纵、二横、三象"三种方法辨别五行。

(一)纵法

《难经·五难》:"曰:脉有轻重,何谓也?然:初持脉,如三菽之重,与皮毛相得者,肺部也。如六菽之重,与血脉相得者,心部也。如九菽之重,与肌肉相得者,脾部也。如十二菽之重,与筋平者,肝部也。按之至骨,举指来疾者,肾也。故曰轻重也。"《诗·小雅·小宛》:"中原有菽,小民采之。"《说文解字》:"尗,豆也。象尗豆生之形也。"《春秋·考异邮》:"菽者稼最强。古谓之尗,汉谓之豆,今字作菽。菽者,众豆之总名。然大豆曰菽,豆苗曰霍,小豆则曰荅。"菽是大豆。纵查法就是纵向将寸口脉分为五层,从表入里,由浅入深。用三粒大豆的力量诊查五体之皮毛层,五脏之肺脉;用六粒大豆的力量诊查五体之血脉层,五脏之心脉;用九粒大豆的力量诊查五体之肌肉层,五脏之脾脉;用十二粒大豆的力量诊查五体之筋层,五脏之肝脉;用力按脉至五体之骨层,诊查五脏之肾脉。《素问·宝命全形论》:"天覆地载,万物悉备,莫贵于人,人以天地之气生,四时之法成……夫人生于地,悬命于天,天地合气,命之曰人。"把浮中沉(天人地、阳中阴)的三层脉法与五行五层脉法结合起来,天部阳层(腑,表)相当于五行五体的第一层皮毛层和第二层血脉层,人部中层是第三层肌肉层,地部阴层(脏,里)相当于五行五体的第四层经筋层和第五层骨层。

(二) 横法

本法是三种诊查五行的脉法中最简单的一种。按照上文论述的寸口脉男左女右脏腑分部。男子左手寸、关、尺分别代表君火(心,小肠)、木(肝,胆)、水(肾,膀胱),右手寸、关、尺分别代表金(肺,大肠)、土(脾,胃)、相火(心包,三焦,命门)。女子右手寸、关、尺分别代表君火(心,小肠)、木(肝,胆)、水(肾,膀胱),左手寸、关、尺分别代表金(肺,大肠)、土(脾,胃)、相火(心包,三焦,命门)。

(三) 象法

《素问·宣明五气》:"五脉应象:肝脉弦,心脉钩,脾脉代,肺脉毛,肾脉石,是谓五脏之脉。"《难经·四难》曰:"脉有阴阳之法,何谓也? 然:呼出心与肺,吸入肾与肝,呼吸之间,脾受谷味也,其脉在中。浮者阳也,沉者阴也,故曰阴阳也。心肺俱浮,何以别之? 然:浮而大散者,心也;浮而短涩者,肺也。肾、肝俱沉,何以别之? 然:牢而长者,肝也;按之濡,举指来实者,肾也。脾者中州,故其脉在中,是阴阳之法也。"天部阳层包括皮毛层的肺脉和血脉层的心脉,二者都浮在表,区别是肺脉之象"肺脉毛""短、涩",也就是肺脉浮小;心脉之象"心脉钩""大、散",也就是心脉浮大。人部中层是肌肉层,脾脉之象"脾脉代""脉在中",脾脉的病脉是迟缓,严重者有间歇脉。地部阴层包括经筋层的肝脉和骨层的肾脉,二者均沉于里,区别是肝脉之象"肝脉弦""牢而长",即肝脉沉而弦紧;肾脉之象"肾脉石""按之濡,举指来实者",即肾脉沉濡而有根,有根即举指后脉搏很快恢复,如果举指后良久方来,是不及而虚。

以上三法,横法最简单,而纵法和象法需要在临床上刻苦练习,方能掌握。中医有谚语"熟读王叔和,不如临证多"。

四、脉辨五行六部,独处藏奸

《素问·天元纪大论》:"君火以明,相火以位。"五行火一分为二,君火在寸,上以明;相火在尺,下以位,因此要辨别五行六脏的六部脉,最重要的是发现"独处藏奸"的病脉。

《素问·三部九候论》:"帝曰:何以知病之所在? 岐伯曰:察九候,独小者病,独大者病,独疾者病,独迟者病,独热者病,独寒者病,独陷下者病。"湖北省江陵县张家山汉墓出土《脉书·相脉之道》:"它脉盈,此独虚,则主病;它脉滑,此独涩,则主病;它脉静,此独动,则生病。"《伤寒论·平脉法》:"风则浮虚,寒则牢坚;沉潜水滀,支饮急弦;动则为痛,数则热烦。设有不应,知变所缘,三部不同,病各异端。太过可怪,不及亦然,邪不空见,中必有奸。审察表里,三焦别焉。知其所舍,消息诊看。料度腑脏,独见若神。为子条纪,传与贤人。"《景岳全书·脉神章·独论》:"切脉论独,独处藏奸。"

一言以蔽之,独者病! 也就是六部脉中最特殊的一部就是病脉。独处藏奸脉等同于辨证论治的抓主症! 在比较的细节方面,阴阳五行脉素脉法有三对脉素,"大小、缓急、滑涩",最重要、最首要的是辨别第一对脉素"大小",因为辨"大小"就是辨虚实。

《景岳全书》:"矧人之疾病,无过表里寒热虚实。只此六字,业已尽之。然六者之中,又惟虚实二字为最要。盖凡以表证、里证、寒证、热证,无不兼有虚实,既能知表里、寒热,而复能以虚实二字决之,则千病万病,可以一贯矣。且治病之法,无逾攻补。"景岳独具慧眼,提出八纲中以虚实两纲最为重要。因为阴阳为总纲,高度概括,过于笼统。其余六纲,以虚实为首要。那么,何为虚实?

《素问·通评虚实论》:"黄帝问曰:何谓虚实?岐伯对曰:邪气盛则实,精气夺则虚。"实为邪气盛,本质为正气不虚,能够与邪气抗争;虚为正气虚,本质为正气虚弱,不能与邪气抗争。《素问·调经论》曰:"夫十二经脉者,皆络三百六十五节,节有病,必被经脉,经脉之病,皆有虚实。"《难经·四十八难》:"曰:人有三虚三实,何谓也?然:有脉之虚实,有病之虚实,有诊之虚实也。脉之虚实者,濡者为虚,紧牢者为实。病之虚实者,出者为虚,入者为实;言者为虚,不言者为实;缓者为虚,急者为实。诊之虚实者,濡者为虚,牢者为实;痒者为虚,痛者为实;外痛内快,为外实内虚;内痛外快,为内实外虚。故曰虚实也。"综上所述,经脉有虚实,病有虚实,脉诊有虚实,触诊有虚实。

《张大昌医论医案集》:"切脉总诀:诸软主虚,诸硬主实。"脉诊以濡软为小、为虚,紧牢为大、为实。总按法和单按法结合,左右双手的双寸脉、双关脉、双尺脉逐对比较,左寸比右寸,左关比右关,左尺比右尺,最大的脉和最小的脉都是嫌疑脉。大为太过,太过属实;小为不及,不及属虚。大小的内涵:第一为体积,第二为力度(强弱)。从脉形上区别,三维立体,体积大的是大,体积小的是小。从脉搏的力度强弱上来区别,强者为大,弱者为小。

附上张大昌先生的"切脉总诀",言简意赅,益于临床。《张大昌医论医案集》:"切脉总诀:诸软主虚,诸硬主实;长主在上,短主在下;大主中满,小主外痿;浮主在表,沉主在里;滑主实热,涩主虚寒;速主虚热,迟主实寒。"

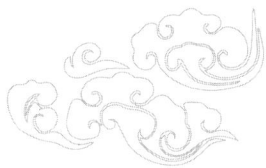

第八章
肝木门

第一节　肝木门总论

一、肝胆木的生理功能

《素问·阴阳应象大论》:"东方生风,风生木,木生酸,酸生肝,肝生筋,筋生心,肝主目。其在天为玄,在人为道,在地为化。化生五味,道生智,玄生神,神在天为风,在地为木,在体为筋,在脏为肝,在色为苍,在音为角,在声为呼,在变动为握,在窍为目,在味为酸,在志为怒。怒伤肝,悲胜怒;风伤筋,燥胜风;酸伤筋,辛胜酸。"

肝木门对应的脏腑是肝和胆。肝的生理功能:第一,肝主疏泄,包括调畅气机,调畅情志,促进消化,疏泄男子精液和女子月经等。第二,肝主藏血,包括储藏血液,调节血量,防止出血等。肝主疏泄和肝主藏血二者功能此消彼长,相反相成。肝藏魂,在志为怒,开窍为目,在液为泪,在体为筋,其华在爪,其变为拘握。胆的生理功能:第一,储藏和排泄胆汁。第二,胆主决断。肝为阴木,胆为阳木,与春季相应。肝胆的生理特性是主升发,即上升、发散、宣通,故喜条达而恶抑郁。

现代西医认为人体由九大系统组成,即运动系统、神经系统、内分泌系统、免疫系统、循环系统、呼吸系统、消化系统、泌尿系统、生殖系统。中西医互参,中医的肝胆木门对应西医的消化系统、运动系统、内分泌系统和免疫系统。

二、辨肝脏病证文并方

《辅行诀五脏用药法要》整订稿:"辨肝脏病证文并方。肝虚则恐,实则怒。肝病者,必两胁下痛。痛引少腹,令人善怒。虚则目无所见,耳有所闻,心澹澹然如人将捕之。气逆则耳聋,颊肿。治之取厥阴、少阳,血者。

邪在肝,则两胁中痛,中寒,恶血在内,则善瘛,节时肿。取之行间,以引胁下,补三里以温胃中,取耳间青脉以去其瘈。陶云:肝德在散。故经云:以辛补之,酸泻之。肝苦急,急食甘以缓之,适其性而衰之也。"

《辅行诀》"辨肝脏病证文并方"的内容直接来自《黄帝内经》,二者只是在文字上稍有出入,并没有实质上的区别。《灵枢·本神》:"肝藏血,血舍魂,肝气虚则恐,实则怒。"《素问·脏气法时论》:"肝病者,两胁下痛引少腹,令人善怒,虚则目𥇦𥇦无所见,耳无所闻,善恐如人将捕之,取其经,厥阴与少阳,气逆,则头痛耳聋不聪颊肿。取血者。"《灵枢·五邪》:"邪在肝,则两胁中痛,寒中,恶血在内,行善掣节,时脚肿。取之行间,以引胁下,补三里以温胃中,取血脉以散恶血,取耳间青脉,以去其掣。"

肝气应于春,春气温;肝在体为筋,筋当柔。如果春季不温而反寒,寒性凝滞,则失柔转为刚,为燥寒。"中",读音应为"重",肝为寒邪所侵袭;"恶血在内",寒凝则血瘀。"寒中,恶血在内"即为寒凝血瘀证。本证与仲景旋覆花汤证类似,可以合而化裁。《金匮要略·五脏风寒积聚病脉证并治》:"肝着,其人常欲蹈其胸上,先未苦时,但欲饮热,旋覆花汤主之。"《金匮要略·妇人杂病脉证并治》:"寸口脉弦而大,弦则为减,大则为芤,减则为寒,芤则为虚,寒虚相搏,此名曰革。妇人则半产漏下,旋覆花汤主之。旋覆花汤方:旋覆花三两,葱十四茎,新绛少许。""寒虚相搏"与寒凝血瘀证相符合。处方中的新绛即茜草。

三、肝胆木的太过和不及

《张大昌医论医案集》:"五脏六腑证候辨:肝病以胸胁支满,胆病以头目眩……五脏病之实谛,约而言之,肝主散精而以下迫为病,胆主输便而以上迫为病。"

五行中的每一行都具有功能太过和功能不及两种病理状态。《素问·至真要大论》曰:"木位之主,其泻以酸,其补以辛……厥阴之客,以辛补之,以酸泻之,以甘缓之。"《辅行诀》曰,"陶云:肝德在散。故经云:以辛补之,酸泻之。肝苦急,急食甘以缓之,适其性而衰之也"。对于厥阴风木的补泻治疗,辛补、酸泻、甘缓。

风木功能太过,是胆主疏泄功能太强,能量释放过多;相对而言,肝主藏血功能不及,会消耗了太多的阴血,则木体不及,这是用实、体虚,应当泻用、补体。汤液经法图,酸味,既是金的用味,也是木的体味;酸味补了木之体,也就泻了木之用,方用小泻肝汤。水在木之前,泻水可以令木阴退,方用大泻肝汤。水生木,水为木之母,木为水之子,大泻肝汤的组方符合《难经·七十五难》"母能令子虚",也就是"实者泻其母"。

风木功能不及,是肝主藏血功能太过;相对而言,胆主疏泄功能不及,能量供给不及,这是用虚、体实,应当补用、泻体。汤液经法图,辛味,既是木的用味,也是土的体味;辛味补了木之用,增加了能量,同时就消耗了物质,方用小补肝汤。火在木之后,补火可以令木阳进,方用大补肝汤。木生火,木为火之母,火为木之子,大补肝汤的组方符合《难经·七十五难》"子能令母实",也就是"虚者补其子"。

第二节　小 泻 肝 汤

《辅行诀》整订稿:"小泻肝汤:治肝实,两胁下痛,痛引少腹,迫急,干呕者方。芍药、枳实熬、生姜切,各三两。右三味,以清浆水三升,煮取一升,顿服之。不瘥,即重作服之。呕吐者,加半夏二两,洗;心中悸者,加甘草二两,炙;下利赤白者,加黄芩二两;咳者,加五味子二两;小便不利者,加茯苓二两。"

《辅行诀》藏经洞本复原校订稿:"小泻肝汤:治两胁下痛,痛引少腹,迫急,时多怒者方。枳实熬,芍药、生姜,各三两。上三味,以清浆水三升,煎服一升,顿服。呕者,加生姜二两;心中悸者,加甘草二两;咳者,加五味子二两;小便不利者,加茯苓二两;下利赤白者,加黄芩二两,或加薤白一升。"

两个版本比较,在症状上,整订稿"干呕",藏经洞本"时多怒"。二者的药味、用量、煎服法均相同。区别仅在于针对呕吐的加减法,整订稿加半夏二两,藏经洞本加生姜二两。笔者更倾向于用半夏,首先半夏本身具有降逆止呕的功效,其次如果再加生姜二两,则生姜的用量达到五两,超过了君药芍药的用量。

《灵枢·经脉》:"肝足厥阴之脉……循股阴,入毛中,过阴器,抵小腹,挟胃,属肝,络胆,上贯膈,布胁肋。"肝经实,经气不利,则肝经循行所过不通则痛,故"两胁下痛,痛引少腹";"迫急",是木克土导致的"腹痛窘迫,里急后重",即《景岳全书》《丹溪心法》之"痛泻要方"的主症;"干呕",亦属木克土,肝气犯胃所致。

一、君药　芍药

(一) 芍药

芍药是著名的观赏花卉,与牡丹并称为"花中两绝",二者的花非常相似。古人认为牡丹第一,芍药第二;谓牡丹为"花王",芍药则被称为"花相"。同牡丹的雍容华贵相比,芍药更显风姿绰约,我国古典小说中常有以"烟笼芍药"一词来形容美人。《本草纲目·草之三》:"时珍曰:芍药,犹绰约也。绰约,美好貌,此草花容绰约。《尔雅翼》言:制食之毒,莫良于芍,故得药名,亦通。《郑风诗云》:伊芳其相谑,赠之以芍药。《韩诗外传》云:芍药,离草也。董子云:芍药一名将离,故将别赠之。俗呼其花之千叶者,为小牡丹;赤者为木芍药,与牡丹同名也。""绰约"的谐音"着约",也就是守约、赴约的意思,有男女相约的美好愿景。牡丹是木本植物,芍药是草本植物,作为草本植物的芍药,花的大小能够媲美木本植物的牡丹花,非常难得。从中医的角度看,植物花的大小与其升发的能量是成正比的,花开得越大,证明该植物的升发之力越强。芍药花的升发之力与根的收敛之力是成正比的,否则就成了头重脚轻,根的收敛之力就是五行金气的收敛、肃降之力。中药所用的芍药,不是芍药的花,而是芍药的根,味酸,收敛,五行大类属金。

《神农本草经·中品》:"芍药,一名白木。味苦,平,有小毒。治邪气腹痛,除血痹,破坚积,寒热,疝瘕,止痛,利小便,益气。"《名医别录·中品》:"芍药,味酸,微寒,有小毒。主通顺血脉,缓中,散恶血,逐贼血,去水气,利膀胱、大小肠,消痈肿,时行寒热,中恶,腹痛,腰痛。一名白木,一名余容,一名犁食,一名解仓。生中岳及丘陵。二月、八月采根,曝干。"芍药味酸,五行大类属金无疑,五行小类属木从何而来呢?

明代缪希雍《神农本草经疏》:"芍药禀天地之阴,而兼得甲木之气。《本经》:味苦平,无毒。《别录》加酸,微寒。气薄味厚,升而微降,阳中阴也。又可升可降,阴也,降也。为手足太阴引经药,入肝脾血分。《图经》载有二种:金芍药,色白;木芍药,色赤。赤者利小便散血;白者止痛下气。赤行血,白补血;白补而赤泻;白收而赤散。"植物一般在春天生根发芽,但是芍药却在阳气收藏、阴气隆盛的冬天生根发芽,此所谓"禀天地之阴"。而植物生根发芽的作用正是五味中之辛味,肝木之用味,此所谓"兼得甲木之气",故芍药的五行小类属木,为金中木。

《伤寒论·辨太阳病脉证并治》:"若厥愈足温者,更作芍药甘草汤与之,其脚即伸……夜半阳气还,两足当热,胫尚微拘急,重与芍药甘草汤,尔乃胫伸。"仲景的芍药甘草汤具有良好的解痉止痛作用,《用药传奇:中医不传之秘在于量》的作者王幸福先生认为本方最好的适应证是内脏平滑肌痉挛导致的病症,例如呼吸道平滑肌痉挛导致的咳嗽哮喘,胃肠道平滑肌痉挛导致的胃痛,以及妇人痛经。另外,使用芍药缓急止痛必须用大量。芍药甘草汤用白芍药四两,炙甘草四两,折合现代剂量,芍药的用量在 30~60g 之间。王幸福先生用芍药缓急止痛,用量多在 50~120g 之间。

(二)赤芍和白芍

古本草书中赤芍、白芍混用,宋代苏颂《本草图经》开始区分,以白色者名金芍药,赤色者名木芍药,沿用至今。《本草纲目·草之三》:"时珍曰:昔人言洛阳牡丹、扬州芍药甲天下。今药中所用,亦多取扬州者。"李时珍提到的扬州芍药是观赏性芍药,不是药用芍药,道地药材白芍的产地是安徽亳州。亳州是全国四大药都之首,《中华人民共和国药典》上冠以"亳"字的有亳芍、亳菊、亳桑皮、亳花粉四种。亳芍就是亳州白芍,产量约占全国的70% 以上。现代《中药学》将白芍归类为"补血药",功效:养血调经,敛阴止汗,柔肝止痛,平抑肝阳。赤芍被归类为"清热凉血药",功效:清热凉血,散瘀止痛。白芍主治阴血亏虚,肝阳偏亢诸证;赤芍主治血热、血瘀、肝火所致诸证。白芍、赤芍皆能止痛,均可用治疼痛。但白芍长于养血柔肝,缓急止痛,主治肝阴不足,血虚肝旺,肝气不舒所致的脘腹胁肋疼痛、四肢拘挛作痛;而赤芍则长于活血化瘀止痛,主治血瘀诸痛,因能清热凉血,故以血瘀、血热者尤为适宜。

唐代孙思邈《备急千金要方》:"凡茯苓、芍药,补药须白者,泻药惟赤者。"金代成无己《注解伤寒论》:"芍药,白补而赤泻,白收而赤散也。酸以收之,甘以缓之,酸甘相合,用补阴血。"明代缪希雍《神农本草经疏》:"赤行血,白补血;白补而赤泻;白收而赤散。"白补、赤泻,白收、赤散,是白芍和赤芍的主要区别。据此,笔者建议:泻方用赤芍,泻肝用而补肝体,减弱肝主疏泄的功能;补方用白芍,补肝体而泻肝用,增强肝主藏血的功能。具体来讲,《辅行诀》小泻肝汤、大泻肝汤、救误小泻肝汤、救误大泻肝汤、小阴旦汤、大阴旦汤,使用赤芍;养生补肝汤、建中补脾小汤、建中补脾大汤、小阳旦汤、正阳旦汤、大阳旦汤,使用白芍。

汪承柏先生是西医出身,自学中医,他承担了全国中医中药治疗肝病的六五、七五、八五的攻关课题。根据《伤寒杂病论》,湿热黄疸和瘀血黄疸的重要区别是小便,小便不利是湿热黄疸,小便自利是瘀血黄疸。对于瘀血黄疸的治疗,汪先生采用凉血活血法,重用赤芍,赤芍用量达 120g,取得了非常好的疗效,并基于此研制开发出我国首个专门治疗淤胆型肝炎的中成药——赤丹退黄颗粒。瘀血属于实证,与"泻方用赤芍"的规律是相符合的。

(三) 白芍配赤芍,相须药对

赤芍和白芍合用,一散一收,一泻一补,共奏清热凉血、活血化瘀、养血和营、柔肝止痛之功。

我国历史上第一部成药典,宋代《太平惠民和剂局方》的"黑神丸"就是一个白芍与赤芍同用的处方:"黑神丸:治一切风疾,及瘫痪风,手足颤掉,浑身麻痹,肩背拘急,骨节疼痛。兼治妇头旋眼晕,精神困倦。牡丹皮、白芍药、川芎、麻黄(去根、节,各四两),赤芍药、甘草(各十两),荆芥、草乌(炮,各六两),乌豆(八两)、何首乌(米泔浸,切,焙,十二两)。上为细末,水糊为丸,如鸡头大。每服一丸,细嚼,茶酒任下,不计时候。妇人血风流注,用黑豆淋酒下。小儿惊风,煎金银汤下。伤风咳嗽,酒煎麻黄下。头痛,葱茶下。"

北京四大名医之一的施今墨先生善用白芍配赤芍的药对。二药伍用,善入阴分,一补一泻,一敛一散,相辅相成。白芍养血敛阴,赤芍凉血,二药相合,而退血分之热(敛阴凉血而不恋邪)。白芍养血柔肝,赤芍行血散瘀,二药参合,止痛之功益彰。故凡腹痛坚积、经闭目赤,因于积热者其效更著。若营卫不和,气血不调,络道不畅,肢体疼痛者,可配柴胡、桂枝,其效更佳。白芍生用、重用,30~50g 有通便之功;若治大便秘结,与生地黄 30~50g 为对,其效更捷。

国医大师刘尚义也善用白芍配赤芍的药对。刘老将白芍与赤芍配伍使用时,其用量比例关系通常为白芍 10g 和赤芍 20g。

二、辅臣药 枳实

(一) 枳实

我们小时候都学过一篇《晏子使楚》的课文,里面有关于"南橘北枳"的内容。《晏子春秋·内篇》:"橘生淮南则为橘,生于淮北则为枳,叶徒相似,其实味不同。所以然者何?水土异也。"同一种植物,生活在淮河以南,果实称为橘,味酸甜;生活在淮河以北,果实称为枳,味苦涩。实际上,橘和枳虽然同属于芸香科,但是橘是芸香科柑橘属植物,枳是芸香科枳属植物,二者是不同的植物。

《神农本草经·中品》:"枳实,味苦,寒,无毒。治大风在皮肤中,如麻豆苦痒,除寒热结,止利。长肌肉,利五脏,益气,轻身。生川泽。"陶弘景《名医别录·中品》:"枳实,味酸,微寒,无毒。主除胸胁痰癖,逐停水,破结实,消胀满、心下急、痞痛、逆气胁风痛,安胃气,止溏泄,明目。生河内。九月、十月采,阴干。"《本草纲目·木之三》:"杲曰:沉也,阴也。"《神农本草经》言枳实味苦,《名医别录》言枳实味酸,《本草纲目》言枳实属阴,气向下沉降。

枳实,味酸,五行大类属金;味苦,五行小类属水;故为金中水。为何不是水中金?衣之镖先生从《神农本草经》经文"(枳实)主治大风在皮肤中如麻豆苦痒"入手,总结枳实主治为"风水"二字,并得出"治风不离酸、治水不舍苦"的规律。同时以证测味,枳实味酸、苦,酸味为肝木体味,肺金用味;苦味为心包火体味,肾水用味。风在天而水在地,根据"天气为主,地气为从"的原则,枳实为金中水,而非水中金。

《辅行诀》12 首五脏泻方中有 7 首使用枳实,小泻肝汤、大泻肝汤、大泻心包汤、大泻脾汤、小泻肺汤、大泻肺汤、大泻肾汤,约占据 12 首泻方的 60%,使用率非常高,与姜、甘草相同。枳实是多面手,是一位大杀五方的将军!

(二) 枳实和枳壳

唐代之前,枳实、枳壳均称枳实,唐代甄权《药性论》始提及枳壳之名,宋代第一部官修药典《开宝本草》正式将枳实和枳壳分条而载。现代《中药学》将枳实、枳壳归类为"理气药",枳实功效:破气消积,化痰散痞。枳壳功效:理气宽中,行滞消胀。枳壳和枳实相比,作用较为缓和。

明代《本草纲目·木之三》:"颂曰:今洛西、江湖州郡皆有之,以商州者为佳。木如橘而小,高五、七尺。叶如橙,多刺。春生白花,至秋成实。七月、八月采者为实,九月、十月采者为壳。今医家以皮浓而小者为枳实,完大者为枳壳,皆以翻肚如盆口状、陈久者为胜。"根据采摘的时间不同和外观不同来区别枳壳和枳实,并且指出道地产地是古"商州"。

古"商州"就是现在江西省樟树市,新干县三湖镇,素有"枳壳之乡"的美誉,这里出产的枳壳称为"商州枳壳"和"三湖枳壳",具有"果肉厚,外翻如覆盆,瓤瓣数较多"等特点,宋朝时被列为朝廷贡品。商州枳壳是《中华人民共和国药典》中载明的"芸香科植物及其栽培变种的干燥未成熟果实",其学名为芸香科柑橘亚科柑橘属橙类中的酸橙。

《本草纲目·木之三》:"好古曰:枳壳主高,枳实主下;高者主气,下者主血。故壳主胸膈皮毛之病,实主心腹脾胃之病,大同小异……皆能利气。气下则痰喘止,气行则痞胀消,气通则痛刺止,气利则后重除。故以枳壳利胸膈,枳实利肠胃。"笔者认为,枳壳质地轻,轻则上浮,走上焦心肺而行于表;枳实质地重,重则下沉,走中焦肝脾、下焦肾而通于里。因此建议:大泻心包汤、小泻肺汤、大泻肺汤,用枳壳。小泻肝汤、大泻肝汤、大泻脾汤、大泻肾汤,用枳实。

(三) 枳实配枳壳,相须药对

北京四大名医之一的施今墨先生善用使用枳实配枳壳的药对。枳壳性浮,枳实性沉;枳壳主上,枳实主下;高者主气,下者主血;枳壳行气于胸,枳实行气于腹。二药伍用,气血双调,直通上下,行气消胀、消积除满益彰。施师临证之际,习以炒枳实、炒枳壳并书。取炒品入药的用意有二:一则可减少药物对胃肠黏膜的刺激,二则能增强治疗效果。

三、监臣药　姜

详见第三章第五节。

四、小泻肝汤的方解和数术解

(一) 方解

小泻肝汤的方解,详见下表(表 8-1)。

表 8-1 小泻肝汤方解表

方解	君药	辅臣药	监臣药
小泻肝汤	赤芍药 三两	枳实 三两	生姜 三两
两泻一补 佐金平木 以克为泻 泻肝胆木 辛酸化甘 除"肝苦急"	金中木 金克木 用味酸 补木体 泻木用	金中水 金克木 用味酸 补木体 泻木用 水生木 辅助君药	木中火 木补木 用味辛 补木用

《辅行诀五脏用药法要》整订稿:"陶云:肝德在散。故经云:以辛补之,酸泻之。肝苦急,急食甘以缓之,适其性而衰之也。"

《张大昌医论医案集》:"德用:木主散,火主软,土主缓,金主敛,水主坚。淫祸:木过则急,火过则缓,土过则淖,金过则抑,水过则凝。"

"木主散","肝德在散","散"在这里就是肝主疏泄的功能。肝的两大功能,肝主疏泄和肝主藏血,是相辅相成的两大功能。肝"体阴而用阳",肝体阴,主藏血;肝用阳,主疏泄。

小泻肝汤是佐金平木法的典型应用。其组成是两金一木,两酸一辛,两泻一补。肝实,又称肝木太过,是肝木用实体虚,应当泻用补体。《辅行诀》"阴退为泻,其数六",从肝木用味辛这个位置开始,顺时针方向旋转六个位置至肺金,用味酸。芍药、枳实两味药五行大类皆属金,金克木,用味酸,补肝木之体,泻肝木之用,此所谓"酸泻之"。芍药属金中木,五行小类属木,与肝木同气相求,在金药中最容易克制肝木,为君药,"主于补泻者为君"。枳实属金中水,五行小类属水,水生木,能够滋助君药芍药,为辅臣药,"数量同于君而非主故为臣"。生姜属木中火,用味辛,其五行属性、用味与肝木相同,以辛味来补肝木之用味,以应"肝德在散",使肝木疏泄,所谓"以辛补之",同时也可以防止芍药、枳实对肝木攻伐太过,"克中有补",为监臣药,"从于佐监者为佐使"。全方以两味酸金药克木(补肝木之体而泻肝木之用)和一味肝木药补木(补肝木之用),双管齐下,补体而泻用,即两酸芍药、枳实,补肝木之体而泻肝木之用;一辛生姜,补肝木之用;两泻用,一补用。另外,两味酸金药和一味辛木药,辛酸化甘,甘味为肝木之化味,化味除肝之苦"急"。

(二)用量和煎服法

"右三味,以清浆水三升,煮取一升,顿服之。"小泻肝汤三味药的用量都是三两,全方药量九两,按照脏腑杂病可以折算为72g,按照外感天行病可以折算为140g。清浆水是将煮米水放置使之发酸即可,酸泻肝。清浆水三升,相当于现代600ml。三味、三两、三升,均合三才之数,"三"不但是木的生数,更代表中气,以中为和!"煮取一升",从三升中煮取一升(现代200ml);"顿服",每日服用1次,是从天地人三才之气中取其煎煮后合化之中气,从三取一,以天地冲和之气养人之气。

(三) 数术解

小泻肝汤的药量总计为九两。《素问·三部九候论》："天地之至数,始于一,终于九焉。"九是洛书九宫数中最大的数字。《周易·系辞》："天九地十。"《尚书大传·五行传》："天九成金。"张景岳《类经图翼·气数统论》："夏为阳极,阳极则热,故曰老阳,老阳数九,阳中阳也,其气火,自南而北……地四生金,四得五而九,故天以九成之而居西。"九为奇数,应天,属阳,为阳中至阳,谓之"老阳"。小泻肝汤,行地之阴道,以克为泻,而药量为九,为至阳之数,是阴阳互根,阳中求阴。九是金的成数,河图中的九位居西方,是阳数居于阴位。秋天西方肃降之气,又与泻方之旨相合。

第三节 大泻肝汤

《辅行诀》整订稿："大泻肝汤散:治头痛,目赤,时多恚怒,胁下支满而痛,痛连少腹迫急无奈者方。芍药、枳实熬、生姜切,各三两。甘草、黄芩、大黄,各一两。右六味,以水五升,煮取二升,温分再服。"

《辅行诀》藏经洞本复原校订稿："大泻肝汤:治头痛,目赤,时多恚怒,胁下支满而痛,痛连少腹急迫者方。枳实熬、芍药、生姜切,各三两;甘草、黄芩、大黄,各一两。上六味,以水五升,煮取二升,温分再服。"

两个版本的症状、药味、用量、煎服法均相同。

《灵枢·经脉》曰:"肝足厥阴之脉,起于大趾丛毛之际,上循足跗上廉,去内踝一寸,上踝八寸,交出太阴之后,上腘内廉,循股阴,入毛中,过阴器,抵小腹,挟胃,属肝,络胆,上贯膈,布胁肋,循喉咙之后,上入颃颡,连目系,上出额,与督脉会于巅。"大泻肝汤证由小泻肝汤证发展、加重而来,邪气循经上扰,出现了"头痛,目赤"。肝经"连目系",故肝火上炎则目赤;肝经"上出额,与督脉会于巅",肝阳上亢则头痛,岳飞《满江红》"怒发冲冠"就是描述这种状态。小泻肝汤证原来的主症"两胁下痛,痛引少腹,迫急"加重为"胁下支满而痛,痛连少腹迫急无奈",已经到了"无奈"的程度;精神情绪症状由原来的"时多怒"加重为"时多恚怒",恚,音 huì,从圭从心,《说文解字》云"恚,恨也",《广雅·释诂二》云"恚,怒也",怒气已经到了"恨"的程度,说明母病及子,疾病从肝木传及心火。俗话说"怒从心头起,恶向胆边生",恐怕这个时候的患者会有比较严重的暴力倾向了。

一、辅佐药 生甘草

详见第三章第五节。

二、监佐药 黄芩

《神农本草经》:"黄芩,一名腐肠。味苦,平,无毒。治诸热,黄疸,肠澼,泄利,逐水,下血闭,恶疮,疽蚀,火疡。生川谷。"《名医别录·中品》:"黄芩,大寒,无毒。主治痰热,胃中热,小腹绞痛,消谷,利小肠,女子血闭、淋露、下血,小儿腹痛。一名空肠,一名内虚,一名黄文,一名经芩,一名妒妇。其子,主肠脓血。"黄芩味苦,五行大类属水,性大寒可以泻热。黄芩之叶、根均为青色,根为青色的植物很少,青为肝木之色,五行小类属木,故属水中木。

《张大昌医论医案集》:"清剂,经云:清可祛热(存阴)。阴旦汤,黄芩主。"《辅行诀》12首脏腑泻方中有 7 首使用黄芩,包括大泻肝汤、小泻心包汤、大泻心包汤、大泻脾汤、大泻肺汤、小泻肾汤、大泻肾汤,约占据 12 首泻方的 60%,使用比例与姜、甘草相同。黄芩是多面手,是一位大杀五方的将军。

现代《中药学》将黄芩归属于"清热燥湿药",功效:清热燥湿,泻火解毒,止血,安胎。黄芩、黄连、黄柏,这三味药均属于"清热燥湿药",性味皆苦寒,均能清热燥湿、泻火解毒,常用来治疗湿热内盛或热毒炽盛之证,每相须为用。黄芩偏泻上焦肺火,肺热咳嗽者多用;黄连偏泻上焦心火和中焦胃火,此《辅行诀》"火土一家"理念,心火亢盛、高热心烦和中焦湿热泻痢、痞满呕逆者多用;黄柏偏泻下焦相火、除骨蒸,湿热下注诸证及骨蒸劳热者多用。

三、化佐药 大黄

《神农本草经》:"大黄,味苦,寒,无毒。主下瘀血,血闭,寒热,破癥瘕积聚,留饮,宿食,荡涤肠胃,推陈致新,通利水谷,调中化食,安和五脏。生山谷。"《名医别录·中品》:"大黄,将军,大寒,无毒。平胃下气,除痰实,肠间结热,心腹胀满,女子寒血闭胀,小腹痛。"李东垣《珍珠囊补遗药性赋·主治指掌》:"大黄,味苦性寒无毒。其性沉而不浮,其用走而不守。夺土郁而通壅滞,定祸乱而致太平,因名之曰将军。"

《神农本草经》谓大黄味苦,但是《辅行诀》并未将大黄归属苦味之水,反而是味咸之火,为什么呢? 这主要是因为大黄的功效和主治。《神农本草经》中大黄的主治与牡丹皮的主治非常相似,这也是二者在《辅行诀》五行互含药精中均味咸属火的原因。大黄,"主下瘀血,血闭,寒热,破癥瘕积聚",大黄具有明显的活血化瘀功效,而心的主要功能之一是"主血脉",《素问·五脏生成》云"诸血者皆属于心",这是大黄味咸属火的依据之一;另外,大黄还有明显的泻下攻积的功能,"留饮宿食,荡涤肠胃,推陈致新,通利水谷,调中化食,安和五脏",肠胃为心包相火所居之位,《辅行诀》有"火土一家"的理论,这是大黄味咸属火的依据之二。而且《神农本草经》365 种药中有"推陈致新"功效的仅有三味,大黄、芒硝、柴胡。《名医别录》称大黄为将军,当指大黄活血化瘀、泻下攻积、斩关夺隘、推陈致新的功效。根据以上依据,《辅行诀》谓大黄味咸属心火,这是其五行大类归属。另外,大黄色黄属土,为其五行小类,故为火中土。

综上所述,大黄与牡丹皮均味咸,均为心火、脾土同治之药,牡丹皮色赤如火,为火中火;大黄色黄,为火中土。脏腑泻方一共 12 首,其中 7 首泻方均用大黄,包括大泻肝汤、小泻心包汤、大泻心包汤、大泻脾汤、小泻肺汤、大泻肺汤、大泻肾汤,大黄是多面手,在泻方中的使用率约为 60%,与姜、甘草相同。《名医别录》称大黄为"将军",后世将大黄推举为中药"四大金刚",大黄泻下第一,人参补气第一,附子温阳第一,地黄滋阴第一。这四味药中的将军分别针对不同的重证,大黄对应大实证,人参对应大虚证,附子对应大寒证,地黄对应阴虚重证。这种说法其实还漏掉了一味针对大热证的石膏,石膏清热第一!

现代《中药学》将大黄归属于"泻下药",功效:泻下攻积、清热泻火,凉血解毒,止血,逐瘀通经,利湿退黄。从《神农本草经》《名医别录》来看,大黄的两大功效分别是活血化瘀和泻下攻积。大黄泻下的主要化学成分是蒽醌类化合物,主要是番泻苷。如果加热时间过长,泻下的成分就会失效,所以,泻下攻积应该使用生大黄。大黄用酒炮制之后,泻下攻积力量减弱,活血化瘀功能增强。因此,治疗瘀血证,应该使用酒大黄。

四、大泻肝汤的方解和数术解

(一) 方解

大泻肝汤的方解,详见下表(表8-2)。

表8-2　大泻肝汤方解表

方解	君药	辅臣药	监臣药	辅佐药	监佐药	化佐药
大泻肝汤	芍药 三两	枳实 三两	生姜 三两	生甘草 一两	黄芩 一两	大黄 一两
母能令子虚 实者泻其母 本母同泻 泻本脏肝木 泻母脏肾水	金中木 金克木 用味酸 补木体 泻木用	金中水 金克木 用味酸 补木体 泻木用 水生木 辅助君药	木中火 木补木 用味辛 补木用	土中金 土克水 用味甘 补水体 泻水用	水中木 水补水 用味苦 补水用	火中土 甘苦化咸 用味咸 除肾苦"燥"

大泻肝汤,是肝木和肾水同泻,泻中有补,由小泻肝汤的肝木本脏两泻一补,加上泻肝木母脏肾水的小泻肾汤加减变化方的一泻一补一化,即本脏两泻一补 + 母脏一泻一补一化,本脏肝木和母脏肾水同泻,根据《难经》"母能令子虚"演化出"实者泻其母"的治法。同时对药物剂量做出调整而形成大泻肝新的君臣佐药体系,一君、二臣、三佐。

小泻肾汤的变化方法是去掉君药茯苓(国不可有二主,方不可有两君),加上大黄而成。这三味药是针对母脏肾水的补泻,均属于佐药,因此用量少,仅为一两。其中生甘草属土中金,土克水,用味甘,补母脏肾水之体而泻母脏肾水之用,为辅佐药。同时生甘草的甘味,是本脏肝木用体合化之化味,即辛酸化甘,增强了脾土,从而防止木克土,截断病势传变,先安未受邪之地。黄芩属水中木,用味苦,补母脏肾水之用,属于监佐药。大黄属火中土,用味咸,是母脏肾水之化味,苦甘化咸,除母脏肾水之苦"燥",为化佐药。生甘草、黄芩、大黄,形成了针对母脏肾水的一泻一补一化的方中方,同为佐药。

（二）治未病

肝木病的五行生克传变，详见下表（表8-3）。

表8-3　肝木病五行生克传变表

	肺金 ↓克	
肾水→生	肝木	生→心包相火
	↓克 脾土	

《素问·玉机真脏论》："五脏受气于其所生，传之于其所胜，气舍于其所生，死于其所不胜。病之且死，必先传行至其所不胜，病乃死。此言气之逆行也，故死。肝受气于心，传之于脾，气舍于肾，至肺而死。"

大泻肝汤三味佐药的另外一层深意，体现出中医"未病先防，既病防变"和"用药如用兵"的理念。针对母脏肾水的三味佐药成为防止肝木本脏之病传变的三个卫兵。肝实，是肝木太过，在五行传变中最容易发生的是相乘，即肝木乘脾土；其次是母病及子的顺传子脏心包相火；第三是子盗母气的逆传母脏肾水；第四种反侮传变的概率最低，肝木侮传肺金，因为肺金本身克制肝木。反侮传变最严重，因为传到了肝木的所不胜之脏。三味佐药分别针对脾土、心包相火和肾水，即土中金生甘草补脾土，火中土大黄补心包相火，水中木黄芩补肾水，把肝木疾病最容易发生的三个传变之路都做了封堵，提前布置兵力，先安未受邪之地，从而"未病先防，既病防变"。

（三）用量和煎服法

"右六味，以水五升，煮取二升，温分再服。"大泻肝汤六味药，药量总计十二两，按照脏腑杂病可以折算为96g，按照外感天行病可以折算为187.5g。煎药水为五升（现代1 000ml），煎取药汤二升（现代400ml），温服，每日2次，每次一升（现代200ml）。

（四）数术解

"右六味，以水五升"，六味药，用五升水煎药，"六"阴在"五"阳之中，阳中求阴。"以水五升，煮取二升"，水五升，煎取药汤二升，"天五生土，地二生火"，五为阳，二为阴，阳中求阴。"温分再服"，药汤水为阴，温服则以阳驭阴。二为阴为泻，每日2次服药，以应泻方。

大泻肝汤药味为六味，六为老阴数，六为水之成数，行地之阴道。天为阳，地为阴；天左旋，地右动；地之阴道，在"汤液经法图"，地道从左至右顺时针旋转；故《辅行诀》曰"阴退为泻，其数六，水数也"。

大泻肝汤六味药的总量是十二两。十二是偶数，属阴，应地，与脏腑大泻方相合。十二这个数字与中医有密切的关系。天干地支，地支数为十二，一年有十二月，人体有十二正经。《辅行诀》五脏补泻方包括五脏泻方12首（小泻方6首＋大泻方6首）和五脏补方12首（小补方6首＋大补方6首）。

第四节　大小泻肝汤的药对、角药和运气应用

一、小泻肝汤的药对

（一）芍药配枳实,相使药对

小泻肝汤的君药芍药和辅臣药枳实构成了相使药对。金中木芍药和金中水枳实二者的五行大类相同,都是金;枳实的五行小类水与芍药的五行小类木形成相生关系,水生木,枳实辅助芍药,从而提高药效。根据现代《中药学》,赤芍药活血化瘀止痛,枳实破气消积散痞,赤芍活血而枳实理气,二者相使为用。

医圣张仲景也使用芍药配枳实的药对。处方包括《金匮要略》大柴胡汤、麻子仁丸、排脓散,《伤寒论》大柴胡汤、麻子仁丸、四逆散。

（二）芍药配生姜,相畏药对

小泻肝汤的君药芍药和监臣药生姜构成了相畏药对。金中木芍药的五行大类金克制木中火生姜的五行大类木,金克木;芍药的五行小类木相生生姜的五行小类火,木生火。君强臣弱,芍药对生姜是克中有生,恩威并施;生姜对芍药又敬又畏,二者构成相畏药对,相畏而相成。芍药对生姜是克中有生,芍药味酸而微寒,生姜味辛而微温,酸金克辛木,二者一寒一温,相畏为用。

医圣张仲景也使用芍药配生姜的药对。处方包括《金匮要略》瓜蒌桂枝汤、葛根汤、桂枝芍药知母汤、黄芪桂枝五物汤、小建中汤、奔豚汤、桂枝加桂汤、大柴胡汤、桂枝汤、桂枝加黄芪汤、黄芩加半夏生姜汤,《伤寒论》桂枝汤、桂枝二越婢一汤、新加汤、小建中汤、葛根汤、葛根加半夏汤、大柴胡汤、真武汤、桂枝加葛根汤、桂枝加大黄汤、桂枝加芍药生姜人参新加汤、桂枝麻黄各半汤、桂枝二麻黄一汤、柴胡桂枝汤、当归四逆加吴茱萸生姜汤。可见,在桂枝汤衍生出的众多处方中,芍药和生姜的配伍非常广泛。

"近代中医第一人"张锡纯治疗气郁臌胀的"鸡胵汤",使用芍药配生姜的药对。《医学衷中参西录》:"鸡胵汤,治气郁成臌胀,兼治脾胃虚而且郁,饮食不能运化。生鸡内金四钱,去净瓦石、糟粕、捣碎;于术三钱,生杭芍四钱,柴胡二钱,广陈皮二钱,生姜三钱……用芍药者,因其病虽系气臌,亦必挟有水气,芍药善利小便,即善行水,且与生姜同用,又能调和营卫,使周身之气化流通也。"张氏谓芍药配生姜以调和营卫。

（三）枳实配生姜,相杀药对

小泻肝汤的辅臣药枳实和监臣药生姜构成了相杀药对。金中水枳实的五行大类金克制木中火生姜的五行大类木,金克木;金中水枳实的五行小类水克制木中火生姜的五行小类火,水克火。枳实的五行大类和五行小类对生姜均为相克,是双杀,枳实帮助生姜对监臣药形成制衡。《辅行诀》五脏大小泻方 12 首,枳实配生姜的药对有 6 首,分别是小泻肝

汤、大泻肝汤、大泻心包汤、大泻脾汤、大泻肺汤、大泻肾汤,五行俱全。

医圣张仲景也使用枳实配生姜的药对。处方包括《金匮要略》橘枳姜汤、桂枝生姜枳实汤、厚朴七物汤、大柴胡汤,《伤寒论》大柴胡汤。

二、小泻肝汤的角药

综上所述,小泻肝汤的三味药,相互之间可以构成三组药对,芍药配枳实相使药对,芍药配生姜相畏药对,枳实配生姜相杀药对,相使、相畏、相杀。由此可见,芍药、枳实、生姜,这三味药,临床可以作为角药使用,形成泻肝胆木的“铁三角”药物组合。

通过对比医圣张仲景的著作,发现《金匮要略》大柴胡汤和《伤寒论》大柴胡汤,药物包括了小泻肝汤的全部三味药,只是用量不同,具体比较见表8-4。

表8-4 小泻肝汤与大柴胡汤比较表

	芍药	枳实	生姜
小泻肝汤	三两	三两	三两
大柴胡汤	三两	四枚	五两

三、大泻肝汤的药对

(一) 芍药配黄芩,相使药对

大泻肝汤的君药芍药和监佐药黄芩构成了相使药对。金中木芍药的五行大类金相生水中木黄芩的五行大类水,金生水;芍药和黄芩的五行小类都是木,二者同气相求。

医圣张仲景也使用芍药配黄芩的药对。处方包括《金匮要略》鳖甲煎丸、大黄䗪虫丸、奔豚汤、大柴胡汤、黄芩加半夏生姜汤、王不留行散、当归散,《伤寒论》黄芩汤、大柴胡汤、黄连阿胶汤、麻黄升麻汤、柴胡桂枝汤。

大泻肝汤蕴含的另外5个相使药对,生姜配大黄,大黄配生甘草,生甘草配枳实,枳实配黄芩,黄芩配生姜,详见本书第六章第二节。

(二) 芍药配生甘草,相畏药对

大泻肝汤的君药芍药和辅佐药生甘草构成了相畏药对。土中金生甘草的五行大类土相生金中木芍药的五行大类金,土生金;生甘草的五行小类金相克金中木芍药的五行小类木,金克木,生甘草对于芍药是生中有克。君药畏辅佐药,如同官员强而皇帝弱,皇帝对官员既敬又畏。芍药味酸,生甘草味甘,二者同用则酸甘化阴,缓急止痛,相畏为用。

医圣张仲景著名的芍药甘草汤是用白芍药配合炙甘草。仲景也使用芍药配生甘草的药对。处方包括《金匮要略》瓜蒌桂枝汤、桂枝芍药知母汤、乌头汤、薯蓣丸、大黄䗪虫丸、小青龙加石膏汤、奔豚汤、桂枝加黄芪汤、王不留行散、芎归胶艾汤、温经汤,《伤寒论》桂枝二越婢一汤方、小柴胡汤、桂枝加葛根汤。

“近代中医第一人”张锡纯,常用芍药配生甘草的药对,例如滋阴清燥汤。《医学衷中参西录》:"用甘草、白芍者,取其甘苦化合,大有益于脾胃,兼能滋补阴分也……处方:生怀山药一两五钱,滑石一两,生杭芍六钱,甘草三钱。煎汤一大盅,分数次徐徐温服下。方解:此方即拙拟滋阴清燥汤也。原方生山药是一两,今用两半者,因此幼童瘦弱已极,气化太虚也。方中之义,山药与滑石同用,一利小便,一固大便,一滋阴以退虚热,一泻火以除实热。芍药与甘草同用,甘苦化合,味近人参,能补益气化之虚损。而芍药又善滋肝肾以利小便,甘草又善调脾胃以固大便,是以汇集而为一方也。"张氏谓"兼能滋补阴分也",即芍药配生甘草有酸甘化阴之功效。

北京四大名医之一的施今墨先生常用白芍药配甘草的药对。白芍味酸,得木之气最纯;甘草味甘,得土之气最厚。二药伍用,有酸甘化阴之妙用,共奏敛阴养血,缓急止痛之效用。

(三)芍药配大黄,相杀药对

大泻肝汤的君药芍药和化佐药大黄构成了相杀药对。金中木芍药的五行小类木相克火中土大黄的五行小类土,木克土;大黄的五行大类火相克芍药的五行大类金,火克金,二者相互克制,相杀、互杀。

医圣张仲景也使用芍药配大黄的药对。处方包括《金匮要略》鳖甲煎丸、大黄䗪虫丸、麻子仁丸,《伤寒论》大柴胡汤、麻子仁丸、桂枝加大黄汤。从这些处方可见,仲景使用芍药配大黄,是取二者泻下攻积、化瘀通络的功效。清代柯琴《伤寒来苏集·伤寒附翼》:"生者气锐而先行,熟者气纯而和缓"。泻下攻积,大黄应当后下;化瘀通络,大黄应当与其他药物同煎。

大泻肝汤所蕴含的另外4个相杀药对,生姜配生甘草,生甘草配黄芩,黄芩配大黄,大黄配枳实,详见本书第六章第四节。

四、大泻肝汤的角药

大泻肝汤的君药芍药与三味佐药黄芩、生甘草、大黄,又可以形成三组药对,芍药配黄芩相使药对,芍药配生甘草相畏药对,芍药配大黄相杀药对,相使、相畏、相杀,而且这四味药均出现在大黄䗪虫丸。

大泻肝汤的三味佐药,大黄、生甘草、黄芩,相互之间又形成了三组药对,大黄配生甘草相使药对,生甘草配黄芩相杀药对,黄芩配大黄相杀药对。因此,大黄、生甘草、黄芩,这三味药,也可以作为角药使用。

医圣张仲景也使用大黄、生甘草、黄芩的角药组合,处方也见于大黄䗪虫丸。《金匮要略·血痹虚劳病脉证并治》:"五劳虚极羸瘦,腹满不能饮食,食伤、忧伤、饮伤、房室伤、饥伤、劳伤,经络荣卫气伤,内有干血,肌肤甲错,两目黯黑。缓中补虚,大黄䗪虫丸主之。大黄䗪虫丸方:大黄十分,蒸;黄芩二两;甘草三两;桃仁一升;杏仁一升;芍药四两;干地黄十两;干漆一两;虻虫一升;水蛭百枚;蛴螬一升;䗪虫半升。上十二味,末之,炼蜜和丸小豆大,酒饮服五丸,日三服。"大泻肝汤六味药,大黄䗪虫丸十二味药,二者相同的有四味药,包括芍药、大黄、生甘草、黄芩。是否可以理解大黄䗪虫丸以泻肝活血为主要功效?笔者通过查阅现代文献验证了这一点,大黄䗪虫丸在临床多用于治疗慢性胆囊炎、活动性肝炎、肝硬化、肝脾肿大、肝癌。

大小泻肝汤的药对和角药总结，详见下表（表8-5）。即使不计相须药对，大泻肝汤六味药，包含了7组相使药对，2组相畏药对，6组相杀药对，2组角药，《辅行诀》的经方配伍是不是令人叹为观止？！

表8-5　大小泻肝汤的药对和角药总结表

相须药对	赤芍配白芍	枳实配枳壳		
相使药对	芍药配枳实	芍药配黄芩	生姜配大黄	大黄配生甘草
	生甘草配枳实	枳实配黄芩	黄芩配生姜	
相畏药对	芍药配生姜	芍药配生甘草		
相杀药对	芍药配大黄	枳实配生姜		
	生姜配生甘草	生甘草配黄芩	黄芩配大黄	大黄配枳实
角药	芍药、枳实、生姜			
角药	大黄、生甘草、黄芩			

五、大小泻肝汤的运气应用

《辅行诀》脏腑大小补泻方除了可以用来治疗脏腑杂病，还可以作为运气处方使用。大小泻肝汤可以用作大运（中运）土不及之岁的运气处方。简单来说，按照中国传统农历，年干为己；按照目前世界通行的公元纪年，年尾数是9的年份是岁运土不及，例如2019己亥猪年、2029己酉鸡年和2039己未羊年。

《素问·气交变大论》："岁土不及，风乃大行，化气不令，草木茂荣，飘扬而甚，秀而不实，上应岁星，民病飧泄霍乱，体重腹痛，筋骨繇复，肌肉瞤酸，善怒，藏气举事，蛰虫早附，咸病寒中，上应岁星、镇星，其谷龄。复则收政严峻，名木苍雕，胸胁暴痛，下引少腹，善大息，虫食甘黄，气客于脾，黅谷乃减，民食少失味，苍谷乃损，上应太白、岁星。上临厥阴，流水不冰，蛰虫来见，藏气不用，白乃不复，上应岁星，民乃康。"

岁星是木星，镇星是土星，太白是金星。木克土，岁运土不及则木对土的克制就更加严重，临床多见木乘土之证。大泻肝汤是本母同泻，本脏肝木和母脏肾水同泻。泻肝木，可以减轻风木之气；泻肾水，是实则泻其母，截断肾水对肝木的资助。这样双管齐下，对厥阴风木之气进行反制，对脾土进行了保护。临床也可以使用小泻肝汤与小泻肾汤的合方。

第五节　辛辣药物和食物

《辅行诀》："陶云：肝德在散。故经云：以辛补之，酸泻之。"

"肝德在散"，肝的功能特点是发散，宣畅气机，用辛味来增强肝木的发散功能。在讲补肝汤之前,让我们先来谈谈补肝用的辛味。通常"辛辣"并称,那么辛和辣是不是相同的呢?《说文解字》:"辛,秋时万物成而熟;金刚味辛,辛痛即泣出。从一从辛。辛,罪也。辛承庚,象人股。凡辛之属皆从辛。"辣,《广雅》:"辣,辛也。"《通俗文》:"辛甚曰辣。"辛包括辣,辣属于辛,辣是辛味里气味最重的一种,辣为辛之极。

一、辣椒

辣椒是典型的辣味,需要注意的是,辣椒在我国的历史只有 400 多年,在明朝末年辣椒从美洲传入我国。明朝高濂《遵生八笺》称辣椒为番椒:"番椒,丛生,白花,果俨似秃笔头,味辣色红,甚可观。"辣椒最开始被作为一种观赏性植物被引进,主要在浙江、广东、广西地区。清朝康熙末年,长期缺盐的贵州人逐渐用从广东传来的辣椒来代替盐,"土苗用以代盐",于是贵州人开始"无辣不欢"。雍正、乾隆年间,贵州人的"辣文化"开始传播到云南、湖北、湖南、江西、四川等地,四川再通过蜀道传到了陕西,一路向西北直达新疆,逐渐这些地区也开始"无辣不欢"。到了清朝中后期,中国人开始普遍吃辣。

为什么说"吃辣会上瘾",以辣为特色的川菜可以火爆到全中国、全世界?因为辣作为一种灼热的疼痛感,会让大脑产生一种机体受伤、痛苦来临的反应,这时人体自身就会释放一种止痛物质——内啡肽。内啡肽是人体产生的类似吗啡的物质,所以它也被誉为人体的"天然鸦片"。持续不断释放出的内啡肽,会让人在吃辣时形成一种痛并快乐着的奇幻感觉。当然,食物和毒品毕竟不同,内啡肽作为内源性快感来源虽然让人欲罢不能,但吃辛辣食物并不会出现吸毒所产生的严重的"戒断症状"。

陶弘景生活的南北朝肯定没有辣椒,那么他所在的时代,辛味的代表食物是什么呢?葱、姜、蒜、芥末、蜀椒、胡椒、茱萸、荜茇,这些是辣椒传入中国之前,中国人所食用的辛味食物。《五十二病方》就多次在药方中使用"椒",这里的椒是胡椒和花椒,不是辣椒。与"椒"类似的"桂"则是药食同源的另一个典型代表,以至于"椒桂"二者常并称。

二、蜀椒

《神农本草经》:"蜀椒,味辛,温,有毒。治邪气,咳逆,温中,逐骨节皮肤死肌,寒湿痹痛,下气。久服之头不白,轻身增年。生川谷。"《名医别录·下品》:"蜀椒,大热,有毒。主除五脏六腑寒冷,伤寒,温疟,大风,汗不出,心腹留饮、宿食,止肠澼、下利,泄精,女子字乳余疾,散风邪,瘕结,水肿,黄疸,鬼疰,蛊毒,杀虫、鱼毒。久服开腠理,通血脉,坚齿发,调关节,耐寒暑。可作膏药。多食令人乏气。口闭者,杀人。"蜀椒又名川椒,是芸香科植物花椒、青椒的果皮,分为红花椒和青花椒。

三、胡椒

《新修本草》:"胡椒,味辛,大温,无毒。主下气,温中,去痰,除脏腑中风冷。生西戎,形如鼠李子。调食用之,味甚辛美,而芳香不及蜀椒。"《张大昌医论医案集》:"醋制胡椒善平肝逆。胡椒,出唐《新修本草》,气味辛,大温,无毒。主治;下气、温中、祛痰,除肺腑中风冷。明代戴元礼治反胃吐食,用胡椒醋浸,晒干再浸,如此七次,为末,酒糊为丸梧子大,每服三四十丸,醋汤下。此方深合酸辛调肝之经法,真乃会用胡椒者也。余每用此丸治肝气上逆,亦多随手取效,故志之。"胡椒原产自印度热带雨林,后传入中国。胡椒包括黑胡椒和白胡椒,白胡椒比黑胡椒更为辛辣,因而黑胡椒更容易被大多数人所接受。

四、姜

姜也是药食同源的典型代表。《本草纲目》曰:"姜,可蔬,可和,可果,可药。""可蔬"指的是嫩姜脆嫩,辣味不烈,可腌成小菜食用,开胃生津。"可和",指的是姜可作烹饪菜肴的调味料,能去除肉腥味,并可增香、提味,是不可或缺的香料。"可果",是指姜还能加工成各种小吃,如姜糖、蜜饯等,不但健脾开胃,还可以消除口腔异味。"可药",则说明姜具有不菲的药用价值,故民谚有云"冬吃萝卜夏吃姜,不用医生开药方"。姜的辣来自姜所含的姜辣素,姜辣素仅占姜的12%;辣椒的辣是所含的辣椒素,而辣椒素则占辣椒的45.3%。这是辣椒比姜辣的程度要高的原因。

五、葱

辛味食物不但辣的程度不同,在归经和作用上也不同,俗话说"葱辣眼,蒜辣心,辣椒辣两头,芥末单辣鼻梁筋。"

葱属植物(Allium)是一个庞大的家族,全世界约有400~500种,主要分布在北半球。我国有120种,入药的主要有13种,比如,葱白、大蒜、韭菜、薤白等。薤白是五辛之一,具有辛味发散的特性。李时珍《本草纲目·菜之一》:"五荤即五辛,谓其辛臭昏神伐性也。练形家以小蒜、大蒜、韭、芸苔、胡荽为五荤,道家以韭、薤、蒜、芸苔、胡荽为五荤,佛家以大蒜、小蒜、兴渠、慈葱、葱为五荤……昔人正月节食五辛以辟疠气,谓韭、薤、葱、蒜、姜也。"辛味可以杀病毒,古人以辛味来预防疾病。洋葱传入我国的时间并不是太长,《本草纲目》中并没有洋葱的记载。

"葱辣眼",当用刀切葱和洋葱的时候,细胞受到外力作用破碎,液泡中的蒜氨酸酶就会获得与烷基半胱氨酸硫氧化物接触的机会,并将烷基半胱氨酸硫氧化物水解成硫代丙醛 -S- 氧化物,同时还生成丙酮酸和氨,其中,硫代丙醛 -S- 氧化物就是导致人眼睛流眼泪的主要成分,也被称为催泪因子。洋葱产生的刺激性气体都是溶于水的,所以,最简单的防止葱、洋葱刺激眼睛的方法,就是将其泡在水里剥或者切。

衣之彪先生认为葱属于五菜中的肺菜,五行互含属于金中木。桂虽然为木王,但是"桂得葱而软",葱是桂的克星,可以使桂变软,此乃金克木。笔者则认为葱属于木中金,味辛,其五行大类与桂枝相同,而五行小类"金"克制桂枝的五行小类"木"。肺开窍于鼻,葱白善于通鼻窍,助肺金之气,故葱白为木中金。葱白的直径和人的鼻孔大小接近,善于通鼻窍,治疗感冒引起的鼻塞不通。例如治疗风寒表实证的著名方剂"葱豉汤",就使用葱白。本方出自晋代葛洪《肘后备急方》:"若初觉头痛,肉热,脉洪,起一二日,便作葱豉汤,用葱白一虎口,豉一升,以水三升,煮取一升,顿服取汗。不汗复更作,加葛根二两,升麻三两,五升水,煎取二升,分再服,必得汗。若不汗,更加麻黄二两,又用葱汤研米二合,水一升,煮之。"张仲景的白通汤也使用葱白。《伤寒论·辨少阴病脉证并治》:"白通汤方:葱白四茎,辛温;干姜一两,辛热;附子一枚,生用,去皮,破八片,辛热。右三味,以水三升,煮取一升,去滓,分温再服。"附子属木中土,葱白属木中金,干姜属木中水,三味药均味辛,五行大类均属木,三味药合用,五行小类形成附子(土生金)→葱白(金生水)→干姜的五行相生格局,三者相使为用。

六、蒜

"蒜辣心",实际上指的是"蒜辣胃",根据《辅行诀》的理论,心包和胃"火土一家"。大蒜的辛辣味主要是大蒜素,平常以蒜氨酸形式藏在蒜瓣之中。一旦大蒜进入胃里,蒜氨酸会迅速地变成大蒜素,刺激胃黏膜,从而出现胃火辣辣的感觉。大蒜素可以被高温破坏,所以熟大蒜是不辣的。大蒜素虽然辣,却有很好的保健作用,具有抑菌、杀菌、抗衰老、抗癌等作用,被称为"天然广谱抗生素"。在第一次世界大战期间,战场上外伤消炎用的就是大蒜汁。第二次世界大战后,到抗生素出现之前,大蒜被认为是一种天然的万能药,所以人们也称大蒜是地里长出的青霉素。

"辣椒辣两头",是指辣椒的辣是刺激消化道的两端,口腔和肛门。辣椒的主要辣味物质是辣椒素,辣椒素刺激黏膜和神经,引起灼痛感,所以吃辣椒不但会满嘴冒火,还会肛门灼热,出现"菊花残、满腔伤"的痛苦。甘甜味能够干扰辣椒素,"肝苦急,急食甘以缓之",孙脏脾土的用味"甘"可以解除本脏肝木的痛苦;酸味可以中和碱性的辣椒素,酸味是肺金的用味,金克木;牛奶中的酪蛋白能和辣椒素结合,从而缓解辣味。因此,喝甜味的饮料、淡味的牛奶、酸味的醋,都可以缓解辣椒素带来的痛苦。

七、芥末

"芥末单辣鼻梁筋",吃芥末被其辣味直冲鼻窍、脑门的感觉,尝试过的人永远也忘不了,因此,日本寿司也有大量的粉丝。

根据《辅行诀》的五行互含理论,桂属于木中木,蜀椒、胡椒、生姜属于木中火,蒜属于木中土,葱属于木中金,干姜属于木中水。

第六节 小补肝汤

《辅行诀五脏用药法要》整订稿:"小补肝汤散:治心中恐疑,时多恶梦,气上冲心,越汗出,头目眩晕者方。桂枝、干姜、五味子,各三两,薯蓣一两。右四味,以水八升,煮取三升,温服一升,日三服。

自汗心悸者,倍桂枝为六两;腹中寒者,加干姜一两半;冲气盛时作呃者,加五味子一两半；少气乏力而目眩者，加薯蓣一两半；胁下坚急者，去薯蓣，加牡蛎三两；咳逆者，去薯蓣，加橘皮三两；无力气怯者，仍用薯蓣；苦消渴者，加麦门冬三两。"

《辅行诀》藏经洞本复原校订稿："小补肝汤：治忧疑不安，头目眩晕，时多恶梦，气上冲心，汗出，周身无力者方。桂枝、干姜、五味子，各三两，薯蓣一两。一方作大枣十二枚，去核，当从。上四味，以水八升，煮取三升，温服一升，日三服。

心中悸者，加桂枝一两半；冲气盛者，加五味子一两半；头苦眩者，加术一两半；干呕者，去薯蓣，加生姜一两半；中满者，去薯蓣；心中如饥者，仍用薯蓣；咳逆头痛者，加细辛一两半；四肢冷，小便难者，加附子一枚，炮。"

两个版本比较，在症状上，整订稿"心中恐疑"，藏经洞本"忧疑不安"，二者的共同点是"疑"，怀疑，疑神疑鬼，病情进一步加重就会成为《黄帝内经》所谓的"善恐"，很容易害怕、恐惧。整订稿"头目眩晕"，藏经洞本"周身无力者"。两个版本的药味、用量、煎服法相同。加减法出入比较大，整订稿"咳逆者，去薯蓣，加橘皮三两"，藏经洞本"咳逆头痛者，加细辛一两半"，笔者更认同加细辛，"加细辛"与《伤寒论》的加减法相同。

小补肝汤是治疗肝用不及，即肝气升发功能不足的方剂。"肝藏魂"，魂不潜藏，故"心中恐疑，时多恶梦"，阴气逆上，故"气上冲心，越汗出，头目眩晕"。"越汗出"，其汗出应该以上半身或者头部汗出为主。

《素问·脏气法时论》曰："肝病者，两胁下痛引少腹，令人善怒；虚则目䀮䀮无所见，耳无所闻，善恐如人将捕之。"《灵枢·经脉》："肾足少阴之脉……气不足则善恐，心惕惕如人将捕之，是为骨厥。"《张大昌医论医案集》："肝虚则恐，实则怒；心虚则悲，实则笑；脾虚则疑，实则慸；肺虚则哭，实则烦；肾虚则痴，实则好。"肝在志为怒，是肝实证；肾在志为恐，是肾虚证。上述经文指出，肝虚和肾虚有共同的神志症状，即"善恐"。小补肝汤治疗"心中恐疑"，"恐"是程度严重的恐惧、害怕，程度较轻的"疑"表现为担忧、担心、疑虑。焦虑症是现代常见病，初期多病位在肝，日久子盗母气，导致肾虚证。治以滋水涵木法，小补肝汤合小补肾汤，或者大补肾汤，母子同补，先安未受邪之地。

肝"喜条达而恶抑郁"，肝用阳而疏泄的功能，在情感上就是要表达出来，不要藏在心里。有一首歌的名字叫作"爱你在心口难开"，为什么说不出口呢？肝的疏泄功能不够！用百姓语言就是胆量不够！先喝一碗小补肝汤，再去见你喜爱的人，表达情感，直抒胸臆！

一、君药 桂枝

明代文学家、戏曲家冯梦龙辑评《桂枝儿》10卷，又名《挂枝儿》，录诗435首。"桂枝儿"是明代万历朝兴起于民间的时调小曲，在晚明甚为风行，"不问南北，不问男女，不问老幼良贱，人人习之，亦人人喜听之。"其中一首用了十四味中药名，依序分别是：枳实、地骨皮、威灵仙、细辛、厚朴、补骨脂、人参、甘草、黄连、白芷、使君子、半夏、当归、天南星。表现了妻子对远出在外的丈夫对自己误解的怨恨和真诚的思念，以及委婉的劝诫和日夜企望丈夫归来的殷切心情。可说感人肺腑催人泪下。"你说我，负了心，无凭枳实，激得我蹬穿了地骨皮,愿对威灵仙发下盟誓。细辛将奴想,厚朴你自知,莫把我情书也当破故纸。想人参最是离别恨,只为甘草口甜甜地哄到如今,黄连心苦苦嚅为伊耽闷,白芷儿写不尽离情字,嘱咐使君子,切莫做负恩人。你果是半夏当归也,我情愿对着天南星彻夜地等。"

《说文解字》:"桂,江南木,百药之长。从木,圭声。"桂是生长在南方的树木,是百药的先导。《吕氏春秋·本味》:"和之美者,阳朴之姜,招摇之桂。"前文已经论述,招摇山是广西壮族自治区兴安县的猫儿山,猫儿山是广西乃至华南地区的第一高峰,山中及附近一带以产桂著称。

《神农本草经》:"牡桂,味辛,温,无毒。治上气咳逆、结气,喉痹吐吸,利关节,补中益气。久服通神,轻身不老。生南海,山谷……菌桂,味辛,温,无毒。治百病,养精神,和颜色,为诸药先聘通使。久服轻身,不老,面生光华,媚好常如童子。生交趾山谷。"《名医别录·上品》:"牡桂,无毒。主治心痛,胁风,胁痛,温筋通脉,止烦,出汗。生南海……桂,味甘、辛,大热,有毒。主温中,利肝肺气,心腹寒热,冷疾,霍乱,转筋,头痛,腰痛,出汗,止烦,止唾、咳嗽、鼻齆,能堕胎,坚骨节,通血脉,理疏不足,宣导百药,无所畏。久服神仙,不老。生桂阳。二月、七八月、十月采皮,阴干……箘桂,无毒。生交趾、桂林山谷岩崖间。无骨,正圆如竹,立秋采。"交趾是古交趾郡,现今越南与我国广西壮族自治区交界的地域;桂阳是古桂阳郡,现今湖南省、广东省、广西壮族自治区的地域;桂林在现今广西壮族自治区境内。可见,古人认为桂以产自广西为最佳,广西的"安边桂"就是著名的道地药材,古代为宫廷贡品。

桂在《神农本草经》《名医别录》中均称为桂,并且有牡桂、菌桂之别,皆性温、味辛。牡,阳也,与"牝"相对。牡桂者,即今之肉桂、官桂、桂心。宋元时期,桂树皮被称为"肉桂",作为补火壮阳之品;桂树的嫩枝最初称为"柳桂",其后渐渐改称为"桂枝",用作发表解肌之药,这一情况沿袭至今。现代《中药学》将桂枝归属"解表药",功效:发汗解肌,温通经脉,助阳化气,平冲降逆。将肉桂归属"温里药",功效:补火助阳,散寒止痛,温通经脉,引火归元。

陶弘景《本草经集注》:"桂得葱而软,树得桂而枯。"李时珍《本草纲目·木之一》:"陆佃《埤雅》云:桂犹圭也。宣导百药,为之先聘通使,如执圭之使也。《尔雅》谓之梫者,能侵害他木也。故《吕氏春秋》云:桂枝之下无杂木。《雷公炮炙论》云:桂钉木根,其木即死,是也。桂即牡桂之浓而辛烈者,牡桂即桂之薄而味淡者,《别录》不当重出。今并为一。"可见桂枝作为植物具有强烈的排他性,颇有黄巢"我花开后百花杀"的意味,故为木中之王,属木中木。《名医别录》牡桂主治文中有"胁风""胁痛""温筋"等;病位之"胁"为肝之位;病状之"风",为肝之邪;所温之"筋",为肝之体。《神农本草经》主治文中有"治百病""为诸药先聘通使"。这也是以桂枝为君药的桂枝汤在《伤寒论》中为"群方之祖"的原因之一。桂枝辛温,对于阳虚和寒证颇为适宜,但是对热证就要谨慎应用。因此,《伤寒论·伤寒例》提醒:"桂枝下咽,阳盛则毙。"肉桂味甘,五行大类属土;性"大热",有火性,五行小类属火,故为土中火。

《神农本草经》谓桂枝"治上气咳逆",《中药学》将这一功效总结为"平冲降逆"。《辅行诀》小补肝汤治疗"气上冲心,越汗出,头目眩晕者",本证在"救误泻肾汤"中被称为"阳气素虚,致令阴气逆升",类似于后世中医的肝阳上亢证,是指由于肝肾阴亏,水不涵木,肝阳亢扰于上所表现的上实下虚的证候。医圣张仲景《伤寒杂病论》治疗奔豚气"气从小腹上至心",用桂枝加桂汤,桂枝的剂量从桂枝汤中的桂枝三两,增加至五两。

桂枝味薄上行,解表散寒,通阳化气;肉桂味厚下行,引火下行,补火助阳,温里散寒,完全符合《素问·阴阳应象大论》"阴味出下窍,阳气出上窍。味厚者为阴,薄为阴之阳。气厚者为阳,薄为阳之阴。味厚则泄,薄则通。气薄则发泄,厚则发热"的阴阳气味理论,以及《易经》"本乎天者亲上,本乎地者亲下"的唯象学理论。

桂枝和肉桂实际上是同一种植物的不同部位,二者都具有非常好的强心温阳功效。《伤寒论》云,"发汗过多,其人又手自冒心,心下悸,欲得按者,桂枝甘草汤主之","伤寒,脉结代,心动悸,炙甘草汤主之"。桂枝甘草汤用桂枝四两,炙甘草汤用桂枝三两,这两个处方都是用桂枝来强心温阳。《辅行诀》整订稿小补心汤用肉桂以强心温阳,与仲景用桂枝,其意相同。

二、辅臣药 干姜

详见第三章第五节。

三、监臣药 五味子

《神农本草经》:"五味子,一名会及,味酸,温,无毒。主益气,咳逆上气,劳伤羸瘦,补不足,强阴,益男子精。生山谷。"《名医别录·中品》:"五味子,无毒。主养五脏,除热,生阴中肌。一名会及,一名玄及。生齐山及代郡。八月采阴干。"清代邹澍《本经疏证》:"五味之皮肉,初酸后甘,甘少酸多;其核先辛后苦,辛少苦多;然俱带咸味,大约五味咸具之中,酸为胜,苦次之。而生苗于春,开花于春夏之交,结实于秋,是发于木,盛于火,告成于金也。气告成于金,酸味乃胜,是肺媵于肝也,肺媵于肝,肝因媵肺而至脾,脾仍合肺以归肾,是具足三阴之气收之以降,阴亦随之矣。"

五味子以五味俱全而得名,其果肉味以酸为主,故五行大类属金;五味俱全就具有脾土兼容并蓄的特点,又含甘味,故五行小类属土,为金中土。五味俱全属脾土,火土一家,其果肉和核都有咸味,故另一种五行互含属性以火为五行大类,核之辛味属木为五行小类,故为火中木。《本经疏证》谓五味子"生青熟红紫,中有核似猪肾",该药又有肾水之象,果真是五行俱全。

现代《中药学》将五味子归类为"敛肺涩肠药",其功效:收敛固涩,益气生津,补肾宁心。五味子五味俱全,其收敛固涩的功效是针对五脏,并不仅仅限于肺、肠。因此,《辅行诀》12首脏腑补方中,小补肝汤、大补肝汤、大补心汤、大补脾汤、小补肺汤、大补肺汤、大补肾汤,这7首补方使用五味子,约占据了60%的比例,与姜、甘草相同。五味子是多面手,是药中良相。

《张大昌医论医案集》："正气虚者,二剂:一补剂,二塞剂。补剂:补可祛弱,益精气也……塞剂:塞可固脱,秘水谷之气……塞可止脱,固谷气也。补可祛弱,助元气也。"对于虚证患者,往往补法和塞法同用,效果才更佳。

四、佐药 薯蓣(山药)

唐代杜甫《发秦州(乾元二年,自秦州赴同谷县纪行)》："我衰更懒拙,生事不自谋。无食问乐土,无衣思南州。汉源十月交,天气凉如秋。草木未黄落,况闻山水幽。栗亭名更佳,下有良田畴。充肠多薯蓣,崖蜜亦易求。"诗圣杜甫常以薯蓣充饥。薯蓣,即山药。唐代宗名李豫,为了避讳,薯蓣改名为薯药。此后又因宋英宗名赵曙,讳曙,薯药再次被改名为山药。山药为薯蓣科植物薯蓣的干燥根茎。主产于河南、河北,传统认为河南古怀庆府(今河南焦作所辖的温县、武陟、博爱、沁阳等地)所产者品质最佳,故有"怀山药"之称。怀山药的"怀"字是"怀庆府"的"怀",不是"淮河"的"淮",现在很多场合见到"淮山药"的写法,实际上是错误的。河南古怀庆府"四大怀药"闻名于世,怀地黄、怀牛膝、怀山药和怀菊花因药材质量上佳,曾作为贡品进献朝廷。

现代《中药学》将山药归属为"补气药",功效:益气养阴,补脾肺肾,涩精止带。《神农本草经》："薯蓣,一名山芋……味甘,小温。治伤中,补虚羸,除寒热邪气,补中,益气力,长肌肉。久服耳目聪明,轻身、不饥,延年。生山谷。"《名医别录·上品》："薯蓣,平,无毒。主治头面游风,风头,眼眩,下气,止腰痛,补虚劳羸瘦,充五脏,除烦热,强阴。"薯蓣味甘,五行大类属土;《名医别录》谓其善治风证,风为肝木所主。《金匮要略·血痹虚劳病脉证并治》："虚劳诸不足,风气百疾,薯蓣丸主之。"薯蓣丸以薯蓣为君药,能够治疗"风气百疾",必与肝木同气相求,因此薯蓣五行小类属木,故为土中木。

五、敦煌"神仙粥"

敦煌莫高窟藏经洞出土文献《呼吸静功妙诀》载有滋补养生膳食配方"神仙粥"："神仙粥,山药蒸熟,去皮一斤。鸡头实半斤,煮熟去壳捣为末,入粳半升。慢火煮成粥,空心食之。或韭子末二三雨(两)在内,尤妙。食粥后,用好热酒,饮三杯妙。此粥,善补虚劳,益、强志,壮元阳,止泄精。神妙。"南宋诗人陆游《食粥》："世人个个学长年,不悟长年在眼前,我得宛丘平易法,只将食粥致神仙。"北宋诗人张耒在《食粥说》里说粥是"世间第一补人之物"。药粥是非常好的药食同源的保健方法。粥是流质或半流质,不仅吸收快,而且可养胃气,粥与药相得益彰,对虚弱者尤为适宜。与药物相比较,既可长久服用,又可根据病情变化灵活加减药味。

山药是敦煌"神仙粥"的主要成分。鸡头实,即中药芡实。《神农本草经》："鸡头实,一名雁喙实。味甘,平,无毒。治湿痹,腰脊膝痛,补中,除暴疾,益精气,强志,令人耳目聪明。久服轻身,不饥,耐老,神仙。生池泽。"现代《中药学》芡实归属"收涩药"的"固精缩尿止带药",功效:益肾固精,补脾止泻,除湿止带。《本草纲目·菜之一》："韭子,辛、甘、温,无毒……主治梦中泄精,溺白(《别录》)。暖腰膝,治鬼交,甚效(《日华》)。补肝及命门,治小便频数、遗尿,女人白淫、白带(时珍)。"可见韭菜子能够温补命门相火,收敛固涩。粳米,是稻米的一种。《素问·脏气法时论》:"毒药攻邪,五谷为养。"五谷是"稻、黍、稷、麦、菽",稻米被排在了第一位。稻米包括籼米、糯米和粳米三大类。籼米,粒型长而窄,黏性较差,我国南方、印度、泰国等种的旱稻出产的就是籼米。糯米,北方多称江米,黏性强,粽子、元宵、汤圆就是用糯米制作。粳米,我国北方种的水稻出产的就是粳米,粳米米粒短而圆,黏性强,口感好,尤其适合于熬粥。敦煌神仙粥的配方中,山药健脾益气,是补法;芡实收敛固涩,是塞法;韭菜子温补相火、收敛固涩,补塞兼施;粳米作粥,滋养脾胃,助力药物,药补和食补合二为一,补法和塞法合二为一,确实可以称得上是祛病延年的"神仙粥"。

六、小补肝汤的方解和数术解

(一) 方解

小补肝汤的方解,详见下表(表 8-6)。

表 8-6　小补肝汤方解表

方解	君药	辅臣药	监臣药	佐药
小补肝汤	桂枝 三两	干姜 三两	五味子 三两	山药 一两
两补一泻一化 两补肝木 一泻肝木	木中木 木补木	木中水 木补木	金中土 金克木	土中木 化味
辛酸化甘 除"肝苦急"	用味辛 补肝木用 木王	用味辛 补肝木用 水生木 辅助君药	用味酸 补肝木体 泻肝木用	用味甘 除"肝苦急"

《素问·至真要大论》曰:"木位之主,其泻以酸,其补以辛……厥阴之客,以辛补之,以酸泻之,以甘缓之。"

《辅行诀五脏用药法要》整订稿:"陶云:肝德在散。故经云:以辛补之,酸泻之。肝苦急,急食甘以缓之,适其性而衰之也。"

《张大昌医论医案集》:"德用:木主散、火主软、土主缓、金主敛、水主坚。淫祸:木过则急、火过则缓、土过则淖、金过则抑、水过则凝。"

对于厥阴风木的补泻,辛补、酸泻、甘缓。

小补肝汤方解:肝虚,又称肝木不及,是肝木用虚体实,应当补用泻体。小补肝汤组成是两木一金一土,两辛一酸一甘,两补一泻一化。《辅行诀》载"阳进为补,其数七",汤液经法图以肝木的用味辛为起点,逆时针方向旋转七个位置至脾土的体味辛,两辛同气相求,以辛补肝木之用,所谓"以辛补之"。

桂枝、干姜两味药五行大类皆属木,用味辛,补本脏肝木之用,所谓"以辛补之",以应

"肝德在散",从而使肝木的升发作用增强。桂枝属木中木,木王,为君药,其五行、用味均补益肝木之用。干姜属木中水,五行小类属水,水生木,取《难经》"虚则补其母"之义,能够滋助君药桂枝,为辅臣药。五味子,属金中土,金克木,用味酸,补肝木之体而泻肝木之用,所谓"酸泻之",同时避免桂枝、干姜辛散太过伤肝脏之体阴,生中有克,补中有泻,为监臣药。另外,桂枝、干姜之用味辛与五味子之用味酸,辛酸化甘,这是第一个甘。山药属土中木,五行大类属土,这是第二个甘。甘为肝木体酸、用辛相合之化味,化味除本脏之苦,本方中甘味性"缓",可以除肝木之苦"急",即所谓"肝苦急,急食甘以缓之"。另外,"补本脏则泻其所克"。桂枝、干姜补肝木之用,则泻脾土之用,山药属土中木,补脾土之用,可以避免补肝木同时对脾土正常功能的克制,因此山药为化味佐药。全方两补肝木用,一泻肝木用,一化甘除肝之苦"急"。两补,即以两味辛木药桂枝、干姜,补肝木之用;一泻,即以一味酸金药五味子,补肝木之体而泻肝木之用;一化,即以一味甘脾药、土中木山药为化味佐药,补脾土,可以使君药、辅臣药补肝木的同时不伤脾土,且急食甘以除肝苦"急"。君药、臣药的用量都是三两,佐药的用量是一两。

《张大昌医论医案集》:"肝病条,《脏气法时论》《脉经》均有'目视不清无所见,耳无所闻'句,《辅行诀五脏用药法要》则为'目无所见,耳有所闻',据临床用大补肝汤治幻听幻视甚验,故定为'目有所见,耳有所闻'。'有所见''有所闻'者,不应有之见闻而见闻之谓也。"

肝虚则目无所见,肝开窍于目,肝血虚则视力下降,视物不清;另一方面,也可以表现为"目有所见",即幻视,看到了本来不存在的事物。后文"耳有所闻",症状大多表现为耳鸣,也可以表现为幻听,听到了本来没有的声音。故幻视、幻听,证属肝虚,可以用大、小补肝汤治疗。

（二）用量和煎服法

"右四味,以水八升,煮取三升,温服一升,日三服。"小补肝汤四味药,药物总量共计十两,按照脏腑杂病可以折算为80g,按照外感天行病可以折算为156g。用水八升（现代1 600ml）煎药,煎取药汤三升（现代600ml）,温服,每天服用3次,每次一升（现代200ml）。

（三）数术解

小补肝汤是四味药,两补一泻一化,补方的体味和用味就能化生"化味",再单独增加一味"化味药",就是为了增强"化",因为化为"中",阴阳源于中,"中"是生命生生不息的根本。从天地人三才之气取其煎煮后合化之中气,以天地冲和之气养人。老子《道德经》:"万物负阴而抱阳,冲气以为和。"

小补肝汤的药物总量是十两。张景岳《类经图翼·气数统论》:"天以五生土,五得五为十,故地以十成之而居中。"洛书九宫数,"戴九履一,左三右七,二四为肩,八六为足,五居中央",不计中宫的"五",无论横、竖、斜,每两个数字相加的结果都是十。河图以五和十居中,五是奇数,为阳;十是偶数,为阴。五为阳应腑,对应胃;十为阴应脏,对应脾。十是"河图"中最大的数字。十两药以应脾,脾为后天之本,气血生化之源,补中气也!

第七节　大 补 肝 汤

　　《辅行诀五脏用药法要》整订稿:"大补肝汤:治肝气虚,其人恐惧不安,气自少腹上冲咽,呃声不止,头目苦眩,不能坐起,汗出心悸,干呕不能食,脉弱而结者方。桂枝、干姜、五味子、牡丹皮各三两,薯蓣、旋覆花、竹叶各一两。右七味,以水一斗,煮取四升,温服一升,日三夜一服。"

　　《辅行诀》藏经洞本复原校订稿:"大补肝汤:治肝气虚,其人恐惧不安,气自少腹上冲咽,呃声不止,头目苦眩,不能坐起,汗出心悸,干呕不能食,脉弱而结者方。桂枝、干姜、五味子,各三两;薯蓣、牡丹皮、旋覆花、竹叶,各一两。上七味,以水一斗,煮取四升,温服一升,日三夜一服。"

　　两个版本的症状、药味、煎服法相同,区别在于整订稿牡丹皮三两,藏经洞本牡丹皮一两。

　　木生火,肝虚进一步发展,病久母病及子,导致心包相火虚。精神症状加重,从"心中恐疑,时多恶梦"发展为"其人恐惧不安","疑"是轻症,"惧"是重症;阴气逆升的症状也从"气上冲心,越汗出,头目眩晕"加重为"气自少腹上冲咽,呃声不止,头目苦眩,不能坐起",气上冲的位置从心升高到咽喉部,眩晕的程度加重到不能站、坐,只能卧床的程度,甚至进一步出现了"汗出心悸,干呕不能食,脉弱而结"的症状和体征,其中心悸是明显的心包经受累的症状。

一、子臣药　牡丹皮

　　详见第九章第五节。

二、辅佐药　旋覆花

　　《神农本草经》:"旋覆花,一名金沸草,一名盛椹。味咸,温,有小毒。治结气,胁下满,惊悸,除水,去五脏间寒热。补中,下气。生川谷。"《名医别录·下品》:"旋覆花,味甘,微温,冷利,有小毒。消胸上痰结,唾如胶漆,心胁痰水,膀胱留饮,风气湿痹,皮间死肉,目中眵,利大肠,通血脉,益色泽。一名戴椹。根,主风湿,生平泽。五花,晒干,廿日成。"

　　旋覆花味咸,五行大类属火;二月生苗,得木气最多,有辛温发散之功效,朱震亨认为旋覆花"行痰水去头目风,亦走散之药",故五行小类属木,为火中木。《中药学》将旋覆花归类为"化痰止咳平喘药",功效:降气,消痰,行水,止呕。这种归类值得商榷,笔者认为旋覆花归类为"理气药"更为合理,因为旋覆花既能升,又能降,升清降浊;质轻气芳,辛温发散,是升清;"诸花皆升,旋覆独降","消胸上痰结,唾如胶漆,心胁痰水,膀胱留饮",是降浊。旋覆花具有升清降浊、运转气机的功效,也正是由于其特殊功效,《辅行诀》的大补肝汤、小补心包汤、大补心包汤、大补脾汤、小补肺汤、大补肺汤,这6首补方均使用旋覆花,占据了 12 首补方的一半。旋覆花是多面手,是药中良相。旋覆花治疗的病位在上焦心肺和中焦肝脾。医圣张仲景治疗心下痞硬、噫气不除之旋覆花代赭石汤,是用旋覆花之降;治疗肝着及半产漏下之旋覆花汤,是用旋覆花之升。旋覆花往往黏附在其他药物上,因此其升降往往取决于其所配伍的药物。

旋覆花又名金沸草,是治疗咳嗽的要药。唐代孙思邈《千金翼方》金沸草散:"金沸草、前胡、甘草(炙),各一钱。麻黄(去节)、芍药,各一钱半。荆芥穗、半夏,各二钱。治肺经受风,头目昏痛,咳嗽声重,涕唾稠黏及时疫寒热。"宋代《太平惠民和剂局方》金沸草散:"旋覆花(去梗)、麻黄(去节)、前胡(去芦),各三两。荆芥穗四两,甘草(炒)、半夏(汤洗七次、姜汁浸)、赤芍药,各一两。治风化痰,除头目昏痛,颈项强急,往来寒热,肢体烦疼,胸膈满闷,痰涎不利,咳嗽喘满,涕唾稠粘,及治时行寒疫,壮热恶风。"清代陈修园《医学从众录》曰:"轻者六安煎,重者金沸草散。"四川乐山名医江尔逊治疗咳嗽,无论新久、表里、寒热、虚实,都喜用本方化裁。

使用旋覆花需要注意两点:第一,包煎,以免刺激呼吸道。第二,饭后服用,以免刺激消化道。

三、监佐药　竹叶

(一) 竹叶

东汉许慎《说文解字》:"竹,冬生草也。象形。下垂者,箁箬也。凡竹之属皆从竹。"清代段玉裁《说文解字注》:"冬生草也。云冬生者,谓竹胎生于冬,且枝叶不凋也。"竹子主要靠竹笋繁殖,属于营养器官繁殖。《神农本草经》:"竹叶,味苦,平,无毒。治咳逆,上气,溢筋急,恶疡,杀小虫。根,作汤,益气,止渴,补虚,下气。汁,主风痓痹。实,通神明,轻身,益气。"《名医别录·中品》:"竹叶,芹竹叶,大寒,无毒。主除烦热,风痉,喉痹,呕逆。根,消毒。生益州。淡竹叶,味辛,平、大寒。主治胸中痰热,咳逆上气。其沥,大寒,治暴中风,风痹,胸中大热,止烦闷。其皮茹,微寒,主治呕哕,温气寒热,吐血,崩中,溢筋。苦竹叶及沥,治口疮,目痛明目,通利九窍。竹笋,味甘,无毒。主消渴,利水道,益气,可久食。干笋,烧服,治五痔血。"

竹的种类繁多,分布地域广,《名医别录》有芹竹叶、淡竹叶、苦竹叶之分。《名医别录》明言竹叶"生益州",则当以现代的四川盆地和汉中盆地一带所产者为地道药材。竹叶味苦,大寒,五行大类属水。竹能在冬季阳气阴液闭藏之时生长,反季节生长,尤为特别。竹叶功效"主治咳逆上气",有肺金肃降之功,故五行小类属金,属水中金。现代《中药学》将其分为竹叶和淡竹叶,二者均归属为"清热泻火药"。竹叶功效:清热泻火,除烦,生津,利尿。淡竹叶功效:清热泻火,除烦止渴,利尿通淋。二者没有显著区别。《辅行诀》的大补肝汤、小补心包汤、大补心包汤、大补肺汤、小补肾汤,大补肾汤,这 6 首补方均使用竹叶,占据了 12 首补方的一半。竹叶也是多面手,是药中良相。

(二) 竹茹

竹茹是竹茎秆的干燥中间层。取新鲜竹子,除去外皮,将中间层刮成丝条,或削成薄片,捆扎成一把一把的,阴干以后就可以用了。《金匮要略·呕吐哕下利病脉证治》:"哕逆者,橘皮竹茹汤主之。橘皮竹茹汤:橘皮二升,竹茹二升,大枣三十枚,生姜半斤,甘草五两,人参一两。"

(三) 竹沥

竹沥是竹茎秆经烧炙而沥出的透明液汁。将两年生竹子砍下,截断成二尺长的竹段,从中间一劈两半,把竹子架起来,中间用炭火慢慢烤,竹沥就会从竹子的两端滴下,用盛器收集即可。竹沥性味甘寒,可清热豁痰,定惊开窍。

(四) 竹笋

竹笋是江南美食,有"居不可无竹,食不可无笋"之说。竹笋一年四季皆有,以冬笋和春笋味道最佳。竹笋是菜中珍品,具有低糖、低脂肪、高纤维的特点,保健美容。

四、大补肝汤的方解和术数解

(一) 方解

大补肝汤的方解,详见下表(表 8-7)。

表 8-7　大补肝汤方解表

方解	君药	辅臣药	监臣药	子臣药	化佐药	辅佐药	监佐药
大补肝汤	桂枝 三两	干姜 三两	五味子 三两	牡丹皮 三两	山药 一两	旋覆花 一两	竹叶 一两
子能令母实 虚者补其子	木中木 木补木 木王	木中水 木补木	金中土 金克木	火中火 火补火 火王	土中木 化味	火中木 火补火	水中金 水克火
本子同补 补本脏肝木 补子脏 心包相火	用味辛 补木用 补本脏	用味辛 补木用 补本脏	用味酸 补木体 泻木用 泻本脏	用味咸 补火用 补子脏	用味甘 除"肝苦急"	用味咸 补火用 补子脏	用味苦 补火体 泻火用 泻子脏
薪火相生		水生木 辅助桂枝				木生火 辅助丹皮	

所有脏腑大补方都是方中有方,本子同补,补中有泻,补泻同施。大补肝汤的治法可以称为薪火相生,本子同补,即本脏和子脏同补,肝木和心包相火同补。本子同补,使得本脏肝木得到子脏心包相火的滋助,也就是将《难经》"子能令母实"的原则转化为"虚者补其子"的治法。徐大升《五行相生相克宜忌》曰:"强木得火,方泄其英。"

大补肝汤由原来的小补肝汤加上子脏小补心包汤去掉化味佐药山萸肉而成。山萸肉为金中火,金克木,用味酸,补肝木之体而克肝木之用,故去之。

小补心包汤去掉了化味佐药山萸肉,保留了原方的君药牡丹皮、辅臣药旋覆花和监臣药竹叶,这三味药对于子脏心包相火来说是两补一泻的组方格局。

这样,大补肝方七味药,就是由针对本脏肝木的"两补一泻一化除肝苦急"四味药和针对子脏心包相火的"两补一泻"的三味药构成,通过药量的变化,重新划定臣药和佐药,最终形成一君、三臣、三佐的组方格局,即君药 + 辅臣药(正辅臣药)+ 监臣药(反辅臣药)+

子臣药＋化佐药＋辅佐药＋监佐药。

从药量上看,子脏小补心包汤的君药牡丹皮变为大补肝汤方中的子臣药,用量保持不变仍然用三两;而原来小补心包汤的辅臣药旋覆花、监臣药竹叶在大补肝汤方中降级为佐药,用量减少,从三两变为一两。全方君药、臣药用量均是三两,三味佐药用量均是一两。

（二）用量和煎服法

"右七味,以水一斗,煮取四升,温服一升,日三夜一服。"大补肝汤全方七味药物,共十五两,按照脏腑杂病可以折算为120g,按照外感天行病可以折算为234g。用水一斗,即十升(现代2 000ml),煎取药汤四升(现代800ml),温服,白天三次,夜晚一次,每次一升(现代200ml)。对于严重虚弱的患者,每天服药4次,平均每6个小时服药1次,从现代药效动力学的角度,可以有助于在一天中保证稳定的血药浓度。

（三）数术解

《尚书大传·五行传》:"天七成火。"张景岳《类经图翼·气数统论》云:"春为阳始,阳始则温,故曰少阳,少阳数七,阴中阳也,其气木,自东而西,其令生,自下而上,春者蠢也,言万物之蠢动也。""七"是火的成数,少阳数。大补脾汤的药味为七味,以火之成数,少阳生发之气,行天之阳道。天为阳,地为阴;天左旋,地右动;在"汤液经法图",天之阳道从右至左逆时针旋转,故《辅行诀》曰"阳进为补,其数七,火数也"。

大补肝汤的药物总量是十五两。十五是洛书九宫横、竖、斜每三宫之和,同时是河图中央的五与十之和。五为奇数,属阳,对应胃戊土;十为偶数,属阴,对应脾己土。脾胃居中焦,为后天之本,气血生化之源。黄元御谓之"一气周流,土枢四象"。

《周易·系辞》:"天三地四……天九地十。"十升水煎取药汤四升,"十"和"四"都是偶数,属阴,应地。大补肝汤增强肝胆功能,是生阳,配合地阴之数,是阴阳互根,阴中求阳。张景岳《类经图翼·气数统论》:"地四生金,四得五而九,故天以九成之而居西;天以五生土,五得五为十,故地以十成之而居中。""河图"以五和十居中,五是奇数,为阳;十是偶数,为阴。五为阳应腑,对应胃;十为阴应脏,对应脾。十是"河图"中最大的数字。取十升水煎药以应脾,脾为后天之本,气血生化之源,补中气也! 十升水煎煮取四升药液,"地四生金",中药汤液为水,又蕴含金水相生之意。

五、肝木门总结

肝木门心身虚实辨证和补泻方剂的总结,详见下表(表8-8)。

表8-8　肝木门心身虚实辨证和补泻方剂总结表

肝木	情志症状	身体症状	肝德在散
肝实 用实,体虚	怒 恚怒	胁痛,少腹痛;干呕;头痛,目赤; 脉太过	体酸泻之 大小泻肝汤
肝虚 用虚,体实	忧疑 恐惧	视力下降,或者幻视;耳聋,或者幻听; 噩梦,气上冲心、冲咽、心悸; 呃逆,干呕;头汗出,头晕目眩,倦怠乏力;脉不及(弱而结)	用辛补之 大小补肝汤

《张大昌医论医案集》："肝虚则恐,实则怒;心虚则悲,实则笑;脾虚则疑,实则悫;肺虚则哭,实则烦;肾虚则痴,实则好。"肝在志为怒,是肝实证。肝虚证则忧疑、恐惧。

第八节 大小补肝汤的药对、角药和运气应用

一、小补肝汤的药对

(一)桂枝配干姜,相使药对

小补肝汤的君药桂枝和辅臣药干姜构成了相使药对。木中木桂枝和木中水干姜二者的五行大类相同,都是木,同气相求;干姜的五行小类水与桂枝的五行小类木形成相生关系,水生木,干姜辅助桂枝,从而提高药效。桂枝、干姜皆味辛,均能温阳散寒,治疗寒证,因此相使为用。

医圣张仲景也使用桂枝配干姜的药对。处方包括《金匮要略》鳖甲煎丸、柴胡桂枝干姜汤、侯氏黑散、风引汤、续命汤、薯蓣丸、小青龙汤、小青龙加石膏汤、黄芩汤、乌梅丸,《伤寒论》小青龙汤、柴胡桂枝干姜汤、桂枝人参汤、黄连汤、乌梅丸、麻黄升麻汤。

《医学衷中参西录》的作者,"近代中医第一人"张锡纯,常用桂枝配干姜的药对,宣通阳气,温阳化饮,治疗痰饮、水肿、小便不利等病症。

(二)桂枝配山药,相畏药对

小补肝汤的君药桂枝和化佐药山药构成了相畏药对。木中木桂枝的五行大类木克制土中木山药的五行大类土,木克土;土中木山药的五行小类木与木中木桂枝的五行小类木相同,同气相求。君强佐弱,桂枝对山药是克中有同,山药对桂枝又敬又畏,二者构成相畏药对,相畏而相成。桂枝味辛,山药味甘,辛甘化阳,二者相畏为用。

医圣张仲景也使用桂枝配山药的药对,例如《金匮要略》薯蓣丸。

(三)干姜配山药,相畏药对

小补肝汤的辅臣药干姜和化佐药山药构成了相畏药对。木中水干姜的五行大类木克制土中木山药的五行大类土,木克土;木中水干姜的五行小类水相生土中木山药的五行小类木,水生木。干姜对于山药是克中有生,山药对于干姜是又敬又畏,如同高级官员和低级官员之间形成制衡。

(四)桂枝配五味子,相杀药对

小补肝汤的君药桂枝和监臣药五味子构成了相杀药对。金中土五味子的五行大类金克制木中木桂枝的五行大类木,金克木;木中木桂枝的五行小类木克制金中土五味子的五行小类土,木克土。君药和监臣药形成相互克制的药对,相克、相杀、互杀,从而相成,如同皇帝和臣子相互制约,从而达成君臣平衡。

医圣张仲景也使用桂枝配五味子的药对。处方包括《金匮要略》小青龙汤、小青龙加

石膏汤、桂苓五味甘草汤,《伤寒论》小青龙汤。

（五）五味子配干姜,相杀药对

小补肝汤的监臣药五味子和辅臣药干姜构成了相杀药对。金中土五味子的五行大类金相克木中水干姜的五行大类木,金克木;金中土五味子的五行小类土相克木中水干姜的五行小类水,土克水;五味子的五行大类和五行小类均克制干姜,是双杀,五味子相杀、双杀干姜。

医圣张仲景也使用五味子配干姜的药对。处方包括《金匮要略》小青龙汤、小青龙加石膏汤、厚朴麻黄汤,《伤寒论》小青龙汤。

张锡纯先生常用五味子配干姜的药对。《医学衷中参西录》:"仲景之方,用五味即用干姜,诚以外感之证皆忌五味,而兼痰嗽者尤忌之,以其酸敛之力甚大,能将外感之邪锢闭肺中永成劳嗽,惟济之以干姜至辛之味,则无碍。"

京城四大名医之一的施今墨先生善用五味子配干姜的药对。五味子味酸,收敛为主;干姜味辛,宣散为主。二药参合,一收一散,一开一阖,互制其短,而展其长,敛不碍邪,散不伤正,利肺气,平喘逆,化痰饮,止咳嗽甚妙。

二、小补肝汤的角药

桂枝配干姜相使药对,桂枝配五味子相杀药对,五味子配干姜相杀药对,这3个药对均应用于大补肾汤和小补肝汤。因此,小补肝汤的桂枝、干姜、五味子,这三味药可以作为角药使用。而这组角药在《伤寒杂病论》小青龙汤和小青龙加石膏汤中,用于止咳。

桂枝配干姜相使药对,桂枝配山药相畏药对,干姜配山药相畏药对。因此,小补肝汤的桂枝、干姜、山药,这三味药可以作为角药使用。而这组角药应用在《金匮要略》薯蓣丸中,健脾益气,祛风化湿。

小补肝汤的四味药,君药桂枝与其他三味药可以分别组成三个药对,桂枝配干姜相使药对,桂枝配五味子相杀药对,桂枝配山药相畏药对;监臣药五味子和辅臣药干姜也构成了相杀药对,化佐药山药和辅臣药干姜构成了相畏药对。因此,桂枝、干姜、五味子、山药,这四味药,可以作为角药使用。

三、大补肝汤的药对

（一）桂枝配牡丹皮,相使药对

大补肝汤的君药桂枝和子臣药牡丹皮构成相使药对。木中木桂枝的五行大类木和五行小类木,对火中火牡丹皮的五行大类火和五行小类火,均形成相生、双生关系,木生火。清代邹澍《本经疏证》:"大抵牡丹入心,通血脉中壅滞,与桂枝颇同。特桂枝气温,故所通者血脉中寒滞;牡丹气寒,故所通者血脉中热结。"桂枝性温,牡丹皮性寒,寒温并用,共奏通血脉之功,是温经化瘀的常用药对。

医圣张仲景使用桂枝配牡丹皮的药对,《金匮要略》鳖甲煎丸、崔氏八味丸、肾气丸、桂枝茯苓丸、温经汤。其中,崔氏八味丸与肾气丸的药味、剂量完全一致。

桂枝茯苓丸全方五味药,桂枝、茯苓加上具有活血化瘀作用的三味药,芍药、桃仁、牡丹皮,治疗"妇人宿有癥病"导致的崩漏出血不止。"三部六病学说"创始人刘绍武先生的验方"攻坚汤",就是以本方加味而成,治疗子宫肌瘤证属胞宫瘀血,效果颇佳。另外,本方对于痛经、闭经、流产、胎死腹中,都有很好的治疗效果。

（二）桂枝配旋覆花,相使药对

大补肝汤的君药桂枝和辅佐药旋覆花也构成了相使药对,虚者补其子,本子同补。木中木桂枝为主,补本脏肝木;火中木旋覆花为辅,补子脏心包相火。木中木桂枝的五行大类木相生火中木旋覆花的五行大类火,木生火;木中木桂枝和火中木旋覆花的五行小类木相同,同气相求。桂枝对旋覆花是生中有同,相使增效（增强疗效）、变效（改变疗效）。桂枝味辛升散,宣发向上;"诸花皆升,旋覆独降",旋覆花肃降向下;二者一升一降,升降结合。

（三）桂枝配竹叶,相畏药对

大补肝汤的君药桂枝和监佐药竹叶构成了相畏药对。水中金竹叶的五行大类水相生木中木桂枝的五行大类木,水生木;水中金竹叶的五行小类金相克木中木桂枝的五行大类木,金克木;竹叶对于桂枝是生中有克。监督官员强而皇帝弱,君药畏监佐药,皇帝对监督官员既敬又畏。

医圣张仲景也使用桂枝配竹叶的药对,例如《金匮要略》竹叶汤。

（四）牡丹皮配旋覆花,相使药对

大补肝汤的子臣药牡丹皮和辅佐药旋覆花构成了相使药对。火中火牡丹皮和火中木旋覆花的五行大类相同,都是火;旋覆花的五行小类木对牡丹皮的五行小类火形成相生,木生火。辅佐药辅助子臣药,从而提高药效。

（五）牡丹皮配竹叶,相杀药对

大补肝汤的子臣药牡丹皮和监佐药竹叶构成了相杀药对。水中金竹叶的五行大类水克制火中火牡丹皮的五行大类火,水克火;火中火牡丹皮的五行小类火克制水中金竹叶的五行小类金,火克金。子臣药和监佐药形成相互克制的药对,相杀、互杀而相成。如同高级官员和低级官员相互制约,从而达成官员之间的平衡。

（六）竹叶配旋覆花,相杀药对

大补肝汤的监佐药竹叶和辅佐药旋覆花构成了相杀药对。水中金竹叶的五行大类水克制火中木旋覆花的五行大类火,水克火;水中金竹叶的五行小类金相克火中木旋覆花的五行大类木,金克木。监佐药竹叶的五行大类和五行小类对辅佐药旋覆花双向相克,相杀、双杀而相成。如同低级官员之间形成克制,从而达成低级官员之间的平衡。

四、大补肝汤的角药

大补肝汤的三味佐药,牡丹皮、旋覆花、竹叶,相互之间又形成了三组药对,牡丹皮配旋覆花相使药对,牡丹皮配竹叶相杀药对,竹叶配旋覆花相杀药对。因此,牡丹皮、旋覆花、竹叶,这三味药,也可以作为角药使用。而这一组角药也正是小补心包汤的全部四味药中的三味药。大小补肝汤的药对和角药总结,详见下表（表8-9）。

表 8-9　大小补肝汤的药对和角药总结表

相使药对	桂枝配干姜	桂枝配牡丹皮	桂枝配旋覆花	牡丹皮配旋覆花
相畏药对	桂枝配山药	干姜配山药	桂枝配竹叶	
相杀药对	桂枝配五味子	五味子配干姜	牡丹皮配竹叶	竹叶配旋覆花
角药	桂枝、干姜、五味子			
角药	桂枝、干姜、山药			
角药	桂枝、干姜、五味子、山药			
角药	牡丹皮、旋覆花、竹叶			

大补肝汤全方七味药,竟然包含了 4 组相使药对,3 组相畏药对,4 组相杀药对,4 组角药,《辅行诀》的经方配伍是不是令人叹为观止？！

五、大小补肝汤的运气应用

《辅行诀》脏腑大小补泻方除了可以用来治疗脏腑杂病,还可以作为运气处方使用。大小补肝汤可以用作大运(中运)金太过之岁的运气处方。简单来说,按照中国传统农历,年干为庚;按照目前世界通行的公元纪年,年尾数是 0 的年份是岁运金太过,例如 2020 庚子鼠年、2030 庚戌狗年和 2040 庚申猴年。《素问·气交变大论》:"岁金太过,燥气流行,肝木受邪。民病两胁下少腹痛,目赤痛眦疡,耳无所闻。肃杀而甚,则体重烦冤,胸痛引背,两胁满且痛引少腹,上应太白星。甚则喘咳逆气,肩背痛,尻阴股膝髀腨胻足皆病,上应荧惑星。收气峻,生气下,草木敛,苍干雕陨,病反暴痛,胠胁不可反侧,咳逆甚而血溢,太冲绝者死不治,上应太白星。"

太白星是金星,荧惑星是火星。金克木,岁运金太过则金对木的克制就更加严重,金乘木。大补肝汤薪火相生,本子同补,肝木和心包相火同补。补肝木,可以预防和治疗金太过对于肝木的伤害,属于防守;补心包相火,火克金,对金进行反击,则可以减轻金太过之气。大补肝汤就是针对岁运金太过的运气处方,融防守和反击于一体。也可以用小补肝汤与小补心包汤合方。

第九节 病 案

一、胃痛

范女士,英国华人,出生日期:1991 年 7 月 20 日。

首诊日期:2021 年 4 月 5 日。

主诉:胃胀胃痛 5 年,加重半年。

病史:患者的胃病由于饮食不规律近半年加重。平素月经周期 28 天,有经前紧张征,行经 4 至 5 天,第一天痛经,胃痛往往在月经期加重。精力指数 5/10,夜晚入睡困难,多梦,白昼困倦,大便每日 1 至 2 次,不成形,小便正常,手足冰冷。

舌诊:舌尖红赤,舌苔白腻。

脉诊:右关太过。

中医辨证:木乘土。

针灸:百会、右侧精神情感区、印堂,调神;中脘、下脘、左天枢、关元,调形;左侧足三里,调腑;小泻肝针法调气,补右少商、尺泽,泻左侧行间。

中药处方:小泻肝汤合小补脾汤加减。药物:赤芍药 14g,炒枳实 14g,生姜 14g,炒党参 14g,炙甘草 14g,干姜 14g,炒白术 14g,半夏 14g,肉桂 14g。总剂量 126g,14 天量,每天 3 次,每次 3g,开水冲服。

第二诊日期:2021 年 4 月 21 日。胃胀胃痛好转,两侧口角有溃疡,精力指数 7/10,容易急躁,上半身出汗,手足不温,大便改善很多,已经成形。

舌诊:舌尖红赤,舌苔白腻。

脉诊:右关太过。

中医辨证:木乘土。

针灸:百会、右侧精神情感区、印堂,调神;中脘、下脘、脐关 1、3 点,调形;左侧足三里,调腑;小泻肝针法调气,补右少商、尺泽,泻左侧行间。

中药处方:小泻肝汤合小泻心汤、百合汤。药物:赤芍药 14g,炒枳实 14g,生姜 14g,百合 14g,乌药 14g,栀子 14g,淡豆豉 14g,升麻 14g,丹参 14g,香附 14g。总剂量 140g,14 天量,每天 3 次,每次 3g,开水冲服。

第三诊日期:2021 年 5 月 5 日。胃胀胃痛消失。目前以睡眠问题为主,入睡困难,精力指数 8/10,容易急躁,手足转温。

舌诊:齿痕舌,舌根部有白腻苔。

脉诊:右关太过,右尺不及。

中医辨证:肝木太过,肾水不及。

针灸:百会、右侧精神情感区、印堂,调神;中脘、下脘、左天枢、脐关 3 点,调形;左侧足三里,调腑;小泻肝针法调气,补左少商、尺泽,泻右侧行间。

中药处方:小泻肝汤合小补肾汤加减。药物:赤芍药 21g,炒枳实 21g,生姜 21g,熟地黄 21g,炙甘草 21g,淡竹叶 21g,泽泻 21g,酸枣仁 21g,茯神 21g,苍术 21g。总剂量 210g,14 天量,每天 3 次,每次 5g,开水冲服。

第四诊日期:2021 年 5 月 19 日。睡眠改善,无胃胀胃痛,食欲增加,饥饿感明显,情绪也改善,大便每天 1 次,但是有排便不净感,手足温暖。

舌诊:舌根部黄腻苔。

脉诊:左关不及。

中医辨证:胃强脾弱。

针灸:百会、右侧精神情感区、印堂,调神;中脘、下脘、左天枢、脐关 2、3 点,调形;左侧足三里,调腑;小补脾针法调气,补右太白、大都,泻左侧曲泉、太溪。

中药处方:麻子仁丸加减。药物:胡麻仁21g,赤芍药21g,炒枳实21g,炒大黄21g,厚朴21g,杏仁21g,白豆蔻21g,柏子仁21g,茯苓21g,白术21g。总剂量210g,14天量,每天3次,每次5g,开水冲服。

第五诊日期:2021年6月9日。胃痛和睡眠问题均已经解决,目前仅有排便不净感。

舌诊:齿痕舌,舌苔黄腻。

脉诊:左尺太过。

中医辨证:心包火盛,脾虚湿盛。

针灸:百会、右侧精神情感区、印堂,调神;中脘、下脘、脐关3、7点,调形;右侧足三里,调腑;小泻心包针法调气,补左然谷、涌泉,泻右大陵。

中药处方:小泻心包汤合小补脾汤加减。黄连20g,黄芩20g,大黄20g,薏苡仁20g,白蔻仁20g,党参20g,干姜20g,白术20g,炙甘草20g,茯苓20g,厚朴20g。总剂量220g,14天量,每天3次,每次5g,开水冲服。嘱如果无异常变化,不需要再复诊。

6月12日,患者在诊所网站上给我写下五星评语。

二、眩晕、心悸

Mrs R.F.,白人女士。生日:1984年1月6日。

首诊日期:2020年7月8日。

主诉:眩晕伴心悸反复发作4年,自2019年10月开始加重至今。

病史:2020年,患者眩晕发作的次数明显增加,眩晕程度也很严重,发作时伴有耳部阻塞不适感,需要平卧。平素难以集中精神,阅读困难,睡眠正常,饮食、二便正常。月经周期28至30天,行经4至5天,量中等,色红,无血块,痛经,需要服用止痛药1至2天。

舌诊:淡红舌,薄白苔。

脉诊:右寸浮取太过,右关沉取不及。

腹诊:中脘至下脘区域张力过大,3/4。

中医诊断:心火太过,肝木不及。

针灸:百会穴和双侧精神情感区,调神;中脘、下脘、气海、左天枢穴、脐关第8点,调形;小泻心针法以调气,倒马针法补右侧行间穴、太冲穴;泻左侧大都穴。形、气、神同调。

中药处方:大补肝汤。药物:中药浓缩粉,桂枝、干姜、五味子、牡丹皮各25g,山药、旋覆花、淡竹叶各9g。14天药量。服法:每日3次,每次3g,热水冲服。

按:患者的西医诊断并不明确,高血压、低血压、梅尼埃病均有可能,我立足于中医,诊治以中医为本。右寸脉浮取太过,病位当在心,患者也有心悸的症状,症脉二者相符合。针灸以脉诊为依据,以心火太过为诊断,予以小泻心针法。但是患者的主症是眩晕,而眩晕是小、大补肝汤证中的主要症状。患者2019年10月开始症状加重。我以2019年10月15日作为患者症状加重的日期,进行五运六气分析:大运土不及;主运金太过,客运木不及;主气阳明燥金,客气太阴湿土;综合起来是两金、两土、一木,金克木。2020年是庚子年,大运金太过,金克木的情况会更加明显。因此,以肝木不及作为中医证候诊断,并且以此作为中药处方依据。

第二诊日期：2020 年 7 月 19 日。眩晕发作次数和程度均减轻。刻下以心悸为主症。精力指数：7/10；睡眠、饮食、二便正常。

舌诊：淡红舌，薄白苔。

脉诊：右寸浮取太过。

中医诊断：心火太过。

针灸：百会、印堂，调神；中脘、下脘、气海、左天枢穴、脐关第 8 点，调形；小泻心针法以调气，倒马针法补右侧行间穴、太冲穴；泻左侧大都穴。

第三诊日期：2020 年 7 月 26 日。眩晕发作次数和程度进一步减轻。刻下仍以心悸为主症，尤其运动时加重。无胸痛，精力指数 7.5/10；睡眠、饮食、二便正常。

舌诊：淡红舌，薄白苔。

脉诊：右寸太过，右关不及。

中医诊断：心火太过，肝木不及。

针灸：百会、双侧精神情感区，调神；中脘、下脘、关元、脐关第 8 点，调形；小泻心针以调气，补右侧，泻左侧。

中药处方：大补肝汤。药物：中药浓缩粉，桂枝 20g，干姜 18g，五味子 18g，山药 6g，牡丹皮 20g，旋覆花 20g，淡竹叶 18g，山萸肉 6g。14 天药量。服法：每日 3 次，每次 3g，热水冲服。

第四诊日期：2020 年 8 月 16 日。眩晕、心悸均好转。精力指数 7.5/10。近来精神压力大，焦虑紧张。睡眠、饮食、二便正常。

舌诊：淡红舌，薄白苔。

脉诊：右关浮取太过，沉取不及。

中医诊断：肝木不及。

针灸：百会穴和双侧精神情感区，调神；中脘、下脘、气海、右天枢穴、脐关第 5、8 点，调形；小泻胆针法以调气，倒马针法补左侧二间穴、三间穴；泻右侧阳辅穴。形、气、神同调。

中药处方：大补肝汤。药物：中药浓缩粉，桂枝、干姜、五味子、牡丹皮各 25g，山药、旋覆花、淡竹叶各 9g。14 天药量。服法：每日 3 次，每次 3g，热水冲服。

第五诊日期：2020 年 9 月 16 日。眩晕、心悸均明显好转。精力指数 8/10，睡眠、饮食、二便正常。

舌诊：淡红舌，薄白苔。

脉诊：右寸浮取太过，左尺沉取不及。

腹诊：中脘至下脘区域张力大，2/4。

中医诊断：君火太过，相火不及。

针灸：百会穴和双侧精神情感区，调神；中脘、下脘、关元、右天枢穴、脐关第 5、8 点，调形；小补三焦针法以调气，牵引针法补右侧支沟穴、中渚穴，补右侧足三里，泻左侧至阴穴。形、气、神同调。

嘱患者若症状不反复，可以停止治疗。

第九章
心包相火门

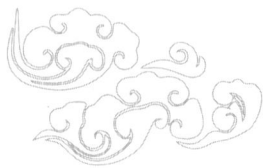

第一节　君火相火，一分为二

一、君火和相火

君火门对应的脏腑是心和小肠，相火门对应的脏腑是心包和三焦。

《素问·阴阳应象大论》："南方生热，热生火，火生苦，苦生心，心生血，血生脾，心主舌。其在天为热，在地为火，在体为脉，在脏为心，在色为赤，在音为徵，在声为笑，在变动为忧，在窍为舌，在味为苦，在志为喜。喜伤心，恐胜喜；热伤气，寒胜热，苦伤气，咸胜苦。"

心和心包的生理功能：第一，心主血脉，包括心主血和心主脉。第二，心主神明，包括广义之神和狭义之神。心藏神，在志为喜，开窍为舌，在液为汗，在体为脉，其华在面。

笔者认为，心主血脉是心和心包的功能，心主神明是心和脑的功能。《素问·脉要精微论》曰："头者精明之府。"脑属于中医的奇恒之腑。李时珍《本草纲目·木之一》曰："脑为元神之府。"张锡纯明确提出"心脑共主神明"。《医学衷中参西录》："人之元神藏于脑，人之识神发于心……人之元神在脑，识神在心，心脑息息相通，其神明自湛然长醒……夫头之中心点在脑，头为精明之府，即脑为精明之府矣。既曰精明，岂有不能思之理，然亦非脑之自能思也。试观古文'思'字作恖，囟者脑也，心者心也，是知思也者，原心脑相辅而成，又须助以脾土镇静之力也。"因此，中医界常说的五脏六腑，实际应为"六脏六腑"，心包和心，分为两脏；五行火一分为二，心君火和心包相火。心与心包，共主血脉；心与脑，共主神明。

关于心之窍，《黄帝内经》说法不一。《素问·金匮真言论》："南方赤色，入通于心，开窍于耳，藏精于心。"《素问·阴阳应象大论》："心主舌……在窍为舌。"《灵枢·脉度》："心气通于舌，心和则舌能知五味矣。"心则有开窍于耳和开窍于舌的不同。舌并非窍，应当为开窍于口，口为脾胃之窍，舌在口中，符合《辅行诀》火土一家之说。

小肠的生理功能：第一，受盛化物。第二，泌别清浊。

三焦的生理功能：第一，通行元气。第二，通行水液。

《素问·天元纪大论》："君火以明，相火以位。"小肠为阳君火，位在下，主司受盛化物、泌别清浊。心为阴君火,位在上,主司神明。心包为丁相火,主司血脉。三焦为丙相火,主司温煦。相火与夏季相应,君火与长夏相应。

现代西医认为人体由九大系统组成,即运动系统、神经系统、内分泌系统、免疫系统、循环系统、呼吸系统、消化系统、泌尿系统、生殖系统。中西医互参,君火相火门,心包相火对应西医的循环系统,心土君火对应西医的神经系统。

二、辨心脏病证文并方

《辅行诀五脏用药法要》整订稿:"辨心脏病证文并方。心虚则悲不已,实则笑不休。心病者,必胸内痛,胁下支满,膺背肩胛间痛,两臂内痛,虚则胸腹胁下与腰相引而痛。取其经手少阴、太阳及舌下血者。其变,刺郄中血者。邪在心,则病心中痛,善悲,时眩仆,视有余不足而调其输也。经云:诸邪在心者,皆心包代受,故证如是。陶云:心德在软。故经云:以咸补之,苦泻之;心苦缓,急食酸以收之,闭上焦以抑其气也。"

《辅行诀》"辨心脏病证文并方"大部分内容直接来自《黄帝内经》,二者只是在文字上稍有出入,并没有实质上的区别。《灵枢·本神》:"心藏脉,脉舍神,心气虚则悲,实则笑不休。"《灵枢·五邪》:"邪在心,则病心痛,喜悲,时眩仆;视有余不足而调之其输也。"《素问·脏气法时论》:"心病者,胸中痛,胁支满,胁下痛,膺背肩胛间痛,两臂内痛,虚则胸腹大,胁下与腰相引而痛。取其经,少阴太阳,舌下血者。其变病,刺郄中血者。"

《辅行诀》"诸邪在心者,皆心包代受"也是引自《黄帝内经》。《灵枢·邪客》:"故诸邪之在于心者,皆在于心之包络。"《辅行诀》将火分为心土君火和心包相火。火之功用,一为发光,一为发热;君火以明,在上发光,心主神明;相火以位,在下发热,心包主血脉,推动温煦。这是经典中医在先秦时期阴阳五行理论的融合过程中,将"天五系统"和"地六系统"相结合所做出的理论完善。

三、从"十一脉"到"十二脉"

现存最早的经络专著是1973年湖南长沙马王堆汉墓出土之帛书《足臂十一脉灸经》和《阴阳十一脉灸经》,成书于春秋时期。书中只有经脉,无穴位。以"足"表示下肢脉,共有6条;以"臂"表示上肢脉,共有5条。这十一条脉的排列原则是先足后手,循行的基本规律是从四肢末端到胸腹或头面部,呈向心性。《足臂十一脉灸经》:"臂少阴脉:循筋下廉,出内下廉,出腋,奏胁。其病:胁痛。诸病此物者,皆灸臂少阴脉。"这条"臂少阴脉"与手少阴心经的循行位置相同。《阴阳十一脉灸经》:"臂少阴脉:起于臂两骨之间,之下骨上廉,筋之下,出内阴。是动则病,心痛,嗌喝欲饮,此为臂厥,是臂少阴脉主治。"这条"臂少阴脉"实际是手厥阴心包经的循行位置。上肢应天,天之五星,木火土金水;下肢应地,地之六气,风热暑湿燥寒。五为奇数,六为偶数,奇数和偶数不能完美搭配。为了将阴阳五行理论在中医领域加以完善,必须将"天五系统"和"地六系统"进行改进。

2012—2013年四川省成都市老官山汉墓出土9部医简,经过初步整理暂定名为《敝昔医论》《五色脉诊》《脉死侯》《脉数》《六十病方》《尺简》《病源》《经脉书》《诸病症候》。其中与经脉相关的是由《十二脉》和《别脉》组成的《经脉书》。《十二脉》和《别脉》两书竹简形制、书写特点一致。《十二脉》经脉循行方向与《足臂十一脉灸经》一致，均呈自下而上的单向向心性循行，还未出现《灵枢·经脉》十二经脉循环流注的特征。从经脉数量来看，《十二脉》记载的十二条经脉，为现行经脉系统中的"十二正经"，比《足臂十一脉灸经》《阴阳十一脉灸经》的"十一脉"多一条"心主之脉"。老官山汉墓还出土了经穴漆木人，是迄今我国发现的最早、最完整的经穴人体医学模型，共有117个清晰可见的穴位。据此判断，《经脉书》的成书年代应该在《足臂十一脉灸经》之后，在《黄帝内经》之前。

《灵枢·经脉》曰："心手少阴之脉，起于心中，出属心系，下膈，络小肠；其支者，从心系，上挟咽，系目系；其直者，复从心系却上肺，下出腋下，下循臑内后廉，行太阴心主之后，下肘内，循臂内后廉，抵掌后锐骨之端，入掌内后廉，循小指之内，出其端。……心主手厥阴心包络之脉，起于胸中，出属心包络，下膈，历络三膲；其支者，循胸出胁，下腋三寸，上抵腋下，循臑内，行太阴、少阴之间，入肘中，下臂，行两筋之间，入掌中，循中指，出其端；其支者，别掌中，循小指次指，出其端。"

从《足臂十一脉灸经》和《阴阳十一脉灸经》的"十一脉"到《经脉书》和《黄帝内经》"十二脉"的变化，手厥阴心包经与手少阴心经分离成各自独立的两条经脉，不但是经络学上的一个发展，而且是阴阳五行理论在中医领域的进一步完善和发展。那么古人是怎样在理论上发展的呢？其依据的理念又是什么呢？实际上还是天人合一的理念。

天人合一，实际是天地人合一。天地人合一包含有不同的层次，天地人同构、天地人同气、天地人同律和天地人同振。所谓天人同构，就是天、地、人在结构上有着共同的特点，与现代的全息规律有异曲同工之妙。《灵枢·邪客》曰："黄帝问于伯高曰：愿闻人之肢节，以应天地奈何？伯高答曰：天圆地方，人头圆足方以应之。天有日月，人有两目；地有九州，人有九窍；天有风雨，人有喜怒；天有雷电，人有音声；天有四时，人有四肢；天有五音，人有五脏；天有六律，人有六腑；天有冬夏，人有寒热；天有十日，人有手十指；辰有十二，人有足十指、茎、垂以应之，女子不足二节，以抱人形；天有阴阳，人有夫妻；岁有三百六十五日，人有三百六十节；地有高山，人有肩膝；地有深谷，人有腋腘。地有十二经水，人有十二经脉；地有泉脉，人有卫气；地有草蓂，人有毫毛；天有昼夜，人有卧起；天有列星，人有牙齿；地有小山，人有小节；地有山石，人有高骨；地有林木，人有募筋；地有聚邑，人有䐃肉；岁有十二月，人有十二节；地有四时不生草，人有无子。此人与天地相应者也。"本篇根据天地人同构的理念，将天地与人的结构做了取象比类，其中关于经，做了"地有十二经水，人有十二经脉"的比类，也就是当时中国大地上有十二条主要河流，相对应的人体有十二条经脉。

地有十二经水是指古中国有清、渭、海、湖、汝、渑、淮、漯、江、河、济、漳十二条河流。《灵枢·经水》曰："足太阳外合清水，内属膀胱，而通水道焉。足少阳外合于渭水，内属于胆。足阳明外合于海水，内属于胃。足太阴外合于湖水，内属于脾。足少阴外合于汝水，内属于肾。足厥阴外合于渑水，内属于肝。手太阳外合淮水，内属小肠，而水道出焉。手少阳外合于漯水,内属于三焦。手阳明外合于江水,内属于大肠。手太阴外合于河水,内属于肺。手少阴外合于济水,内属于心。手心主外合于漳水,内属于心包。凡此五脏六腑十二经水者,外有源泉,而内有所禀,此皆内外相贯,如环无端,人经亦然。故天为阳,地为阴,腰以上为天,腰以下为地。故海以北者为阴,湖以北者为阴中之阴;漳以南者为阳,河以北至漳者为阳中之阴;漯以南至江者,为阳中之太阳,此一隅之阴阳也,所以人与天地相参也。"本篇将十二条河流与十二经脉做了一一对应。经过一系列理论上的发展,经典中医完成了阴阳五行理论的融合,将天五系统与地六系统完美地对应起来,理论完善的同时,进一步指导了临床实践。

2020 年 10 月初,澳大利亚解剖学者在英国《解剖学杂志》(Journal of Anatomy)报告,发现人类上臂有一条"遗留正中动脉"还在不断进化中。正中动脉是人类胎儿时期的正常动脉,在出生前开始退化,只有 10%~30% 的成年人有遗留,被称为变异动脉。2021 年 1 月英国《解剖学杂志》和《中国针灸》在线刊登美国中医药针灸学会李永明的研究成果《遗留正中动脉可以解释古代中医十一到十二经脉的转变》。研究认为,手厥阴经脉的循行与人体"遗留正中动脉"非常相似,古代中医通过脉诊发现了变异正中动脉,早于西方解剖学近两千年,并据此建立了完善的经脉理论,指导后来的临床实践。以上学者的解剖学证据是从"形"的层次来解析"十一脉"到"十二脉"的变化。笔者则更加认同从"气"的层面和天人合一的层面来解析这一经脉学上的重大变化。

五行火一分为二,君火以明,相火以位,从而形成了"心土君火→心包相火→少阳三焦相火→命门相火"的自上而下的中轴功能联合体,现代西医的内分泌系统,"下丘脑→垂体→甲状腺轴→肾上腺轴→性腺轴"与中医的这一理论有异曲同工之妙!

四、心包相火的太过和不及

五行的每一行、六脏的每一脏,都具有功能太过和功能不及两种状态。

心包相火阳进太过,容易出现出血证,相火的温煦功能太强,会消耗了太多的物质,则心包体不及,即阴血不及,出血证导致血虚证,注意这是用实、体虚,应当泻用、补体。汤液经法图中,苦味,既是肾水的用味,也是心包相火的体味;苦味补了心包相火之体,也就泻了心包相火之用,方用小泻心包汤。肝木在心包相火之前,泻肝木可以令心包相火阴退,方用大泻心包汤。木生火,木为火之母,火为木之子,大泻心包汤的组方符合《难经·七十五难》"母能令子虚",也就是"实者泻其母"。

心包相火阴退太过,功能不及,心包主血脉的能量不及,产生了过多的病理产物,容易出现瘀血证,注意这是用虚、体实,应当补用、泻体。汤液经法图中,咸味,既是心包相火的用味,也是肺金的体味;咸味补了心包相火之用,增加了能量,同时就消耗了物质,方用小补心包汤。脾土在心包相火之后,补脾可以令心包相火阳进,方用大补心包汤。火生土,火为土之母,土为火之子,大补心包汤的组方符合《难经·七十五难》"子能令母实",也就是"虚者补其子"。

第二节　小泻心包汤

《辅行诀五脏用药法要》整订稿:"小泻心包汤:治心气不定,胸腹支满,心中跳动不安者方。黄连、黄芩、大黄,各三两。右三味,以麻沸汤三升,渍一食顷,绞去滓,温服一升,日再。目痛,口舌生疮者,加枳实二两;腹痛,下利脓血者,加干姜二两;气噫者,加生姜二两,切;汗出恶寒者,加附子一枚,炮;呕吐者,加半夏二两,洗去滑。"

《辅行诀》藏经洞本复原校订稿:"小泻心包汤:治心气不定,吐血、衄血,心中跳动不安者方。黄连、黄芩、大黄,各三两。上三味,以麻沸汤三升,渍一食顷,绞去滓,温服一升,日再。气噫者,加生姜二两;呕者,加半夏二两;汗出恶寒者,加附子一枚,炮;腹痛,下利脓血者,加干姜二两;目痛,口舌生疮者,加枳实二两。"

两个版本的药味、用量、煎服法、加减法均相同。

《灵枢·经脉》:"心主手厥阴心包络之脉,起于胸中,出属心包络,下膈,历络三膲。"心包受邪,心神受扰则"心气不定";手厥阴心包经循经所过气机不利,则"胸腹支满";心失所养,则心悸,即"心中跳动不安";血热迫血妄行,损伤络脉,故"吐血、衄血"。

一、君药　黄连

《神农本草经》:"黄连,一名王连。味苦,寒,无毒。治热气,目痛,眦伤泣出,明目,肠澼,腹痛,下利,妇人阴中肿痛。久服令人不忘。生川谷。"《名医别录·中品》:"黄连,微寒,无毒。主治五脏冷热,久下泄、脓血,止消渴、大惊,除水,利骨,调胃,肠,益胆,治口疮。生巫阳及蜀郡、太山。二月、八月采。"黄连味苦,五行大类属水,性寒可以泻热。黄连之花、子、根均为黄色,具脾土之色而能祛湿。《辅行诀》有"火土一家"的理念,黄连祛心火,祛脾湿,心脾同治,故属水中火。

现代《中药学》将黄连归属于"清热燥湿药",功效:清热燥湿,泻火解毒。黄连生用功能清热燥湿,泻火解毒;酒黄连善清上焦火热,多用于目赤肿痛、口舌生疮;姜黄连善清胃和胃止呕,多用治寒热互结,湿热中阻,痞满呕吐;萸黄连功善舒肝和胃止呕,多用治肝胃不和之呕吐吞酸。在漫长的发展过程中,"川黄连"和"宣黄连"两大道地药材逐渐形成。清末至民国时期,安徽、江浙一带的黄连产区在逐渐萎缩,直至消失,"宣黄连"成为历史。目前四川仍是黄连的主产区,以"类鹰爪连珠"、雅安、峨眉出产之质地坚重者为胜。

二、辅臣药　黄芩

详见第八章第三节。

三、监臣药 大黄

详见第八章第三节。

四、小泻心包汤的方解和数术解

(一) 方解

小泻心包汤方解,详见下表(表9-1)。

表9-1 小泻心包汤方解表

方解	君药	辅臣药	监臣药
小泻心包汤	黄连 三两	黄芩 三两	大黄 三两
两补一泻	水中火	水中木	火中土
泻南补北	水克火	水克火	火补火
以克为泻			
泻心包三焦相火	用味苦	用味苦	用味咸
苦寒直折泻相火	补火体	补火体	补火用
	泻火用	泻火用	
苦咸化酸		木生火	
除"心苦缓"		辅助君药	

《辅行诀五脏用药法要》整订稿:"经云:诸邪在心者,皆心包代受,故证如是。陶云:心德在软。故经云:以咸补之,苦泻之;心苦缓,急食酸以收之,闭上焦以抑其气也。"

《张大昌医论医案集》:"德用:木主散、火主软、土主缓、金主敛、水主坚。淫祸:木过则急、火过则缓、土过则淖、金过则抑、水过则凝。"

方解:心包实,又称心包太过,是心包相火用实体虚,应当泻用补体。小泻心包汤是泻南补北法的典型应用,其组成是两水一火,两苦一咸,两泻一补。《辅行诀》云"阴退为泻,其数六",从心包火用味咸这个位置开始,顺时针方向旋转六个位置至肾水,用味苦。黄连、黄芩两味药五行大类皆属水,水克火,用味苦,补心包体而泻心包用,所谓"苦泻之"。黄连属水中火,五行小类属火,与心包相火同气相求,在苦水药中最容易克制心包相火,为君药,"主于补泻者为君"。黄芩属水中木,五行小类属木,木生火,能够滋助君药黄连,为辅臣药,"数量同于君而非主故为臣"。大黄属火中土,用味咸,其五行属性、用味与心包相火相同,以咸味来补心包相火之用味,以应"心德在软",使心包相火从下向上温煦,所谓"咸补之",同时也可以防止黄连、黄芩对心包相火攻伐太过,"克中有补",为监臣药,"从于佐监者为佐使"。全方以两味苦水药克火(补心包相火之体而泻心包相火之用),一味咸火药补心包相火之用,双管齐下,补心包体而泻心包用,即两苦黄连、黄芩,补心包相火之体而泻心包相火之用;一咸大黄,补心包相火之用,两泻用,一补用,两泻一补。另外,两味苦水药和一味咸火药,咸苦化酸,酸味为心火之化味,化味除心之苦"涣",此处"心苦缓"的"缓"通"涣",心气涣散。

（二）用量和煎服法

"右三味，以麻沸汤三升，渍一食顷，绞去滓。温服一升，日再。"小泻心包汤三味药的用量都是三两，全方药物共九两，按照脏腑杂病可以折算为72g，按照外感天行病可以折算为140g。"以麻沸汤三升"，麻沸汤三升就是100℃的热开水600ml。"渍一食顷"，就是用吃一顿饭的时间浸泡药物，不需要煎煮。"绞去滓"，去掉药渣。"温服一升，日再"，温服，日二次，每次服用药汤200ml。

（三）数术解

三味、三两、三升，均合三才之数，"三"不但是木的生数，更代表中气，以中为和！从三取一，从天地人三才之气中取其煎煮之后的合化中气，以天地冲和之气养人之气。

小泻心包汤的药量总计为九两。《素问·三部九候论》："天地之至数，始于一，终于九焉。"九是洛书九宫数中最大的数字。《周易·系辞》："天九地十。"《尚书大传·五行传》："天九成金。"张景岳《类经图翼·气数统论》："夏为阳极，阳极则热，故曰老阳，老阳数九，阳中阳也，其气火，自南而北……地四生金，四得五而九，故天以九成之而居西。"九为奇数，应天，属阳，为阳中至阳，谓之"老阳"。小泻心包汤，行地之阴道，以克为泻，而药量为九，为至阳之数，是阴阳互根，阳中求阴。九是金的成数，河图中的九位居西方，是阳数居于阴位。秋季西方肃降之气，又与泻方之旨相合。

第三节　大泻心包汤

《辅行诀》整订稿："大泻心包汤散：治心中怔忡不安，胸膺痞满，口中苦，舌上生疮，面赤如新妆，或吐血、衄血、下血者方。黄连、黄芩、大黄，各三两；枳实、生姜切、甘草，各一两。右六味，以水五升，煮取二升，温分再服。"

《辅行诀》藏经洞本复原校订稿："大泻心包汤：治心中怔忡不安，胸膺痞满，口中苦，舌上生疮，面赤如新妆，或吐血、衄血、下血者方。黄连、黄芩、大黄，各三两；芍药、干姜，炮，甘草，各一两。上六味，以水七升，煮取二升，温分再服。"

两个版本症状相同，但是药味不同，整订稿方用枳实、生姜，藏经洞本方用芍药、干姜。

大泻心包汤证由小泻心包汤证发展、加重而来，"心中跳动不安"发展为"心中怔忡不安"，怔忡比心悸的程度更严重；"胸腹支满"发展为"胸膺痞满"，膺是胸傍，胸部两侧的肌肉隆起处，可见症状涉及的部位从胸腹前面扩大到两侧；"口中苦"是肝胆火盛的表现，木生火，心包火发展为肝胆火，是子病及母；"舌上生疮，面赤如新妆"是典型的心火上炎的症状；出血从原来的在人体上部的"吐血、衄血"，增加了"下血"，心热下移于小肠，会出现尿血或者便血。

一、辅佐药 芍药

详见第八章第二节。

二、辅佐药 枳实

详见第八章第二节。

三、监佐药 姜

详见第三章第五节。

四、化佐药 生甘草

详见第三章第五节。

五、大泻心包汤的方解和数术解

(一) 方解

整订稿大泻心包汤方解,详见下表(表9-2)。

表9-2　整订稿大泻心包汤方解表

方解	君药	辅臣药	监臣药	辅佐药	监佐药	化佐药
整订稿 大泻心包汤	黄连 三两	黄芩 三两	大黄 三两	枳实 一两	生姜 一两	生甘草 一两
母能令子虚 实则泻其母 本母同泻	水中火 水克火	水中木 水克火	火中土 火补火	金中水 金克木	木中火 木补木	土中金 化味
泻本脏 泻母脏	用味苦 补火体 泻火用	用味苦 补火体 泻火用	用味咸 补火用	用味酸 补木体 泻木用	用味辛 补木用	用味甘 辛酸化甘 除肝苦 "急"
泻心包火 泻肝木		木生火 辅助君药				

藏经洞本大泻心包汤方解,详见下表(表9-3)

表9-3　藏经洞本大泻心包汤方解表

方解	君药	辅臣药	监臣药	辅佐药	监佐药	化佐药
藏经洞本 大泻心包汤	黄连 三两	黄芩 三两	大黄 三两	赤芍药 一两	干姜 一两	生甘草 一两
母能令子虚 实者泻其母 本母同泻	水中火 水克火	水中木 水克火	火中土 火补火	金中木 金克木	木中水 木补木	土中金 化味
泻本脏 泻母脏	用味苦 补火体 泻火用	用味苦 补火体 泻火用	用味咸 补火用	用味酸 补木体 泻木用	用味辛 补木用	用味甘 辛酸化甘 除肝苦 "急"
泻心包火 泻肝木		木生火 辅助君药				

大泻心包汤,是心包相火和肝木同泻,泻中有补,由小泻心包汤的心包本脏两泻一补,加上泻心包相火的母脏肝木的小泻肝汤加减变化方的一泻一补一化,即本脏两泻一补+母脏一泻一补一化,本脏心包相火和母脏肝木同泻,根据《难经》"母能令子虚"演化出"实者泻其母"的治法。同时对药物剂量做出调整而形成大泻方新的君臣佐药体系,一君、二臣、三佐。

整订稿大泻心包汤相对于小泻心包汤,增加了枳实、生姜、生甘草,这三味药是针对母脏肝木的一泻一补一化,均属于佐药,因此用量少,仅为一两。其中枳实属金中水,金克木,用味酸,补母脏肝木之体而泻母脏肝木之用,为辅佐药。同时枳实的酸味,是本脏心包相火用体合化之化味,即咸苦化酸,增强了肺金,从而防止火克金,截断病势传变,先安未受邪之地。生姜属木中火,用味辛,补母脏肝木之用,为监佐药。生甘草属土中金,用味甘,是母脏肝木之化味,除母脏肝木之苦"急",为化佐药。枳实、生姜、生甘草形成了针对母脏肝木的一泻一补一化的方中方,同为佐药。

藏经洞本大泻心包汤相对于小泻心包汤,增加了芍药、干姜、生甘草,同样是针对母脏肝木的一泻一补一化。

(二) 治未病

《素问·玉机真脏论》:"五脏受气于其所生,传之于其所胜,气舍于其所生,死于其所不胜。病之且死,必先传行至其所不胜,病乃死。此言气之逆行也,故死……心受气于脾,传之于肺,气舍于肝,至肾而死。"

大泻心包汤三味佐药的另外一层深意,体现出中医"未病先防,既病防变"和"用药如用兵"的理念。针对母脏肝木的三味药枳实、生姜、生甘草,或者芍药、干姜、生甘草,成为了防止心包相火本脏之病传变的三个卫兵。心包相火实,是心包相火太过,在五行传变中最容易发生的是相乘,即心包相火乘肺金;其次是母病及子的顺传子脏脾土;第三是子盗母气的逆传母脏肝木;第四种反侮传变的概率最低,心包相火侮传肾水,因为肾水本身克制心包相火。反侮传变最严重,因为疾病传到了本脏的所不胜之脏。三味佐药分别针对肺金、脾土和肝木,即金中水枳实(金中木)补肺金,土中金生甘草补脾土,木中火生姜(木中水干姜)补肝木,把心包相火太过为病最容易发生的三个传变之路都做了封堵,提前布置兵力,先安未受邪之地,从而"未病先防,既病防变"。心包相火病的五行生克传变,详见下表(表9-4)。

表9-4 心包相火病五行生克传变表

	肾水 ↓克	
肝木→生	心包相火	生→脾土
	↓克 肺金	

(三) 用量和煎服法

"右六味,以水五升,煮取二升,温分再服。"大泻心包汤六味药,药量总计十二两,按

照脏腑杂病可以折算为 96g,按照外感天行病可以折算为 187.5g。煎药水为五升(现代
1 000ml),煎取药汤二升(现代 400ml),温服,每日 2 次,每次一升(现代 200ml)。

（四）数术解

"右六味,以水五升",六味药,用五升水煎药,"六"阴在"五"阳之中,阳中求阴。"以
水五升,煮取二升",水五升,煎取药汤二升,"天五生土,地二生火",5 为阳,2 为阴,阳中求
阴。"温分再服",汤液水为阴,温服则以阳驭阴。2 为阴为泻,每日 2 次服药,以应泻方。

大泻心包汤药味为六味,六为老阴数,六为水之成数,行地之阴道。天为阳,地为阴;
天左旋,地右动;地之阴道,在"汤液经法图",地道从左至右顺时针旋转;故《辅行诀》曰
"阴退为泻,其数六,水数也"。

大泻心包汤六味药的总量是十二两。十二是偶数,属阴,应地,与脏腑大泻方相合。
十二这个数字与中医有密切的关系。天干地支,地支数为十二,一年有十二月,人体有
十二正经。《辅行诀》五脏补泻方包括五脏泻方 12 首(小泻方 6 首 + 大泻方 6 首)和五脏
补方 12 首(小补方 6 首 + 大补方 6 首)。

第四节　大小泻心包汤的药对、角药和运气应用

一、小泻心包汤的药对

（一）黄连配黄芩,相使药对

小泻心包汤的君药黄连和辅臣药黄芩构成了相使药对。水中火黄连和水中木黄芩二
者的五行大类相同,都是水,同气相求;黄芩的五行小类木对黄连的五行小类火形成相生,
木生火,黄芩辅助黄连,从而提高药效。黄连、黄芩性味皆苦寒,均能清热燥湿、泻火解毒,
常用于治疗湿热内盛或热毒炽盛之证,因此相使为用。

医圣张仲景也使用黄连配黄芩的药对。处方包括《金匮要略》泻心汤、半夏泻心汤、
甘草泻心汤,《伤寒论》附子泻心汤、生姜泻心汤、甘草泻心汤、半夏泻心汤、葛根黄芩黄连
汤、黄连阿胶汤、干姜黄连黄芩人参汤。

黄芩、黄连配伍使用,《医宗金鉴》名曰二黄汤。治上焦火旺,头面大肿,目赤肿痛,心
胸、咽喉、口、耳、鼻热盛,及生疮毒者。

北京四大名医之一的施今墨先生善用黄连配黄芩的药对。施老认为,黄芩清肺火,黄
连泻心火,二者取其酒炒,并走于上,清热解毒之力倍增,善除上焦实火诸症。施老的弟子
吕景山先生认为,湿热在里,黄连善清湿生之热,黄芩善解热生之湿,二药参合,相得益彰,
治湿热下痢其妙。

（二）黄连配大黄,相畏药对

小泻心包汤的君药黄连和监臣药大黄构成了相畏药对。水中火黄连的五行大类水克

制火中土大黄的五行大类火,水克火;黄连的五行小类火相生大黄的五行小类土,火生土。君强臣弱,黄连对大黄是克中有生,恩威并施;大黄对黄连又敬又畏,二者构成相畏药对,相畏而相成。

医圣张仲景也使用黄连配大黄的药对。处方包括《金匮要略》泻心汤,《伤寒论》大黄黄连泻心汤、附子泻心汤。

(三) 黄芩配大黄,相杀药对

小泻心包汤的辅臣药黄芩和监臣药大黄构成了相杀药对。水中木黄芩的五行大类水克制火中土大黄的五行大类火,水克火;水中木黄芩的五行小类木克制火中土大黄的五行大类土,木克土。黄芩的五行大类和五行小类对大黄均为相克,是双杀,黄芩帮助黄连对大黄形成制衡。《辅行诀》五脏大小泻方 12 首,黄芩配大黄的药对有 6 首,分别是大泻肝汤、小泻心包汤、大泻心包汤、大泻脾汤、大泻肺汤、大泻肾汤,五行俱全。

医圣张仲景也使用黄芩配大黄的药对。处方包括《金匮要略》泻心汤、鳖甲煎丸、大黄䗪虫丸,《伤寒论》大黄黄连泻心汤、大柴胡汤、附子泻心汤。

二、小泻心包汤的角药

综上所述,小泻心包汤的三味药,相互之间可以构成三组药对。黄连配黄芩相使药对,黄连配大黄相畏药对,黄芩配大黄相杀药对,相使、相畏、相杀。由此可见,黄连、黄芩、大黄,是泻心包热的角药。三药合用,清热泻火、解毒燥湿、凉血止血。临床辨证要点为面红目赤、烦热痞满、尿黄便秘、吐血衄血、口舌生疮、湿热黄疸、疔疮肿毒,舌苔黄腻。

通过横向对比医圣张仲景的著作可以发现,小泻心包汤的药味与《金匮要略》泻心汤、《伤寒论》大黄黄连泻心汤相同,只是用量不同,具体比较见下表(表9-5)。仲景更加突出大黄的作用。

表9-5　小泻心包汤、泻心汤、大黄黄连泻心汤的比较表

	黄连	黄芩	大黄
小泻心包汤	三两	三两	三两
泻心汤	一两	一两	二两
大黄黄连泻心汤	一两	一两	二两

清代张璐《张氏医通·祖方》:“伊尹三黄汤,仓公名火齐汤,《金匮》名泻心汤。治三焦实热,烦躁便秘。黄连酒煮,黄芩酒炒,大黄酒浸,等分。麻沸汤二升渍之。须臾绞去滓。分温再服。麻沸汤者:白水空煎,鼎沸如麻也。古方惟降火药用之。”按照张氏所言,《辅行诀》小泻心包汤,商朝伊尹称为三黄汤,西汉仓公称为火齐汤,东汉仲景称为泻心汤,名称虽然不同,清热泻火的核心功效是一致的,“降火药用之”。心包经与三焦经为表里,小泻心包汤也善清三焦经之邪热。

全小林院士的团队总结了5 000多例“脾瘅”(相当于糖尿病代谢综合征)的治疗,发

现胃肠湿热证的比例高居第二位,治疗以大黄黄连泻心汤为主,也就是《辅行诀》小泻心包汤。

《医宗金鉴》:"经前吐血、衄血,乃内热壅迫其血,宜用三黄四物汤泻之,其方即四物汤加大黄、黄芩、黄连。"四物汤补血活血,小泻心包汤凉血活血,三黄四物汤是以上二方合用。对于月经周期提前伴有出血,中医辨证为实热迫血妄行,或西医诊断为子宫内膜异位症的病症,本方可以参考用之。

三、大泻心包汤的药对

(一) 黄连配生姜,相使药对

大泻心包汤的君药黄连和监佐药生姜构成了相使药对。水中火黄连的五行大类水相生木中火生姜的五行大类木,水生木;二者的五行小类都是火,同气相求,故相使为用。生姜味辛,性温;黄连味苦,性寒。姜、连并用,苦辛相配,能通能降;寒热相济,能清能和;是治疗呕吐、泄泻、痢疾、心下痞痛等症的常用药对。

医圣张仲景使用黄连配生姜的药对见于生姜泻心汤。《伤寒论·辨太阳病脉证并治下》:"伤寒,汗出解之后,胃中不和,心下痞硬,干噫食臭,胁下有水气,腹中雷鸣下利者,生姜泻心汤主之。生姜四两,切;甘草三两,炙;人参三两;干姜一两;黄芩三两;半夏半升,洗;黄连一两;大枣十二枚,擘。上八味,以水一斗,煮取六升,去滓,再煎取三升,温服一升,日三服。"

唐代孙思邈《备急千金要方》:"治卒下痢汤方:黄连五两,生姜一斤。上二味,㕮咀,以水五升,煮取一升,顿服。未止,更合服,必效。"孙真人此方黄连配生姜,治疗急性泄泻、痢疾。

宋代王衮《博济方》:"神圣香姜散:治久患脾泄泻。宣连一两,匀锉如豆大;生姜四两,匀锉如黑豆大。上二味一处,以慢火炒,令生姜脆深赤色即止,去姜取出,只要黄连,研为细末,每服二钱,空心服茶。甚者不过二服即瘥。"本方治疗脾湿、脾虚泄泻。

明代王肯堂《证治准绳》:"香姜散:治晨泄,又名瀼泄。生姜四两,切如豆大;黄连二两,锉。水淹一宿。慢火炒姜紫色,去姜不用。将黄连末,每服二钱,用蜡茶清调一剂,又用米饮酒调。治白痢尤妙。"香姜散与治卒下痢汤药味一样,只是剂量不同。"晨泄",类似于众人熟知的五更泻;生姜的用量是黄连的2倍,本方所治痢疾当以寒湿为主。

以上处方均以黄连配生姜,寒热并用,治疗泄泻、痢疾,效果颇佳。

大泻心包汤蕴含的另外5个相使药对,生姜配大黄,大黄配生甘草,生甘草配枳实,枳实配黄芩,黄芩配生姜,详见本书第六章第二节。

(二) 黄连配枳实,相畏药对

大泻心包汤的君药黄连和辅佐药枳实构成了相畏药对。金中水枳实的五行大类金相生水中火黄连的五行大类水,金生水;金中水枳实的五行小类水相克水中火黄连的五行小类火,水克火;枳实对黄连是生中有克。黄连畏枳实,如同官员强而皇帝弱,皇帝对官员既敬又畏。

（三）黄连配生甘草,相杀药对

大泻心包汤的君药黄连和化佐药生甘草构成了相杀药对。水中火黄连的五行小类火相克土中金生甘草的五行小类金,火克金;生甘草的五行大类土相克黄连的五行大类水,土克水,二者相互克制,相杀、互杀。

医圣张仲景也使用黄连配生甘草的药对。处方包括《金匮要略》甘草泻心汤、白头翁加甘草阿胶汤,《伤寒论》甘草泻心汤。

仲景的半夏泻心汤使用炙甘草,生姜泻心汤和甘草泻心汤使用生甘草;仲景所谓的泻心汤,就是《辅行诀》泻心包汤。

大泻心包汤所蕴含的另外 4 个相杀药对,大黄配枳实,枳实配生姜,生姜配生甘草,生甘草配黄芩,详见本书第六章第四节。

四、大泻心包汤的角药

综上所述,大泻心包汤的三味佐药,生甘草、枳实、生姜,相互之间又形成了三组药对,生甘草配枳实相使药对,枳实配生姜相杀药对,生姜配生甘草相杀药对。因此,生甘草、枳实、生姜,这三味药,也可以作为角药使用。

这一组角药,应用在仲景《金匮要略·腹满寒疝宿食病脉证治》厚朴七物汤中。另外,《金匮要略·杂疗方》:"退五脏虚热,四时加减柴胡饮子方……夏三月加生姜三分,枳实五分,甘草三分,共八味。" 生甘草、枳实、生姜,恰恰是夏三月所增加的三味药物,夏天相火太过为病,心包与三焦相表里,大泻心包汤不但清心包热,也清三焦热。

大小泻心包汤的药对和角药总结,详见下表(表 9-6)。

表 9-6　大小泻心包汤的药对和角药总结表

相须药对	生大黄配熟大黄	枳实配枳壳		
相使药对	黄连配黄芩	黄连配生姜	生姜配大黄	大黄配生甘草
	生甘草配枳实	枳实配黄芩	黄芩配生姜	
相畏药对	黄连配大黄	黄连配枳实		
相杀药对	黄连配生甘草	枳实配生姜		
	生姜配生甘草	生甘草配黄芩	黄芩配大黄	大黄配枳实
角药	黄连、黄芩、大黄			
角药	生甘草、枳实、生姜			

即使不计相须药对,大泻心包汤六味药,也包含了 7 组相使药对,2 组相畏药对,6 组相杀药对,2 组角药,《辅行诀》的经方配伍是不是令人叹为观止?！

五、大小泻心包汤的运气应用

《辅行诀》脏腑大小补泻方除了可以用来治疗脏腑杂病,还可以作为运气处方使用。

大小泻心包汤可以用作大运(中运)金不及之岁的运气处方。简单来说,按照中国传统农历,年干为乙;按照目前世界通行的公元纪年,年尾数是 5 的年份是岁运金不及,例如 2015 乙未羊年,2025 乙巳蛇年,2035 乙卯兔年。《素问·气交变大论》:"岁金不及,炎火乃行,生气乃用,长气专胜,庶物以茂,燥烁以行,上应荧惑星,民病肩背瞀重,鼽嚏血便注下,收气乃后,上应太白星,其谷坚芒。复则寒雨暴至,乃零冰雹霜雪杀物,阴厥且格,阳反上行,头脑户痛,延及囟顶发热,上应辰星,丹谷不成,民病口疮,甚则心痛。"

荧惑星是火星,太白是金星,辰星是水星。火克金,岁运金不及则火对金的克制就更加严重,火乘金。大泻心包汤是本母同泻,本脏心包相火和母脏肝木同泻。泻心包相火,可以减轻火热之气;泻肝木,是实者泻其母,截断肝木对心包相火的资助。这样双管齐下,对火热之气进行反制,对肺金进行了保护。临床也可以使用小泻心包汤与小泻肝汤的合方。

第五节　小补心包汤

《辅行诀五脏用药法要》整订稿:"小补心包汤散:治血气虚少,心中动悸,时悲泣,烦躁,汗出,气噫,脉结者方。牡丹皮、旋覆花、竹叶,各三两,萸肉一两。右方四味,以水八升,煮取三升,温服一升,日三服。

怔忡不安,脉结者,倍牡丹皮为六两;咽中介介塞者,加旋覆花一两半;烦热汗出者,加竹叶一两半;心中室痛者,加萸肉一两半;胸中支满者,去萸肉,加厚朴炙,三两;心中烦热者,去萸肉,加栀子打,三两;脉濡者,仍用萸肉;苦胸中冷而多唾者,加干姜三两。"

《辅行诀》藏经洞本复原校订稿:"小补心包汤:治血气虚少,心中动悸,时悲泣,烦躁,汗出,气噫,脉结者方。牡丹皮、旋覆花、苦竹叶,各三两,萸肉一两。上四味,以水八升,煮取三升,温服一升,日三服。

怔忡惊悸不安者,加牡丹皮一两半;烦热汗出者,去萸肉,加苦竹叶一两半;身热者,还用萸肉;心中室痛者,加萸肉一两半;气苦少者,加甘草一两半;心下痞满者,去萸肉,加人参一两半;胸中冷而多唾者,加干姜一两半;咽中介介塞者,加旋覆花一两半。"

两个版本的症状、脉象、药味、用量均相同,不同处在于加减法。整订稿"胸中支满者,去萸肉,加厚朴炙,三两",藏经洞本"心下痞满者,去萸肉,加人参一两半";整订稿"苦胸中冷而多唾者,加干姜三两",藏经洞本"胸中冷而多唾者,加干姜一两半"。

小补心包汤是治疗心包相火不及,即心包相火推动、温煦不足之方剂。心失所养,故心悸、心慌。"心藏神",心在志为喜,心实则笑不休,心虚则神失养,病则转向喜的对立面→悲,故"时悲泣";"烦躁"为虚烦,如同仲景多次提到的"虚烦",栀子豉汤、酸枣仁汤等。"汗为心之液",心气不足则固涩失司,故"汗出"。《素问·宣明五气》曰:"五气所病:心为噫,肺为咳,肝为语,脾为吞,肾为欠为嚏。"噫,感叹词,相当于现代汉语中的"唉",表示悲痛或叹息。气噫，即叹气，与前文"时悲泣"相呼应。《说文解字》："噫，饱食息也。"气噫，又指呃逆。《辅行诀》"火土一家"的理念，心包相火与胃土为一家，临床对于呃逆患者，不要仅仅考虑胃气上逆动膈，还要考虑心包病。心主血脉，心气不足，脉失所养，故"脉结"，即间歇脉。

一、君药　牡丹皮

明代李时珍《本草纲目·草之三》："群花品中，以牡丹第一，芍药第二，故世谓牡丹为花王，芍药为花相。时珍曰：昔人言洛阳牡丹、扬州芍药甲天下。今药中所用，亦多取扬州者。"小泻肝汤介绍了花相芍药，小补心包汤我们再来学习花王牡丹。需要注意的是，李时珍提到的洛阳牡丹、扬州芍药都是观赏性花卉，而作为药用植物的芍药和牡丹的产地，道地白芍产自安徽亳州，道地牡丹产自安徽铜陵。"牡丹花谢，芍药花开"，宋代范成大《再赋简养正诗》："一年春色摧残尽，更觅姚黄魏紫看。"牡丹花谢是春季的结束。宋代王义山《王母祝语·芍药花诗》："晚春早夏扬州路，浓妆初试鹅红炉。"芍药花开是夏季的开始。花王牡丹和花相芍药的一谢一开，完成了春夏季节交替。

唐代刘禹锡《赏牡丹》："庭前芍药妖无格，池上芙蕖净少情。唯有牡丹真国色，花开时节动京城。"唐代白居易《牡丹芳》："花开花落二十日，一城之人皆若狂。"宋代欧阳修《洛阳牡丹图》："洛阳地脉花最宜，牡丹尤为天下奇。"牡丹作为花王被很多文人雅士所推崇。清朝时期，牡丹被定为国花。1929年民国政府将中国国花从牡丹改成了梅花。1982年与1986年之间进行过多次的国花选举，直至今日，中国的国花还没有最终确定。从1983年起，每年四月洛阳都会举办牡丹节。现在的洛阳牡丹节，已经升格为中国洛阳牡丹文化节。实际上，牡丹可以分为观赏牡丹和药用牡丹。观赏牡丹，追求的是花大、瓣儿多、色彩鲜艳；药用牡丹，追求的是根粗、肉厚、粉性足。洛阳出产的牡丹是观赏牡丹，而药用牡丹的主产地在安徽、四川、河南和山东，最著名的是安徽省铜陵市凤凰山和南陵县丫山产的药用牡丹，为我国传统道地药材"凤丹皮"的原植物，在全国的牡丹皮药材中，其质量最佳，产量最大。品质特别好的牡丹皮，其有效成分丹皮酚会因含量高而慢慢析出白色的小结晶体，形成白霜，状如发霉。类似的药材还有苍术、厚朴等，茅苍术的白霜是茅术醇和β-桉叶醇，厚朴表面的白霜是厚朴酚。

《神农本草经》："牡丹，一名鹿韭，一名鼠姑。味辛，寒，无毒。治寒热中风，瘛疭，痉，惊痫邪气，除癥坚，瘀血留舍肠胃，安五脏，疗痈疮。生山谷。"《名医别录·下品》："味苦，微寒，无毒。主除时气，头痛，客热，五劳，劳气，头腰痛，风噤，癫疾。生郡及汉中。二月、八月采根，阴干。"牡丹皮在《神农本草经》和《名医别录》中都不是味咸，为何属火？这也和牡丹皮的功效主治有关。《素问·至真要大论》："诸热瞀瘛，皆属于火。"牡丹皮主治的"瘛疭痉，惊痫邪气"，与心包邪火有关。"除癥坚瘀血"，《素问·五脏生成》云"诸血者皆属于心"。"留舍肠胃"，肠胃为心包相火所居之位，且《辅行诀》有"火土一家"的理论，心包相火与胃土为一家。"安五脏"，《灵枢·邪客》云"心者，五脏六腑之大主也"，《素问·灵兰秘典论》云"故主明则下安"。"疗痈疮"，《素问·至真要大论》云"诸痛痒疮，皆属于心"。牡丹皮色赤入心,味苦性寒可以泻火,宁心安神,故属火中火。现代《中药学》将牡丹皮归属于"清热凉血药",功效:清热凉血,活血化瘀。清热凉血功效对应《神农本草经》"瘛疭,痉,惊痫","留舍肠胃,安五脏,疗痈疮",活血化瘀功效对应《神农本草经》"除癥坚,瘀血"。

明代李时珍《本草纲目·草之三》:"元素曰:牡丹乃天地之精,为群花之首。叶为阳,发生也;花为阴,成实也。丹者赤色,火也。故能泻阴胞中之火……杲曰:心虚,肠胃积热,心火炽甚,心气不足者,以牡丹皮为君。时珍曰:牡丹皮治手、足少阴、厥阴四经血分伏火。盖伏火即阴火也,阴火即相火也。古方惟以此治相火,故仲景肾气丸用之。后人乃专以黄柏治相火,不知牡丹之功更胜也。此乃千载秘奥,人所不知,今为拈出。赤花者利,白花者补,人亦罕悟,宜分别之。"后世中医治疗相火,往往关注于命门相火,施予知柏地黄丸之类,而忽略了心包相火。其实无论心包还是命门,均为相火,同气相求,可以异病同治。李时珍认识到这个问题,明确指出牡丹皮治疗相火病证优于黄柏。那么大小补心包汤以牡丹皮为君药,是不是只能治疗相火不及的病症,而不能治疗相火太过的病症呢? 非也! 李东垣明确指出"心火炽甚,心气不足者,以牡丹皮为君",这段释文与《伤寒论》"虚烦不得眠,栀子豉汤主治" 有异曲同工之妙。君火以明,相火以位。火是一种热能,在不同的部位发挥不同的功能;能量所在的位置错了,功能就会紊乱,继而产生疾病。心包相火妄动则太过,伤及正气,则气不足。牡丹皮性寒,以寒制热,能够使妄动的心包相火归位,则保护了正气。所以李东垣的话再增加一个"包"字就更加精确,"心包火炽甚,心包气不足者,以牡丹皮为君"。

二、辅臣药 旋覆花

详见第八章第七节。

三、监臣药 竹叶

详见第八章第七节。

四、化佐药 山萸肉

山茱萸秋末冬初果皮变红时采收果实,用文火烘或置沸水中略烫,及时除去果核,干燥。《本草纲目·木之三》:"凡使以酒润,去核取皮,一斤只取四两以来,缓火熬干方用。能壮元气,秘精。其核能滑精,不可服。"《医学衷中参西录》:"山茱萸之核原不可入药,以其能令人小便不利也。而僻处药坊所卖山茱萸,往往核与肉参半,甚或核多于肉。即方中注明去净核,亦多不为去,误人甚矣。斯编重用山茱萸治险证之处甚多。凡用时愚必自加检点,或说给病家检点,务要将核去净,而其分量还足,然后不至误事。又山萸肉之功用,长于救脱,而所以能固脱者,因其味之甚酸,然间有尝之微有酸味者,此等萸肉实不堪用。用以治险证者,必须尝其味极酸者然后用之,方能立建奇效。"山茱萸之果核性发散,果肉性收敛,临床多用山萸肉,取其补益、收敛、固涩之功效。因此,现代《中药学》将山茱萸归属于"固精缩尿止带药",功效:补益肝肾,收涩固脱。《用药传奇:中医不传之秘在于量》的作者王幸福先生，称山茱萸是敛阴止汗之王。

　　山茱萸具有涩精止遗、止血、止汗的功效，尤其擅长涩精止遗，是治疗遗精、早泄、阳痿的第一要药。《神农本草经》："山茱萸，一名蜀枣。味酸，平，无毒。治心下邪气寒热，温中，逐寒湿痹，去三虫。久服轻身。生山谷。"山茱萸"去三虫"具有鲜明的道医思想。道医认为，人体中有三尸，亦称三虫、三彭。上尸名彭倨，好宝物；中尸名彭质，好五味；下尸名彭矫，好色欲。上尸居脑宫，中尸居明堂，下尸居腹胃。下尸虫食人以精，中尸虫食人以气，上尸虫食人以神。山茱萸可以祛三尸虫，祛下尸虫可以涩精止遗。《灵枢·经脉》："肝足厥阴之脉……循股阴，入毛中，过阴器，抵小腹。"《灵枢·淫邪发梦》："客于阴器，则梦接内。"可见，梦交、梦遗，与肝用太过，肝体不敛有关。《灵枢·本神》："是故怵惕思虑者则伤神，神伤则恐惧流淫而不止。"《素问·痿论》："思想无穷，所愿不得，意淫于外，入房太甚，宗筋弛纵，发为筋痿，及为白淫。故《下经》曰：筋痿者，生于肝使内也。"遗精为病，初属筋痿肝虚，继而母病及子而伤神心虚，久则子盗母气而伤精肾虚，从而发展为更严重的早泄、阳痿。山茱萸具有涩精止遗、止血、止汗的功效，尤其擅长涩精止遗，是治疗遗精、早泄、阳痿的第一要药。

　　《医学衷中参西录》："枸杞亦为强肾之要药，故俗谚有'隔家千里，勿食枸杞'之语。然素有梦遗之病者不宜单服、久服，以其善兴阳也，惟与山萸肉同服，则无斯弊。"可见，枸杞子可以补益命门相火，但是单独服用枸杞子有导致命门相火妄动，反而耗伤相火的副作用，这时配合山萸肉就可以消除这种副作用。

　　近现代中医临床家中，最善于使用山萸肉者莫过于张锡纯，张氏将山萸肉优于人参、白术等补气药的特性阐发得淋漓尽致！《医学衷中参西录》："山茱萸得木气最浓，酸收之中，大具开通之力，以木性喜条达故也。《神农本草经》谓主寒湿痹，诸家本草，多谓其能通利九窍，其性不但补肝，而兼能利通气血可知，若但视为收涩之品，则浅之乎视山茱萸矣……萸肉救脱之功，较参、术，更胜。盖萸肉之性，不独补肝也，凡人身之阴阳气血将散者，皆能敛之。故救脱之药，当以萸肉为第一。而《神农本草经》载于中品，不与参、术并列者，窃忆古书竹简韦编，易于错简，此或错简之误欤！凡人元气之脱，皆脱在肝。故人虚极者，其肝风必先动；肝风动，即元气欲脱之兆也。又肝与胆脏腑相根据，胆为少阳，有病主寒热往来；肝为厥阴，虚极亦为寒热往来，为有寒热，故多出汗。萸肉既能敛汗，又善补肝，是以肝虚极而元气将脱者服之最效。愚初试出此药之能力，以为一己之创见，及详观《神农本草经》山茱萸原主寒热，其所主之寒热，即肝经虚极之寒热往来也。特从前涉猎观之，忽不加察，且益叹《神农本草经》之精当，实非后世本草所能及也。"

　　用《辅行诀》的理论分析张锡纯的观点，山萸肉是一味具有神奇的"交互金木"作用的中药，补肺金用，涩肝木用，兼有补益和收敛的功效，尤善于固涩救脱，是临床急救治疗元气欲脱证的第一要药。古人救治脱证，往往用独参汤和参附汤，不过人参价格昂贵，经济不好的家庭往往难以承受，这时价格低廉的山萸肉就成了救命仙草！张锡纯《医学衷中参西录》有"来复汤"一方可补独参汤和参附汤之不足。来复汤组成：山萸肉60g，生龙牡粉各30g，生杭芍18g，野台参12g，炙甘草6g。当代名医李可老先生创立的破格救心汤，组成：附子30~200g，干姜60g，炙甘草60g，高丽参10~30g（另煎浓汁兑服），山萸净肉

60~120g,生龙牡粉、活磁石粉各 30g,麝香 0.5g(分次冲服)。煎服方法:病势缓者,加冷水2 000ml,文火煮取 1 000ml,5 次分服,2 小时 1 次,日夜连服 1~2 剂。来复汤和破格救心汤中的山萸肉用量在 60g 至 120g。配合煅龙骨、煅牡蛎,固涩救脱的功效更强。

五、小补心包汤的方解和数术解

(一) 方解

小补心包汤方解,详见下表(表 9-7)。

表 9-7 小补心包汤方解表

方解	君药	辅臣药	监臣药	化佐药
小补心包汤	牡丹皮 三两	旋覆花 三两	竹叶 三两	山萸肉 一两
两补一泻一化	火中火 火补火	火中木 火补火	水中金 水克火	金中火 化味
两补心包				
一泻心包	用味咸 补心包用	用味咸 补心包用	用味苦 补心包体	用味酸 咸苦化酸
咸苦化酸 除"心苦涣"	相火王	木生火 辅助君药	泻心包用	除"心苦涣"

《辅行诀五脏用药法要》整订稿:"陶云:心德在软。故经云:以咸补之,苦泻之;心苦缓,急食酸以收之,闭上焦以抑其气也。"

《张大昌医论医案集》:"德用:木主散、火主软、土主缓、金主敛、水主坚。淫祸:木过则急、火过则缓、土过则淖、金过则抑、水过则凝。"

方解:心包火虚,又称心包火不及,是心包火用虚体实,应当补用泻体。小补心包汤组成是两火一水一金,两咸一苦一酸,两补一泻一化。《辅行诀》"阳进为补,其数七",以心包火的用味咸为起点,逆时针方向旋转七个位置至肺金的体味咸,两咸同气相求,以咸补心包火之用,所谓"以咸补之"。

牡丹皮、旋覆花两味药五行大类皆属火,用味咸,补本脏心包相火之用,所谓"以咸补之",以应"心德在软",从而使心包相火的推动、温煦作用增强。牡丹皮属火中火,火王,为君药,其五行、用味均补益心包相火之用。旋覆花属火中木,五行小类属木,木生火,能够滋助君药牡丹皮,为辅臣药。竹叶,属水中金,水克火,用味苦,补心包相火之体而泻心包相火之用,所谓"苦泻之";同时避免牡丹皮、旋覆花补益太过伤心包相火之体,生中有克,补中有泻,为监臣药。另外,牡丹皮、旋覆花之用味咸与竹叶之用味苦,咸苦化酸,这是第一个酸。山萸肉属金中火,五行大类属金,用味酸,这是第二个酸。酸为心包相火体味苦、用味咸相合之化味,化味除本脏之苦。本方中酸味性"收敛","收可止耗,涩可固脱",可以除心包相火之苦"缓",即所谓"心苦缓,急食酸以收之"。此处"缓"是通假字"涣",心包气涣散。另外,"补本脏则泻其所克"。牡丹皮、旋覆花补心包火之用,则泻肺金之用,山萸肉属金中火,补肺金之用,可以避免补心包相火的同时对肺金的正常功能产生克制,因此山萸肉为化味佐药。

全方两补心包相火之用,一泻心包相火之用,一化除心包相火之苦"涣"。以两味咸火药,两补,即以牡丹皮、旋覆花补心包相火之用;一泻,即以一味苦水药竹叶泻心包相火之用;一化,即以一味酸金药、金中火山萸肉为化味佐药,急食以除心包相火之苦"涣"。君药、臣药的用量都是三两,佐药的用量是一两。

（二）用量和煎服法

"右方四味,以水八升,煮取三升,温服一升,日三服。"小补心包汤四味药,药物总量共计十两,按照脏腑杂病可以折算为80g,按照外感天行病可以折算为156g。用水八升（现代1 600ml）煎药,煎取药汤三升（现代600ml）,温服,每天服用3次,每次一升（现代200ml）。

（三）数术解

小补心包汤是四味药,两补一泻一化,补方的体味和用味就能化生"化味",再单独增加一味"化味药",就是为了增强"化",因为化为"中",阴阳源于中,"中"是生命生生不息的根本。从天地人三才之气取其煎煮后合化之中气,以天地冲和之气养人。老子《道德经》:"万物负阴而抱阳,冲气以为和。"

小补心包汤的药物总量是十两。张景岳《类经图翼·气数统论》:"天以五生土,五得五为十,故地以十成之而居中。"洛书九宫数,"戴九履一,左三右七,二四为肩,八六为足,五居中央",不计中宫的"五",无论横、竖、斜,每两个数字相加的结果都是十。河图以五和十居中,五是奇数,为阳;十是偶数,为阴。五为阳应腑,对应胃;十为阴应脏,对应脾。十是"河图"中最大的数字。十两药以应脾,脾为后天之本,气血生化之源,补中气也!

第六节　大补心包汤

《辅行诀五脏用药法要》整订稿:"大补心包汤:治心中虚烦,懊恼不安,怔忡如车马惊,饮食无味,干呕气噎,时或多唾,其人脉结而微者方。牡丹皮、旋覆花、竹叶、人参,各三两;萸肉、甘草炙、干姜,各一两。右方七味,以水一斗,煮取四升,温服一升,日三夜一服。"

《辅行诀》藏经洞本复原校订稿:"大补心（包）汤:治心中虚烦,懊恼不安,怔忡如车马惊,饮食无味,干呕,气噎,时或多唾涎,其人脉结而微者方。牡丹皮、旋覆花、苦竹叶,各三两;萸肉、人参、甘草炙、干姜各一两。上七味,以水一斗,煮取四升,温服一升,日三夜一服。"

两个版本基本一致,区别在于,整订稿人参是三两,藏经洞本人参是一两。

大补心包汤证由小补心包汤证发展、加重而来,邪实而正虚,虚实夹杂,故"心中虚烦,懊恼不安";"心中动悸"加重为"怔忡如车马惊";小补心包汤证中焦症状仅有"气噎",即呃逆,大补心包汤证增加了"饮食无味,干呕",没有食欲明确显示子脏脾土之气已伤,"干呕"的气机上逆程度比"气噎"更严重;"脉结"加重为"脉结而微",显示正气大伤;《素问·宣明五气》曰:"五脏化液:心为汗,肺为涕,肝为泪,脾为涎,肾为唾,是谓五液。""时或多唾涎"，过多的唾液也是母病及子，心包火累及脾土的症状。

一、子臣药　人参（党参）

详见第十一章第七节。

二、辅佐药　炙甘草

详见第三章第五节。

三、监佐药　干姜

详见第三章第五节。

四、大补心包汤的方解和数术解

（一）方解

整订稿大补心包汤方解，详见下表（表9-8）。

表9-8　整订稿大补心包汤方解表

方解	君药	辅臣药	监臣药	子臣药	辅佐药	监佐药	化佐药
整订稿 大补心包汤	牡丹皮 三两	旋覆花 三两	竹叶 三两	人参 三两	炙甘草 一两	干姜 一两	山萸肉 一两
子能令母实 虚者补其子 本子同补 补本脏 补子脏 补心包火 补脾土 益火补土	火中火 火补火 相火王 用味咸 补火用 补本脏	火中木 火补火 用味咸 补火用 补本脏 木生火 辅助丹皮	水中金 水克火 用味苦 补火体 泻火用 泻本脏	土中土 土补土 土王 用味甘 补土用 补子脏	土中火 土补土 用味甘 补土用 补子脏 火生土 辅助人参	木中水 木克土 用味辛 补土体 泻土用 泻子脏	金中火 化味 用味酸 咸苦化酸 除心苦涣

　　所有脏腑大补方都是方中有方，本子同治，补中有泻，补泻同施。大补心包汤功效可以称为益火补土，本子同补，即本脏和子脏同补，心包相火和脾土同补，使得本脏心包相火得到子脏脾土的滋助，也就是将《难经》"子能令母实"的原则转化为"虚则补其子"的治法。徐大升《五行相生相克宜忌》曰："强火得土，方敛其焰。"

　　整订稿大补心包汤由原来的小补心包汤加上子脏小补脾汤去掉化味佐药白术而成。白术为水中土，水克火；用味苦，补心包相火之体而克心包相火之用，故去之。补子脏的小补脾汤去掉了化味佐药白术，选择了原方的君药人参、辅臣药炙甘草和监臣药干姜，这三味药对于子脏脾土是两补一泻的组方格局。

　　这样，整订稿大补心包汤方七味药，就是由针对本脏心包相火的"二补一泻一化除心苦涣"的四味药和针对子脏脾土的"二补一泻"的三味药构成，通过药量的变化，重新划定臣药和佐药,最终形成一君、三臣、三佐的组方格局,即君药＋辅臣药(正辅臣药)＋监臣药(反辅臣药)＋子臣药＋化佐药＋辅佐药＋监佐药。从药量上看,子脏小补脾汤的君药人参变为大补心包汤方中的子臣药,用量保持不变仍然为三两;而原来的辅臣药炙甘草、监臣药干姜在大补心包汤方中降级为佐药,用量减少,从三两变为一两。全方君药、臣药用量均是三两,三味佐药用量均是一两。藏经洞本大补心包汤的人参是一两,则人参是子佐药。

（二）用量和煎服法

"右七味,以水一斗,煮取四升,温服一升,日三夜一服。"大补脾汤全方七味药物,共十五两,按照脏腑杂病可以折算为120g,按照外感天行病可以折算为234g。用水一斗,即十升(现代2 000ml),煎取药汤四升(现代800ml),温服,白天三次,夜晚一次,每次一升(现代200ml)。对于严重虚弱的患者,每天服药4次,平均每6个小时服药1次,从现代药效动力学的角度,可以有助于在一天中保证稳定的血药浓度。

（三）数术解

《尚书大传·五行传》:"天七成火。"张景岳《类经图翼·气数统论》云:"春为阳始,阳始则温,故曰少阳,少阳数七,阴中阳也,其气木,自东而西,其令生,自下而上,春者蠢也,言万物之蠢动也。""七"是火的成数,少阳数。大补脾汤的药味为七味,以火之成数,少阳生发之气,行天之阳道。天为阳,地为阴;天左旋,地右动;在"汤液经法图",天之阳道从右至左逆时针旋转,故《辅行诀》曰"阳进为补,其数七,火数也。"

大补脾汤的药物总量是十五两。十五是洛书九宫横、竖、斜每三宫之和,同时是河图中央的五与十之和。五为奇数,属阳,对应胃戊土;十为偶数,属阴,对应脾己土。脾胃居中焦,为后天之本,气血生化之源。黄元御谓之"一气周流,土枢四象"。

《周易·系辞》:"天三地四……天九地十。"十升水煎取药汤四升,"十"和"四"都是偶数,属阴,应地。大补脾汤增强脾胃的功能,是生阳,配合地阴之数,是阴阳互根,阴中求阳。张景岳《类经图翼·气数统论》:"地四生金,四得五而九,故天以九成之而居西;天以五生土,五得五为十,故地以十成之而居中。""河图"以五和十居中,五是奇数,为阳;十是偶数,为阴。五为阳应腑,对应胃;十为阴应脏,对应脾。十是"河图"中最大的数字。取十升水煎药以应脾,脾为后天之本,气血生化之源,补中气也!十升水煎煮取四升药液,"地四生金",中药汤液为水,又蕴含金水相生之意。

第七节 大小补心包汤的药对、角药和运气应用

一、小补心包汤的药对

（一）牡丹皮配旋覆花,相使药对

详见第八章第八节。

（二）牡丹皮配山萸肉,相畏药对

小补心包汤的君药牡丹皮和化佐药山萸肉构成了相畏药对。火中火牡丹皮的五行大类火克制金中火山萸肉的五行大类金,火克金;山萸肉的五行小类火与牡丹皮的五行小类火相同,同气相求。君强佐弱,牡丹皮对山萸肉是克中有同,恩威并施,而山萸肉对牡丹皮又敬又畏,二者构成相畏药对,相畏而相成。

医圣张仲景也使用牡丹皮配山茱萸的药对。例如《金匮要略》崔氏八味丸、肾气丸,崔氏八味丸和肾气丸的药味组成和用量完全一致。

（三）旋覆花配山萸肉,相畏药对

小补心包汤的辅臣药旋覆花和化佐药山萸肉构成了相畏药对。火中木旋覆花的五行大类火克制金中火山萸肉的五行大类金,火克金;火中木旋覆花的五行小类木相生金中火山萸肉的五行小类火,木生火。旋覆花对于山萸肉是克中有生,山萸肉对于旋覆花是又敬又畏,二者构成相畏药对,相畏而相成。

（四）牡丹皮配竹叶,相杀药对

详见第八章第八节。

（五）竹叶配旋覆花,相杀药对

详见第八章第八节。

二、小补心包汤的角药

小补心包汤的君药牡丹皮与其他三味药可以分别组成三个药对:牡丹皮配旋覆花相使药对,牡丹皮配山萸肉相畏药对,牡丹皮配竹叶相杀药对。监臣药竹叶和辅臣药旋覆花构成了相杀药对。因此,牡丹皮、旋覆花、竹叶、山萸肉,这四味药,可以作为角药使用。

牡丹皮配旋覆花相使药对,牡丹皮配竹叶相杀药对,竹叶配旋覆花相杀药对,这 3 个药对均应用于大补肝汤和小补心包汤。

三、大补心包汤的药对

（一）牡丹皮配人参,相使药对

大补心包汤的君药牡丹皮和子臣药人参构成了相使药对。火中火牡丹皮的五行大类火和五行小类火,对土中土人参的五行大类土和五行小类土,均形成相生,双生,牡丹皮双生人参。

医圣张仲景也使用牡丹皮配人参的药对,例如《金匮要略》温经汤。

（二）牡丹皮配炙甘草,相使药对

大补心包汤的君药牡丹皮和辅佐药炙甘草也构成了相使药对。虚则补其子,本子同补。火中火牡丹皮为主,补本脏心包相火;土中火炙甘草为辅,补子脏脾土。火中火牡丹皮的五行大类火相生土中火炙甘草的五行大类土,火生土;火中火牡丹皮和土中火炙甘草的五行小类相同,均为火,同气相求。牡丹皮对炙甘草是生中有同,相使增效(增强疗效)、变效(改变疗效)。

仲景《金匮要略》温经汤,牡丹皮配生甘草,与《辅行诀》的规律略有不同。

（三）人参配炙甘草，相使药对

详见第十一章第九节。

（四）牡丹皮配干姜，相畏药对

大补心包汤的君药牡丹皮和监佐药干姜构成了相畏药对。木中水干姜的五行大类木相生火中火牡丹皮的五行大类火，木生火；木中水干姜的五行小类水相克火中火牡丹皮的五行大类火，水克火；干姜对于牡丹皮是生中有克。牡丹皮畏干姜，如同监督官员强而皇帝弱，皇帝对监督官员既敬又畏。

仲景《金匮要略》温经汤，牡丹皮配生姜，与《辅行诀》的规律略有不同。

（五）人参配竹叶，相畏药对

大补心包汤的子臣药人参和监臣药竹叶构成了相畏药对。土中土人参的五行大类土相克水中金竹叶的五行大类水，土克水；土中土人参的五行小类土相生水中金竹叶的五行小类金，土生金。人参对于竹叶是克中有生，竹叶对于人参是又敬又畏，如同高级官员之间达成平衡。

《金匮要略》竹叶汤，《伤寒论》竹叶石膏汤，均使用人参配竹叶的药对。

（六）人参配干姜，相杀药对

详见第十一章第九节。

（七）干姜配炙甘草，相杀药对

详见第十一章第九节。

四、大补心包汤的角药

大补心包汤的三味佐药，人参、炙甘草、干姜，相互之间又形成了三组药对，人参配炙甘草相使药对，人参配干姜相杀药对，干姜配炙甘草相杀药对。因此，人参、炙甘草、干姜，这三味药，也可以作为角药使用。而这一组角药也正是小补脾汤的全部四味药中的三味药。

医圣张仲景对这组角药做了调整，将干姜替换为生姜，将炙甘草替换为生甘草，从而使用了人参、生甘草、生姜的角药组合。这一角药组合见于《金匮要略》柴胡去半夏加瓜蒌汤、泽漆汤、生姜甘草汤、柴胡桂枝汤、小柴胡汤、橘皮竹茹汤、竹叶汤、温经汤；《伤寒论》小柴胡汤。

仲景也使用人参、炙甘草、生姜的角药组合，见于《伤寒论》厚朴生姜甘草半夏人参汤、旋覆代赭汤、炙甘草汤、柴胡桂枝汤、生姜泻心汤。

表 9-9　大小补心包汤的药对和角药总结表

相使药对	牡丹皮配旋覆花	牡丹皮配人参	牡丹皮配炙甘草	人参配炙甘草
相畏药对	牡丹皮配山萸肉	旋覆花配山萸肉	牡丹皮配干姜	人参配竹叶
相杀药对	牡丹皮配竹叶	竹叶配旋覆花	人参配干姜	干姜配炙甘草
角药	牡丹皮、旋覆花、山萸肉、竹叶			
角药	人参、炙甘草、干姜			

大小补心包汤的药对和角药总结,详见上表(表9-9)。大补心包汤全方七味药,竟然包含了4组相使药对,4组相畏药对,4组相杀药对,2组角药,《辅行诀》的经方配伍是不是令人叹为观止?!

五、大小补心包汤的运气应用

《辅行诀》脏腑大小补泻方除了可以用来治疗脏腑杂病,还可以作为运气处方使用。大小补心包汤可以用作大运(中运)水太过之岁的运气处方。简单来说,按照中国传统农历,年干为丙;按照目前世界通行的公元纪年,年尾数是6的年份是岁运水太过,例如2016丙申猴年,2026丙午马年,2036丙辰龙年。《素问·气交变大论》:"岁水太过,寒气流行,邪害心火。民病身热烦心躁悸,阴厥上下中寒,谵妄心痛,寒气早至,上应辰星。甚则腹大胫肿,喘咳,寝汗出憎风,大雨至,埃雾朦郁,上应镇星。上临太阳,则雨冰雪,霜不时降,湿气变物,病反腹满肠鸣,溏泄食不化,渴而妄冒,神门绝者死不治,上应荧惑、辰星。"

辰星是水星,镇星是土星,荧惑星是火星。水克火,岁运水太过则水对火的克制就更加严重,水乘火。大补心包汤益火补土,本子同补,心包相火和脾土同补。补心包相火,可以预防和治疗水太过对于心包相火的伤害,属于防守;补脾土,土克水,对水进行反击,则可以减轻水太过之气。大补心包汤就是针对岁运水太过的运气处方,融防守和反击于一体。临床也可以使用小补心包汤与小补脾汤的合方。

第八节　病　案

一、流产手术后

沈女士,出生日期:1984年4月15日。36岁,中国人,旅居英国。

首诊日期:2020年9月14日。

病史:患者2019年12月流产,2020年2月行清宫术。经朋友介绍来诊,欲怀孕生子。平素月经周期不规律,27天至41天,行经4天,月经量大,无血块,无痛经,有经前紧张征,头痛,急躁易怒。精力指数,6/10;平素焦虑紧张;时发眩晕,无耳鸣;睡眠不实,每晚醒来3至4次;口渴多饮,喜热水;自汗,盗汗;食欲正常,饭后腹胀;二便正常;四肢温。

舌诊:舌尖红,有齿痕,薄黄苔。

脉诊:右寸浮取太过。

腹诊:鸠尾至神阙区域张力过大,3/4。

中医诊断:君相火旺。

针灸:百会穴,右侧精神情感区,调神;中脘、下脘、左侧天枢、关元、脐关2、3点,调形;

左足三里,调腑;小泻心针法以调气,倒马针法补右侧行间穴、太冲穴,泻左侧少府穴。形、气、神同调。

中药处方:大泻心包汤。药物:黄连、黄芩、大黄,各30g,枳实、生姜、生甘草,各10g,半夏6g。总剂量126g,14天量。服法:每日3次,每次3g,热水冲服。

第二诊日期:2020年10月2日。精力指数,7/10;情绪明显改善,睡眠每晚仅醒来1次,凌晨4点半左右;食欲正常,无饭后腹胀;口渴减轻;二便正常;四肢温。

舌诊:舌红,有齿痕,薄白苔。

脉诊:右关浮取太过。

腹诊:鸠尾至神阙区域张力大,2/4。

中医诊断:肝木克脾土。

针灸:百会穴、右侧精神情感区,调神;中脘、下脘、左侧天枢、关元、脐关3、7点,调形;左足三里,调腑;抑木扶土针法以调气,泻左侧行间穴;补右侧太白穴、大都穴。形、气、神同调。

中药处方:小泻肝汤合小补脾汤。药物:赤芍、枳实、生姜、党参、干姜、炙甘草、白术,各18g。总剂量126g,14天量。服法:每日3次,每次3g,热水冲服。

2020年11月8日,患者发来信息,确认自然怀孕。

2021年7月6日,通过回访,得知患者已经顺利生产,喜获男宝!

二、卵巢早衰

Mrs L.H.,白人女性,39岁。

首诊日期:2021年5月20日。

主诉:自2020年8月开始闭经,至今10个月。

西医诊断:卵巢早衰;膀胱炎;湿疹。

脉诊:左尺不及。

中医诊断:相火不及。

针灸:形气神同调,百会,头针右侧精神区、生殖区,中脘,下脘,脐关第5、8点;小补三焦针,补右侧中渚、支沟,泻左侧阳溪、至阴。

中药处方:大补心包汤加味。药物:牡丹皮21g,淡竹叶21g,山萸肉21g,党参21g,炙甘草21g,干姜21g,淫羊藿21g,菟丝子21g,丹参21g,肉桂21g。药物剂型为浓缩颗粒剂,总剂量210g,14天量,每天3次,每次5g,开水冲服。

患者告知5月31日来月经了! 经典中医的效果,让医患双方都很惊喜!

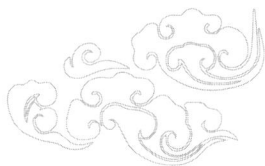

第十章
心土君火门

第一节　火土一家

一、邹衍"五德说"

《史记·孟子荀卿列传》:"是以邹子重于齐。适梁,惠王郊迎,执宾主之礼。适赵,平原君侧行撇席。如燕,昭王拥彗先驱,请列弟子之座而受业,筑碣石宫,身亲往师之。作主运。其游诸侯见尊礼如此,岂与仲尼菜色陈蔡,孟轲困于齐梁同乎哉!"战国后期阴阳家的代表人物邹衍,在当时的影响力非常大,各国的君主都对邹衍礼敬有加,令孔子、孟子相形见绌。

唐代李善《文选注·碑文下》:"邹子曰:五德从所不胜,虞土,夏木,殷金,周火。""五德终始说"起源于邹衍,其要点为某王朝因得天授五行中一德,"受命"于天而成为天子。而当其德衰微,无法继续统治时,便会由其他王朝据五行排序的下一德取代。虞(舜)土德,夏朝木德,殷(商)金德,周朝火德。按照邹衍的说法,王朝更替按照土、木、金、火、水依次相胜而具有阶段性,又按照始于土、终于水、徙于土的循环往复,而具有周期性。五行代表的五种德以相克关系传递,也就是后朝之德相克前朝之德。

司马迁《史记·封禅书》:"秦始皇既并天下而帝,或曰:'黄帝得土德,黄龙地蚓见。夏得木德,青龙止于郊,草木畅茂。殷得金德,银自山溢。周得火德,有赤乌之符。今秦变周,水德之时。昔秦文公出猎,获黑龙,此其水德之瑞。'于是秦更命河曰'德水',以冬十月为年首,色尚黑,度以六为名,音上大吕,事统上法。"《史记·秦始皇本纪》:"始皇推终始五德之传,以为周得火德,秦代周德,从所不胜。方今水德之始,改年始,朝贺皆自十月朔。衣服旄旌节旗皆上黑。数以六为纪,符、法冠皆六寸,而舆六尺,六尺为步,乘六马。更名河曰德水,以为水德之始。刚毅戾深,事皆决于法,刻削毋仁恩和义,然后合五德之数。于是急法,久者不赦。"

秦始皇对邹衍的理论做了更改,邹衍学说中的道德标准"仁、义、礼、信"等被删除。黄帝(土德,色尚黄)→夏朝(木德,色尚青)→商朝(金德,色尚白)→周朝(火德,色尚赤)→秦朝(水德,色尚黑)。秦始皇认为周朝是火德,秦灭周,秦朝就应该是水德。因此秦朝尚黑,秦国上下普遍以黑色为主色调,包括秦军将士、武器、装备,还有秦始皇的龙袍,都是黑色。

按照"五德说",汉高祖刘邦建立汉朝之后,应该是以土克水,而尚土德,但他却没有这样做,而是延续了秦朝的旧制,继续尚水德。为什么呢? 刘邦与项羽争霸期间,刘邦几乎收编了整个关中的秦人,包括后来在乌江边抢到项羽尸体的那 5 个将领,全是秦人。秦人是刘邦在楚汉战争中汉军的主要军事力量,因此刘邦选择了继承秦朝的水德。汉朝初期的国家制度也承袭秦朝,所谓"汉承秦制"。

二、董仲舒"三统说"

《史记·屈原贾生列传》:"贾生以为汉兴至孝文二十余年,天下和洽,而固当改正朔,易服色,法制度,定官名,兴礼乐,乃悉草具其事仪法,色尚黄,数用五,为官名,悉更秦之法。孝文帝初即位,谦让未遑也。诸律令所更定,及列侯悉就国,其说皆自贾生发之。于是天子议以为贾生任公卿之位。绛、灌、东阳侯、冯敬之属尽害之,乃短贾生曰:'雒阳之人,年少初学,专欲擅权,纷乱诸事。'于是天子后亦疏之,不用其议,乃以贾生为长沙王太傅。"贾谊《过秦论》以一语概括之,即秦朝之短命是因为"仁义不施而攻守之势异也"。贾谊对秦朝政策作了系统的批判,他向汉文帝提出改制建议,指出汉朝不应该是秦朝水德的继续,而应该是克水的新政权,因而主张汉承土德,以象征汉、秦之根本差异。但是贾谊被人陷害,因此汉文帝并没有接受贾谊的建议。

直到西汉第 7 位皇帝,汉武帝刘彻继位后才开始改革。汉武帝刘彻推行董仲舒"罢黜百家,独尊儒术"的治国策略,在太初元年(前 104)开始尚土德。大儒董仲舒,不但倡导儒家,同时在邹衍倡导的阴阳五行合流基础上,将阴阳与五行全面结合,使儒家经典阴阳五行化,并且推向社会的各个领域。董仲舒没有采用邹衍的"五德说",而是提出了"三统说",这一系统由黑、白、赤三色循环组成,每一颜色都与历法、政府机构、制度有关。根据五德相克循环,克秦的朝代应该以第九月为正月,因为秦朝是以第十月即建亥为正月,周是以第十一月为正月。但根据"三统说",汉朝应采纳夏历,以正月为岁首。"三统说"并不是简单地用三个阶段代替五个阶段,而是把王朝的统治基础从武力变为道德。当初陆贾和贾谊在提倡"以德治国"的同时,也接受武力在改朝换代过渡期间的合理性,主张文武并用、逆取顺守,因为"攻守之势异也"。董仲舒则彻底否定了武力,不承认"攻守之势异",而主张"天不变,道亦不变",把朝代更替解释为"天命"的转移,顺应天道是唯一而永恒的统治方法。董仲舒借助阴阳五行理论来附会人事,不过是为了统一思想,从而有利于皇帝的绝对统治。"五德说"与"三统说"的比较,详见下表(表 10-1)。

表 10-1　"五德说"与"三统说"

朝代	五德说			三统说		
夏朝之前	土	黄	九月为岁首	赤	文	十一月为岁首
夏朝	木	青	正月为岁首	黑	忠	正月为岁首
商朝	金	白	十二月为岁首	白	敬	十二月为岁首
周朝	火	赤	十一月为岁首	赤	文	十一月为岁首
秦朝	水	黑	十月为岁首	(大乱)		
汉朝	土	黄	九月为岁首	黑	忠	正月为岁首

三、刘向、刘歆"五行相生说"

西汉第14位皇帝汉平帝刘衎继位,太后垂帘听政,大司马王莽主持国政。王莽于9年1月10日篡位称帝,国号为"新",下称帝诏书:"予以不德,托于皇初祖考黄帝之后,皇始祖考虞帝之苗裔,而太皇太后之末属。皇天上帝隆显大佑,成命统序,符契图文,金匮策书,神明诏告,属予以天下兆民。赤帝汉氏高皇帝之灵,承天命,传国金策之书,予甚祗畏,敢不钦受! 以戊辰直定,御王冠,即真天子位,定有天下之号曰新。"诏书中,王莽举出三条称帝的理由。第一,他宣称自己是黄帝后裔,承土德,根据相生之序,土为火之子,火即指由赤帝(汉高祖)所立之汉朝。第二,天将天命从火德转到了土德,选择王莽为新的皇帝,对此天降瑞符加以明证。第三,赤帝高祖承天意,传金策之书,宣布火让位于土,汉室皇权禅让于王莽。王莽为了证明其政权合法统,任命刘歆为国师,采用刘向、刘歆父子的五行相生说,并修改汉朝以前诸朝代的德性,交替顺序为:黄帝(土)→夏朝(金)→商朝(水)→周朝(木)→汉朝(火)→新朝(土),取汉高祖刘邦为"斩白蛇,为赤帝之子"的说法,认为汉朝为火德,火生土,新朝为土德。

东汉班固《汉书郊祀志》:"刘向父子以为帝出于震,故包羲氏始受木德,其后以母传子,终而复始,自神农、黄帝下历唐虞三代而汉得火焉。故高祖始起,神母夜号,著赤帝之符,旗章遂赤,自得天统矣。昔共工氏以水德间于木火,与秦同运,非其次序,故皆不永。"刘氏父子以"五行相生循环"实现"三统说"之要旨,即排除以武力取天下的朝代的合理性。刘氏父子指出,秦的灭亡并非偶然,它前有共工,后也非绝无来者。但一切基于武力的朝代注定是短命的,因为它们不合以母传子的相生次序。到了东汉,光武帝刘秀推翻王莽政权恢复汉室后接受了相生循环朝代观,以火德为汉制,并一直延续到东汉灭亡。

综上所述,汉朝之德运,经历了西汉汉高祖刘邦时期尚水德→汉武帝刘彻尚土德→东汉光武帝刘秀尚火德的变化。这种变化影响到了社会的方方面面,中医自然也不例外。《汤液经法》在西汉时期通行于世,此时期中医以心属土。东汉期间,心属火学说才逐渐普遍。

四、今文经学与古文经学

把中医学术发展脉络放到中国文化大背景中,就可以很清楚地看出一个规律:中医学思想的形成、发展和演变,绝大多数情况下受制于整个社会的文化环境,通常是特定的社会文化思潮影响着医学观念和医学理论。

秦始皇焚书坑儒,给儒家和经学著作以毁灭性一击。汉代,由于经学著作来源不一,更由于一些深刻的社会文化因素,经学分成古文经学和今文经学两大派。西汉哀帝时期、东汉光武帝时期和汉章帝时期,两派之间发生过三次大规模争论。刘歆建议立《周礼》《左传》《毛诗》《古文尚书》等古文经学官,遭今文学博士反对。王莽篡汉,拜刘歆为国师,封嘉新公。之后刘歆谋诛王莽,事泄自杀。

董仲舒(前179—前104),广川(河北省景县广川大董故庄村)人,西汉哲学家,儒学大家。汉景帝时任博士,讲授《春秋公羊传》。汉武帝元光元年(前 134),汉武帝下诏征求治国方略,董仲舒在著名的《举贤良对策》中把儒家思想与当时的社会需要相结合,吸收阴阳家、法家、道家的理论和思想,创建了一个以儒家为核心的思想体系,系统地提出了"天人感应""大一统"学说和"罢黜百家,独尊儒术"的主张,被汉武帝所采纳,使儒学成为中国社会正统思想,影响长达两千多年。其学以儒家宗法思想为中心,把神权、君权、父权、夫权贯穿在一起,形成帝制神学体系,成为汉代的官方统治哲学。

《淮南子》则代表了道家对儒家提出的思想文化大一统的抵制。基于道生万物的宇宙观,道家提出了以多元化模式构建帝国的设想。道家试图把天下设计成一个养育多样文化、兼容百家争鸣、博采众长的政体,正像天地造化包容万物那样。可惜的是,淮南王刘安被诬告谋反,被迫自杀。中央派来的酷吏手持《春秋》,以古义断案,淮南王的妻子、亲友、朋党受连诛,灭族者达数万人。儒家以外的道家以及其他诸子之学一概被罢黜,各地方诸侯王的势力最终也被一一铲除。

东汉许慎《说文解字》:"人心,土脏,在身之中。象形。博士说以为火脏。凡心之属皆从心。"清代段玉裁《说文解字注》:"人心,土脏也。也字补。在身之中。象形。息林切。七部。博士说以为火脏。土脏者,古文尚书说。火脏者,今文家说。详肉部肺下。凡心之属皆从心。"

以西汉早期董仲舒创今文经学和西汉末刘歆倡古文经学计算,陶弘景之前 500 多年就有心属火和心属土两说。西汉以心属土为主流,东汉以心属火为主流。陶弘景时代的古今经学之争已趋平息,心属火和心属土之说兼并同用,遂有《辅行诀》的心属土和心包属火。

五、河图之土

河图一个重要特征是土居中央,天五的阳土 5 和地十的阴土 10 都在中央。木火金水分别居于东南西北四方。生数为 1、2、3、4、5,成数为 6、7、8、9、10。东方木的成数 8 减去木的生数 3 等于 5,南方火的成数 7 减去火的生数 2 等于 5,西方金的成数 9 减去金的生数 4 等于 5,北方水的成数 6 减去水的生数 1 等于 5,中央土的成数 10 减去土的生数 5 等于 5。结果都是中央土的生数 5。

从相反的角度再解读,东方木的生数 3 加中央土的生数 5 等于木的成数 8,南方火的生数 2 加中央土的生数 5 等于火的成数 7,西方金的生数 4 加中央土的生数 5 等于金的成数 9,北方水的生数 1 加中央土的生数 5 等于水的成数 6,中央土的生数 5 加中央土的生数 5 等于土的成数 10。可见,河图最重要的是中央土,其他四行必须通过中央土的参与才能完成从生到成的变化。也就是中央土有统筹四方的作用,其功能类似于人体大脑的功能,即西医学中枢神经系统的功能,也是中医学心主神明的功能。心主神明,其五行属中央土。

六、五行生克图之土

《素问·阴阳应象大论》:"南方生热,热生火,火生苦,苦生心,心生血,血生脾,心主舌。其在天为热,在地为火,在体为脉,在脏为心,在色为赤。"《素问·金匮真言论》:"南方赤色,入通于心,开窍于耳,藏精于心,故病在五脏,其味苦,其类火,其畜羊,其谷黍,其应四时,上为荧惑星,是以知病之在脉也,其音徵,其数七,其臭焦。"心主血脉,五行属火。

《素问·灵兰秘典论》曰:"心者,君主之官也,神明出焉。"《灵枢·邪客》曰:"心者,五脏六腑之大主也,精神之所舍也。"心作为五脏的领袖,心君火,主神明,实际上是脑的功能,五行属土。

五行生克图(图 10-1),为中医说理所常用。脾土的位置从中央移动到了西南方。从图的整体来看,这样显示则五行之间的相生相克一目了然,顺时针循环相生,每隔一行则相克(本脏克孙脏)。但是,脾土位置的变动导致其作用的下降,从河图中统筹、协调四方的土居中,变为了五行之一,由主导作用变为了协同作用。河图中,土居中而为五脏之大主,实际上是心君火,主神明(心脑共主神明)的功能;在南方是心包相火,主血脉的作用;在西南是脾土,主运化、升清、统血的作用。

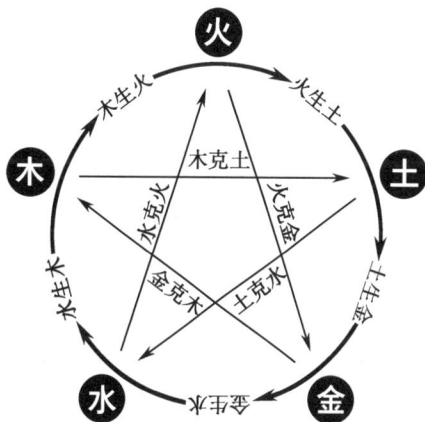

图 10-1　五行生克图

七、火土一家

火土一家,实际上有五层含义。第一层含义,心的五行属性,既属土,又属火,心集火和土为一身,因此笔者称之为"心土君火"。《辅行诀》兼容并蓄,藏经洞本小泻心汤按照心五行属火论治,整订稿小泻心汤按照心五行属土论治。

第二层含义,火一分为二,君火和相火。心包相火,按五行属火辨治;心土君火,按五行属土辨治,心包与心,二者在结构和功能上都密不可分,是一家人,心包火和心土为一家。心土实际上是脑的功能,"头者精明之府","脑为元神之府"。心与心包,共主血脉,行相火之功能,推动、温煦;心与脑,共主神明,行君火之功能,主神而为"君主之官""五脏六腑之大主"。国医大师颜德馨以气血论治心脑病,详情请参阅《颜德馨中医心脑病诊治精粹》一书。

第三层含义,心主血脉五行属火,脾的五行属土,生理上心与脾功能密切相关,病理上心与脾相互影响,故心与脾可以同治,心火与脾土为一家。《辅行诀》小补心汤、大补心汤治疗"胸痹",即"真心痛",以甘淡之脾土药组方治疗心火病,火土一家。《金匮要略》瓜蒌薤白半夏汤与《辅行诀》小补心汤、《金匮要略》人参汤与《辅行诀》小补脾汤药味组成一致。《金匮要略》人参汤、橘枳姜汤、桂枝生姜枳实汤、乌头赤石脂丸,以现代通行的概念,也是用脾土药组方治疗心火病,火土一家。国医大师邓铁涛先生以"心脾相关论"指导治疗冠心病,详情请参阅《心脾相关论与心血管疾病》一书。

第四层含义,心包相火的五行属火,胃的五行属土,生理上心包与胃功能密切相关,病理上心包与胃相互影响,故心包与胃可以同治,心包火与胃土为一家。《素问·灵兰秘典论》:"膻中者,臣使之官,喜乐出焉。"《灵枢·胀论》:"膻中者,心主之宫城也。"膻中穴是八会穴的"气会",宗气汇聚之处,同时是心包在胸部的募穴,这个部位与胃的位置接近,心包病和胃病发作时在这个区域都有反应,临床中容易导致误诊。《伤寒论》:"心下痞,按之濡,其脉关上浮者,大黄黄连泻心汤主之。"《辅行诀》小泻心包汤证中的"胸腹支满",病位在心下、胃脘部。《辅行诀》小泻心包汤与《伤寒论》大黄黄连泻心汤的药味组成相同。

第五层含义,按照中医的五运六气学说,六气主气的第四气是太阴湿土,这段时间的气候特点是还带有第三气少阳相火的火热之气。

八、心土君火的太过和不及

《张大昌医论医案集》:"五脏六腑证候辨……心病以心痛,小肠病以腹胀……心主软,以燥越为病;小肠承受变化,宜为消化中主,故以痞为病。"

五行的每一行,六脏的每一脏都具有功能太过和功能不及两种状态。

心土君火阳进太过,主神明和主血脉的能量太多、功能太强,容易导致出血证,包括心血管出血和脑血管出血;君火太过会消耗太多的物质,则心、脑之体不及,这是出血证导致血虚证,用实而体虚,应当泻用、补体。汤液经法图中,辛味既是肝木的用味,也是心土的体味。辛味补了心土之体,也就泻了心土之用,方用小泻心汤。心包相火在心土之前,泻心包相火可以令心土君火阴退,方用大泻心汤。符合《难经·七十五难》"母能令子虚",也就是"实者泻其母"。

心土君火阴退太过,主神明和主血脉的能量太少、功能不及,容易导致瘀血证,包括形成心脏血栓和脑血栓,这是用虚而体实,应当补用、泻体。汤液经法图中,甘味既是心土君火的用味,也是肾水的体味。甘味补了心土君火之用,增加了能量,同时消耗了物质,方用小补心汤。肺金在心土君火之后,补肺金可以令心土君火阳进,方用大补心汤。符合《难经·七十五难》"子能令母实",也就是"虚者补其子"。

需要注意的是,此处之甘味实际应该是性平之淡味,而不是令人心生愉悦的甜味。甘味有偏性,多食则有害;淡味居中,没有偏性。无论是脾土还是心土,居中调节,统筹四方,其味为淡,平平淡淡,不偏不倚。多食平淡之味无害,《素问·奇病论》云"甘者令人中满",多食甘甜之品则心土、脾土过用为害,是中医消渴病(糖尿病)的重要发病因素。

九、心土君火门和心包相火门总结

心君火,五行既属土,又属火;心包相火,五行属火。总的来说,二者区别有三个方面。

第一,病位的区别。心土君火以心胸部为中心,心包相火以心下、胃脘部为中心。心土君火以心胸部为中心,心脏位于胸骨体和第2~6肋软骨后方,第5~8胸椎前方,约2/3居身体正中线左侧,1/3在其右侧。心尖搏动的位置在第五肋间左锁骨中线内侧1~2cm,这是中医"虚里"的位置,可以诊查宗气。《素问·平人气象论》:"胃之大络,名曰虚里,贯膈络肺,出于左乳下,其动应衣,脉宗气也。"胃五行属土,在心的体表投影区诊查属于胃之大络的宗气,也是"火土一家"理念的体现。

心包相火以心下、胃脘部为中心,《灵枢·经脉》:"心主手厥阴心包络之脉,起于胸中,出属心包络,下膈,历络三焦。"从经脉循行可见,心包经"出属心包络,下膈",下膈后的位置正在胃脘部。小泻心包汤证中的"胸腹支满",具体来看可能是在胃脘部,这也可以与《伤寒论》相互验证。《伤寒论·辨太阳病脉证并治下》:"心下痞,按之濡,其脉关上浮者,大黄黄连泻心汤主之。"小泻心包汤与大黄黄连泻心汤药味组成相同,而《伤寒论》大黄黄连泻心汤的主症就是心下痞,即心下、胃脘部胀满不适,但是腹诊仅有紧张感,却没有明显压痛。《难经·十六难》:"假令得心脉,其外证:面赤,口干,喜笑;其内证:脐上有动气,按之牢若痛;其病:烦心,心痛,掌中热而啘。有是者心也,无是者非也。"这里实际上就是说心包病的症状,"脐上有动气,按之牢若痛",是指在神阙穴之上、中庭穴之下的区域,触诊有明显的紧张感,此所谓"牢",但是一般患者没有明显压痛,只是"若痛"。

第二,临床症状和体征的区别。心包病以心下、胃脘部痞满不适,心悸心慌为主症;心病以心胸痛为主症,相当于现代的冠心病、心绞痛,这是区别病在心和病在心包的辨证关键。情志症状方面,《黄帝内经》云"心气虚则悲,实则笑不休"。临床中实证表现为"笑不休"的很少,大多数实证患者表现为精神紧张,过度兴奋,脑子停不下来;虚证表现为低欲望,对事物不感兴趣,容易悲伤哭泣。辨别虚实时,如果脉象难以确认,还需要结合症状、舌象等,四诊合参。

第三,寸口脉的区别。男子左寸脉是心土君火,右尺脉是心包相火;女子右寸脉是心土君火,左尺脉是心包相火。

心土君火门和心包相火门总结,详见下表(表10-2)。

表10-2　心土君火门和心包相火门总结表

心土君火 心包相火	情志症状	身体症状	心德在软
心包火实 用实,体虚	喜笑不休	胸腹胀满,心悸怔忡,口中苦, 舌上生疮,或吐血、衄血、下血	苦泻之 小、大泻心包汤
心土实 用实,体虚		突发心腹疼痛,膺背肩胛间痛, 两臂内痛,欲吐不吐,欲下不下	辛泻之 小、大泻心汤
心包火虚 用虚,体实	时悲泣	心悸怔忡,烦躁,汗出,气噫, 脉结而微	咸补之 小、大补心包汤
心土虚 用虚,体实		心中痞满,气结在胸, 时从胁下逆抢心	甘补之 小、大补心汤

第二节 小 泻 心 汤

《辅行诀五脏用药法要》整订稿:"小泻心汤:治心中卒急痛,肋下支满,气逆攻膺背肩胛间,不可饮食,食之反笃者方。通草、淡豆豉、升麻,各三两。右三味,以水三升,煮取一升,顿服。少顷,得吐瘥,不吐亦得。"

《辅行诀》藏经洞本复原校订稿:"小泻心汤:治心中卒急痛,肋下支满,气逆攻膺背肩胛间,不可饮食,食之反笃者方。龙胆草、栀子,打,各三两;戎盐如杏子大三枚,烧赤。上三味,以酢三升,煮取一升,顿服。少顷,得吐瘥,不得吐亦瘥。"注:反笃,即反而更加严重。瘥,痊愈。

两个版本症状相同,药物完全不同,整订稿用通草、淡豆豉、升麻,藏经洞本用龙胆草、栀子、戎盐。整订稿用水三升煎药,藏经洞本用醋三升煎药。

《灵枢·经脉》:"心手少阴之脉,起于心中,出属心系,下膈,络小肠……小肠手太阳之脉,起于小指之端,循手外侧,上腕,出踝中,直上循臂骨下廉,出肘内侧两筋之间,上循臑外后廉,出肩解,绕肩胛,交肩上,入缺盆,络心,循咽,下膈,抵胃,属小肠。"心主血脉,心脉血瘀,故"心中卒急痛"。另外,心与小肠为表里,心病影响到小肠,小肠经脉"绕肩胛",故小肠经气滞血瘀,会出现"肋下支满,气逆攻膺背肩胛间"。根据现代西医的理论,冠心病除了典型的心前区疼痛外,经常会出现背痛,尤其是左后背、肩胛区的疼痛。这种情况下如果吃饭,胃肠蠕动加快,会造成心肌缺血更加严重,故"不可饮食,食之反笃者"。

一、整订稿小泻心汤君药 通草

《神农本草经》:"通草,一名附支。味辛,平。主去恶虫,除脾胃寒热,通利九窍、血脉、关节,令人不忘。生山谷及山阳。"《名医别录·中品》:"通草,味甘,无毒。主治脾疸,常欲眠,心烦,哕出音声,治耳聋,散痈肿,诸结不消,及金疮,恶疮,鼠瘘,踒折,齆鼻,息肉,堕胎,去三虫。一名丁翁,生石城及山阳。正月采枝,阴干。"《本草纲目·草之七》:"木通(土良)、附支(《本经》)……时珍曰:有细细孔,两头皆通,故名通草,即今所谓木通也。今之通草,乃古之通脱木也。宋本草混注为一,名实相乱,今分出之……杲曰:本草十剂:通可去滞,通草、防己之属是也。夫防己大苦寒,能泻血中湿热之滞,又通大便。通草甘淡,能助西方秋气下降,利小便,专泻气滞也。肺受热邪,津液气化之原绝,则寒水断流,膀胱受湿热,癃闭约缩,小便不通,宜此治之。其症胸中烦热,口燥舌干,咽干,大渴引饮,小便淋沥,或闭塞不通,胫酸脚热,并宜通草主之。凡气味与之同者,茯苓、泽泻、灯草、猪苓、琥珀、瞿麦、车前子之类,皆可以渗湿利小便,泄其滞气也。又曰:木通下行,泄小肠火,利小便,与琥珀同功,无他药可比。"宋代开始,通草和木通被混淆。现代《中药学》将木通、通草归类为"利尿通淋药"。木通功效:利尿通淋,清心除烦,通经下乳。通草功效:清热利尿,通气下乳。二者功效基本相同。

近年来,马兜铃酸的毒性越来越引起人们的关注。因此,使用含有马兜铃酸的中药时需要更为谨慎,尤其是在国外行医。木通、关木通、通草,三者实际上不是同一类植物,木通是木通科植物木通、三叶木通或白木通的干燥藤茎,关木通为马兜铃科植物东北马兜铃的藤茎,通草为五加科植物通脱木的干燥茎髓。据考证,我国历代本草所记载使用的木通为木通科木通,而非关木通。关木通为我国东北地区所习用,有100多年的历史,收载于《中华人民共和国药典》1963年版一部。关木通所含的马兜铃酸为有毒成分,关木通用量过大,可引起急性肾功能衰竭,甚至死亡。中毒症状表现为上腹不适,继而呕吐、头痛、胸闷、腹痛、腹泻,或面部全身浮肿、尿少、无尿等。中毒主要原因为过量服用和久服。为保证用药安全,国家已于2003年发文取消关木通的药用标准,以木通(木通科)代之。

笔者在英国做中医。英国2002年的法定文件第1841号禁令,包括禁止买卖、进出口和提供马兜铃科马兜铃属植物,以及与马兜铃属植物或药名容易混淆的植物与药物。关木通及其他所有木通品种(木通,白木通,川木通,小木通);广防己及其他所有防己品种(汉防己,木防己);马兜铃。

通草,《神农本草经》谓其味辛,五行大类属木。《神农本草经》《名医别录》所载功效"通利九窍血脉关节""散痈肿,诸结不消,及金疮,恶疮,鼠瘘,踒折,齆鼻,息肉,堕胎,去三虫"也体现了通草"味辛能散"的功能特点。《名医别录》谓其味甘,色黄属土,五行小类属土,为木中土,《神农本草经》《名医别录》谓其"除脾胃寒热""主治脾疸"。《吴普本草·草木·通草》:"神农、黄帝:辛。雷公:苦。生石城山谷,叶青,蔓延。止汗。"雷公谓通草味苦,五行小类属水,为木中水。因此在《辅行诀》,通草有两个不同的五行互含属性,木中土和木中水。

医圣张仲景使用通草,见于《伤寒论·辨厥阴病脉证并治》当归四逆汤、当归四逆加吴茱萸生姜汤。当归四逆加吴茱萸生姜汤是当归四逆汤的七味药加吴茱萸、生姜。由此可见,仲景使用通草,并不是取《中药学》所谓的通草"清热利尿,通气下乳"的功效,而是取《神农本草经》通草"通利九窍、血脉、关节"的功效,以治疗手足厥冷。心主血脉,心不能行血通脉,故手足厥冷,当以通草通之。

根据衣之镖先生的经验,可以用苦参代替通草。《神农本草经》:"苦参,一名水槐,一名苦识。味苦,寒,无毒。治心腹结气,癥瘕积聚,黄疸,溺有余沥,逐水,除痈肿。补中,明目止泪。生山谷及田野。"《名医别录·中品》:"苦参,无毒。养肝胆气,安五脏,定志,益精,利九窍,除伏热,肠澼,止渴,醒酒,小便赤,治恶疮,下部匶,平胃气,令人嗜食,轻身。"想知道苦参的五行互含属性是木中水还是水中木,尚需做更多的理论研究和临床验证。苦参是治疗皮肤病的有效药物,尤其对于银屑病(牛皮癣)效佳,不过用量需要大,要在30g以上。

二、整订稿小泻心汤辅臣药 淡豆豉

豆豉,《神农本草经》没有记载。《名医别录》:"豉,味苦,寒,无毒。主治伤寒、头痛、寒热、瘴气、恶毒、烦躁、满闷、虚劳、喘吸、两脚疼冷,又杀六畜胎子诸毒。"《本草纲目·谷部》:"诜曰:陕府豉汁,甚胜常豉。其法以大豆为黄蒸,每一斗,加盐四升,椒四两,春三日、夏二日、冬五日即成。半熟加生姜五两,既洁净且精也。时珍曰:豉,诸大豆皆可为之,以黑豆者入药。有淡豉、咸豉,治病多用淡豉汁及咸者,当随方法。其豉心乃合豉时取其中心者,非剥皮取心也。此说见《外台秘要》。造淡豉法:用黑大豆二三斗,六月内淘净,水浸一宿沥干,蒸熟取出摊席上,候微温蒿覆。取晒簸净,以水拌干湿得所,以汁出指间为准。安瓮中,筑实,桑叶盖浓三寸,密封泥,于日中晒七日,取出,曝一时,又以水拌入瓮。如此七次,再蒸过,摊去火气,瓮收筑封即成矣。造咸豉法:用大豆一斗,水浸三日,淘蒸摊署,候上黄取出簸净,水淘晒干。每四斤,入盐一斤,姜丝半斤,椒、橘、苏、茴、杏仁拌匀,入瓮。上面水浸过一寸,以叶盖封口,晒一月乃成也。造豉汁法:十月至正月,用好豉三斗,清麻油熬令烟断,以一升拌豉蒸过,摊冷晒干,拌再蒸,凡三遍以白盐一斗捣和,以汤橘丝同煎,三分减一,贮于不津器中,香美绝胜也。有麸豉、瓜豉、酱豉诸品皆可为之,但充食品,不入药用也。"可见,豆豉有淡豆豉和咸豆豉之分,咸豆豉就是用戎盐制作的豆豉,咸豆豉是调味品,淡豆豉是药物。豆豉为黑豆制作,色黑入肾,豆为肾谷,以补心火之戎盐制作豆豉,本身就有水火既济之含义。《本草纲目·谷部》:"时珍曰:陶说康伯豉法,见《博物志》,云原出外国,中国谓之康伯,乃传此法之姓名耳。其豉调中下气最妙。黑豆性平,作豉则温。既经蒸署,故能升能散。得葱则发汗,得盐则能吐,得酒则治风,得薤则治痢,得蒜则止血,炒熟则又能止汗,亦麻黄根节之义也。"豆豉通过"蒸"的加工,有了"辛味发散"和"火性上炎"的特性,故为木中火。豆豉的这种五行互含属性是通过后天加工获得的。豆豉的另外一种五行互含属性是水中木。豆豉为黑豆制作,色黑入肾,豆为肾谷,从豆的先天原物而论,五行大类属水,再加上后天加工获得的木属性,为水中木。现代《中药学》将豆豉归类为"解表药之发散风热药",功效:解表,除烦,宣发郁热。

张大昌先生治诸癌症常用豉取效。衣之镖先生曾问曰:"现代医学谓,黄曲霉菌为导致癌症的病因之一,豉发酵遍生黄苔者,或当是含有霉菌毒者,为何反用于癌症有效?"张大昌先生回答:"凡生命之体,皆湿热所成,湿热乃生命之源。癌细胞之生命力极强,以我们中医视之,亦不过关乎湿热二字作怪而已。豉乃肾水之谷,饱受湿热之气酿成,其气香而去腐,其宣发畅散可去其结实,其平顺可化其顽恶,其谷气可养人之正,古人食豉之风由来已久,其解郁散毒之功早已被人们所认识,《别录》已载其主'恶毒',即如今之癌症之属。以湿热之品愈湿热之病,如解铃还须系铃人,此之谓也。"

三、整订稿小泻心汤监臣药 升麻

《神农本草经》:"升麻,味甘,平,无毒。主解百毒,杀百精老物殃鬼,辟温疫瘴邪蛊毒。久服不夭,轻身长年。"升麻味甘,五行大类属土。《名医别录·上品》:"升麻,味苦,微寒,无毒。主解毒,入口皆吐出,中恶腹痛,时气毒疠,头痛寒热,风肿诸毒喉痛口疮。久服轻身长年。生益州。二月、八月采根,晒干。"

现代《中药学》将升麻归类为"解表药之发散风热药",功效:发表透疹,清热解毒,升举阳气。发表透疹、清热解毒宜生用,升阳举陷宜蜜炙用。自从李东垣创立的补中益气汤风行于世后,多数医家更认同升麻的功效是升阳举陷,例如明代张景岳《景岳全书》举元煎,近代张锡纯《医学衷中参西录》升陷汤,均以升麻作为升阳举陷的主药。但是回归经典,《神农本草经》《名医别录》均认为升麻的主要功效是解毒。《金匮要略·百合狐惑阴阳毒病脉证治》:"阳毒之为病,面赤斑斑如锦文,咽喉痛,唾脓血。五日可治,七日不可治,升麻鳖甲汤主之。"仲景治疗阳毒是用升麻为君药,可见也是取升麻解毒之功。宋代朱肱《类证活人书》:"瘀血入里,吐血衄血者,犀角地黄汤,乃阳明经圣药。如无犀角,以升麻代之。二物性味相远,何以代之?盖以升麻能引地黄及余药同入阳明也。"元代朱震亨《丹溪治法心要》:"衄血,大抵与吐血同。大概是血被热气所逼,而随气上行,以散气退热、凉血行血为主,方以犀角地黄汤入郁金同用。如无犀角,升麻代之。"朱肱和朱震亨均提出用升麻代替犀角,也是因为升麻具有良好的清热解毒功效。值得一提的是,我的师爷、现代名医方药中教授治疗病毒性肝炎时,擅长大剂量应用升麻,取其解毒之功,日用量达45g,疗效好且未见不良反应,而《中华人民共和国药典》规定升麻的用量为3~10g。

升麻药用部分是根,其根外黑内白。根据黑属阴、白属阳的阴阳理论,升麻为阳在内、阴在外之药。这与人体的阴阳内外分布相反,这也是升麻能够解毒外出的独特之处。《金匮要略》升麻鳖甲汤治阳毒发斑,宋代《太平惠民和剂局方》升麻葛根汤治疹毒,可以看出升麻有解毒治皮肤斑疹之功。而诸斑疹表现在皮肤,肺在体合皮,且肺所主之色为白,故升麻五行小类属金,为土中金。至于其第二个五行小类属火,乃因火性上炎,而升麻能升阳,有火之性,故升麻又为土中火。

四、整订稿小泻心汤方解

整订稿小泻心汤方解,详见下表(表10-3)。

表10-3 整订稿小泻心汤方解表

方解	君药	辅臣药	监臣药
整订稿 小泻心汤	通草 三两	淡豆豉 三两	升麻 三两
心五行属土	木中土	木中火	土中火
育木克土	木克土	木克土	土补土
以克为泻			
泻心土君火	用味辛	用味辛	用味甘
泻中有补	补土体	补土体	补土用
补所不胜而克我	泻土用	泻土用	补心用
辛甘化苦	泻心用	泻心用	
苦泻火用		火生土	
味辛发散		辅助君药	
火郁发之			

方解：心实，又称心土君火太过，是心土君火用实体虚，应当泻用补体。《辅行诀》有"火土一家""心五行属土"的理念。因此，少阴君火太过为病，不是用水灭火，也不是苦寒直折，而是通过泻土来泻火。这种治法也可以用《难经》"子能令母虚"（实者泻其子）来解释。小泻心汤选用两味辛木药，木克土，以克为泻，从而泻心土君火，通草为君药，淡豆豉为辅臣药。

整订稿小泻心汤的功效可以称为育木克土法。其组成是两木一土，两辛一甘，以克为泻，两泻土而泻心，一补土而补心。"阴退为泻，其数六"，从心土用味甘这个位置开始，顺时针方向旋转六个位置至肝木，用味辛。就五行而言，肝木克心土；就五味而言，辛味为肝木之用味、心土之体味。两辛同气相求，辛味补心土之体，从而泻心土之用。火土一家，泻土则泻心土君火。

通草、淡豆豉的五行大类皆属木，木克土。通草属木中土，五行小类属土，与心土同气相求，在木药中最容易克制心土，为君药，"主于补泻者为君"。淡豆豉属木中火，五行小类属火，火生土，能够滋助君药通草，因此为辅臣药，"数量同于君而非主故为臣"。

升麻属土中火，用味甘，其五行大类属性、用味与心土相同，以甘味来补心土之用味，以应"心德在软"，同时也可以防止通草、淡豆豉对心土攻伐太过，"克中有补"，为监臣药，"从于佐监者为佐使"。

全方以两味辛木药克心土（补心土之体而泻心土之用），一味甘土药补心土之用，双管齐下，补心土体而泻心土用，即两辛木药通草、淡豆豉，补心土之体而泻心土之用。一甘土药升麻，补心土之用。两泻心土用，一补心土用，两泻一补。火土一家，泻土则泻心土君火。

纵观全方，小泻心汤是两味辛木药，一味甘土药，构成了五行木克土、五味两泻土一补土从而泻心土君火的组方格局。泻君火含义有三。第一，火土一家，泻土即是泻火。第二，通草、淡豆豉用味辛，升麻用味甘，辛甘合化苦。就五行而言，苦为水，水克火。就五味而言，苦补火之体而泻火之用，即以体用合化之苦味泻心土君火。第三，通草、淡豆豉均用味辛而发散，又取"火郁发之"之意。《素问·六元正纪大论》："木郁达之，火郁发之，土郁夺之，金郁泄之，水郁折之。"

用量和煎服法：三味药的用量都是三两。全方药物共九两，按照脏腑杂病可以折算为72g，按照外感天行病可以折算为140g。"以水三升，煮取一升"，用600ml水，煎取药汤200ml。"顿服"，温服，日一次，一次全部喝完。服药后，不论是否发生呕吐，均会起效。

五、藏经洞本整订稿小泻心汤君药 栀子

《神农本草经》："栀子，一名木丹。味苦，寒，无毒。治五内邪气，胃中热气，面赤酒疱皶鼻，白癞赤癞疮疡。生川谷。"《名医别录·上品》："栀子，大寒，无毒。主治目热赤痛，胸心大小肠大热，心中烦闷，胃中热气。一名越桃，生阳。九月采实，曝干。"《本草纲目·木之三》："震亨曰：栀子泻三焦之火，及痞块中火邪，最清胃脘之血。其性屈曲下行，能降火

从小便中泄去。凡心痛稍久,不宜温散,反助火邪。故古方多用栀子以导热药,则邪易伏而病易退。"

栀子味苦,性寒,五行大类属水;色鲜红如火,五行小类属火,故为水中火。"火郁发之",栀子同时具有肝木"辛味发散"的特点,可以发散抑郁之火,故五行小类属木,又为水中木。现代《中药学》将栀子归类为"清热泻火药",功效:泻火除烦,清热利湿,凉血解毒;外用消肿止痛。栀子皮(果皮)偏于达表而去肌肤之热,栀子仁(种子)偏于走里而善清里热。生栀子走气分而清热泻火,炒栀子和栀子炭入血分而凉血止血。

六、藏经洞本小泻心汤辅臣药 龙胆草

《神农本草经》:"龙胆,一名陵游。味苦、寒,无毒。治骨间寒热,惊痫邪气,续绝伤,定五脏,杀蛊毒。久服益智不忘,轻身耐老。生山谷。"《名医别录·上品》:"龙胆,大寒,无毒。主除胃中伏热,时气温热,热泄下痢,去肠中小虫,益肝胆气,止惊惕生齐胸及宛胸。二月、八月、十一月、十二月采根,阴干。"《本草纲目·草之二》:"俗呼草龙胆。又有山龙胆,味苦、涩,其叶经霜雪不凋……元素曰:龙胆味苦,性寒,气味俱浓,沉而降,阴也,足厥阴、少阳经气分药也。其用有四:除下部风湿,一也;及湿热,二也;脐下至足肿痛,三也;寒湿香港脚,四也。"龙胆草,味苦,大寒,五行大类属水,归经为足厥阴肝经和足少阳胆经,五行小类属木,故为水中木。俗话说"良药苦口利于病,忠言逆耳利于行",黄连味苦是出了名的,殊不知龙胆草比黄连更苦。

七、藏经洞本小泻心汤监臣药 戎盐

现代人食用精盐,古人食用粗盐。根据不同的来源,古代粗盐可以分为五种,海盐、井盐、硷盐、池盐、崖盐。《本草纲目·金石之五》:"时珍曰:盐品甚多,海盐取海卤煎炼而成,今辽冀、山东、两淮、闽浙、广南所出是也。井盐取井卤煎炼而成,今四川、云南所出是也。池盐出河东安邑、西夏灵州,今惟解州种之。疏卤地为畦陇,而堑围之。引清水注入,久则色赤。待夏秋南风大起,则一夜结成,谓之盐南风。如南风不起,则盐失利。亦忌浊水淤淀盐脉也。海丰、深州者,亦引海水入池晒成。并州、河北所出,皆碱盐也,刮取碱土,煎炼而成。阶、成、凤州所出,皆崖盐也,生于土崖之间,状如白矾,亦名生盐。此五种皆食盐也,上供国课,下济民用。海盐、井盐、硷盐三者出于人,池盐、崖盐二者出于天。"

入药之盐有大盐和戎盐。《神农本草经》:"大盐,令人吐。戎盐,明目,目痛,益气,坚肌骨,去蛊毒。生池泽。"《名医别录·下品》:"戎盐,味咸,寒,无毒。主心腹痛,溺血,吐血,齿舌血出。一名胡盐。生胡盐山,及西羌地,及酒泉福禄城东南角。北海青,南海赤。十月采。大盐,味甘、咸,寒,无毒。主肠胃结热,喘逆,吐胸中病。生邯郸及河东。"大盐、戎盐都是粗盐,俗称大粒盐。戎盐,"生胡盐山",故称胡盐。《本草纲目·金石之五》:"今宁夏近凉州地,盐井所出青盐,四方皎洁如石。山丹卫,即张掖地,有池产红盐,红色。此二盐,即戎盐之青、赤二色者。医方但用青盐,而不用红盐,不知二盐皆名戎盐也。所谓南

海、北海者,指西海之南北而言,非炎方之南海也。"汉代的凉州地域极为广泛,范围相当于现今新疆维吾尔自治区部分、甘肃省全境、宁夏回族自治区、青海省东部和内蒙古自治区额济纳旗,治所姑臧,行政中心是现在的甘肃省武威市。甘肃省张掖市,古称甘州。戎盐有青、赤两种颜色,武威地区的戎盐色青,张掖地区的戎盐色红。戎盐入药在于其独特性。《本草纲目·金石之五》:"当之曰:戎盐味苦臭,是海潮水浇山石,经久盐凝著石,取之北海者青,南海者赤。"

戎盐味咸,五行大类属火。来源于地,有土性,五行小类属土,故属火中土。清代汪昂《本草备要》:"咸补心,故治心虚;以水制火,取既济之义,故补心药用盐妙。一人病笑不休,用盐煅赤煎沸,饮之而瘥。经曰:神有余则笑不休。神,心火也,用盐,水制火也。一妇病此半年,张子和亦用此法而愈。"戎盐用味咸,故补心之用。笑不休属于心实证,藏经洞本小泻心汤用戎盐来补心,故戎盐在本方中属于监臣药。

喜马拉雅矿盐,是一种产自青藏高原喜马拉雅山脉的大粒矿盐,近年来非常流行。三亿多年前,喜马拉雅山从地下5 000米开始隆起形成高山,地层中的矿物质与海盐经历了数亿年的高温挤压,沉淀并结晶成粉红色的岩盐。喜马拉雅矿盐质地粗糙,因为含有矿物杂质所以呈红色或粉红色,又名玫瑰岩。喜马拉雅矿盐含钙、镁、钾、铜和铁等84种人体内含有的矿物质,含量是普通盐的十多倍。但是其价值是否等同于其市场价格,或者只是商家炒作、市场营销,还有待研究。该盐是否可以代替戎盐,用作中药,也还需要临床验证。

八、藏经洞本小泻心汤方解

藏经洞本小泻心汤方解,详见下表(表10-4)。

表10-4　藏经洞本小泻心汤方解表

方解	君药	辅臣药	监臣药
藏经洞本 小泻心汤	栀子 三两	龙胆草 三两	戎盐 三两
心五行属火 泻南补北 以水克火 苦寒直折	水中火 水克火 用味苦 补心体 泻心用	水中木 水克火 用味苦 补心体 泻心用	火中土 火补火 用味咸 补心用
咸苦化酸 除心苦洹		木生火 辅助栀子	

方解:藏经洞本小泻心汤是以心的五行属火组方,是泻南补北法的典型应用。其组成是两水一火,两苦一咸,两泻一补。心实,是心君火用实、体虚,应当泻用、补体。"阴退为泻,其数六",从心君火用味咸这个位置开始,顺时针方向旋转六个位置至肾水,用味苦。栀子、龙胆草的五行大类皆属水,水克火,用味苦,补心体而泻心用,所谓"苦泻之"。栀子

属水中火,五行小类属火,与心君火同气相求,在苦水药中最容易克制心君火,为君药,"主于补泻者为君"。龙胆草属水中木,五行小类属木,木生火,能够滋助栀子,为辅臣药,"数量同于君而非主故为臣"。戎盐属火中土,用味咸,其五行属性、用味与心君火相同,以咸味来补心君火之用味,以应"心德在软",使心君火从上向下照明,所谓"咸补之",同时可以防止栀子、龙胆草对心君火攻伐太过,"克中有补",为监臣药,"从于佐监者为佐使"。全方以两味苦水药克火(补心君火之体而泻心君火之用),一味咸火药补心君火之用,双管齐下。即两苦栀子、龙胆草,补心君火之体而泻心君火之用;一咸戎盐,补心君火之用。两泻用,一补用,两泻一补。另外,两味苦水药和一味咸火药,咸苦化酸,酸味为心火之化味,化味除心苦"涣"。

用量和煎服法:"上三味,以酢三升,煮取一升,顿服。少顷,得吐瘥,不得吐亦瘥。"三味药的用量都是三两。全方药物共九两,按照脏腑杂病可以折算为72g,按照外感天行病可以折算为140g。"以酢三升,煮取一升",用600ml醋,煎取药汤200ml。"顿服",温服,日一次,一次全部喝完。服药后,不论是否发生呕吐,均会起效。

第三节　大泻心汤

《辅行诀》整订稿:"大泻心汤:治暴得心腹痛,痛如刀刺;欲吐不吐,欲下不下,心中懊愤;胁背胸膺支满,迫急不可奈者方。通草、淡豆豉、升麻、栀子、戎盐,各三两,酢六升。右六味,先煮前五味,得三升许,去滓。内戎盐,稍煮待消已,取二升,服一升。当大吐,吐已必自泻下,即瘥。"

《辅行诀》藏经洞本复原校订稿:"大泻心汤:治暴得心腹痛,痛如刀刺;欲吐不吐,欲下不下,心中懊愤;胁背胸膺支满,迫急不可奈者方。龙胆草、栀子,打,各三两;戎盐如杏子大三枚,烧赤;苦参、升麻,各一两;豉半斤。上六味,以酢六升,先煮药五味,得三升,去滓。内戎盐,稍煮待消已,取二升,服一升。当大吐,吐已必自泻下,即瘥。一方无苦参,有通草二两,当从。"

大泻心汤证由小泻心汤证发展、加重而来。从"心中卒急痛"到"暴得心腹痛","暴"比"卒"更加突然、猛烈。小泻心汤证的心痛部位仅在"心中",大泻心汤证的心痛部位扩展为"心腹",范围更大。而且疼痛程度非常剧烈,"痛如刀刺";"胁背胸膺支满"的症状也发展到"迫急不可奈"的程度;另外,大泻心汤证还增加了"欲吐不吐,欲下不下,心中懊愤",这是胃脘和心包同病的症状。由此可见,大泻心汤证是火土同病,即心包相火、心土和胃土同病,再一次体现了《辅行诀》"火土一家"的思想。

一、整订稿大泻心汤母辅臣药　栀子

详见本章第二节。

二、整订稿大泻心汤母监臣药　戎盐

详见本章第二节。

三、整订稿大泻心汤母化臣药　醋

酢，即醋。最初是酿酒时失误导致味偏酸而得，所谓"酒败成醋"。传说杜康的儿子黑塔发明了醋。少康是夏朝第六代天子，他就是民间传说中的"酒神"杜康。夏朝共经历十三世、十七王，他们分别是：禹→启→太康→仲康→相→少康→杼→槐→芒→泄→不降→扃→胤甲→孔甲→皋→发→桀，前后约四百七十一年。黑塔帮助父亲酿酒的时候睡着了，梦见一个老人对他说"黑塔，你酿的调味琼浆已经二十一天，酉时就可以品尝了"。二十一日酉时，加起来就是个"醋"字。中国传统的醋都是用粮食酿造的，醋有米醋、麦醋、曲醋、糠醋、糟醋等。古代用谷物酿造醋的过程，用现代科学解释，有三个步骤。第一步是由淀粉转化为糖的过程，第二步糖再转化成酒精，第三步是酒精转化为醋酸的过程。俗话说"家有二两醋，不用去药铺"。醋具有保健和治疗作用。

《神农本草经》有酸酱，但是并没有醋。《名医别录·下品》："醋，味酸，温，无毒。主消痈肿，散水气，杀邪毒。"《本草纲目·谷之四》："酢音醋，醯音兮。弘景曰：醋酒为用，无所不入，愈久愈良，亦谓之醯。以有苦味，俗呼苦酒。丹家又加余物，谓为华池左味。时珍曰：刘熙《释名》云：醋，措也。能措置食毒也。古方多用酢字也。""酢"是"醋"的古字，日语中至今仍然用"酢"。古人认为酒和醋都是时间越久越醇，故称陈酒、陈酿、陈醋。如果酿造的醋有苦味，则称为苦酒。

醋与道教有不解之缘。在东晋与南北朝道教中，炼丹的道士为了炼好丹，便掌握了酿制醇酽，即气味浓厚之醋的技术。这种醇酽制造技术要求非常严格，以陈者为佳，有三岁苦酒之称。北魏《齐民要术》引《食经》中制千岁苦酒的佚文两条，所用谷物原料均是豆类，其中大豆所制者名大豆千岁苦酒，小豆为原料所酿者名小豆千岁苦酒。豆为《黄帝内经》五谷之肾谷，其性苦，所酿之醋似应是陶氏所谓之有苦味者，即苦酒。中国有四大名醋：山西老陈醋、江苏镇江香醋、福建永春老醋、四川阆中保宁醋。笔者目前在英国工作，在中国超市可以买到江苏镇江香醋。

现代酿醋不拘时间，但是古人对制作时间特别重视，醋酿制于三伏，是古代酿醋的时间要求。三伏是历经初、中二伏之后的最后十天。谚云"三伏不尽秋来到"，表达了三伏这十天还没过去，立秋节就到了的一定规律。立秋标志着秋天的到来，天气由夏暑湿热之气逐渐转为秋金肃降清凉。此时用湿热加于谷类之法酿制的醋，可借助立秋之金气，肃杀湿热壅郁所致的各种病症，如《名医别录》记载其主治的痈肿、水气、邪毒等病症。醋味酸，五行大类属金；酿醋的原料豆为肾谷，味苦，五行小类属水，故醋为金中水。

四、整订稿大泻心汤方解

整订稿大泻心汤方解，详见下表（表10-5）。

表10-5　整订稿大泻心汤方解表

方解	君药	辅臣药	监臣药	母辅臣药	母监臣药	母化臣药
整订稿 大泻心汤	通草 三两	淡豆豉 三两	升麻 三两	栀子 三两	戎盐 三两	醋 六升
心五行属土 实者泻其母 本母同泻 泻心土君火 泻心包相火 火郁发之	木中土 木克土 用味辛 补土体 泻土用 泻心用 辛发散	木中火 木克土 用味辛 补土体 泻土用 泻心用 辛发散	土中火 土补土 用味甘 补土用 补心用	水中火 水克火 用味苦 泻心包火用	火中土 火补火 用味咸 补心包火用	金中水 化味 用味酸 除心苦 "涣"

（一）方解

整订稿大泻心汤，以心的五行属土论治组方，由小泻心汤的本脏心土的两木一土、两泻一补，加上泻心土的母脏心包相火的一泻一补一化，即本脏两泻一补＋母脏一泻一补一化的复方。本脏心土和母脏心包相火同泻，根据《难经》"母能令子虚"演化出"实者泻其母"的治法。同时对药物剂量做出调整而形成大泻方新的君臣药体系，一君、五臣。本方在五脏大小补泻24首方中是最为独特的一首。君药通草之外的其他固体药物，由于药量与君药相同（液体药物醋例外），因此全部属于臣药。

针对心土的母脏心包相火的一泻一补一化，构成了方中方。栀子属于水中火，五行水克火；用味苦，补心包相火之体而泻心包相火之用，为母辅臣药，是一泻。戎盐属于火中土，五行火补火；用味咸，补心包相火之用，是一补。醋属于金中水，是化味，是一化。栀子用味苦与戎盐用味咸，苦咸合化酸，酸味除心苦"缓"，此"缓"是通假字"涣"，心气涣散。

另外，本证病位涉及膈，邪在上焦和中焦之间，故"欲吐不吐，欲下不下"。通草、淡豆豉均味辛而发散，淡豆豉可以涌吐上焦之邪，升麻质地轻，多空而善解毒，《名医别录》谓其"主解毒，入口皆吐出"，葛洪《肘后备急方》催吐方多用盐汤。通草、淡豆豉、升麻、戎盐这四味药可使邪气在上焦得涌吐而解。

（二）治未病

大泻心汤三味佐药的另外一层深意，体现出中医"未病先防，既病防变"和"用药如用兵"的理念。针对母脏心包相火的三味药，这三味药成为防止心土君火本脏之病传变的三个卫兵。心土君火实，是心土君火太过，在五行传变中最容易发生的是相乘，即心土君火乘肾水；其次是母病及子的顺传子脏肺金；第三是子盗母气的逆传母脏心包相火；第四种反侮传变的概率最低，心土君火侮传肝木，因为肝木本身克制心土君火。三味佐药分别针对肾水、肺金和心包相火，即水中火栀子补肾水，金中水醋补肺金，火中土戎盐补心包相火，把心土君火疾病最容易发生的三个传变之路都做了封堵，提前布置兵力，先安未受邪之地，从而"未病先防，既病防变"。心土君火病的五行生克传变，详见下表（表10-6）。

表 10-6　心土君火病五行生克传变表

	4 肝木 ↓克	
心包相火 3 →生	心土君火	生→ 2 肺金
	↓克 1 肾水	

（三）用量和煎服法

"通草、淡豆豉、升麻、栀子、戎盐，各三两，酢六升。右六味，先煮前五味，得三升许，去滓。内戎盐，稍煮待消已，取二升，服一升。当大吐，吐已必自泻下，即瘥。"全方五味固体药物各三两，总计十五两，按照脏腑杂病可以折算为 120g，按照外感天行病可以折算为 234g。一味液体药物，醋 1 200ml。用 1 200ml 醋先煎通草、淡豆豉、升麻、栀子这四味药物。当溶液醋剩下一半大约 600ml 时，去掉药渣。再加入戎盐约 24g 继续煎煮，当药汤剩下大约 400ml 时停止煎药。取药汤 200ml 服用。服药后很可能引起上吐或下泻的反应。

五、藏经洞本大泻心汤母辅臣药　醋

醋的论述见本节，此处不再赘述。

六、藏经洞本大泻心汤母监臣药　豆豉

豆豉的论述见上一节，此处不再赘述。

七、藏经洞本大泻心汤母化佐药　升麻

升麻的论述见上一节，此处不再赘述。

八、藏经洞本大泻心汤方解

藏经洞本大泻心汤方解，详见下表（表 10-7）。

表 10-7　藏经洞本大泻心汤方解表

方解	君药	辅臣药	监臣药	母辅臣药	母监臣药	母化佐药
藏经洞本 大泻心汤	栀子 三两	龙胆草 三两	戎盐 三两	醋 六升	豆豉 三两	升麻 一两
心五行属火 实则泻母 本母同泻 泻心火 泻肝木	水中火 水克火 用味苦 补心体 泻心用	水中木 水克火 用味苦 补心体 泻心用	火中土 火补火 用味咸 补心用	金中水 金克木 用味酸 补木体 泻木用	木中火 木补木 用味辛 补木用	土中金 化味 用味甘 除肝苦急

方解："一方无苦参。"如果增加苦参，则药味总数是七味，这就与大泻方的整体组方规律不符合。苦参与龙胆草都味极苦，均属水中木，两味药选其一即可。

藏经洞本大泻心汤,以心的五行属火论治组方,即由小泻心汤的本脏心君火的两泻一补,加上泻心君火的母脏肝木的一泻一补一化,即本脏两泻一补 + 母脏一泻一补一化。本脏心君火和母脏肝木同泻,根据《难经》"母能令子虚"演化出"实则泻其母"的治法。

新增加的三味药,醋、豆豉、升麻,是针对心君火的母脏肝木的一泻一补一化。醋属于金中水,金克木,泻肝木用,是一泻;醋作为液体药物,量用六两,故属母臣药。豆豉属于木中火,补肝木用,是一补;原文药量是"半斤",即八两,如是则在固体药物中的用量最高,超过了君药栀子,恐有误,因此将其药量按照臣药的药量都是三两的规律,改为三两,为母监臣药。升麻属于土中金,是化味,是一化,除肝苦急;药量是一两,则为母化佐药。醋味酸与豆豉味辛,辛酸化甘,亦除肝苦"急"。

九、整订稿、藏经洞本大泻心汤比较

整订稿、藏经洞本大泻心汤比较,详见下表(表 10-8)。

表 10-8　整订稿、藏经洞本大泻心汤比较表

整订稿大泻心汤	通草三两	栀子三两	淡豆豉三两	升麻三两	戎盐三两	醋六升
藏经洞本大泻心汤	龙胆草三两	栀子三两	淡豆豉三两	升麻一两	戎盐三两	醋六升

整订稿大泻心汤与藏经洞本大泻心汤共同的五味药是戎盐、醋、栀子、豆豉和升麻;如果不计药食同源的戎盐和醋,共同的三味药是栀子、豆豉和升麻。不同的药味,整订稿大泻心汤用通草,复原校订稿大泻心汤用龙胆草。整订稿大泻心汤以心的五行属土论治组方,以通草为君药;藏经洞本大泻心汤以心的五行属火论治组方,以栀子为君药。

栀子配豆豉在《伤寒论》中是著名的栀子豉汤。笔者 1991 年至 1994 年开始中医生涯,在北京市中医学校学习中医,临床见习在北京市通州区中医医院。当时的中医内科杨家骥老中医,以擅长运用栀子豉汤而闻名当地。无论任何病症,他起手的两味药都是栀子、豆豉。

《伤寒论·辨太阳病脉证并治》:"发汗吐下后,虚烦不得眠;若剧者,必反复颠倒,心中懊憹,栀子豉汤主之。栀子豉汤方:栀子十四枚,擘,味苦寒;香豉四合,绵裹,味苦寒。右二味,以水四升,先煮栀子,得二升半,内豉,煮取一升半,去滓,分为二服,温进一服。得吐者,止后服。若少气者,栀子甘草豉汤主之。若呕者,栀子生姜豉汤主之。"《伤寒论·辨阴阳易差后劳复病脉证并治》:"大病差后,劳复者,枳实栀子汤主之。若有宿食者,加大黄如博棋子大五六枚。枳实栀子豉汤方:枳实三枚,炙,苦寒;栀子十四枚,擘,苦寒;豉一升,绵裹,苦寒。右三味,以清浆水七升,空煮取四升,内枳实、栀子,煮取二升,下豉,更煮五六沸,去滓,温分再服,覆令微似汗。"《金匮要略·黄疸病脉证并治》:"酒黄疸,心中懊憹,或热痛,栀子大黄汤主之。栀子大黄汤方:栀子十四枚,大黄二两,枳实五枚,豉一升。上四味,以水六升,煮取二升,分温三服。"

由上可见，《伤寒杂病论》中以栀子和豆豉为主体的栀子豉汤，有栀子甘草豉汤、栀子生姜豉汤、栀子大黄汤、枳实栀子豉汤这四个加味方。无论加何药，栀子和豆豉的组合不变，二者可以称为黄金搭档。根据《辅行诀》，栀子和豆豉都有双重的五行互含属性，二者可以互为君臣，如果以栀子（水中火）为君，豆豉（水中木）为臣，则构成了一组能够苦寒泻火的木生火君臣相生组合；如果以豆豉（木中火）为君，栀子（水中木）为臣，又是五行大类水生木和五行小类木生火的君臣相生组合。《辅行诀》这两个版本大泻心汤共同的三味药的处方，栀子、豆豉、升麻，仿照《伤寒论》的命名方式，可以称之为栀子升麻豉汤。栀子升麻豉汤加通草，则是整订稿大泻心汤；栀子升麻豉汤加龙胆草，则是藏经洞本大泻心汤。

第四节　大小泻心汤的药对和角药

一、小泻心汤的药对

（一）通草配淡豆豉，相使药对

整订稿小泻心汤的君药通草和辅臣药淡豆豉构成了相使药对。通草和淡豆豉的五行大类都是木，同气相求；木中火淡豆豉的五行小类火相生木中土通草的五行小类土，火生土。淡豆豉辅助通草，从而提高药效。

（二）通草配升麻，相畏药对

整订稿小泻心汤的君药通草和监臣药升麻构成了相畏药对。木中土通草的五行大类木相克土中火升麻的五行大类土，木克土；土中火升麻的五行小类火相生木中土通草的五行小类土，火生土。通草和升麻之间既相生，又相克，相畏为用。

（三）淡豆豉配升麻，相畏药对

整订稿小泻心汤的辅臣药淡豆豉和监臣药升麻构成了相畏药对。木中火淡豆豉的五行大类木相克土中火升麻的五行大类土，木克土；二者的五行小类都是火，同气相求。淡豆豉和升麻之间既相同，又相克，相畏为用。

二、小泻心汤的角药

综上所述，小泻心汤的三味药，相互之间可以构成三组药对，通草配淡豆豉，相使药对；通草配升麻，相畏药对；淡豆豉配升麻，相畏药对。由此可见，通草、淡豆豉、升麻，这三味药，临床可以作为角药使用，形成泻心土君火的"铁三角"药物组合。

三、大泻心汤的药对

（一）栀子配通草，相使药对

整订稿大泻心汤的君药通草和母辅臣药栀子构成了相使药对。水中火栀子的五行大类水相生木中土通草的五行大类木,水生木;水中火栀子的五行小类火相生木中土通草的五行小类土,火生土。栀子对通草是双生,二者相使为用。

（二）栀子配淡豆豉,相使药对

整订稿大泻心汤的母辅臣药栀子和辅臣药淡豆豉构成了相使药对。水中火栀子的五行大类水相生木中火淡豆豉的五行大类木,水生木;栀子和淡豆豉二者的五行小类相同,都是火,同气相求。栀子对淡豆豉是生中有同,相使为用。

医圣张仲景也使用栀子配淡豆豉的药对。处方包括《金匮要略》栀子豉汤、栀子大黄汤,《伤寒论》栀子豉汤、栀子甘草豉汤、栀子生姜豉汤、枳实栀子豉汤。

清代柯琴《伤寒来苏集》:"栀子苦能泄热,寒能胜热,其形象心,又赤色通心,故除心烦愦愦懊忱结痛等症。豆形象肾,制而为豉,轻浮上行,能使心腹之邪上出于口,一吐而心腹得舒,表里之烦热悉除矣。所以然者,二阳之病发心脾,以上诸证,是心脾热,而不是胃家热,即本论所云有热属藏者。攻之,不令发汗之谓也。若夫热伤气者,少气加甘草以益气,虚热相搏者多呕,加生姜以散邪。栀豉汤,以栀配豉;瓜蒂散,以赤豆配豉,皆心肾交合之义。"

韵伯先生作了精彩的解读,一方面从象形的角度,栀子配豆豉,心肾相交,水火既济;另一方面明确指出本方除"心脾热",正合《辅行诀》"火土一家"之旨,心火与脾土为一家。

北京四大名医之一的施今墨先生也善用栀子配豆豉的药对。施氏认为栀子突出一个"清"字,淡豆豉突出一个"解"字,二药配伍,一清一解,清解合法,发汗解肌,宣透表邪,清泄里热,解郁除烦甚妙。不论普通感冒,还是流行性感冒之发热者,均宜使用。尤其用于治疗外感初热,凡以银翘散或荆防之类热不退,而心下郁烦不适者,应手取效。

国医大师刘尚义也善用栀子配豆豉的药对。刘老将山栀子与淡豆豉配伍使用时,其用量比例通常为1:1,常用剂量为山栀10g和淡豆豉10g。

（三）升麻配栀子,相畏药对

整订稿大泻心汤的监臣药升麻和母辅臣药栀子构成了相畏药对。土中火升麻的五行大类土相克水中火栀子的五行大类水,土克水;二者的五行小类都是火,同气相求。升麻对于栀子是克中有同,栀子对升麻又敬又畏。

（四）醋配栀子,相畏药对

整订稿大泻心汤的母化臣药醋和母辅臣药栀子构成了相畏药对。金中水醋的五行大类金相生水中火栀子的五行大类水,金生水;金中水醋的五行小类水相克水中火栀子的五行大类火,水克火。醋对栀子是生中有克,栀子对醋是又敬又畏。

（五）栀子配戎盐,相畏药对

整订稿大泻心汤的母辅臣药栀子和母监臣药戎盐构成了相畏药对。水中火栀子的五行大类水相克火中土戎盐的五行大类火,水克火;水中火栀子的五行小类火相生火中土戎盐的五行小类土,火生土。栀子对戎盐是克中有生,戎盐对栀子是又敬又畏。

（六）戎盐配醋，相杀药对

整订稿大泻心汤的母监臣药戎盐和母化臣药醋构成了相杀药对。火中土戎盐的五行大类火相克金中水醋的五行大类金，火克金；火中土戎盐的五行小类土相克金中水醋的五行小类水，土克水。戎盐对于醋是双向相克，是双杀。

四、大泻心汤的角药

综上所述，大泻心汤中针对母脏心包相火的三味药，相互之间可以构成三组药对，醋配栀子，相畏药对；栀子配戎盐，相畏药对；戎盐配醋，相杀药对。由此可见，醋、栀子、戎盐，这三味药，临床可以作为角药使用，形成泻心包相火的"铁三角"药物组合。

大小泻心汤的药对和角药总结，详见下表（表10-9）。

表10-9　大小泻心汤的药对和角药总结表

相使药对	通草配淡豆豉	栀子配通草	栀子配淡豆豉
相畏药对	通草配升麻	淡豆豉配升麻	
	升麻配栀子	醋配栀子	栀子配戎盐
相杀药对	戎盐配醋		
角药	通草、淡豆豉、升麻		
角药	栀子、戎盐、醋		

清代张璐《张氏医通》："三黄栀子豉汤：治热病时疫，头痛壮热。三黄汤合栀子豉汤。"整订稿大泻心汤是心包相火和心土君火同泻。张氏所谓的三黄就是黄连、黄芩、大黄，相当于《辅行诀》小泻心包汤。三黄栀子豉汤是小泻心包汤与栀子豉汤的合方，栀子豉汤是大泻心汤的组成部分，因此三黄栀子豉汤也可以视为心包相火和心土君火同泻。

第五节　小补心汤

一、藏经洞本小补心汤

《金匮要略》："胸痹之病，喘息咳唾，胸背痛，短气，寸口脉沉而迟，关上小紧数，瓜蒌薤白白酒汤主之。瓜蒌薤白白酒汤方：瓜蒌实一枚，捣；薤白半升；白酒七升。上三味，同煮，取二升，分温再服。

胸痹不得卧，心痛彻背者，瓜蒌薤白半夏汤主之。瓜蒌薤白半夏汤方：瓜蒌实一枚；薤白三两；半夏半斤；白酒一斗。上四味，同煮，取四升，温服一升，日三服。"

《辅行诀》藏经洞本复原校订稿："小补心汤：治胸痹不得卧，心痛彻背，背痛彻心者方。

瓜蒌一枚,捣;薤白八两,半夏半升,洗去滑。上三味,以白酒七升,煮取二升,温服一升,日再服。一方有桂心,无半夏,当从。"

藏经洞本小补心汤的药味与瓜蒌薤白半夏汤一致,只是药量有所不同。

(一)君药 瓜蒌

《神农本草经》:"瓜蒌,一名地楼。味苦,寒,无毒。治消渴,身热烦满,大热。补虚安中,续绝伤。生川谷及山阴。"《名医别录·中品》:"瓜蒌根,无毒。主除肠胃中痼热,八疸,身面黄,唇干口燥,短气,通月水,止小便利。一名果蠃,一名天瓜,一名泽姑。实,名黄瓜,治胸痹,悦泽人面。茎叶,治中热伤暑。生洪山阴地,入土深者良,生卤地者有毒。二月、八月采根,曝干,三十日成。"陶弘景明确指出瓜蒌实可以治疗胸痹。

《本草纲目》:"时珍曰:瓜蒌,古方全用,后世乃分子、瓤各用。"《神农本草经》时代用瓜蒌实,即全瓜蒌。后世中医将其分为瓜蒌皮和瓜蒌仁。瓜蒌是葫芦科植物栝楼或双边栝楼的干燥成熟果实。瓜蒌皮是栝楼的干燥成熟果皮。功效:清热化痰,利气宽胸。瓜蒌仁是栝楼的干燥成熟种子。功效:润肺化痰,滑肠通便。现代药理研究表明,瓜蒌具有扩张冠状动脉作用,能够提高心肌对缺氧的耐受性,对心肌缺血有明显的保护作用。瓜蒌皮扩张冠状动脉的作用强于瓜蒌仁。

现代《中药学》将瓜蒌归类为"清化热痰药",功效:清热涤痰,宽胸散结,润燥滑肠。《中药学》的分类方法值得商榷。这种分类方法,让人很难理解为什么经方派认为瓜蒌为土王,并且用瓜蒌治疗胸痹,也就是现代医学所谓的冠心病之类。《本草纲目·草之七》:"震亨曰:瓜蒌实治胸痹者,以其味甘性润。甘能补肺,润能降气。胸中有痰者,乃肺受火逼,失其降下之令。今得甘缓润下之助,则痰自降,宜其为治嗽之要药也。且又能洗涤胸膈中垢腻郁热,为治消渴之神药……时珍曰:张仲景治胸痹痛引心背,咳唾喘息,及结胸满痛,皆用瓜蒌实。乃取其甘寒不犯胃气,能降上焦之火,使痰气下降也。成无己不知此意,乃云苦寒以泻热。盖不尝其味原不苦,而随文附会尔。"八月时瓜蒌色黄如熟柿子,得长夏之土气,"名黄瓜",黄色属土,味甘亦属土,故瓜蒌属土中土,为土王。《辅行诀》保留心五行属土的理论,心不足,以土王瓜蒌补之。关于瓜蒌一枚的重量,柯雪帆教授实测,小者约40g,中者约70g,大者约120g。如果取中者70g,大概相当于经方中的八两至九两,与本方中"薤白八两"基本一致。

(二)辅臣药 酒

东汉曹操《短歌行》:"慨当以慷,忧思难忘。何以解忧?唯有杜康!"杜康是大众耳熟能详的酒神。实际上,中国历史上有两位酒神,杜康和仪狄,二人都是酒的发明人。

战国吕不韦《吕氏春秋·审分览·勿躬》:"大桡作甲子,黔如作虏首,容成作历,羲和作占日,尚仪作占月,后益作占岁,胡曹作衣,夷羿作弓,祝融作市,仪狄作酒,高元作室,虞姁作舟,伯益作井,赤冀作臼,乘雅作驾,寒哀作御,王冰作服牛,史皇作图,巫彭作医,巫咸作筮,此二十官者,圣人之所以治天下也。"西汉刘向《世本》:"帝女仪狄作酒醪,变五味,杜康作酒。"西汉刘向《战国策·魏策·梁王魏婴觞诸侯于范台》:"昔者,帝女令仪狄作酒而美,进之禹,禹饮而甘之,遂疏仪狄,绝旨酒,曰:'后世必有以酒亡其国者。'"汉许慎《说文解字·酉部》:"酒:就也,所以就人性之善恶。从水从酉,酉亦声。一曰造也,吉凶所造也。古者仪狄作酒醪,禹尝之而美,遂疏仪狄。杜康作秫酒。"《说文解字·巾部》:"古者少康初作箕、帚、秫酒。少康,杜康也,葬长垣。"晋代文人江统《酒诰》:"酒之所兴,肇自上皇;或云仪狄,一曰杜康。有饭不尽,委之空桑,积郁成味,久蓄气芳,本出于此,不由奇方。"北宋朱肱《酒经》:"酒之作尚矣。仪狄作酒醪,杜康作秫酒。岂以善酿得名,盖抑始于此耶?"

通过以上典籍,我们可以知道,仪狄发明的酒是酒醪,即黄酒。杜康发明的酒是秫酒,"秫",音"shú",高粱的别称。秫酒就是高粱酒。

经方著作中的白酒和现代的白酒完全不同。《辅行诀》小补心汤用"白酒",《伤寒杂病论》的瓜蒌薤白白酒汤用"白酒",炙甘草汤和当归四逆加吴茱萸生姜汤用"清酒","白酒"和"清酒"实际上都是古代的黄酒。黄酒源于中国,与啤酒、葡萄酒并称世界三大古酒。中国古人独创酒曲复式发酵法,黄酒南方以糯米(北方称江米)为原料酿造,北方以大米(稻米)、黍米(黄米)、粟(小米)为原料酿造,一般乙醇含量为14%~20%,属于低度酿造酒。其中以糯米酿的黄酒最佳,口味醇厚。黄酒,顾名思义是黄颜色的酒,但这种说法并不恰当。在古代,酒的过滤技术并不成熟时,酒呈混浊状态。将酒装入器皿中,其上面的部分微透明,比较清稀,就是所谓的"清酒",不是现代中国人所熟知的日本清酒;而下面的部分较稠浊,颜色较白而不透明,就是所谓的"白酒",又称"浊酒"。诗仙李白《行路难》:"金樽清酒斗十千,玉盘珍羞直万钱。停杯投箸不能食,拔剑四顾心茫然。"诗魔白居易《快活》:"可惜莺啼花落处,一壶浊酒送残春。可怜月好风凉夜,一部清商伴老身。"弘一法师李叔同《送别》:"一杯浊酒尽余欢,今宵别梦寒。"为了避免产生歧义,本书将经方中的"清酒""浊酒""白酒"统称为黄酒。黄酒色黄,以五谷为原料,五行大类属土;酿造成酒之后有火性,性温热,五行小类属火,故黄酒属土中火。黄酒与整订稿大补心汤中的白截浆关系密切,将在后文阐述。

(三) 化臣药　薤白

葱属植物是一个庞大的家族,全世界约有400~500种,主要分布在北半球。我国有120种,入药的主要有13种,比如葱白、大蒜、韭菜、薤白等。李时珍《本草纲目·菜之一》:"五荤即五辛,谓其辛臭昏神伐性也。练形家以小蒜、大蒜、韭、芸苔、胡荽为五荤,道家以韭、薤、蒜、芸苔、胡荽为五荤,佛家以大蒜、小蒜、兴渠、慈葱、葱为五荤……昔人正月节食五辛以辟疠气,谓韭、薤、葱、蒜、姜也。"薤白是五辛之一,具有辛味发散的特性。因此,现代《中药学》将薤白归类为"理气药",功效:通阳散结,行气导滞。

薤白,也是葱属植物,外观像葱和蒜的结合体。《神农本草经》:"薤,味辛,温,无毒。主金疮疮败,轻身不饥耐老。生平泽。"《名医别录·中品》:"薤,味苦,无毒。归骨,菜芝也。除寒热,去水气,温中,散结,利病患,诸疮中风寒水肿以涂之。生鲁山。"《素问·脏气法时论》:"肺色白,宜食苦,麦、羊肉、杏、薤皆苦。"《灵枢·五味》:"五菜:葵甘,韭酸,藿咸,薤苦,葱辛……心病者,宜食麦羊肉杏薤。"药王孙思邈认为:"薤白,心病宜食之。"薤白味苦,为肾菜,五行大类属水;色白,五行小类属金,故为水中金。由于其能够"去水气",具有土之性,五行小类属土,又为水中土。

《金匮要略》瓜蒌薤白白酒汤证与瓜蒌薤白半夏汤证虽同为胸痹,但轻重缓急有别。前者"喘息咳唾,胸背痛,短气",后者"不得卧,心痛彻背",显然前轻后重。前方白酒用七升,后方白酒用一斗,病重则药增;前方薤白用半斤,后方不应当骤减到三两,此处恐有传抄讹误,应当仍用半斤,即八两。《辅行诀》藏经洞本小补心汤方中薤白为八两,正与当时的半斤相同。

(四) 母佐药 / 母臣药 半夏

《礼记·月令》将半夏列为物候之品,谓之"五月半夏生,盖当夏之半也,故名。"相声大师侯宝林在作品中有一首中药谜语,"眼看来到五月中(半夏),佳人买纸糊窗棂(防风),丈夫服役三年整(当归),一封书信半字空(白芷)。"五月中正是夏季的一半,谓之半夏。清代褚人获编的《坚瓠集》中载有两封苏州詹氏夫妇的两地情书,亦通篇皆用药名,其中也有半夏。妻子写给丈夫的信中含有十二味中药:"槟榔一去,已过半夏,岂不当归耶?谁使君子,效寄生缠绕他枝,令故园芍药花开无主矣。妾仰观天南星,下视忍冬藤,盼不见白芷书,茹不尽黄连苦!古诗云,豆蔻不消心上恨,丁香空结雨中愁。奈何!奈何!"丈夫给妻子的回信也包含十二味中药:"红娘子一别,桂枝香已凋谢矣!几思菊花茂盛,欲归紫苑,奈常山路远,滑石难行,姑待从容耳!卿勿使急性子,骂我苍耳子,明春红花开时,吾与马勃、杜仲结伴返乡,至时自有金相赠也。"

《神农本草经》:"半夏,味辛,平,有毒。治伤寒寒热,心下坚,下气,喉咽肿痛,头眩胸胀,咳逆肠鸣,止汗。"《名医别录·下品》:"半夏,生微寒,熟温,有毒。主消心腹胸中膈痰热满结,咳嗽上气,心下急痛坚痞,时气呕消痈肿,胎堕,治痿黄,悦泽面目。生令人吐,熟令人下。用之汤洗,令滑尽。一名守,一名示姑。生槐里。五月、八月采根,曝干。"

《神农本草经》谓半夏味辛,《名医别录》谓其"生令人吐",生半夏有催吐的功效。现代药理学研究表明生半夏对口腔、喉头、消化道黏膜有强烈的刺激性,可导致失音、呕吐、水泻等副作用,严重的喉头水肿可致呼吸困难,甚至窒息。因此需要通过炮制来减毒,就是制半夏。现代药理学研究表明各种半夏炮制品均有明显的镇咳作用,与可待因相似但作用较弱,且有一定的祛痰作用;并且可抑制呕吐中枢而发挥镇吐作用。生半夏催吐,制半夏止吐。制半夏包括法半夏、姜半夏、清半夏,法半夏用生石灰、甘草混悬液炮制,姜半夏用姜汁、白矾炮制,清半夏用白矾水炮制。炮制之后,总生物碱的含量:生半夏>法半夏>姜半夏>清半夏,三种制半夏,法半夏的总生物碱含量最高。也有学者指出,所谓半夏"有毒",是指半夏不经煎煮,直接口服,会导致半夏含有的黏液刺激喉咙。如果按照陶弘景的办法"用之汤洗,令滑尽",或者半夏经水煎煮之后,基本没有毒性。因此有些老中医不用制半夏,只用生半夏,认为生半夏的效果好于各种制半夏。

现代《中药学》将半夏归类为"化痰止咳平喘药之温化寒痰药",功效:燥湿化痰,降逆止呕,消痞散结。这种归类方法很可能是因为后世中医主要用半夏来止咳化痰。半夏味咸,五行大类属火。《神农本草经》认为半夏味辛,五行小类属木,故为火中木。半夏之根茎生于五月,成于八月,得火气最全,火热至极,故为火中火,是火王。

从《易经》卦象上看,半夏是白颜色、圆形、辛辣,这些特质都符合乾卦的特点。这个像乾卦一样的药物,它又生长在地下,地代表坤,那就构成了上面是坤卦、下面是乾卦的"地天泰"卦。它所对应的病象,刚好上面是乾,下面是坤,叫"天地否"卦。谈到否卦,我们可以联想到适合用半夏治疗的病就是痞证。"痞"是天气不能下降,地气不能上升导致的一个病证,把"否极泰来"的这个"否"加个病字旁就成了"痞"证了。上焦心肺之气不能下降,下焦肝肾之气不能上升,阻滞于中焦,中焦脾寒而胃热,寒热错杂。《伤寒杂病论》中的半夏泻心汤、生姜泻心汤、甘草泻心汤就是治疗这类痞证的代表处方,而这三个处方的君药都是半夏。半夏具有转"否"为"泰"的作用。现代《中药学》将半夏的这种功效称为"消痞散结"。

《黄帝内经》中半夏秫米汤治疗目不瞑,也就是失眠,后世很多医家解释该处方是治疗"胃不和则卧不安",实际上这种解释多为人云亦云,没有仔细看《黄帝内经》原文。《灵枢·邪客》:"黄帝问于伯高曰:夫邪气之客人也,或令人目不瞑不卧出者,何气使然?伯高曰:五谷入于胃也,其糟粕津液宗气,分为三隧。故宗气积于胸中,出于喉咙,以贯心脉,而行呼吸焉。营气者,泌其津液,注之于脉,化以为血,以荣四末,内注五脏六腑,以应刻数焉。卫气者,出其悍气之慓疾,而先行于四末分肉皮肤之间,而不休者也。昼日行于阳,夜行于阴,常从足少阴之分间,行于五脏六腑,今厥气客于五脏六腑,则卫气独卫其外,行于阳,不得入于阴。行于阳则阳气盛,阳气盛则阳跷陷,不得入于阴,阴虚,故目不瞑。黄帝曰:善。治之奈何?伯高曰:补其不足,泻其有余,调其虚实,以通其道,而去其邪。饮以半夏汤一剂,阴阳已通,其卧立至。黄帝曰:善。此所谓决渎壅塞,经络大通,阴阳和得者也。愿闻其方。伯高曰:其汤方以流水千里以外者八升,扬之万遍,取其清五升,煮之,炊以苇薪火,沸置秫米一升,治半夏五合,徐炊,令竭为一升半,去其滓,饮汁一小杯,日三稍益,以知为度,故其病新发者,覆杯则卧,汗出则已矣。久者,三饮而已也。"

原文明确表明失眠原因是阳胜阴虚,阳不入阴,营卫不和,"阴虚,故目不瞑",本质是相火不足于下,反而浮越在上,扰乱心神,君火妄动,神不守舍,故而不寐。根据《辅行诀》,半夏是火中火,补心包相火而引火归元,潜阳入阴,治疗轻度失眠"覆杯则卧",重度失眠则"三饮而已"。温病学家吴鞠通以擅长使用半夏而闻名,并提出半夏"一两降逆,二两安眠"。《用药传奇:中医不传之秘在于量》的作者王幸福先生,也善用半夏秫米汤治疗失眠,并且总结了两个秘诀,一是大量,二是晚服。大量是半夏少则90g,多则120g,量少则疗效不佳;晚服是白天不要服药,晚饭时服药1次,临睡前1小时服药1次。王先生认为本方治疗失眠的效果强于安定类西药和酸枣仁、合欢皮等安神助眠类中药。

藏经洞本小补心汤"半夏半升",使用的是容量单位。柯雪帆教授实测,半夏半升约42g,相当于汉制三两,重量大约是瓜蒌中者一枚(70g)的2/3,因此属于佐药。如果按照《金匮要略》瓜蒌薤白半夏汤的剂量"半夏半斤",即八两,则瓜蒌、薤白、半夏三者的药量都是八两,半夏属于臣药。

(五)藏经洞本小补心汤方解

藏经洞本小补心汤方解,详见下表(表10-10)。

表10-10　藏经洞本小补心汤方解表

方解	君药	辅臣药	化臣药	母佐药／母臣药
藏经洞本 小补心汤	瓜蒌 八两	黄酒 七升	薤白 八两	半夏 三两／八两
补心土君火 补心包相火 火土一家 水土合德	土中土 土补土 土王 用味甘 补土用	土中火 土补土 用味甘 补土用 火生土 辅助君药	水中土 水中金 用味苦 泻心包相火	火中火 火土一家 火生土 化味 用味咸 补心包相火 水土合德 苦甘化咸

方解：藏经洞本小补心汤是《辅行诀》"火土一家"和"水土合德"理念的综合应用，其组成是两土一水一火，两甘一苦一咸，两补一泻一化，心土君火与心包相火同补。瓜蒌为土中土，味甘属土，果色黄属土，故属土中土，为土王，方中之君药，补心土君火。黄酒为土中火，五行小类火生土，辅助君药，属于辅臣药，瓜蒌和黄酒是两补。薤白为水中土和水中金，水克火，以克为泻，一泻用味苦，为方中之化臣药。另外，《辅行诀》还有"水土合德"的理念，两补的甘味药与一泻的苦味药相合而有德。半夏为火中火，火王，用味咸，补心包相火，则两补的甘味药与味咸的半夏又符合"火土一家"的理念。最后，两补的甘味药与一泻的苦味药，三者苦甘化咸，咸补心包相火，故半夏属于母臣（佐）药。

用量和煎服法："上三味，以白酒七升，煮取二升，温服一升，日再服。"瓜蒌、薤白、半夏三者的药量都是八两，按照脏腑杂病可以折算为192g，按照外感天行病可以折算为375g。用黄酒1 400ml，煎取药液400ml，温服，每日2次，每次200ml。

二、整订稿小补心汤

《辅行诀五脏用药法要》整订稿："小补心汤：治胸痹不得卧，心痛彻背，背痛彻心者方。瓜蒌一枚，捣；牡桂、干姜、薤白，各三两。右四味，以水八升，煮取四升，温服二升，日再服。"

胸痹，类似于现代医学的冠心病。藏经洞本小补心汤与张仲景之瓜蒌薤白半夏汤方剂组成相同，主治亦同。整订稿小补心汤，用瓜蒌、薤白，不用半夏、白酒，而用牡桂、干姜。

（一）君药　瓜蒌

如前所述。

（二）辅臣药　肉桂

详见第八章第六节。

（三）监臣药　干姜

详见第三章第五节。

（四）化臣药　薤白

如前所述。

（五）整订稿小补心汤方解

整订稿小补心汤方解，详见下表（表10-11）。

表10-11　整订稿小补心汤方解表

方解	君药	辅臣药	监臣药	化臣药
整订稿 小补心汤	瓜蒌 六两	肉桂 三两	干姜 三两	薤白 三两
补心土君火 火土一家 水土合德	土中土 土补土 土王 用味甘 补心土君火	土中火 土补土 用味甘 补心土君火 火生土 资助瓜蒌	木中水 木克土 用味辛 泻心土君火	水中土 化味 用味苦 甘辛化苦 除"心苦涣"

方解：心五行属土，心土不及，是心土君火用虚、体实，应当补用、泻体。整订稿小补心汤组成是两土一木一水，两甘一辛一苦，两补一泻一化。

《辅行诀》"阳进为补，其数七"，从心土用味甘这个位置开始，逆时针方向旋转七个位置至肾水，体味甘。甘味为心土之用味，肾水之体味，两甘同气相求，谓之"水土合德"。又"火土一家"，甘味补心土君火之用。

瓜蒌属土中土，为土王，为君药，其五行、用味均补益心土君火之用。肉桂属土中火，五行小类属火，火生土，滋助君药瓜蒌，为辅臣药。瓜蒌、肉桂是两补，补益心土君火，所谓"以甘补之"。

干姜属木中水，木克土，用味辛，补心土之体而泻心土之用，所谓"辛泻之"。干姜的作用是补中有泻，避免瓜蒌、肉桂补土太过而壅滞不化，从而补而不滞，为监臣药。干姜是一泻，泻心土君火。

薤白属水中土，用味苦，故薤白为化臣药，这是方中之苦味。另外，瓜蒌、肉桂用味甘与干姜用味辛，辛甘化苦，这是体用合化产生的苦。"火土一家"，心火与脾土为一家。苦味可以除"心苦涣"，苦味还可以燥湿，除脾土之苦"湿"。所谓"脾苦湿，急食苦以燥之"，体现了《辅行诀》"水土合德"的理念。

全方两补心土君火，一泻心土君火，一化除"心苦涣"。两补，即以两味甘土药瓜蒌、肉桂，补心土君火；一泻，即以一味辛木药干姜，补心土君火之体而泻心土君火之用；一化，即以一味苦水药薤白为化味，急食以除"心苦涣"。因此，整订稿小补心汤四味药是两土一木一水、两甘一辛一苦、两补一泻一化的组方格局。

用量和煎服法："右四味，以水八升，煮取四升，温服二升，日再服。"全方四味药，实测瓜蒌中者一枚70g，大者一枚120g，折算为5~8两，取中间值约是6两。肉桂、干姜、薤白，都是三两,君药与臣药的比例是 3∶1。总药量 15 两,按照脏腑杂病可以折算为 125g,按照外感天行病可以折算为 235g。"以水八升,煮取四升",用 1 600ml 水,煎取药汤 800ml。"温服二升,日再服",温服,每次服用 400ml,每天服用 2 次。对于有生命危险的胸痹,小补心汤的药物剂量和服用量均高于其他脏腑小补方。

第六节　大补心汤

一、藏经洞本大补心汤

《金匮要略·胸痹心痛短气病脉证治》:"胸痹心中痞,留气结在胸,胸满,胁下逆抢心,枳实薤白桂枝汤主之,人参汤亦主之。枳实四枚,厚朴四两,薤白半斤,桂枝一两,瓜蒌一枚,捣。上五味,以水五升,先煮枳实、厚朴,取二升,去滓,内诸药,煮数沸,分温三服。"

《辅行诀》藏经洞本复原校订稿:"大补心汤,治胸痹不得卧,心中痞坚,气结在胸,时从胁下逆抢心,心痛无奈者方。瓜蒌一枚,捣;薤白八两,半夏半升,洗去滑;枳实熟,厚朴、生姜切,各二两,桂枝一两。上七味,以白酨浆一斗,煮取四升,每服二升,日再。一方有杏仁半升,熬,无半夏,当从。又:邪客心包则胸胁支满,心中澹澹大动,若车马惊,面赤目黄,喜笑不休,或吐衄血,口舌生疮。虚则血气少,善悲,久不已,发癫仆。"

藏经洞本大补心汤不用水而用白酨浆煎药。笔者认为,考虑到前面的小补心汤用黄酒,因此,大补心汤仍应该用黄酒,而不是改为白酨浆。藏经洞本大补心汤用土中火黄酒,整订稿大补心汤用金中金白酨浆。

藏经洞本大补心汤比小补心汤多了枳实、厚朴、生姜、桂枝这四味药。笔者认为,藏经洞本大补心汤不应该有生姜。因为根据脏腑大小补泻方的组方规律,大补方应当是七味药,八味药的处方与全书规律不相符合。对比《金匮要略》枳实薤白桂枝汤,笔者认为藏经洞本大补心汤比小补心汤增加了枳实、厚朴、桂枝这三味药,两金一木。

(一)子佐药　枳实

详见第八章第二节。

(二)子佐药　厚朴

《神农本草经》:"厚朴,味苦,温,无毒。治中风、伤寒、头痛,寒热、惊悸气,血痹,死肌,去三虫。生山谷。"《名医别录·中品》:"浓朴,大温,无毒。主温中,益气,消痰,下气,治霍乱及腹痛,胀满,胃中冷逆,胸中呕不止,泄痢,淋露,除惊,去留热,止烦满,浓肠胃。一名浓皮,一名赤朴。其树名榛,子名逐杨。治鼠瘘,明目,益气。生交趾、宛朐。三月、九月、十月采皮,阴干。"《本草纲目·木之二》:"时珍曰:其木质朴而皮浓,味辛烈而色紫赤,故有浓朴、烈、赤诸名。"

现代《中药学》将厚朴归属"化湿药",功效:燥湿,行气,消积,消痰平喘。"燥湿"功效是由于其苦味、性温,"行气,消积,消痰平喘"是肺金肃降的功效。厚朴得九月、十月肺金肃降之气,故能"下气",五行大类属金;味苦属水,五行小类属水,故为金中水。时珍谓厚朴"味辛烈",五行小类属木,故又为金中木。

以枳实和厚朴均属金中水,同则相须,则二者是一个相须药对;以厚朴属金中木,枳实属金中水,水生木,枳实相生厚朴,则二者是一个相使药对。医圣张仲景使用这个相须药对的处方包括:《金匮要略》枳实薤白桂枝汤、厚朴三物汤、厚朴七物汤、厚朴大黄汤、小承气汤、大承气汤、麻子仁丸,《伤寒论》栀子厚朴汤、小承气汤、大承气汤、麻子仁丸。

(三) 子佐药 桂枝

详见第八章第六节。

(四) 藏经洞本大补心汤方解

藏经洞本大补心汤方解,详见下表(表 10-12)。

表 10-12　藏经洞本大补心汤方解表

方解	君药	辅臣药	化臣药	监佐药	子佐药	子佐药	子监臣药
藏经洞本 大补心汤	瓜蒌 八两	黄酒 十升	薤白 八两	桂枝 一两	厚朴 二两	枳实 二两	半夏 八两
子能令母实 虚者补其子 本脏子脏 同补 补心土君火 补肺金 培土生金	土中土 土补土 土王 用味甘 补心土	土中火 土补土 用味甘 补心土 火生土 辅助君药	水中土 化味 用味苦 甘辛化苦 苦燥湿	木中木 木克土 用味辛 补土体 泻土用	金中木 金中水 金补金 用味酸 补肺金	金中水 金补金 用味酸 补肺金	火中火 火克金 用味咸 克肺金

方解:藏经洞本大补心汤以心的五行属土组方,是培土生金法的典型应用。《难经》云"子能令母实",故虚者补其子。心土君火为病,心土为本脏,肺金为子脏,土生金,心土生肺金。心土君火不及而虚,大补心汤是心土君火和肺金同补,培土生金。

瓜蒌、黄酒,土药补心土,是两补;桂枝,木克土,泻心土,是一泻;薤白,用味苦,甘辛化苦,是化味,是一化。这四味药是针对本脏心土的两补、一泻、一化。

枳实、厚朴,两味金药补肺金,是两补;半夏,火克金,泻肺金,是一泻。这三味药是针对子脏肺金两补、一泻。

藏经洞本大补心汤由针对心土君火的两补一泻一化的四味药和针对肺金的两补一泻的三味药组成。培土生金,培心土而生肺金。主于补泻者为君,助我者为辅,克我者为监,我克者为化,生我者为母,我生者为子,臣药的用量与君药相同,佐药的药量小于君药和臣药。

另外,枳实属金中水,厚朴属金中水,桂枝属木中木,这三味药还蕴含了《辅行诀》金木交互、酸辛化甘的理念,以甘补土。

用量和煎服法：不计黄酒，固体药物总剂量是二十九两，按照脏腑杂病可以折算为232g，按照外感天行病可以折算为453g。这是24首脏腑大小补泻方中用量最大的一首。"黄酒一斗，煮取四升，每服二升，日再。"用黄酒2 000ml，煎取药汤800ml，温服，每次服用400ml，每天服用2次。胸痹重症，性命攸关，故以大剂量猛药挽狂澜于既倒。

二、整订稿大补心汤

《辅行诀五脏用药法要》整订稿："大补心汤：治胸痹，心中痞满，气结在胸，时从胁下逆抢心，心痛无奈者方。瓜蒌一枚，捣；牡桂、干姜、白酨浆一斗，薤白、五味子、半夏，洗去滑，各三两。右七味，煮取四升，每服二升，日再。心包气实者，受外邪之动也，则胸胁支满，心中澹澹大动，面赤目黄，善笑不休。虚则血气少，善悲，久不已，发癫仆。"

大补心汤证是从小补心汤证发展、加重而来，病位已经不限于胸背，还包括胁下，"时从胁下逆抢心"，心胸疼痛也到了无奈的程度。

整订稿大补心汤增加了三味药，白酨浆、五味子、半夏。

（一）子君臣药　白酨浆

白酨浆是不是酒呢？可以肯定不是酒。《素问·上古天真论》曰："今时之人不然也，以酒为浆，以妄为常，醉以入房，以欲竭其精，以耗散其真。"把酒当作浆来喝会毁掉身体。笔者认为白酨浆之味主要是酸，因此不是以辛辣味为主的酒，也不是谷物酿造的黄酒或者高粱酒，而是味酸的醪糟。

酨，音 zài。《尔雅》："酨，浆也。"《说文解字注》："酨，酢浆也。"酢即醋，醋是酿酒的副产品，所谓"酒败成醋"。酨一定与酒、醋有密切的关系。酨，就是酸味的浆。白酨浆，《神农本草经》《名医别录》均无记载。

徐灵胎《伤寒论类方》："浆水即淘米泔水，久贮味酸为佳。"提出浆水就是味酸的淘米水。元代朱震亨、明代王肯堂、现代聂惠民等医家支持这种说法。问题是书中没有指出是用什么米。大米？小米？还是其他谷物？

《本草纲目·水部》："嘉谟曰：浆，酢也。炊粟米热，投冷水中，浸五六日，味酢，生白花，色类浆，故名。若浸至败者，害人……调中引气，宣和强力，通关开胃止渴，霍乱泄利，消宿食。宜作粥薄暮啜之，解烦去睡，调理腑脏。煎令酸，止呕哕，白人肤，体如缯帛（《嘉祐》）。利小便（时珍）。"粟米就是北方人所说的小米。把煮熟的小米浸泡到凉水中五六天，产生酸味之后的浆水，类似于醋，就是白酨浆。当然，浸泡的时间要控制好，如果过久，则对人体有害。伤寒学家郝万山先生支持这种说法。

有学者认为白酨浆是仲景所用的"清浆水"。《伤寒论·辨阴阳易差后劳复病证并治》："枳实栀子豉汤方：枳实三枚，炙，苦寒；栀子十四枚，擘，苦寒；豉一升，绵裹，苦寒。右三味，以清浆水七升，空煮取四升，内枳实、栀子，煮取二升，下豉，更煮五六沸，去滓，温分再服，覆令微似汗。"胥荣东先生认为"清浆水"是由小麦面团在清水中反复漂洗，并将面中丝筋尽抓挪出而成。小麦秋季播种，冬日孕育，春天生长，夏季收割，秉四时之气，得土气最厚，为五谷之首。味甘，性平，微寒，通心脾二经。具有健脾益气，养心除烦，清热止渴之功。

衣之镖先生认为《辅行诀》的白酨浆和《伤寒论》的白酒,都是南北朝贾思勰《齐民要术》中的白醪。《齐民要术》记载了大酢法、秫米神酢法、秫米酢法、大麦酢法、烧饼作酢法、神酢法,共同点是"七月七日取水作之",大多数需要"三七日",也就是二十一天制作完成。

综上所述,白酨浆,首先是由谷物制作而成的浑浊液体,其次,其颜色为白色。无论白酨浆到底是由何种谷物酿制而成,其味酸属金,色白属金,故为金中金。笔者认为白酨浆是醪糟。临床中为了简便有效,符合金中金的属性,白酨浆可以首选醪糟、次选白醋来代替。醪糟和白醋皆味酸,色白,患者购买和使用也很方便。

(二) 子辅臣药　五味子

详见第八章第七节。

(三) 子监臣药　半夏

详见第十章第五节。

(四) 整订稿大补心汤方解

整订稿大补心汤方解一,详见下表(表10-13)。

表10-13　整订稿大补心汤方解表一

方解	君药	辅臣药	监臣药	化臣药	子君臣药	子辅臣药	子监臣药
整订稿 大补心汤	瓜蒌 六两	肉桂 三两	干姜 三两	薤白 三两	五味子 三两	白酨浆 十升	半夏 三两
虚则补子 本子同补	土中土 土补土 心土王	土中火 土补土	木中水 木克土	水中土 化味	金中土 金补金	金中火 金补金	火中火 火克金 相火王
补心土 补肺金 培土生金	用味甘 补心土用	用味甘 补心土用 火生土 资助君药	用味辛 补心土体 泻心土用	用味苦 甘辛化苦 除土 苦"湿"	用味酸 补肺金用	用味酸 补肺金用	用味咸 补肺金体 泻肺金用

整订稿大补心汤方解二,详见下表(表10-14)。

表10-14　整订稿大补心汤方解表二

方解	君药	辅臣药	监臣药	化臣药	子君臣药	子辅臣药	子监臣药
整订稿 大补心汤	瓜蒌 六两	肉桂 三两	干姜 三两	薤白 三两	白酨浆 十升	五味子 三两	半夏 三两
虚则补子 本子同补	土中土 土补土 心土王	土中火 土补土	木中水 木克土	水中土 化味	金中金 金补金 金王	金中土 金补金	火中火 火克金 相火王
补心土 补肺金 培土生金	用味甘 补心土用	用味甘 补心土用 火生土 资助瓜蒌	用味辛 补心土体 泻心土用	用味苦 甘辛化苦 除土 苦"湿"	用味酸 补肺金用	用味酸 补肺金用 土生金 资助 白酨浆	用味咸 补肺金体 泻肺金用

注：五味子和白蔹浆都有两个五行互含的属性，作为方中针对子脏肺金的药物，其君臣位置可以互换，于理皆通。鉴于《辅行诀》小补方的君药都用王药，故以白蔹浆为子君臣药，五味子为子辅臣药，更为合理。

方解：所有脏腑大补方都是方中有方，本子同补，补中有泻，补泻同施。大补心汤是培土生金法的典型应用。心肺同补，增强神经系统、循环系统和呼吸系统的功能。大补心汤由原来针对本脏心土的小补心汤的两补一泻一化的四味药，加上针对子脏肺金的两补一泻的三味药而成。

本方名为大补心汤，其实是本子同补，即本脏和子脏同补，心土和肺金同补，使得本脏心土得到子脏肺金的滋助，将《难经》"子能令母实"的原则转化为"虚则补其子"的治法。徐大升《五行相生相克宜忌》曰："强土得金，方化其顽。"

另外，白蔹浆属金中金，五味子属金中土，干姜属木中水，这三味药还蕴含了《辅行诀》金木交互、酸辛化甘的理念，以甘补土。

用量和煎服法：全方七味药，是一君、六臣的组方格局。君药用量六两，液体药物白蔹浆之外的五味臣药用量均是三两。固体药物总量二十一两，按照脏腑杂病可以折算为158g，按照外感天行病可以折算为328g。"白蔹浆一斗，煮取四升，每服二升，日再。"用白蔹浆2 000ml，煎取药汤800ml，温服，每次服用400ml，每天服用2次。胸痹重症，性命攸关，故以大剂量猛药挽狂澜于既倒。

通过整订稿小大补心汤、藏经洞本小大补心汤与《金匮要略》瓜蒌薤白白酒汤、瓜蒌薤白半夏汤、枳实薤白桂枝汤的综合比较，可以发现整订稿《辅行诀》的组方用药严格遵循《汤液经法》的规律，而藏经洞本《辅行诀》的组方用药与《伤寒杂病论》更加接近。仲景传承《汤液经法》的同时，还"博采众方"，所以其著作的组方用药规律与《汤液经法》相比已经发生了变化。

第七节　大小补心汤的药对和角药

一、整订稿小补心汤的药对

（一）瓜蒌配肉桂，相使药对

小补心汤的君药瓜蒌和辅臣药肉桂构成了相使药对。土中土瓜蒌和土中火肉桂二者的五行大类相同，都是土，同气相求；肉桂的五行小类火对瓜蒌的五行小类土形成相生，火生土。肉桂辅助瓜蒌，从而提高药效。

医圣张仲景的相关应用做了调整，将肉桂替换为桂枝。处方包括《金匮要略》柴胡桂枝干姜汤、瓜蒌桂枝汤、枳实薤白桂枝汤，《伤寒论》柴胡桂枝干姜汤。

(二) 瓜蒌配薤白,相畏药对

小补心汤的君药瓜蒌和化臣药薤白构成了相畏药对。土中土瓜蒌的五行大类土克制水中土薤白的五行大类水,土克水;瓜蒌的五行小类土与薤白的五行小类土,同气相求。瓜蒌对薤白是克中有同,恩威并施;薤白对瓜蒌是又敬又畏。二药皆有行气通阳之功,瓜蒌偏于降,薤白偏于升。二药配伍,一降一升,相得益彰,共畅胸中大气,奏通阳散结、行气祛痰之效。

仲景用瓜蒌配薤白的药对,例如《金匮要略》瓜蒌薤白白酒汤和瓜蒌薤白半夏汤。

北京四大名医之一的施今墨先生善用瓜蒌配薤白的药对。二药伍用,一散一收,一通一降,通阳行气、清肺祛痰、散结止痛、润肠通便益彰。

(三) 肉桂配薤白,相畏药对

小补心汤的辅臣药肉桂和化臣薤白构成了相畏药对。土中火肉桂的五行大类土克制水中土薤白的五行大类水,土克水;肉桂的五行小类火相生薤白的五行小类土,火生土。肉桂对于薤白是克中有生,薤白对肉桂是又敬又畏。

医圣张仲景做了调整,将肉桂替换为桂枝,例如《金匮要略》枳实薤白桂枝汤。

(四) 瓜蒌配干姜,相杀药对

小补心汤的君药瓜蒌和监臣药干姜构成了相杀药对。木中水干姜的五行大类木克制土中土瓜蒌的五行大类土,木克土;土中土瓜蒌的五行小类土克制木中水干姜的五行小类水,土克水。二者相互克制,相杀、互杀而相成。

(五) 干姜配肉桂,相杀药对

小补心汤的监臣药干姜和辅臣药肉桂构成了相杀药对。木中水干姜的五行大类木克制土中火肉桂的五行大类土,木克土;木中水干姜的五行小类水克制土中火肉桂的五行小类火,水克火。干姜对肉桂是双向克制,干姜双杀肉桂。

二、整订稿小补心汤的角药

小补心汤的四味药,君药瓜蒌与其他三味药可以分别组成三个药对:瓜蒌配肉桂,相使药对;瓜蒌配薤白,相畏药对;瓜蒌配干姜,相杀药对。辅臣药肉桂和化臣药薤白构成了相畏药对,监臣药干姜和辅臣药肉桂构成了相杀药对。因此,瓜蒌、肉桂、干姜、薤白,这四味药,可以作为角药使用。

三、整订稿大补心汤的药对

(一) 瓜蒌配半夏,相使药对

大补心汤的君药瓜蒌和子监臣药半夏构成了相使药对。火中火半夏的五行大类火和五行小类火均相生土中土瓜蒌的五行大类土和五行小类土,火生土,是双生。瓜蒌、半夏均能化痰,因此相使为用。

医圣张仲景使用瓜蒌配半夏的药对。处方包括《金匮要略》柴胡去半夏加瓜蒌汤、瓜蒌薤白半夏汤,《伤寒论》小陷胸汤。

（二）五味子配白蔹浆，相使药对

大补心汤的子辅臣药五味子和子君臣药白蔹浆构成了相使药对。二者的五行大类都是金，同气相求；金中土五味子的五行小类土相生金中金白蔹浆的五行小类金，土生金。二者同中有生，相使为用。

（三）薤白配半夏，相畏药对

小补心汤的化臣药薤白和子监臣药半夏构成了相畏药对。水中土薤白的五行大类水相克火中火半夏的五行大类火，水克火；火中火半夏的五行小类火相生水中土薤白的五行小类土，火生土。二者之间既有相生，又有相克，故相畏为用。

医圣张仲景使用薤白配半夏的药对，例如《金匮要略》瓜蒌薤白半夏汤。

（四）干姜配半夏，相畏药对

大补心汤的监臣药干姜和子监臣药半夏构成了相畏药对。木中水干姜的五行大类木相生火中火半夏的五行大类火，木生火；干姜的五行小类水相克半夏的五行小类火，水克火。干姜对于半夏是生中有克，半夏对干姜是又敬又畏。

医圣张仲景使用干姜配半夏的药对，包括《金匮要略》甘草泻心汤、鳖甲煎丸、厚朴麻黄汤、小青龙加石膏汤、小青龙汤、桂苓五味甘草去桂加干姜细辛半夏汤、苓甘五味加姜辛半杏大黄汤、茯苓甘草五味干姜细辛半夏杏仁大黄汤、半夏泻心汤、半夏干姜散、干姜人参半夏丸，《伤寒论》黄连汤、小青龙汤、半夏泻心汤、生姜泻心汤、甘草泻心汤方。

（五）半夏配五味子，相畏药对

大补心汤的子监臣药半夏和子辅臣药五味子构成了相畏药对。火中火半夏的五行大类火相克金中土五味子的五行大类金，火克金；火中火半夏的五行小类火相生金中土五味子的五行小类土，火生土。半夏对五味子是克中有生，五味子对半夏是又敬又畏。

医圣张仲景使用半夏配五味子的药对，处方包括《金匮要略》射干麻黄汤、厚朴麻黄汤、小青龙汤、小青龙加石膏汤，《伤寒论》小青龙汤。从篇章、处方、药物来分析，仲景使用半夏配五味子的药对是用来治疗以咳嗽、哮喘为主症的病症，而半夏和五味子在本方中就是针对子脏肺金而用。

（六）半夏配白蔹浆，相杀药对

大补心汤的子监臣药半夏和子君臣药白蔹浆构成了相杀药对。火中火半夏的五行大类火和五行小类火均相克金中金白蔹浆五行大类金和五行小类金，火克金，双向相克，半夏相杀、双杀白蔹浆。

四、整订稿大补心汤的角药

大补心汤中针对子脏肺金的三味药，五味子、半夏、白蔹浆，五味子配白蔹浆，相使药对；半夏配五味子，相畏药对；半夏配白蔹浆，相杀药对。因此，这三味药，可以作为角药使用。

整订稿大补心汤的七味药囊括了藏经洞本小补心汤的三味药，瓜蒌、薤白、半夏，这三味药也正是《金匮要略》瓜蒌薤白半夏汤。前面已经论述，瓜蒌配半夏是相使药对，瓜蒌配薤白是相畏药对,薤白配半夏是相畏药对,因此,瓜蒌、薤白、半夏,也是一组角药。临床辨证要点为胸闷如窒、胸痛短气,苔腻,脉沉紧。现代常用于治疗冠心病心绞痛、肋间神经痛、非化脓性软骨炎、慢性支气管炎,证属心阳不振,痰阻气滞者。

整订稿大小补心汤的药对和角药总结,详见下表(表10-15)。

表 10-15　整订稿大小补心汤的药对和角药总结表

相使药对	瓜蒌配肉桂	瓜蒌配半夏	五味子配白蔹浆	
相畏药对	瓜蒌配薤白	肉桂配薤白		
	薤白配半夏	半夏配五味子	干姜配半夏	
相杀药对	瓜蒌配干姜	干姜配肉桂	半夏配白蔹浆	
角药	瓜蒌、肉桂、干姜、薤白			
角药	瓜蒌、薤白、半夏			
角药	五味子、半夏、白蔹浆			

第八节　病　案

咽喉部异常声音

2021年8月24日,首诊。张女士,华裔,在英国生活多年。

现病史:患者自述2017年某日觉得有东西从脑内脱落,之后开始咽喉部不适感,逐渐出现咽喉部的异常声响,初始仅患者自己可以听到,之后其他人也可以听到该异常声音。患者感觉类似于某种寄生虫在咽喉部生长繁殖。多次求诊于西医无果。2020年2月,MRI核磁共振检查和病理活检均显示无异常。并且患者病情在病理活检之后加重。

刻下症:精力指数3/10,入睡困难,容易惊醒,焦虑、紧张、抑郁、悲伤、挫折感等多种不良情绪并存,饮食尚可,便秘,每3天甚至1周大便一次,小便正常,四肢冰凉。

舌诊:舌中线明显纵向裂纹。

脉诊:右寸太过。

中医诊断:君火太过。

针灸:百会、右侧精神情感区,调神;中脘、关元,调形,引气;脏脏小泻心针法,调气;右侧足三里,调腑;形气神同调。

中药处方:大泻心汤加减。药物:通草25g,淡豆豉25g,山栀子25g,升麻25g,麦门冬25g,酒大黄25g,炒枳实25g,生甘草25g,生姜25g。总剂量225g,15天量,每天3次,每次5g,开水冲服。

2021年9月16日,第2诊。患者自诉咽喉部异常声音减轻30%。平素痛经,本次月经开始于9月10日,痛经比以前明显减轻。近日健身导致右侧上下肢和右侧腰部疼痛。

舌诊:舌中线明显纵向裂纹。

脉诊:右寸太过,左关不及。

中医诊断:君火太过,土不及。

针灸:百会、右侧精神情感区,调神;中脘、关元,调形,引气;脏脏小泻心针法调气;左侧足三里,调腑;形气神同调。

中药处方:小泻心汤合小补脾汤加柴胡。药物:通草25g,淡豆豉25g,山栀子25g,升麻25g,党参25g,炙甘草25g,干姜25g,白术25g,柴胡25g。总剂量225g,15天量,每天3次,每次5g,开水冲服。

2021年11月26日,第3诊。患者咽喉部异常声音完全消失,本次月经完全没有痛经,近日与朋友生气,郁闷,入睡困难,饮食正常,便秘。

舌诊:舌中线纵向裂纹变浅。

脉诊:左关不及。

中医诊断:土不及。

针灸:百会,右侧精神情感区,调神;中脘,关元,引气;右侧带脉,调形理气;小补脾针法调气。

中药处方:大补脾汤加半夏、桔梗。药物:党参25g,炙甘草25g,干姜25g,白术25g,麦门冬25g,五味子25g,旋覆花25g,桔梗25g,半夏25g。总剂量225g,15天量,每天3次,每次5g,开水冲服。

12月14日电话回访,患者咽喉部异常声音至今没有再出现。

按:除去药食同源的醋和戎盐,整订稿大泻心汤与藏经洞本大泻心汤共同的三味药是栀子、豆豉和升麻。栀子豉汤是《伤寒论》的著名方剂,笔者临床常用《辅行诀》泻心汤,称之为"升麻栀子豉汤"。宋朝之后,后世中医用升麻多取其升举阳气的功效,而经典中医用升麻多取其"解百毒"的功效。本案患者,其君火炽盛已经成毒,非解毒不能除之。解毒杀敌之后,正气亏虚,其脉土不及,故以大补脾汤扶正气以善后。

第十一章
脾土门

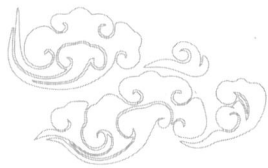

第一节　脾土门总论

一、脾胃的生理功能

《素问·阴阳应象大论》："中央生湿,湿生土,土生甘,甘生脾,脾生肉,肉生肺,脾主口。其在天为湿,在地为土,在体为肉,在脏为脾,在色为黄,在音为宫,在声为歌,在变动为哕,在窍为口,在味为甘,在志为思。思伤脾,怒胜思;湿伤肉,风胜湿;甘伤肉,酸胜甘。"

脾土门对应的脏腑是脾和胃。脾为阴土,胃为阳土,与长夏相应。

《素问·太阴阳明论》："帝曰:脾病而四肢不用何也? 岐伯曰:四肢皆禀气于胃,而不得至经,必因于脾,乃得禀也。今脾病不能为胃行其津液,四肢不得禀水谷气,气日以衰,脉道不利,筋骨肌肉,皆无气以生,故不用焉……帝曰:脾与胃以膜相连耳,而能为之行其津液何也? 岐伯曰:足太阴者三阴也,其脉贯胃属脾络嗌,故太阴为之行气于三阴。阳明者表也,五脏六腑之海也,亦为之行气于三阳。脏腑各因其经而受气于阳明,故为胃行其津液。四肢不得禀水谷气,日以益衰,阴道不利,筋骨肌肉无气以生,故不用焉。"

脾胃共同为后天之本,气血生化之源。脾运化气血行于足三阴经,胃输布气血于足三阳经。脾胃功能失调,气血生化不足,则百病丛生。

脾的生理功能:第一,脾主运化,包括运化水谷和运化水液。第二,脾主生血和统血。第三,脾主升清,包括升散输布精微物质和升举内脏。脾藏意,在志为思,在体为肉,其变为沉重,开窍为口,在液为涎,其华在唇。脾的生理特性是喜燥而恶湿。

胃的生理功能:第一,胃主受纳、腐熟水谷。第二,胃主通降,以通为顺,以降为和。胃的生理特性是喜润而恶燥。

现代西医认为人体由九大系统组成,即运动系统、神经系统、内分泌系统、免疫系统、循环系统、呼吸系统、消化系统、泌尿系统、生殖系统。中西医互参,中医的脾土门对应西医的消化系统和免疫系统。脾和胃共同参与消化、造血和储血,当然属于消化系统。胚胎发育早期,脾有造血的功能。但出生后脾的造血功能基本消失,仅在部分条件(比如人体出现严重造血障碍时)刺激下才能够恢复。脾还能够储藏血液,脾可以储存约40毫升的血液。脾属于免疫系统也不难理解,脾是人体中枢免疫器官之一,也是人体最大的淋巴器官。脾产生淋巴细胞,制造免疫球蛋白、补体等免疫物质,发挥细胞免疫和体液免疫作用。

二、辨脾脏病证文并方

《辅行诀》"辨脾脏病证文并方"直接来自《黄帝内经》,二者只是在文字上稍有出入,并没有实质上的区别。《素问·脏气法时论》:"脾病者,身重,善肌肉痿,足不收行,善瘛,脚下痛,虚则腹满肠鸣,飧泄食不化。取其经太阴、阳明、少阴血者。"《灵枢·本神》:"脾藏营,营舍意,脾气虚则四肢不用,五脏不安,实则腹胀,经溲不利。"《灵枢·五邪》:"邪在脾胃,则病肌肉痛。阳气有余,阴气不足,则热中善饥;阳气不足,阴气有余,则寒中肠鸣、腹痛;阴阳俱有余,若俱不足,则有寒有热,皆调于三里。"

《辅行诀五脏用药法要》整订稿:"辨脾脏病证文并方。脾实则四肢不用,五脏不安;虚则腹满,飧泻。脾病者,必身重,苦饥,肉痛,足痿不收,善瘛,脚下痛;虚则腹满肠鸣,溏泻,食不化。取其经太阴、阳明、少阴血者。邪在脾,则肌肉痛。阳气不足则寒中,肠鸣腹痛;阴气不足则善饥,皆调其三里。陶云:脾德在缓。故经云:以甘补之,辛泻之。脾苦湿,急食苦以燥之。"

《辅行诀》藏经洞本复原校订稿:"辨脾脏病证文并方。脾实则腹满,飧泻。虚则四肢不用,五脏不安。脾病者,必腹满肠鸣,溏泻,食不化。虚则身重,苦肌,肉痛,足萎不收,行善瘛,脚下痛。取其经太阴、阳明、少阴血者。邪在脾,则肌肉痛。阳气不足则寒中,肠鸣腹痛;阴气不足则善饥,皆调其三里。陶云:脾德在缓。故经云:以甘补之,辛泻之。脾苦湿,急食苦以燥之。"

关于"脾实证"和"脾虚证"的内涵,衣之镖先生整订稿与《素问·脏气法时论》相同,藏经洞本复原校订稿则与《黄帝内经》中的篇章《本神》《五邪》相同,笔者更认同前者。脾实是用实、体虚,脾虚是用虚、体实。

脾实是用实、体虚。脾"在志为思",用实则功能太过,思虑过度,不能停止。脾主肌肉四肢,功能过度亢奋,消耗了过多的物质,则四肢肌肉和五脏六腑失养,出现"四肢不用,五脏不安",表现为精神症状和肢体无力,肌肉疼痛和痉挛,此痛属"不荣而痛",而不是"不通而痛"。最有代表性的就是重症肌无力。

脾虚是用虚、体实。脾"在志为思",用虚则功能不足,不能集中精力思考,容易走神、分心。脾运化水谷、水湿,喜燥而恶湿,运化功能不足则湿邪太过。湿在中焦,气机运化失司,故脘腹痞满,饮食不化,不思饮食;肠腑泌别清浊功能失调,故肠鸣溏泻;"泾溲不利",泾,大便;溲,小便也;是指大小便不利。

三、脾胃土的太过和不及

《张大昌医论医案集》:"五脏六腑证候辨……脾病以身重体痛,胃胀……脾主缓,以泻利为病;胃主纳谷,以呕吐为病……盖主降者,逆之为病;主升者,下之为病也。"

六脏六腑的每一对脏腑都具有功能太过和功能不及两种状态。

脾土太过,是脾阴土和胃阳土的运化功能太强,会消耗太多的物质,则土之体不及,注意这是用实、体虚,应当泻用、补体。脾和胃是消化系统的重要脏腑,胃"消"而脾"化",共同完成消化功能。所谓运化功能太强,实际上是胃阳土的受纳、腐熟功能过强,能"消";而脾阴土化精微的功能不足,不能"化";即胃强而脾弱,能消不能化。汤液经法图中,辛味,既是肝木的用味,也是脾土的体味;辛味补了脾土之体,也就泻了脾土之用,方用小泻脾汤。心包相火在脾土之前,泻心包相火可以令脾土阴退,方用大泻脾汤。火生土,火为土之母,土为火之子,大泻脾汤的组方符合《难经·七十五难》"母能令子虚",也就是"实者泻其母"。

很多中医师有个理论和实践中的误区,五行土太过的中医内涵到底是什么?不是真的土太多了,而是湿邪太多了!《素问·气交变大论》:"岁土太过,雨湿流行,肾水受邪。"明确指出"土太过"是"湿太过"。《张大昌医论医案集》:"德用:木主散、火主软、土主缓、金主敛、水主坚。淫祸:木过则急、火过则缓、土过则淖、金过则抑、水过则凝。"请注意,"土过则淖"。何谓"淖"?《说文解字》:"淖,泥也。"淖,音 nào,烂泥,泥沼。《广雅》:"淖,湿也。"《字林》:"濡甚曰淖。"五行土通于长夏,主湿,太过则湿邪泛滥。《周易》:"同声相应,同气相求。水流湿,火就燥。"湿邪泛滥,增加了主水的肾的负担,这才是土太过则克水的真正内涵!

脾土不及是脾主运化水谷的功能不及,化生精微的功能不足,则能量不及;脾又主运化水湿,脾土不及则水湿泛滥,产生过多的病理产物——湿,这是用虚、体实,应当补用、泻体。汤液经法图中,甘味,既是脾土的用味,也是肾水的体味;甘味补了脾土之用,增加了能量,同时就消耗了病理产物——湿,方用小补脾汤。肺金在脾土之下,补肺金可以令脾土阳进,方用大补脾汤。土生金,土为金之母,金为土之子,大补脾汤的组方符合《难经·七十五难》"子能令母实",也就是"虚者补其子"。

综上所述,土之为病,无论虚实,都会生湿邪。《素问·宣明五气》:"五脏所恶:心恶热,肺恶寒,肝恶风,脾恶湿,肾恶燥,是谓五恶。"脾土出现问题,无论虚证、实证,均有湿邪产生,一言以蔽之,"脾恶湿"!

四、五气、五味、五臭

启蒙读物《三字经》曰:"酸苦甘,及辛咸,此五味,口所含。膻焦香,及腥朽,此五臭,鼻所嗅。"中药的性味通常称为"四气五味",实际上,"四气五味"需要细化为"五气、五味、五臭"。温热凉寒的"四气"还要加上"平",温热平凉寒,称为"五气",在自然为温度,在人为身体的温度觉。辛、咸、甘、酸、苦,称为"五味",在自然为味道,在人为舌之味觉。臊、焦、香、腥、腐,称为"五臭",在自然为气味,在人为鼻之嗅觉。《素问·六节藏象论》:"天食人以五气,地食人以五味。五气入鼻,藏于心肺,上使五色修明,音声能彰。五味入口,藏于肠胃,味有所藏,以养五气,气和而生,津液相成,神乃自生。"温热平凉寒的五气和臊焦香腥腐的五臭是上天赋予的,辛咸甘酸苦的五味是大地赋予的。温臊辛、热焦咸、平香甘、凉腥酸、寒腐苦,是三者的对应。五气、五臭、五味,皆不能偏嗜,否则就会导致疾病。

故《素问·五脏生成》曰:"是故多食咸,则脉凝泣而变色;多食苦,则皮槁而毛拔;多食辛,则筋急而爪枯;多食酸,则肉胝䐽而唇揭;多食甘,则骨痛而发落,此五味之所伤也。"

五、脾用味甘,胃用味淡

《素问·至真要大论》曰:"辛甘发散为阳,酸苦涌泄为阴,咸味涌泄为阴,淡味渗泄为阳。"《灵枢·九针论》:"酸入肝,辛入肺,苦入心,甘入脾,咸入肾,淡入胃,是谓五味。"脾属阴脏湿土,胃属阳腑燥土;甘是脾的用味,属阳;淡是胃的用味,亦属阳。《说文解字》:"甘,美也。从口,含一。"《洪武正韵》:"甘,甜也。"甘即甜味,是味觉之一,能够使五行属土的心、脾产生愉悦感、欣快感。有限度的甜美感是正常的,过度的甜美感则是糖衣炮弹,会导致疾病。《素问·奇病论》:"帝曰:有病口甘者,病名为何? 何以得之? 岐伯曰:此五气之溢也,名曰脾瘅。夫五味入口,藏于胃,脾为之行其精气,津液在脾,故令人口甘也;此肥美之所发也,此人必数食甘美而多肥也,肥者令人内热,甘者令人中满,故其气上溢,转为消渴。治之以兰,除陈气也。"以口中有甜味为主症的脾瘅与多食甜味有关,严重者会加重为消渴病,也就是现代所谓的糖尿病。多食甘甜之味则心土、脾土过用则为害。《说文解字》:"淡,薄味也。"淡,平淡无味。婴儿食用的母乳就是淡味,儿童的食物也是淡味。成人后才追求其他的极端味觉。淡味饮食应该是最适宜人类的健康饮食。平淡之味,不偏不倚,性平属中,为延年益寿之王道。平平淡淡才是真!

六、以甘补脾,以淡补胃

"五气、五臭、五味"在五行土尤其要仔细区别阴土和阳土的不同,包括脾胃的不同用味和对燥湿的不同喜恶。本节的"以甘补之",还不够精确,应该细化,也就是区别脾用味甘和胃用味淡。叶天士《临证指南医案》曰:"太阴湿土,得阳始运;阳明燥土,得阴自安,以脾喜刚燥,胃喜柔润也。"土分阴阳,脾和胃对于燥湿的喜恶不同。因此,"脾德在缓,以甘补之",应该细化为"以甘补脾,以淡补胃"。从燥湿上区分,脾胃湿太过,用阳药以温化湿邪,用甘味和淡味,甘味和淡味均属阳;脾胃燥太过,用阴药以湿润燥土,用酸味,酸味属阴。

第二节 水 土 合 德

一、水星与土星合德

《中医基础理论》教科书只讲了五行学说,实际上,应该是五运行学说,在天为五运,在地为五行。五运在天,是天上的木星、火星、土星、金星、水星对地球以及地球上生物的影响,古人将这种影响总结为五运,即木运、火运、土运、金运、水运。土运与土星密切相关,水运与水星密切相关。

土星有一个显著的行星环系统,主要的成分是冰的微粒和较少数的岩石残骸以及尘土。土星是太阳系中唯一密度比水小的行星。假如有一个足够大的海洋,它会浮在水中。而水星是一颗类地行星,它主要由铁、镍和硅酸盐岩石组成。可见,土星含有水(冰),水星含有土(岩石),这是水土合德的第一层含义。

二、地球上的水和土要相和合才有德

水土合德的第二层含义是对于地球而言,地球上的水和土要相和合才有德。地球上海洋的面积占了 71%,陆地的面积占了 29%,这还没有算陆地上的一些江河湖泊的面积,算上的话,地球上的水域的占比就更大了。然而,地球上的水从哪儿来,却始终是未解之谜。目前比较有代表性的是"外源说"和"自源说"。所谓"外源说",认为地球上的水来自地球外部。而外来水源的候选者之一是彗星和富含水的小行星,另一个候选者是太阳风,目前这两种学说已经被证伪。

与"外源说"相对的是"自源说","自源说"认为地球上的水来自地球本身。地球是由原始的太阳星云气体和尘埃经过分馏、坍缩、凝聚而形成的。凝聚后的这些星子继续聚集形成行星的胚胎,然后进一步增大生长,形成原始地球。地球起源时,形成地球的物质里面就含有水。在地球形成时温度很高,水或在高压下存在于地壳、地幔中,或以气态存在于地球大气中。后来随着温度的降低,地球大气中的水冷凝落到了地面。岩浆中的水也随着火山爆发和地质活动不断释放到大气、降落到地表。

《管子·揆度》:"共工之王,水处什之七,陆处什之三,乘天势以隘制天下。"中国古人很早就知道,地球上的水和土的表面积的比例是 7:3,如果这个总体比例发生变化,或者地球某个局部地区的水土比在短时间内发生较大变化,那么对于这个局部地区处于平衡状态的生物就会是一场生态灾难。

三、水中有土,土中有水,水土相合而有德

地球上的水并不是仅仅以我们所熟知的冰、水、气,三种形式存在。水还有另外一种存在形式,这种形式异乎寻常,那就是封存在岩石中的水。科学家把这种融入水的矿石称为"水合矿物质",即"水岩"。这种水岩遍布地下 400~650 千米的深处,厚达 240 千米,比地球表面的水层还要厚。即使这种矿石的含水量只有 1%,其水量也很大,相当于地球海洋水量的 4 倍、6 倍甚至 10 倍。

按照中医理论,水岩的五行还是属土。也就是说,水储藏在土中,土中有水。现代科学在这一点上与中国古人不谋而合。张景岳《类经附翼·医易》曰:"中国形胜,居昆仑之东南,故天下之山脉皆起于昆仑,山脉之所起,即水源之所发。是以中国之山,自西北而来;中国之水,亦自西北而发。朱子曰:大凡两水夹行,中间必有山;两山夹行,中间必有水。试考中国舆图,其山脉发自昆仑,委蛇二万四千三百余里而入中国,分大龙为三障于外,大河为两川于中,以成中国河山之胜。"两山夹水,两水夹山;水中有土,土中有水。

水储藏在土,即土中有水。微观上,很多矿物质都是水合矿物,即是小水。宏观上,地球的土中含有大量的水,比如地下水,即是大水。土中有水才能养润万物,没有水的土地是沙漠!《易经》以坤卦☷代表土地,坤卦的歌诀是"坤六断",从形象上来看,坤卦所代表的土地是通透的,而之所以通透,就是土要让水和气通过,有水通过的土才是好土,土中有水则水土合德。

反过来再看,水中有土。微观上,自然界中的水均含有矿物质,越是好泉水,矿物质含量越多,越均衡。如果将水蒸发干净后,得到的矿物质盐就是微观上的小土。海水也是同样道理。宏观上,江河水中均含大量泥沙进入大海,可以形成冲积平原,即是大土,以黄河最为明显。真正不含矿物质的纯净水反而对人和植物没有养润作用。

四、水火得土,方能既济

火热源于天,水土出于地。火土一家源自天阳,水土合德源自地阴,这样水火也是一家,之所以能称为一家,因为水火一家必须以土作为中介。《周易·说卦》:"天地定位,山泽通气,雷风相薄,水火不相射,八卦相错……故水火相逮,雷风不相悖,山泽通气,然后能变化,既成万物也。"水火本不相容,但得土则和。譬如烹调,上水下火,锅相当于中土,是水火的媒介。人身之理,与天地之理相同。

《辅行诀》:"陶云:肾德在坚。故经云:以苦补之,甘泻之;肾苦燥,急食咸以润之,至津液生也。"苦甘化咸除"肾苦燥"。"肾德在坚"的"坚"有两层含义,第一是与"心德在软"相对而言,"坚"有"硬"的含义,"软"与"硬"相对比。第二,肾为水火之脏,内藏元阴元阳,冬季时人体之阴精、阳气应该效法天地之气潜藏于内,不向外泄露则为"坚",即坚固在内。肾主水,水有质无形属阴,水有三种不同的存在状态,正常为液态水,固态则为寒冰,气态则为湿气。水的三态即液态、气态、冰态是由温度(阳)是所主导。如果水为固态的寒冰,则不能起到肾水润泽五脏六腑、四肢百骸的作用,呈现为"肾苦燥"的病理状态。也就是水要发挥作用,必须要不凝固,保持以液态、气态而存在。在五味中,唯火之用味咸可润,即咸味可使肾中寒水不凝,如同海水之咸而不冰,即所谓"急食咸以润之,至津液生也"。肾的正常气化,是由其体用交互运动变化所生成,即肾之用味苦与肾之体味甘的交互作用所化生,苦味与甘味互相作用才能生化出咸味。脾土之克制肾水,同时又增强肾之坚闭,此克中有生、相反相成的关系,是《辅行诀》"水土合德"的含义所在。

五、肾为先天之本,脾为后天之本,脾肾和合而有德

从先天之本、后天之本的角度,也可以理解"水土合德"。《灵枢·决气》曰:"两神相搏,合而成形,常先身生,是谓精。"《灵枢·经脉》曰:"人始生,先成精,精成而后脑髓生,骨为干,脉为营,筋为刚,肉为墙,皮肤坚而毛发长。"肾为先天之本,肾所藏的先天之精是与生俱来的生命原初物质,是人生长化收藏的基础,先天之精禀受于父母,储藏在肾。《素问·上古天真论》曰:"肾者主水,受五脏六腑之精而藏之。"《素问·六节藏象论》曰:"肾

者，主蛰，封藏之本，精之处也。"《灵枢·刺节真邪》曰："真气者，所受于天，与谷气并而充身也。"后天之精来源于天之清气和地之五味水谷，也储藏于肾。而地之五味水谷化生的精微就需要后天之本脾的运化。《素问·灵兰秘典论》曰："脾胃者，仓廪之官，五味出焉。"明代李中梓《医宗必读·肾为先天本脾为后天本论》："脾何以为后天之本？盖婴儿既生，一日不食则饥，七日不食则肠胃涸绝而死。经曰：安谷则昌，绝谷乃亡。犹兵家之粮道也，饷道一绝，万众立散；胃气一败，百药难施。一有此身，必资谷气，谷入于胃，洒陈于六腑而气生，和调于五脏而血生，而火资之为生者也。故曰：后天之本在脾。"肾为先天之本，脾为后天之本，这两个根本的功能协调，是人健康的基本保障。

六、肾苦燥，脾苦湿，水土合德就是燥湿平衡

水与土在一起的状态，是燥湿度的决定因素。肾水和脾土也决定了人体的基本湿度。《辅行诀》有"水土合德"的理念，其核心其实就是四个字"燥湿平衡"，也就是脾土和肾水的关系，二者之间既不能燥，也不能湿，"肾苦燥，脾苦湿"，太燥伤肾，太湿伤脾。同样的邪气侵袭人体，不同体质的人反应不同，有人燥化，有人湿化。故清代石寿棠《医原·百病提纲论》曰："阴虚体质，最宜化燥。阳虚体质，最宜化湿。"

五脏除湿有三个大法，从肾水有一法，苦味燥湿。从肝木有一法，"木克土""风胜湿"，即辛温发散法，方如大小泻脾汤。需要注意这个方法适合寒湿证，湿热证需要谨慎使用。从脾土本身有一法，甘淡健脾化湿，方如大小补脾汤。术，为水中土；茯苓，为土中水；二者都是"水土合德"的代表中药，可以作为相杀药对配伍使用。土中水茯苓的五行大类土相克水中土术的五行大类水，土克水；水中土术的五行小类土相克土中水茯苓的五行小类水，土克水；二者互克、互杀，故相杀为用。

白术健脾燥湿，益气固表；茯苓燥湿健脾，宁心安神。白术健脾力强；茯苓燥湿力著。二药合用，健脾益气燥湿，以复中焦运化之职。

医圣张仲景使用茯苓配白术的药对。例如《金匮要略》侯氏黑散、薯蓣丸、甘草干姜茯苓白术汤、苓桂术甘汤、五苓散、茯苓戎盐汤、猪苓散、茯苓泽泻汤、当归芍药散，《伤寒论》苓桂术甘汤、五苓散、附子汤、真武汤、麻黄升麻汤、桂枝去桂加茯苓白术汤。

后世名医将茯苓和白术配伍为用。金代张元素《医学启源·主治心法》："凡水泻，茯苓、白术为君，芍药、甘草佐之。"明代张景岳《景岳全书》："茯苓汤：治湿热泄泻或饮食泄泻。茯苓，白术炒，各五钱。"明代徐春甫《古今医统大全·盗汗门》："术苓汤：治脾虚盗汗。白术三钱，白茯苓二钱。上水盏半，姜三片、枣二枚，煎八分，调妙香散，至夜温服。"白术健脾益气，茯苓健脾养心，二药参合，脾气健，元气充，阴火降，心神安，内无热扰，盗汗自无。

北京四大名医的施今墨先生善用茯苓配白术的药对。白术以健脾燥湿为主；茯苓以利水渗湿为要。二药伍用，一健一渗，水湿则有出路，故脾可健、湿可除、肿可消、饮可化、诸恙悉除。

第三节　六气大司天之少阳相火

《素问·天元纪大论》曰："帝曰：上下周纪，其有数乎？鬼臾区曰：天以六为节，地以五为制。周天气者，六期为一备；终地纪者，五岁为一周。君火以明，相火以位，五六相合，而七百二十气为一纪。凡三十岁，千四百四十气；凡六十岁，而为一周。不及太过，斯皆见矣。"以五运言，十年为一小运，六十年为一中运，三百年为一大运，圆满十二大运为一大周，即三千六百年为一大周。

明朝大儒薛方山《甲子会纪》："溯自黄帝命大挠作甲子，贞下起元，从下元厥阴风木运开始（巳亥之纪），少阴（君火）为上元（子午之纪），太阴（湿土）为中元（丑未之纪），复以少阳（相火）为下元（寅申之纪），则阳明（燥金）为上元（卯酉之纪），太阳（寒水）为中元（辰戌之纪），与六气相配属。"

薛氏提出"三元甲子学说"（表11-1），即以第一甲子为厥阴风木（下元），其后依次顺序是：少阴（上元），太阴（中元），少阳（下元），阳明（上元），太阳（中元）。按三阴三阳客气六步顺序依次推算其后的各甲子年的司天在泉。

表11-1　三元甲子学说表

上元		子午之纪	卯酉之纪
	司天	少阴君火	阳明燥金
燥热相临	在泉	阳明燥金	少阴君火
中元		丑未之纪	辰戌之纪
	司天	太阴湿土	太阳寒水
寒湿相遘	在泉	太阳寒水	太阴湿土
下元		寅申之纪	巳亥之纪
	司天	少阳相火	厥阴风木
风火相值	在泉	厥阴风木	少阳相火

清代乾嘉年间的名医王朴庄据此提出了"六气大司天"理论。其曾孙陆懋修（字九芝）进一步完善了这个理论，王朴庄临床以用温药见长，而陆九芝则以善用寒凉，反对温补著称，若不讲五运六气，就会把两人看成是对立的两个派别。《世补斋医书·六气大司天》："王朴庄先生引《黄帝内经》七百二十气，凡三十岁而为一纪，千四百四十气凡六十岁而为一周，扩而大之，以三百六十为一大运，六十年为一大气，五运六气迭乘，满三千六百年为一大周。公言如此，遂以知古人之用寒用温，即各随其所值之大司天以为治……由是而知

仲景之用青龙、白虎汤也,以其所值为风火也。守真辟朱肱用温之误,申明仲景用寒之治为三已效方、三一承气也。以其所值为燥火也。东垣以脾胃立论,专事升阳者,以其所值为寒湿也。丹溪以知、柏治肾,专事补阴者,以其所值又为火燥也。明乎此,而知古圣昔贤著书立说都是补偏救敝之人。仲景为医中之圣,师表万世,黄芩、白虎即守真所本也;建中、理中即东垣所本也;炙甘草汤、黄连阿胶汤即丹溪所本也。补泻温凉,各随其运。"

六气大司天理论以 30 年为一纪,60 年为一大气,360 年为一大运,3 600 年为一大周,来分析大气候的周期变化。以黄帝八年开始为第一甲子,前 30 年司天厥阴风木主事,后 30 年在泉少阳相火主事,所以第一甲子是风火之气。

北宋五子之一的邵雍提出"元会运世"理论。一元有 12 会,一会有 30 运,一运有 12 世,一世有 30 年。1 元 =12 会 =12(会)×30(运)×12(世)×30(年)=12 9600 年。一元的年数 12 9600 年,即地球存在每 12 9600 年的周期规律。明代韩懋首先将中医运气理论与邵雍"元会运世"学说结合起来,形成"皇极经世运气说",根据宋元大运癸酉、明初大运甲戌解释多发病类型的变迁。因此也有学者认为,六气大司天理论的成功部分在于暗合邵雍"元会运世"理论。

我国近代气象学家竺可桢认为,秦汉以来,华夏大地上的气候变迁情况基本符合六气大司天规律。

按照六气大司天理论,笔者对中医历史上的一些著名医家的学术流派做了分类,整理为表 11-2。

表 11-2　六气大司天与流派代表人

六气大司天	流派代表人
厥阴风木	傅青主,陈士铎,张志聪,张璐
少阴君火	刘完素,朱震亨,张元素,叶天士
少阳相火	吴又可,吴鞠通
太阴湿土	李东垣,黄元御,陈修园
阳明燥金	张从正,张锡纯
太阳寒水	张仲景,张景岳,郑钦安,祝味菊

张仲景(150—219)一生经历了两个大司天,34 岁以前运值第 48 甲子(124—183),为太阳寒水大司天、太阴湿土大在泉,是为寒湿之气行令之时;34 岁时步入第 49 甲子(184—243),为厥阴风木大司天,少阳相火大在泉,是风火流行之际。124—183 年,为太阳寒水大司天及太阴湿土大在泉主气之时,其间共有四次大疫,都发生在这寒湿之气主导的时空环境中,故仲景在《伤寒杂病论·序》中才说:"余宗族素多,向余二百,建安纪年以来,犹未十稔,其死亡者,三分有二,伤寒十居其七"。他在《伤寒杂病论·伤寒例》中也说:"其伤于四时之气,皆能为病。以伤寒为毒者,以其最成杀厉之气也"。

陶弘景(456—536)一生经历了两个大司天,32 岁以前运值第 53 甲子(424—483),

为阳明燥金大司天、少阴君火大在泉,是为燥热之气行令之时;32 岁时步入第 54 甲子(484—543),为太阳寒水大司天,太阴湿土大在泉,是寒湿流行之际。《辅行诀》是陶弘景晚年学术成熟阶段的著作,而这个阶段也处于寒湿之气主导的时空环境中。因此,这两个阶段都多发寒湿病,疾病的转化也多偏向于寒化,而不是热化。《辅行诀》的大小泻脾汤,《伤寒论》的四逆汤,病机核心都是寒湿。

按照六气大司天理论,现在是第 79 甲子下元(1984—2043),已亥之纪,风火当值,风助火势,故全球变暖。1984 年至 2013 年为厥阴风木大司天,2014 年至 2043 年为少阳相火大在泉。当前所处的时空是少阳相火大在泉,因此临床上容易患热病,疾病的转化也多偏向于热化,而非寒化。作为中医,应当查看舌脉,仔细辨证,尤其是仔细区分寒化证和热化证。对于寒化证,给予大小泻脾汤、四逆汤,则方证对应。对于热化证,应当多借鉴明清温病学派的学术思想和方药。这也是在本章的医案中,当遇到湿热证,我没有采用大小泻脾汤的原因。

第四节　小 泻 脾 汤

《辅行诀》整订稿:"小泻脾汤:治脾气实,身重不胜,四肢挛急,而足冷者方。附子一枚,炮;生姜,切;甘草,各三两。右三味,以水三升,煮取一升,顿服。腹中痛者,加芍药二两;咽痛者,加桔梗二两;呕吐者,加半夏二两;胁下偏痛,有寒积者,加大黄二两;食已如饥者,加黄芩二两。"

《辅行诀》藏经洞本复原校订稿:"小泻脾汤:治脾气实,下利清谷,里寒外热,腹冷,脉微者方。治脾气实,身重不胜,四肢挛急而冷者方。附子一枚,炮;干姜、甘草炙,各三两。上三味,以水三升,煮取一升,顿服。腹痛者加芍药二两;呕者加生姜二两;咽痛者加桔梗二两;食已如饥者加黄芩二两;胁下偏痛有寒积者,加大黄二两。"

《灵枢·经脉》:"脾足太阴之脉,起于大指之端,循指内侧白肉际,过核骨后,上内踝前廉,上踹内,循胫骨后,交出厥阴之前,上膝股内前廉,入腹,属脾,络胃,上膈,挟咽,连舌本,散舌下。"脾主肌肉四肢,"脾气实",实为湿邪困脾。《素问·生气通天论》曰:"因于湿,首如裹,湿热不攘,大筋緛短,小筋弛长,緛短为拘,弛长为痿。"湿邪困脾,"大筋緛短,緛短为拘"则"四肢挛急","小筋弛长,弛长为痿"则"身重不胜"。湿性趋下,下半身为湿邪所困,阳气不通,则"足冷";肠腑泌别清浊功能失司,故腹冷、下利清谷。

《伤寒论·辨太阳病脉证并治》:"四逆汤方:甘草二两,炙,味甘平;干姜一两半,味辛,热;附子一枚,生用,去皮,破八片,辛,大热。右三味,㕮咀,以水三升,煮取一升二合。去滓,分温再服。强人可大附子一枚,干姜三两。"

《辅行诀》两个版本小泻脾汤的药物不同,整订稿方用生姜、生甘草,藏经洞本方用干姜、炙甘草。藏经洞本小泻脾汤与《伤寒论》四逆汤基本相同,区别仅在于君药附子,《伤寒论》用生附子,《辅行诀》用炮附子。

《辅行诀》小泻脾汤和《伤寒论》四逆汤方中三味药的用量比都是 1∶1∶1,但是根据著名中医李可先生一辈子的经验,处方中甘草的用量必须是附子的两倍,用 30g 的附子,甘草就要用 60g。

一、君药 附子

《神农本草经》:"附子,味辛,温,有大毒。治风寒,咳逆,邪气,温中,金疮,破癥坚积聚,血瘕,寒湿痿躄,拘挛,膝痛不能行步。生山谷。"《名医别录·下品》:"附子,味甘,大热,有大毒。主治脚疼冷弱,腰脊风寒心腹冷痛,霍乱转筋,下痢赤白,坚肌骨,强阴。又堕胎,为百药长。生犍为及广汉。八月采为附子,春采为乌头。"《神农本草经》谓附子味辛,五行大类属木,性温。《名医别录》谓附子味甘,五行小类属土,故属木中土。性大热,故可以祛寒湿。"有大毒",煎药时要久煎以祛其毒。现代《中药学》将附子归属"温里药",功效:回阳救逆,补火助阳,散寒止痛。

川附子主产于四川绵阳地区沿涪江两岸的江油。其中以中坝镇产品品质最优,称为道地药材。四川布拖目前亦有大量附子种植,且质量亦很好。传统技术为每年冬日下种,次年出苗,小暑至大暑之间采收,若逾期不收,则附子根块会自行腐烂于地下。同时,采收后二至三天内若非连日晴天暴晒,则附子亦会烂掉,俗有"过夜烂"之称。"冬至一阳生,夏至一阴生。"附子种植于冬,采收于夏,由冬至夏接受了自然界由寒极至热极的全过程。尤其江油的种植采收时间,几乎是完全符合阳气由初生到至极的时间规律。《景岳全书》:"人参、熟地者,治世之良相也;附子、大黄者,乱世之良将也。兵不可久用,故良将用于暂;乱不可忘治,故良相不可缺。"后世将附子推举为"中药四大金刚"之一,大黄泻下第一,人参补气第一,附子温阳第一,地黄滋阴第一。这四味药中的将军分别针对不同的重证,大黄对应大实证,人参对应大虚证,附子对应大寒证,地黄对应阴虚重证。这种说法其实还漏掉了一味针对大热证的石膏,石膏清热第一!

附子有毒,需要通过炮制减毒。炮制附子的正规方法就是用甘草水来浸泡。先把附子的皮、脐刮掉,然后一横一竖切,把附子剖成四片,再把它放到甘草水中泡,然后捞出,晾干。

附子入煎剂,需要先煎 2 小时来减毒。如果每天如此操作,对患者来说非常麻烦。根据仝小林院士的临床经验,一次性地把 7 天或者 10 天的附子一起煎 2 小时,然后放入冰箱。每次用的时候拿出 1/7 或者 1/10,与其他药物共煎服用,这样可以极大地减轻患者的煎药负担。

伤寒大家刘渡舟使用附子有三个关键,第一是症状,必须是寒,形寒肢冷;第二是舌,无论颜色,舌苔必须润滑、有津液,舌干少津液则不适用;第三是脉,尺脉必须小,尺脉大是相火妄动,则不适用。

二、辅臣药 姜

详见第三章第五节。

三、监臣药 甘草

详见第三章第五节。

四、整订稿小泻脾汤方解

整订稿小泻脾汤方解,详见下表(表11-3)。

表11-3 整订稿小泻脾汤方解表

方解	君药	辅臣药	监臣药
整订稿 小泻脾汤	附子 三两	生姜 三两	生甘草 三两
育木克土 两泻一补 以克为泻 辛甘化苦 除"脾苦湿"	木中土 木克土 用味辛 补土体 泻土用	木中火 木克土 用味辛 补土体 泻土用 火生土 辅助君药	土中金 土补土 用味甘 补土用

《辅行诀五脏用药法要》整订稿:"陶云:脾德在缓。故经云:以甘补之,辛泻之。脾苦湿,急食苦以燥之。"

《张大昌医论医案集》:"德用:木主散、火主软、土主缓、金主敛、水主坚。淫祸:木过则急、火过则缓、土过则淖、金过则抑、水过则凝。"

整订稿小泻脾汤方解:脾实,又称脾土太过,是脾土用实体虚,应当泻用补体。小泻脾汤的功效可以称为育木克土法,其组成是两木一土,两辛一甘,两泻一补。《辅行诀》"阴退为泻,其数六",从脾土用味甘这个位置开始,顺时针方向旋转六个位置至肝木,用味辛,肝木用味辛与脾土体味辛同气相求。从五行而论,肝木克脾土;从五味而论,辛味补脾土之体而泻脾土之用。汤液经法图的辛木药有五味药,为什么选择木中土的附子?还是同气相求。附子带有土的属性,就更容易克制土,如同是穿了敌军衣服的间谍,会让脾土失去戒备之心。

附子、生姜两味药五行大类皆属木,五行木克土;五味,用味辛,补脾土之体而泻脾土之用,所谓"辛泻之"。附子属木中土,五行小类属土,与脾土同气相求,在木药中最容易克制脾土,为君药,"主于补泻者为君"。生姜属木中火,五行小类属火,火生土,能够滋助君药附子,为辅臣药,"数量同于君而非主故为臣"。木中土附子和木中火生姜,还蕴含着《辅行诀》"火土一家"的理念。生甘草属土中金,用味甘,其五行属性、用味与脾土相同,以甘味来补脾土之用味,以应"脾德在缓",使脾土运化于中,所谓"以甘补之",同时也可以防止附子、生姜对脾土攻伐太过,"克中有补",为监臣药,"从于佐监者为佐使"。

全方以两味辛木药克土,补脾土之体而泻脾土之用;一味甘土药补脾土之用,双管齐下,泻用补体,即两辛附子、生姜,补脾土之体而泻脾土之用;一甘生甘草,补脾土之用;两泻用,一补用。两味辛木药和一味甘土药,辛甘化苦。苦味为脾土之化味,化味除脾土之苦"湿"。

五、藏经洞本小泻脾汤方解

藏经洞本小泻脾汤方解,详见下表(表11-4)。

表11-4　藏经洞本小泻脾汤方解表

方解	君药	辅臣药	监臣药
藏经洞本 小泻脾汤	附子 三两	干姜 三两	炙甘草 三两
育木克土	木中土	木中水	土中火
两泻一补	木克土	木克土	土补土
以克为泻	用味辛	用味辛	用味甘
辛甘化苦	补土体	补土体	
除"脾苦湿"	泻土用	泻土用	补土用

藏经洞本小泻脾汤方解:小泻脾汤组成是两木一土,两辛一甘,两泻一补。"阴退为泻,其数六",从脾土用味甘这个位置开始,顺时针方向旋转六个位置至肝木,用味辛。附子、干姜两味药五行大类皆属木,木克土,用味辛,补脾土之体而泻脾土之用,所谓"辛泻之"。附子属木中土,五行小类属土,与脾土同气相求,为君药,"主于补泻者为君"。干姜属木中水,能够辅助君药附子,为辅臣药,"数量同于君而非主故为臣"。木中土附子和木中水干姜,二者五行小类是土和水,还蕴含着《辅行诀》"水土合德"的理念。炙甘草属土中火,用味甘,其五行属性、用味与脾土相同,以甘味来补脾土之用味,以应"脾德在缓",使脾土运化于中,所谓"以甘补之",同时也可以防止附子、干姜对脾土攻伐太过,"克中有补",为监臣药,"从于佐监者为佐使"。全方以两味肝木药克土(补脾土之体而泻脾土之用)和一味甘土药补脾土之用,双管齐下,补脾土之体而泻脾土之用,即两辛,附子、干姜,补脾土之体而泻脾土之用;一甘,炙甘草,补脾土之用,两泻用,一补用。三味药的用量都是三两。

用量和煎服法:"右三味,以水三升,煮取一升,顿服。"三味药的用量都是三两。总药量共九两,按照脏腑杂病可以折算为72g,按照外感天行病可以折算为140g。用600ml水,煎取药汤200ml,一次服完。

六、数术解

三味、三两、三升,均合三才之数,"三"不但是木的生数,更代表中气,以中为和! 从三取一,从天地人三才之气中取其煎煮之后的合化中气,以天地冲和之气养人之气。

小泻脾汤的药量总计为九两。《素问·三部九候论》:"天地之至数,始于一,终于九焉。"九是洛书九宫数中最大的数字。《周易·系辞》:"天九地十。"《尚书大传·五行传》:

"天九成金。"张景岳《类经图翼·气数统论》:"夏为阳极,阳极则热,故曰老阳,老阳数九,阳中阳也,其气火,自南而北……地四生金,四得五而九,故天以九成之而居西。"九为奇数,应天,属阳,为阳中至阳,谓之"老阳"。小泻脾汤,行地之阴道,以克为泻,而药量为九,为至阳之数,是阴阳互根,阳中求阴。九是金的成数,河图中的九位居西方,是阳数居于阴位。秋季西方肃降之气,又与泻方之旨相合。

第五节 大 泻 脾 汤

《辅行诀五脏用药法要》整订稿:"大泻脾汤散:治脾气不行,善饥,食而心下痞,欲利不得,或下利不止,足痿不收,肢冷脉微者方。附子一枚,炮;生姜,切;甘草,各三两;黄芩、大黄、枳实,熬;各一两。右六味,以水五升,煮取二升,温分再服。"

《辅行诀》藏经洞本复原校订稿:"大泻脾汤:治腹中胀满,干呕不能食,欲利不得,或下利不止者方。治脾气不行,善饥而不能食,食而不下,心下痞,胁下支满,四肢拘急者方。附子一枚,炮,干姜、甘草炙,各三两,黄芩、大黄、芍药,各一两。上六味,以水五升,煮取二升,温分再服。"

大泻脾汤证由小泻脾汤证发展、加重而来,呈现出胃强脾弱,胃热脾寒,寒热错杂,虚实夹杂的表现。胃热则"消谷善饥";胃气上逆则"干呕";脾弱则"腹中胀满""食而心下痞,欲利不得,或下利不止";脾主肌肉四肢,气血生化之源不足,肌肉失养则"足痿不收";脾为寒湿困阻,阳气不能达于四肢,故"四肢拘急""肢冷脉微"。

两个版本药物的不同,整订稿方用生姜、生甘草、枳实,藏经洞本方用干姜、炙甘草、芍药。

一、整订稿辅佐药 黄芩

详见第八章第三节。

二、整订稿监佐药 大黄

详见第八章第三节。

三、整订稿化佐药 枳实

详见第八章第二节。

四、藏经洞本化佐药 芍药

详见第八章第二节。

五、大泻脾汤的方解和数术解

（一）方解

整订稿大泻脾汤方解，详见下表（表11-5）。

表11-5　整订稿大泻脾汤方解表

方解	君药	辅臣药	监臣药	辅佐药	监佐药	化佐药
整订稿大泻脾汤	附子三两	生姜三两	生甘草三两	黄芩一两	大黄一两	枳实一两
母能令子虚实者泻其母本母同泻	木中土木克土	木中火木克土	土中金土补土	水中木水克火	火中土火补火	金中水化味
泻本脏脾土	用味辛补脾体泻脾用	用味辛补脾体泻脾用	用味甘补脾用	用味苦泻心包用	用味咸补心包用	用味酸苦咸化酸除心包火苦"洩"
泻母脏心包相火		火生土辅助君药				

藏经洞本大泻脾汤方解，详见下表（表11-6）。

表11-6　藏经洞本大泻脾汤方解表

方解	君药	辅臣药	监臣药	辅佐药	监佐药	化佐药
藏经洞本大泻脾汤	附子三两	干姜三两	炙甘草三两	黄芩一两	大黄一两	芍药一两
母能令子虚实者泻其母本母同泻	木中土木克土	木中水木克土	土中火土补土	水中木水克火	火中土火补火	金中木化味
泻本脏脾土泻母脏心包相火	用味辛补脾体泻脾用	用味辛补土体泻土用	用味甘补土用	用味苦泻心包用	用味咸补心包用	用味酸苦咸化酸除心包火苦"洩"

　　方解：大泻脾汤，是脾土和心包相火同泻，泻中有补，由小泻脾汤的脾土本脏两泻一补，加上泻脾土的母脏心包相火的小泻心包汤加减变化方的一泻一补一化，即本脏两泻一补＋母脏一泻一补一化，本脏脾土和母脏心包相火同泻，根据《难经》"母能令子虚"演化出"实则泻其母"的治法。同时对药物剂量做出调整而形成大泻方新的君臣佐药体系，一君、二臣、三佐。

　　小泻心包汤加减变化方是去掉君药黄连，加上枳实（芍药）而成。这三味药是针对母脏心包相火的补泻，均属于佐药，因此用量少，仅为一两。其中黄芩属水中木，五行水克火，五味用味苦，补心包相火体而泻心包相火用，为辅佐药。大黄属火中土，五味用味咸，补心包相火之用,为监佐药。枳实属金中水(芍药属金中木),其酸味是母脏心包相火用体合化之化味,为化佐药,即咸苦化酸,除心包相火苦"缓",此"缓"为通假字,通"涣",心气涣散。黄芩、大黄、枳实(芍药),是针对母脏心包相火的一泻一补一化的方中方,同为佐药。

(二) 治未病

脾土病五行生克传变,详见下表(表11-7)。

表11-7 脾土病五行生克传变表

	肝木 ↓克	
心包相火 → 生	脾土	生→肺金
	↓克 肾水	

《素问·玉机真脏论》:"五脏受气于其所生,传之于其所胜,气舍于其所生,死于其所不胜。病之且死,必先传行至其所不胜,病乃死。此言气之逆行也,故死……脾受气于肺,传之于肾,气舍于心,至肝而死。"

大泻脾汤三味佐药的另外一层深意,体现出中医"未病先防,既病防变"和"用药如用兵"的理念。脾实,是脾土太过,在五行传变中最容易发生的是相乘,即脾土乘肾水;其次是母病及子的顺传子脏肺金;第三是子盗母气的逆传母脏心包相火;第四种反侮传变的概率最低,脾土侮传肝木,因为肝木本身克制脾土。反侮传变最严重,因为疾病传到了所不胜之脏。三味佐药分别针对肾水、肺金和心包相火,即水中木黄芩补肾水,金中水枳实(金中木芍药)补肺金,火中土大黄补心包相火,把脾土疾病最容易发生的三个传变之路都做了封堵,提前布置兵力,先安未受邪之地,从而"未病先防,既病防变"。

(三) 用量和煎服法

"右六味,以水五升,煮取二升,温分再服。"大泻脾汤六味药,药量总计十二两,按照脏腑杂病可以折算为96g,按照外感天行病可以折算为187.5g。煎药水为五升(现代1 000ml),煎取药汤二升(现代400ml),温服,每日2次,每次一升(现代200ml)。

(四) 数术解

"右六味,以水五升",六味药,用五升水煎药,"六"阴在"五"阳之中,阳中求阴。"以水五升,煮取二升",水五升,煎取药汤二升,"天五生土,地二生火",五为阳,二为阴,阳中求阴。"温分再服",汤液水为阴,温服则以阳驭阴。二为阴为泻,每日2次服药,以应泻方。

大泻脾汤药味为六味,六为老阴数,六为水之成数,行地之阴道。天为阳,地为阴;天左旋,地右动;地之阴道,在"汤液经法图",地道从左至右顺时针旋转;故《辅行诀》曰"阴退为泻,其数六,水数也"。

大泻脾汤六味药的总量是十二两。十二是偶数,属阴,应地,与脏腑大泻方相合。十二这个数字与中医有密切的关系。天干地支,地支数为十二,一年有十二月,人体有十二正经。《辅行诀》五脏补泻方包括五脏泻方 12 首(小泻方 6 首＋大泻方 6 首)和五脏补方 12 首(小补方 6 首＋大补方 6 首)。

笔者自 2009 年赴英国工作。根据英国 1997 年法定文件第 2130 号禁令,以下植物药禁用或限制使用:附子／草乌(Aconitum species)禁止内服;外用不得高于 1.3% 剂量。麻黄(ephedra herb)每次用量不超过 0.6g;每天用量不超过 1.8g。因此,我在英国基本没有机会给大多数患者使用小、大泻脾汤,只能在小范围的亲友内应用,颇为遗憾。

第六节　大小泻脾汤的药对、角药和运气应用

一、小泻脾汤的药对

(一) 附子配生姜,相使药对

小泻脾汤的君药附子和辅臣药生姜构成了相使药对。木中土附子和木中火生姜的五行大类相同,都是木,同气相求;生姜的五行小类火对附子的五行小类土形成相生,火生土,生姜辅助附子,从而提高药效。附子、生姜均味辛,均能温阳散寒,二者相使为用。

医圣张仲景也使用附子配生姜的药对。处方包括《金匮要略》桂枝附子汤、白术附子汤、桂枝芍药知母汤、桂枝去芍药加麻黄细辛附子汤、竹叶汤,《伤寒论》桂枝附子汤、真武汤、通脉四逆汤。

(二) 附子配生甘草,相畏药对

小泻脾汤的君药附子和监臣药生甘草构成了相畏药对。木中土附子的五行大类木克制土中金生甘草的五行大类土,木克土;附子的五行小类土相生生甘草的五行小类金,土生金。君强臣弱,附子对生甘草是克中有生,恩威并施;生甘草对附子又敬又畏,二者构成相畏药对,相畏而相成。

医圣张仲景也使用附子配生甘草的药对。处方包括《金匮要略》桂枝芍药知母汤、附子粳米汤、麻黄附子汤、桂枝去芍药加麻黄细辛附子汤、黄土汤、竹叶汤。而在《伤寒论》中,附子均与炙甘草相配。

(三) 生姜配生甘草,相杀药对

小泻脾汤的辅臣药生姜和监臣药生甘草构成了相杀药对。木中火生姜的五行大类木克制土中金生甘草的五行大类土,木克土;生姜的五行小类火克制生甘草的五行大类金,火克金。生姜的五行大类和五行小类对生甘草均为相克,是双杀,生姜帮助君药附子对生甘草形成制衡。《辅行诀》五脏大小泻方 12 首,包含生姜配生甘草药对的方子有 6 首,分别是大泻肝汤、大泻心包汤、小泻脾汤、大泻脾汤、大泻肺汤、大泻肾汤,五行俱全。

医圣张仲景也使用生姜配生甘草的药对。处方包括《金匮要略》瓜蒌桂枝汤、柴胡去半夏加瓜蒌汤、桂枝芍药知母汤、桂枝加龙骨牡蛎汤、泽漆汤、越婢加半夏汤、奔豚汤、厚朴

七物汤、小柴胡汤、茯苓泽泻汤、文蛤汤、橘皮竹茹汤、竹叶汤,《伤寒论》桂枝二越婢一汤、小柴胡汤、桂枝加葛根汤。

二、小泻脾汤的角药

综上所述,小泻脾汤的三味药,相互之间可以构成三组药对。附子配生姜相使药对,附子配生甘草相畏药对,生姜配生甘草相杀药对。由此可见,附子、生姜、生甘草,这三味药,临床可以作为角药使用,形成治疗寒湿困脾证的"铁三角"药物组合。

通过横向对比医圣张仲景的著作,发现《金匮要略》竹叶汤、桂枝芍药知母汤,处方包括了小泻脾汤的全部三味药,只是用量不同,具体比较见表11-8。

表11-8 小泻脾汤、竹叶汤、桂枝芍药知母汤的比较表

	附子	生姜	生甘草
小泻脾汤	一枚	三两	三两
竹叶汤	一枚	五两	一两
桂枝芍药知母汤	二两	五两	二两

三、大泻脾汤的药对

(一)附子配大黄,相使药对

大泻脾汤的君药附子和监佐药大黄构成了相使药对。木中土附子的五行大类木相生火中土大黄的五行大类火,木生火;附子和大黄的五行小类都是土,同气相求。二者生中有同,故相使为用。附子味辛,大热;大黄味苦,大寒。二药寒热迥异,合用却能协同起效。根据《神农本草经》,附子和大黄都能够"破癥坚积聚"。后世谓附子温阳第一,大黄泻下第一,二药合用,则温阳泻下,简称"温下法"。治疗寒积便秘,辨证要点为便秘腹痛、喜温喜按、手足不温、脉紧弦。

医圣张仲景使用附子配大黄的药对,处方包括《金匮要略》大黄附子细辛汤,《伤寒论》附子泻心汤。

唐代孙思邈《备急千金要方》:"旧治痢,于贵胜用建脾丸多效。今治积久冷痢,先以温脾汤下讫,后以建脾丸补之,未有不效者。贫家难以克办,亦无可将息也。温脾汤,治积久冷热赤白痢者方:大黄、桂心,各三两;附子、干姜、人参,各二两。右五味,从咀,以水七升,煮取二升半,分三服。"孙真人著名的温脾汤,也是使用附子配大黄的药对。

北京四大名医之一的施今墨先生善用附子配大黄的药对。二药伍用,一寒一热,一阴一阳,一升一降,相互制约,相互为用,使热而不甚,寒而不烈,通腑气、荡积滞、减肥排毒之功益彰。施老的弟子吕景山先生总结了大黄与附子的用药剂量比例,大便秘结者,大黄比附子为二比一;大便溏者,大黄比附子为一比二。

大泻脾汤蕴含的另外5个相使药对,生姜配大黄,大黄配生甘草,生甘草配枳实,枳实配黄芩,黄芩配生姜,详见本书第六章第二节。

（二）附子配黄芩，相畏药对

大泻脾汤的君药附子和辅佐药黄芩构成了相畏药对。水中木黄芩的五行大类水相生木中土附子的五行大类木，水生木；黄芩的五行小类木相克附子的五行小类土，木克土。黄芩对于附子是生中有克，附子畏黄芩，如同官员强而皇帝弱，皇帝对官员既敬又畏。

仲景使用附子配黄芩的药对，《金匮要略》黄土汤，《伤寒论》附子泻心汤。

（三）附子配枳实，相杀药对

大泻脾汤的君药附子和化佐药枳实构成了相杀药对。木中土附子的五行小类土克制金中水枳实的五行小类水，土克水；金中水枳实的五行大类金克制木中土附子的五行大类木，金克木。二者相互克制，相杀、互杀而相成。

大泻脾汤所蕴含的另外 4 个相杀药对，生甘草配黄芩，黄芩配大黄，大黄配枳实，枳实配生姜，详见本书第六章第四节。

四、大泻脾汤的角药

综上所述，大泻脾汤的三味佐药，枳实、黄芩、大黄，相互之间又形成了三组药对，枳实配黄芩相使药对，黄芩配大黄相杀药对，大黄配枳实相杀药对。因此，枳实、黄芩、大黄，这三味药，也可以作为角药使用。

枳实、黄芩、大黄的角药组合，见于仲景《金匮要略》大柴胡汤，《伤寒论》大柴胡汤。大柴胡汤方：柴胡半斤；黄芩三两；芍药三两；半夏半升，洗；枳实四枚；大黄二两；大枣十二枚；生姜五两。大柴胡汤八味药，大泻脾汤六味药，二者相同的药物有四味，枳实、黄芩、大黄、生姜。

大小泻脾汤的药对和角药总结，详见下表（表 11-9）。即使不计相须药对，大泻脾汤六味药，包含了 7 组相使药对，2 组相畏药对，6 组相杀药对，2 组角药，《辅行诀》的经方配伍是不是令人叹为观止？！

表 11-9　大小泻脾汤的药对和角药总结表

相须药对	生大黄配熟大黄	枳实配枳壳		
相使药对	附子配生姜	附子配大黄	生姜配大黄	大黄配生甘草
	生甘草配枳实	枳实配黄芩	黄芩配生姜	
相畏药对	附子配生甘草	附子配黄芩		
相杀药对	附子配枳实	枳实配生姜		
	生姜配生甘草	生甘草配黄芩	黄芩配大黄	大黄配枳实
角药	附子、生姜、生甘草			
角药	枳实、黄芩、大黄			

五、大小泻脾汤的运气应用

《辅行诀》脏腑大小补泻方除了可以用来治疗脏腑杂病，还可以作为运气处方使用。

大小泻脾汤可以用作大运(中运)水不及之岁的运气处方。简单来说,按照中国传统农历,年干为辛;按照目前世界通行的公元纪年,年尾数是1的年份是岁运水不及,例如2021辛丑牛年,2031辛亥猪年,2041辛酉鸡年。《素问·气交变大论》:"岁水不及,湿乃大行,长气反用,其化乃速,暑雨数至,上应镇星,民病腹满身重,濡泄寒疡流水,腰股痛发,腘腨股膝不便,烦冤足痿,清厥,脚下痛,甚则跗肿,脏气不政,肾气不衡,上应辰星,其谷秬。上临太阴,则大寒数举,蛰虫早藏,地积坚冰,阳光不治,民病寒疾于下,甚则腹满浮肿,上应镇星,其主黅谷。复则大风暴发,草偃木零,生长不鲜,面色时变,筋骨并辟,肉瞤瘛,目视𥉴𥉴,物疏璺,肌肉胗发,气并膈中,痛于心腹,黄气乃损,其谷不登,上应岁星。"

镇星是土星,辰星是水星,岁星是木星。土克水,岁运水不及则土对水的克制就更加严重,土乘水,湿邪泛滥为病。大泻脾汤是本母同泻,本脏脾土和母脏心包相火同泻。泻脾土,可以减轻湿气;泻心包相火,是实则泻其母,截断心包相火对脾土的资助。这样双管齐下,对湿气进行反制,对肾水进行了保护。临床也可以使用小泻脾汤与小泻心包汤合方。

第七节 小补脾汤

《辅行诀五脏用药法要》整订稿:"小补脾汤:治腹中胀满,不能饮食,干呕,吐利,脉微而虚者方。人参、甘草炙、干姜,各三两,白术一两。右四味,以水八升,煮取三升,温服一升,日三服。腹中痛者,倍人参为六两;气少者,加甘草一两半;腹中寒者,加干姜一两半;渴欲饮食水者,加术一两半;脐上筑动者,为肾气动,去术,加桂三两;吐多者,去术加生姜三两;下多者,仍用术;心中悸者,加茯苓三两。"

《辅行诀》藏经洞本复原校订稿:"小补脾汤:治饮食不化,时自吐利,吐利已,心中苦肌。或心下痞满,脉微,无力,身重,足痿,善转筋者方。人参、甘草炙、干姜,各三两,术一两。上四味,以水八升,煮取三升,温服一升,日三服。脐上筑动者,去术,加桂四两;吐多者去术加生姜三两;下多者还用术;心中悸者,加茯苓一两半;渴欲饮水者,加术至四两半;腹中满者,去术加附子一枚,炮;腹中痛者,加人参一两半。"

两个版本小补脾汤的药物组成和剂量相同。加减方中需要注意的是"脐上筑动者,为肾气动",脐上跳动者为肾水之气上冲,现代西医称之为腹主动脉亢进,去白术,加入桂枝以温肾降冲。

脾主运化水谷和运化水湿。脾虚,运化水谷功能不足,则"腹中胀满,不能饮食""心下痞满""饮食不化";胃气上逆,则"干呕""吐";脾虚,运化水湿功能不足,则生湿邪;肠腑泌别清浊功能失司则"下利";脾主肌肉四肢,脾为湿邪所困,则中焦气血生化无源,不能滋养肌肉四肢,故"无力,身重";筋肉失养,故"足痿,善转筋";脉失所养,则"脉微而虚"。

一、君药 人参(党参)

《神农本草经》:"人参,一名人衔,一名鬼盖。味甘,微寒,无毒。主补五脏,安精神,定魂魄,止惊悸,除邪气,明目,开心益智。久服轻身,延年,生山谷。"《名医别录·上品》:"人参,微温,无毒。主治肠胃中冷,心腹鼓痛,胸胁逆满,霍乱吐逆,调中,止消渴通血脉破坚积,令人不忘。一名神草,一名人微,一名土精,一名血参。如人形者有神。生上党、辽东。二月、四月、八月上旬采根,竹刀刮,曝干,无令见风。"人参味甘属土,别名"土精",得土气最多,为土王,故属土中土。《神农本草经》谓人参"微寒",《名医别录》谓人参"微温",实际上都是指人参属中土,半阴半阳、非寒非热的特性。

李时珍《本草纲目·草之一》:"《礼斗威仪》云:下有人参,上有紫气。《春秋运斗枢》云:摇光星散而为人参……弘景曰:上党在冀州西南,今来者形长而黄,状如防风,多润实而甘。俗乃重百济者,形细而坚白,气味薄于上党者。次用高丽者,高丽地近辽东,形大而虚软,不及百济,并不及上党者。其草一茎直上,四、五叶相对生,花紫色。高丽人作《人参赞》云:三丫五叶,背阳向阴。欲来求我,椴树相寻。椵,音贾,树似桐,甚大,附广则多生,采作甚有法。今近山亦有,但作之不好。恭曰:人参见用多是高丽、百济者,潞州太行紫团山所出者,谓之紫团参。颂曰:今河东诸州及泰山皆有之,又有河北榷场及闽中来者,名新罗人参,俱不及上党者佳。时珍曰:上党,今潞州也。民以人参为地方害,不复采取。今所用者皆是辽参。其高丽、百济、新罗三国,今皆属于朝鲜矣。其参犹来中国互市。亦可收子,于十月下种,如种菜法。"

《名医别录》明确表明人参的产地是上党和辽东。目前,按照产地的不同,广义上的人参可分为中国东北吉林、辽宁、黑龙江三省的辽参、朝鲜半岛的高丽参、美国北部和加拿大南部的西洋参(又称花旗参)。传统上,辽参以吉林省抚松县产量最大、质量最好,称吉林参。

按生长环境,人参可分为山参和园参,野生者名"山参",栽培者俗称"园参";播种在山林野生状态下自然生长的称"林下山参",习称"籽海"。按加工方法,人参可分为红参和白参。现代《中药学》将人参归类为"补虚药",功效:大补元气,复脉固脱,补脾益肺,生津养血,安神益智。

包括《本草纲目》在内的很多古代本草典籍明确指出人参的最佳品应是产于山西上党的上党人参,品质远超过现代广泛使用的辽参和高丽参。根据现代植物分类,人参、西洋参属于五加科,党参属于桔梗科,是不同科属的药物。党参中的"党"字,指古代上党郡,狄子奇《国策地名考》曰"地极高,与天为党,故曰上党"。上党郡是当今山西省东南部的长治市和晋城市,东倚太行山,西屏太岳山,从而形成长治盆地和晋城盆地,有丰富的水资源,在古代植被繁茂,气候湿润,是党参生长的理想环境。《潞州志》记载"紫团山在县东南一百六里,昔常有紫气见山顶,团团如盖,产人参,名紫团参"。这与《本草纲目》"紫团参"的记载是一致的。从外观上区别,东北人参、高丽参的颜色都是黄色,去皮后呈白色;而党参是紫色。

人参的生存对环境的要求非常苛刻,主要生长在椴树、椵树、松树等间生的混交林中,喜阴怕光。大博物学家苏颂谈人参"春生苗,多于深山背阴近椵漆下湿润处"。古上党地区有着丰富的森林资源,这些资源却成了统治者营造宫殿的木材供应基地,据《潞安府志》记载:"昔曹魏建邺宫,伐上党山材木,规制极盛。后历代砍伐,加樵牧日繁,虽深山绝顶皆濯濯所呈。"由此可见对森林资源的破坏程度,人为破坏导致自然生态条件的改变是党参灭绝的原因之一。党参灭绝的原因之二是人们对党参无节制地采挖。早在唐代,上党人参就是朝廷钦点的贡品。"唐潞州上党郡大都督府土贡⋯⋯上党郡贡人参二百小两。"到了宋朝,党参的进贡变本加厉。宋代《元丰九域志》(1080)记载:"潞州上党郡贡人参一千斤。"官吏的巧取豪夺,繁重的苛捐杂税也被转嫁到上党参民的头上,他们往往得不偿失。参民因此把党参作为地方灾害,不但不上山采挖,而且将自家的参园都毁掉了。这段历史与明朝《本草纲目》"上党,今潞州也。民以人参为地方害,不复采取"的记载相符合。宋代,上党人参越来越少。北宋沈括《梦溪笔谈·王荆公不受馈赠》记载:"王荆公病喘,药用紫团山人参,不可得。"王荆公即王安石,宋熙宁年间(1068—1077)宰相,连宰相患病要用紫团参亦不可得。到了明代,党参已经基本绝迹。清朝《潞安府志》记载:"人参出壶关紫团山,旧有参园,今已垦而田矣,而索犹未已,遍剔岩数,根株鲜获。"乾隆年间进士冯文止曾赋《参园》诗,曰:"瑶光华采毓人参,天设园林得气深。一自政和灵瑞绝,空山寥落到于今。"并特别注明:"古贡人参,自宋徽宗政和间遂绝,明初除其贡。"如今的党参,是人们通过其他参种运用现代技术改良而来,与古党参已经没有联系。现代《中药学》将桔梗科植物党参归类为"补虚药",功效:补脾益肺,养血生津。

五脏大小补方一共12首,大补心包汤、小补脾汤、大补脾汤,这3首补方均用人参,人参在补方中的使用率达到1/4。由此可以看出,人参是一味体现"火土一家"理论的"心脾同治"药物。《景岳全书》:"人参、熟地者,治世之良相也;附子、大黄者,乱世之良将也。兵不可久用,故良将用于暂;乱不可忘治,故良相不可缺。"张景岳认为人参"气虚血虚俱能补",其"气壮而不辛,所以能固气","味甘而纯正,所以能补血"。因此,《景岳全书·新方八阵》中有5阵33首方剂用到了人参,热阵12方,补阵10方,因阵6方,固阵3方,散阵2方。后世将人参推举为"中药四大金刚"之一,大黄泻下第一,人参补气第一,附子温阳第一,地黄滋阴第一。这四味药中的将军分别针对不同的重证,大黄对应大实证,人参对应大虚证,附子对应大寒证,地黄对应阴虚重证。这种说法其实还漏掉了一味针对大热证的石膏,石膏清热第一!

二、辅臣药 炙甘草

详见第三章第五节。

三、监臣药 干姜

详见第三章第五节。

四、化佐药 术

(一) 术

《神农本草经》:"术,味苦,温,无毒。治风寒湿痹、死肌、痉、疸,止汗除热,消食,化煎饵。久服轻身、延年不饥。"《神农本草经》不区分苍术、白术。术味苦,五行大类属水。《名医别录·上品》:"术,味甘,无毒。主治大风在身面,风眩头痛,目泪出,消痰水,逐皮间风水结肿,除心下急满,及霍乱,吐下不止,利腰脐间血,益津液,暖胃,消谷,嗜食。一名山姜,一名山。生郑山、汉中、南郑。二月、三月、八月、九月采根,曝干。"术味甘,五行小类属土,术兼具肾水体用之药味,故为水中土。术,是"水土合德"的代表中药。茯苓,为土中水,也是"水土合德"的代表中药。茯苓与术相互克制,相杀、互杀,是相杀药对。

(二) 白术与苍术

《神农本草经》不区分苍术、白术。《伤寒杂病论》只用白术而不言及苍术。陶弘景《本草经集注》开始区分白术和苍术:"弘景曰:郑山,即南郑也。今处处有,以蒋山、白山、茅山者为胜。十一月、十二月采者好,多脂膏而甘。其苗可作饮,甚香美。术有两种:白术,叶大有毛而作丫,根甜而少膏,可作丸、散用;赤术,叶细无丫,根小苦而多膏,可作煎用。东境术大而无气烈,不任用。"赤术即现在的苍术。白术味偏于甘,苍术味偏于苦。

现代《中药学》将苍术归类为"化湿药",功效:燥湿健脾,祛风散寒,明目。陶弘景指出苍术以产于江苏省镇江市茅山一带质量最好,故名"茅苍术"。葛洪在茅山修炼,陶弘景在此创立上清派茅山宗,道家称茅山为"上清宗坛",茅山也有了"第一福地,第八洞天"的美誉! 现代《中药学》将白术归类为"补气药",功效:补气健脾,燥湿利水,止汗,安胎。燥湿利水宜生用,补气健脾宜炒用,健脾止泻宜炒焦用。白术传统以浙江於潜产者最佳,称为"於术"。《本草纲目·草之一》:"时珍曰:白术,甘而微苦,性温而和;赤术,甘而辛烈,性温而燥,阴中阳也,可升可降,入足太阴、阳明、手太阴、阳明、太阳之经。"李时珍对于白术和苍术在性味和特性上的总结非常精辟。简单来说,白术,甘、温,健脾而燥湿;苍术,苦、燥,燥湿而健脾!

(三) 既止泻又通便的白术

《金匮要略·痉湿喝病脉证治》:"伤寒八九日,风湿相搏,身体疼烦,不能自转侧,不呕不渴,脉浮虚而涩者,桂枝附子汤主之。若大便坚,小便自利者,去桂加白术汤主之。"去桂加白术汤,即白术附子汤,方中白术用量二两为君,仲景用以治疗汗多伤津导致的便秘。受此启发,北京已故四小名医之一的魏龙骧先生在《白术通便秘》一文中首先提出白术的主要作用是健脾生津,并将其用于脾虚便秘证,常用量60g,重用120~200g,开创了白术新用之先河。《用药传奇:中医不传之秘在于量》的作者王幸福先生,也使用大剂量生白术治疗便秘,少则30g,多则150g,并取得了屡用屡效的佳绩。

清代黄元御《长沙药解》:"白术,味甘、微苦,入足阳明胃、足太阴脾经。补中燥湿,止渴生津,最益脾精,大养胃气,降浊阴而进饮食,善止呕吐,升清阳而消水谷,能医泄利。"现代药理学实验表明,白术对于肠道有收缩和舒张的双向调节作用,也就是既能止泻,又能通便。根据魏龙骧、王幸福两位前辈的经验,治疗便秘,应当用生白术。结合前贤"生者气锐而先行,熟者气钝而和缓"的理念,治疗便秘,用生白术;治疗泄泻,用炒白术。

(四) 燥湿辟邪的苍术

《本草纲目·草之一》:"宗曰:苍术,气味辛烈;白术,微辛苦而不烈。古方及《本经》止言术,未分苍、白。只缘陶隐居言术有两种,自此人多贵白者,往往将苍术置而不用。如古方平胃散之类,苍术为最要药,功效尤速。殊不详本草原无白术之名。嵇康曰:闻道人遗言,饵术、黄精,令人久寿。亦无白字,用宜两审。"宋代官方药典《太平惠民和剂局方》平胃散"常服调气暖胃,化宿食,消痰饮,辟风、寒、冷、湿四时非节之气。"本方由六味药物组成,苍术、厚朴、陈皮、甘草、生姜、大枣,其中君药为苍术。

还有一种炮制苍术的方法,是在白露节后,用淘米水浸泡苍一宿,泡透以后把它晾到房顶上,这种苍术更好,叫神术。苍术到白露节后,会吸收更多的秋金凉气,燥烈之性就减轻了。神术散用的就是这种苍术。清代程国彭《医学心悟》:"神术散:此药能治时行不正之气,发热头痛,伤食停饮,胸满腹痛,呕吐泻利,并能解秽驱邪,除山岚瘴气,鬼疟尸注,中食、中恶诸症,其效至速。予尝合此普送,药到病除,苍术,陈土炒;陈皮、浓朴,姜汁炒,各二斤;甘草,炙,十二两;藿香八两,砂仁四两。共为末。每服二、三钱,开水调下。"神术散就是在平胃散的基础上加藿香、砂仁。

小补脾汤、大补脾汤为五脏补方,白术、苍术均可。前面的小泻脾汤的加减法中没有提到苍术,但是根据"脾苦湿,急食苦以燥之",可以加用苍术,苍术味苦。脾喜燥而恶湿,无论是补脾还是泻脾,祛湿都是核心目的,只不过补脾是补本脏,即通过增强脾土自身运化水湿的功能来祛湿;而泻脾是通过相乘和相侮两个方法而取效,相乘法即育木克土法,即"风胜湿";相侮法即反克法,土本克水,通过补北方用味苦,增强肾水的功能来反克脾土,即"苦燥湿"。苍术味苦,并且气芳香辛窜,兼具"风胜湿"和"苦燥湿"的双重功效;仅就"燥湿"的功效而言,苍术比味甘而健脾燥湿的白术要强大很多!

王幸福先生以附子理中汤为基本方治疗腹泻便溏,其中的术用苍术,炒苍术更佳,起步量用30g,最大量用100g,高效且安全。另外,古人认为苍术可以明目,现代多用苍术治疗维生素A缺乏导致的夜盲症、角膜软化症,可以用苍术50g与猪肝、羊肝一起蒸煮服用。对于经常使用电脑手机导致的眼睛干涩、视力下降,用苍术配伍枸杞子,效果显著。

苍术由于富有浓烈的芳香气味,辛温发散,因此在燥湿排毒、辟邪防病方面具备得天独厚的优势!《本草纲目·草之一》:"时珍曰:按《吐纳经》云:紫微夫人术序云:吾察草木之胜速益于己者,并不及术之多验也。可以长生久视,远而更灵。山林隐逸,得服术者,五岳比肩。又《神仙传》云:陈子皇得饵术要方,其妻姜氏得疲病,服之自愈,颜色气力如二十时也。时珍谨按:以上诸说,皆似苍术,不独白术。今服食家亦呼苍术为仙术,故皆列于苍术之后。又张仲景辟一切恶气,用赤术同猪蹄甲烧烟。陶隐居亦言术能除恶气,弭灾。故今病疫及岁旦,人家往往烧苍术以辟邪气。《类编》载越民高氏妻,病恍惚谵语,亡夫之鬼凭之。其家烧苍术烟,鬼遽求去。《夷坚志》载江西一士人,为女妖所染。其鬼将别曰:君为阴气所浸,必当暴泄,但多服平胃散为良。中有苍术能去邪也。"精于养生的服食家视苍术为仙草,称之为"仙术"。古代疫病,现代称为传染病,可以用点燃苍术烟熏的方式来做空气消毒。有学者的实验表明,本方法的预防效果比紫外线灯的空气消毒效果更好!

1954年暑季,河北省石家庄地区出现了流行性乙型脑炎,患病人数众多,西药治疗未见奏效,死亡人数剧增,情况十分危急。石家庄市卫生局紧急组织以老中医郭可明为主的乙脑科研治疗小组,运用中医温病学理论,使用白虎汤和清瘟败毒饮、安宫牛黄丸等,取得了令人满意的效果。1954年,治疗小组一共收治31例乙脑患者,无一例死亡。1955年的治疗也获得了90%以上的治愈率。1956年8月,北京地区也开始流行乙脑。儿童医院和传染病院人满为患,病儿死亡率很高。最初,许多医生仿效石家庄治疗乙脑的做法,使用白虎汤加上西药、输氧等方法治疗,但累试无效。卫生部立即组织中西医专家组成乙脑医疗工作组,工作组专家之一的蒲辅周老先生认为,石家庄与北京的乙脑疫病虽同在暑季,但石家庄久晴无雨,天暑地热,乙脑患者偏热,属暑温热型,用白虎汤治疗,可以辛凉透邪,清气泄热,切中病机,故能奏效;而北京久雨少晴,天暑地湿,湿热交蒸,暑湿流行。患者症状表现为兼有湿邪,属湿温。倘不加辨别而沿用清凉苦寒药物,就会出现湿遏热伏,不仅高烧不退,反而会加重病情。正确的方法应当是采用宣解湿热和芳香透窍的药物,通阳利湿,使湿去热自退。建议用白虎加苍术汤、三仁汤、杏仁滑石汤等处方。患者服药之后立竿见影,病情很快得到控制,不少垂危患者起死回生,迅速遏止了一场可怕的疫病。蒲辅周先后在《中医杂志》发表了《参加治疗流行性乙型脑炎的一些体会》及《流行性乙型脑炎中医辨证施治的一般规律》等文章,总结了此次救治乙脑的思考和经验。

(五) 苍术配白术,相须药对

苍术和白术还可以作为药对同用。清代张志聪《本草崇原·本经上品》:"凡欲补脾,则用白术;凡欲运脾,则用苍术;欲补运相兼,则相兼而用。如补多运少,则白术多而苍术少;运多补少,则苍术多而白术少。品虽有二,实则一也。"清代黄元御《玉楸药解·草部》:"白术守而不走,苍术走而不守,故白术善补,苍术善行。其消食纳谷,止呕住泄,亦同白术,而泻水开郁,则苍术独长。盖木为青龙,因己土而变色;金为白虎,缘戊土而化形。白术入胃,其性静专,故长于守;苍术入脾,其性动荡,故长于行。入胃则兼达辛金而降浊,入脾则并走乙木而达郁。白术之止渴生津者,土燥而金清也,苍术之除酸而去腐者,土燥而木荣也。白术偏入戊土,则纳粟之功多,苍术偏入己土,则消谷之力旺,己土健则清升而浊降,戊土健则浊降而清亦升,然自此而达彼者,兼及之力也,后彼先此者,专效之能也,若是脾胃双医,则宜苍术、白术并用。"

金代李东垣《脾胃论》:"半夏白术天麻汤,黄柏二分,干姜三分,天麻、苍术、白茯苓、黄芪、泽泻、人参,以上各五分;白术,炒,曲,以上各一钱;半夏汤洗七次,大麦面、橘皮,以上各一钱五分。上咀。每服半两,水二盏,煎至一盏,去渣,带热服,食前。此头痛苦甚,谓之足太阴痰厥头痛,非半夏不能疗。眼黑头旋,风虚内作,非天麻不能除;其苗为定风草,独不为风所动也。黄芪甘温,泻火补元气;人参甘温,泻火补中益气;二术俱苦甘温,除湿补中益气;泽、苓利小便导湿;橘皮苦温,益气调中升阳;曲消食,荡胃中滞气;大麦面宽中助胃气;干姜辛热,以涤中寒;黄柏苦大寒,酒洗以主冬天少火在泉发躁也。"著名的半夏白术天麻汤,具有化痰熄风,健脾祛湿之功效,主治风痰上扰证,方中苍术和白术同用。

明代陈实功《外科正宗·杂疮毒门》:"除湿胃苓汤,防风、苍术、白术、赤茯苓、陈皮、浓朴、猪苓、山栀、木通、泽泻、滑石,各一钱;甘草、薄桂,各三分。水二钟,灯心二十根,煎八分,食前服。"苍术和白术同用。

清代张璐《张氏医通·祖方》:"二术二陈汤,治脾虚痰食不运。二陈汤加生白术,姜汁拌晒;茅术,麻油拌炒。"苍术和白术同用。

清代傅山《傅青主女科·带下》:"夫白带乃湿盛而火衰,肝郁而气弱,则脾土受伤,湿土之气下陷,是以脾精不守,不能化荣血以为经水,反变成白滑之物,由阴门直下,欲自禁而不可得也。治法宜大补脾胃之气,稍佐以舒肝之品,使风木不闭塞于地中,则地气自升腾于天上,脾气健而湿气消,自无白带之患矣。方用完带汤。白术(一两,土炒),山药(一两,炒),人参(二钱),白芍(五钱,酒炒),车前子(三钱,酒炒),苍术(三钱,制),甘草(一钱),陈皮(五分),黑芥穗(五分),柴胡(六分),水煎服。二剂轻,四剂止,六剂则白带全愈。此方脾、胃、肝三经同治之法,寓补于散之中,寄消于升之内,开提肝木之气,则肝血不燥,何至下克脾土;补益脾土之元,则脾气不湿,何难分消水气。"傅青主著名的治疗带下病的完带汤,苍术和白术同用。

北京四大名医之一的施今墨先生善用苍术配白术的药对。苍术气味雄厚,苦温辛烈,燥湿力胜,散多于补,偏于平胃燥湿;白术甘温性缓,补脾力强,补多于散,善于补脾益气,止汗。白术以补脾为主,苍术以醒脾为要。二药伍用,一散一补,一胃一脾,则中焦得健,脾胃纳运如常,水湿得以运化,不能聚而为患,人则康复无恙。施老的弟子吕景山先生临床根据患者的大便情况选用生品、炒品,患者大便干,选用生白术、生苍术;患者大便溏,选用炒白术、炒苍术。

国医大师刘尚义也善用苍术配白术的药对。刘老将白术与苍术配伍使用时,其用量比例关系通常为1:2,常用剂量为白术10g和苍术20g。

五、小补脾汤的方解和数术解

(一) 方解

小补脾汤方解,详见下表(表11-10)。

表11-10 小补脾汤方解表

方解	君药	辅臣药	监臣药	化佐药
小补脾汤	人参 三两	炙甘草 三两	干姜 三两	术 一两
两补一泻一化	土中土 土补土	土中火 土补土	木中水 木克土	水中土 化味
两补脾土				
一泻脾土	用味甘 补脾土用 土王	用味甘 补脾土用 火生土 辅助君药	用味辛 补脾土体 泻脾土用	用味苦 甘辛化苦 除"脾苦湿"
甘辛化苦 除"脾苦湿"				

《辅行诀五脏用药法要》整订稿:"陶云:脾德在缓。故经云:以甘补之,辛泻之。脾苦湿,急食苦以燥之。"

《张大昌医论医案集》:"德用:木主散、火主软、土主缓、金主敛、水主坚。淫祸:木过则急、火过则缓、土过则淖、金过则抑、水过则凝。"

方解：脾土虚，又称脾土不及，是脾土用虚、体实，应当补用、泻体。小补脾汤组成是两土一木一水，两甘一辛一苦，两补一泻一化。《辅行诀》："阳进为补，其数七。"以脾土的用味甘为起点，逆时针方向旋转七个位置至肾水的体味甘，两甘同气相求，以甘补脾土之用，所谓"以甘补之"。甘土药基本药精有五味，为什么选择人参、炙甘草来补脾？人参、炙甘草两味药五行大类皆属土，用味甘，补脾土之用，即"以甘补之"，以应"脾德在缓"，从而使脾土的运化作用增强。

为什么以人参为君药？ 人参属土中土，土气最纯正，为土王，因此为方中君药，其五行、用味均补益脾土之用。炙甘草属土中火，五行小类属火，火生土，取《难经》"虚则补其母"之义，能够滋助君药人参，是人参的最佳搭档，为辅臣药。干姜，属木中水，五行木克土，五味用味辛，补脾土之体而泻脾土之用，所谓"辛泻之"；同时避免人参、炙甘草补益太过导致滋腻，生中有克，补中有泻，为监臣药。

另外，人参、炙甘草之用味甘与干姜之用味辛，甘辛化苦，这是第一个苦。白术，属水中土，五行大类属水，这是第二个苦。脾土体用合则辛甘化苦，再加上味苦的白术，苦可以燥湿，可以除脾土之苦"湿"，所谓"脾苦湿，急食苦以燥之"。另外，"补本脏则泻其所克"。人参、炙甘草补脾土之用，则泻肾水之用，白术属水中土，补肾水之用，可以避免补脾土同时对肾水正常功能的克制，因此白术为化味佐药。

小补脾汤两补脾土用，一补脾土体而泻脾土用，一化味除脾土之苦"湿"。两补，即以两味甘土药，人参、炙甘草，补脾土之用；一泻，即以一味辛木药干姜，补脾土之体而泻脾土之用；一化，即以一味苦水药，水中土白术为化味佐药，补肾水，可以使君药、辅臣药补脾土的同时不伤肾水，且急食苦以除脾苦"湿"。君药、臣药的用量都是三两，化味药的用量是一两。

苦甘化咸，咸味可以除肾之苦"燥"。《辅行诀》："陶云：肾德在坚。故经云：以苦补之，甘泻之；肾苦燥，急食咸以润之，至津液生也。"苦甘化咸除"肾苦燥"。"肾德在坚"的"坚"有两层含义，第一是与"心德在软"相对而言，"坚"有"硬"的含义。第二，肾为水火之脏，内藏元阴元阳，冬季时人体之阴精、阳气应该效法天地之气潜藏于内，不向外泄露则为"坚"，即坚固在内。肾主水，水有三种不同的存在状态，正常为液态水，固态则为寒冰，气态则为湿气。如果水为固态的寒冰，则不能起到肾水润泽五脏六腑、四肢百骸的作用，呈现为"肾苦燥"的病理状态。也就是水要发挥作用，必须要不凝固，保持以液态、气态而存在。在五味中，唯咸味可润，即咸味可使肾中寒水不凝，如同海水之咸而不冰，即所谓"急食咸以润之，至津液生也"。肾的正常气化，是由其体用交互运动变化所生成，即肾之用味苦与肾之体味甘的交互作用所化生，苦味与甘味互相作用才能生化出咸味。脾土之克制肾水，同时又增强肾之坚闭，此克中有生、相反相成的关系，是《辅行诀》"水土合德"的含义所在。

（二）用量和煎服法

"右方四味，以水八升，煮取三升，温服一升，日三服。"小补脾汤四味药，药物总量共计十两,按照脏腑杂病可以折算为 80g,按照外感天行病可以折算为 156g。用水八升(现代 1 600ml)煎药,煎取药汤三升(现代 600ml),温服,每天服用 3 次,每次一升(现代 200ml)。

(三) 数术解

小补脾汤是四味药,两补一泻一化,补方的体味和用味就能化生"化味",再单独增加一味"化味药",就是为了增强"化",因为化为"中",阴阳源于中,"中"是生命生生不息的根本。从天地人三才之气取其煎煮后合化之中气,以天地冲和之气养人。老子《道德经》:"万物负阴而抱阳,冲气以为和。"

小补脾汤的药物总量是十两。张景岳《类经图翼·气数统论》:"天以五生土,五得五为十,故地以十成之而居中。"洛书九宫数,"戴九履一,左三右七,二四为肩,八六为足,五居中央",不计中宫的"五",无论横、竖、斜,每两个数字相加的结果都是十。河图以五和十居中,五是奇数,为阳;十是偶数,为阴。五为阳应腑,对应胃;十为阴应脏,对应脾。十是"河图"中最大的数字。十两药以应脾,脾为后天之本,气血生化之源,补中气也!

第八节 大 补 脾 汤

《辅行诀五脏用药法要》整订稿:"大补脾汤散:治腹胀大,饮食不化,时自吐利,其人枯瘦如柴,立不可动转,干渴,汗出,气急,脉微而时结者方。人参,甘草,炙;干姜,麦门冬,各三两;白术、五味子、旋覆花各一两。右七味,以水一斗,煮取四升,温服一升,日三夜一服。"

《辅行诀》藏经洞本复原校订稿:"大补脾汤:治脾气大疲,饮食不化,呕吐下利,其人枯瘦如柴,立不可转动,口中苦干渴,汗出,气急,脉微而时结者方。人参、炙甘草、干姜,各三两,白术、麦门冬、五味子、旋覆花,各一两。上七味,以水一斗,煮取四升,温服一升,日三夜一服。"

大补脾汤证由小补脾汤证发展、加重而来,"脾气大疲",邪实而正虚,虚实夹杂。"不能饮食"加重为"饮食不化";"呕吐下利",胃气上逆与脾气下陷同时存在;"其人枯瘦如柴,立不可动转",显示大肉已脱,转身都没有力气,可见正气损伤之严重;"干渴,汗出,气急"是母病及子,脾病累及肺,肺气阴两伤的表现;"脉微而虚"加重为"脉微而时结者方",出现了间歇脉。

两个版本的药味相同,但是剂量稍有不同,整订稿大补脾汤中的麦门冬是三两,藏经洞本大补脾汤中的麦门冬是一两。

一、子臣药 麦门冬

详见第十二章第五节。

二、辅佐药 五味子

详见第八章第六节。

三、监佐药 旋覆花

详见第八章第七节。

四、大补脾汤的方解和数术解

(一) 方解

大补脾汤方解,详见下表(表 11-11)。

表 11-11　大补脾汤方解表

方解	君药	辅臣药	监臣药	化佐药	子臣药	辅佐药	监佐药
大补脾汤	人参 三两	炙甘草 三两	干姜 三两	白术 一两	麦门冬 三两	五味子 一两	旋覆花 一两
子能令母实 虚者补其子 本子同补	土中土 土王 土补土	土中火 土补土	木中水 木克土	水中土 化味	金中金 金王 金补金	金中土 金补金	火中木 火克金
补脾土 补肺金 培土生金	用味甘 补土用 补本脏	用味甘 补土用 补本脏 火生土 辅助人参	用味辛 补土体 泻土用 泻本脏	用味苦 甘辛化苦 除脾苦湿	用味酸 补金用 补子脏	用味酸 补金用 补子脏 土生金 辅助麦冬	用味咸 补金体 泻金用 泻子脏

方解:所有脏腑大补方都是方中有方,本子同治,补中有泻,补泻同施。大补脾汤的功效可以称为培土生金,本子同补,即本脏和子脏同补,脾土和肺金同补,可以提高消化系统、免疫系统、呼吸系统的功能。本脏脾土得到子脏肺金的滋助,将《难经》"子能令母实"的原则转化为"虚则补其子"的治法。徐大升《五行相生相克宜忌》曰:"强土得金,方化其顽。"

整订稿大补脾汤由本脏小补脾汤加上子脏小补肺汤去掉化味佐药细辛而成,细辛为木中金,木克土;用味辛,补脾土之体而泻脾土之用,故去之。补子脏的小补肺汤去掉了化味佐药细辛,选择了原方的君药麦门冬、辅臣药五味子和监臣药旋覆花,这三味药对于子脏肺金来说是两补一泻的组方格局。

这样,整订稿大补脾汤方七味药,就是由针对本脏脾土"二补一泻化除脾苦湿"的君臣佐四味药和针对子脏肺金"二补一泻"的三味药构成,通过药量的变化,重新划定臣药和佐药,最终形成一君、三臣、三佐的组方格局,即君药 + 辅臣药(正辅臣药)+ 监臣药(反辅臣药)+ 子臣药 + 化佐药 + 辅佐药 + 监佐药。从药量上看,子脏小补肺汤的君药麦门冬变为大补脾汤方中的子臣药,用量保持不变仍然用三两;而原来的辅臣药五味子、监臣药旋覆花在大补脾汤方中降级为佐药,用量减少,从三两变为一两。

藏经洞本大补脾汤中的麦门冬是一两,因此麦门冬在本方中是子佐药,而不是子臣药。本方是一君、二臣、四佐的组方格局,即君药 + 辅臣药(正辅臣药)+ 监臣药(反辅臣药)+ 化佐药 + 子佐药 + 辅佐药 + 监佐药。

(二)用量和煎服法

"右七味,以水一斗,煮取四升,温服一升,日三夜一服。"整订稿大补脾汤全方七味药物,共十五两,按照脏腑杂病可以折算为120g,按照外感天行病可以折算为234g。用水一斗,即十升(现代 2 000ml),煎取药汤四升(现代 800ml),温服,白天三次,夜晚一次,每次一升(现代 200ml)。对于严重虚弱的患者,白天服用 3 次,夜晚服用 1 次,平均每 6 个小时服药 1 次,从现代药效动力学的角度,可以有助于在一天中保证稳定的血药浓度。

(三)数术解

《尚书大传·五行传》:"天七成火。"张景岳《类经图翼·气数统论》云:"春为阳始,阳始则温,故曰少阳,少阳数七,阴中阳也,其气木,自东而西,其令生,自下而上,春者蠢也,言万物之蠢动也。""七"是火的成数,少阳数。大补脾汤的药味为七味,以火之成数,少阳生发之气,行天之阳道。天为阳,地为阴;天左旋,地右动;在"汤液经法图",天之阳道从右至左逆时针旋转,故《辅行诀》曰"阳进为补,其数七,火数也"。

整订稿大补脾汤的药物总量是十五两。十五是洛书九宫横、竖、斜每三宫之和,同时是河图中央的五与十之和。五为奇数,属阳,对应胃戊土;十为偶数,属阴,对应脾己土。脾胃居中焦,为后天之本,气血生化之源。黄元御谓之"一气周流,土枢四象"。

《周易·系辞》:"天三地四……天九地十。"十升水煎取药汤四升,"十"和"四"都是偶数,属阴,应地。大补脾汤增强脾胃的功能,是生阳,配合地阴之数,是阴阳互根,阴中求阳。张景岳《类经图翼·气数统论》:"地四生金,四得五而九,故天以九成之而居西;天以五生土,五得五为十,故地以十成之而居中。""河图"以五和十居中,五是奇数,为阳;十是偶数,为阴。五为阳应腑,对应胃;十为阴应脏,对应脾。十是"河图"中最大的数字。取十升水煎药以应脾,脾为后天之本,气血生化之源,补中气也!十升水煎煮取四升药液,"地四生金",中药汤液为水,又蕴含金水相生之意。

五、脾土门总结

脾土门心身虚实辨证和补泻方剂总结,详见下表(表 11-12)。

表 11-12　脾土门心身虚实辨证和补泻方剂总结表

脾土	情志症状	身体症状	脾德在缓
脾实 用实,体虚	"脾实则愍" 用脑过度, 思虑过度, 劳伤心脾, 忧心忡忡	消谷善饥; 四肢不用; 肢体酸沉,肌肉疼痛, 甚至肌肉萎缩	辛泻之 大小泻脾汤
脾虚 用虚,体实	"脾虚则疑" 迷惑,糊涂; 缺乏自信, 怀疑自己; 缺乏信任, 怀疑他人	食不化; 腹满,腹痛,肠鸣,溏泻	甘补之 大小补脾汤

《张大昌医论医案集》:"肝虚则恐,实则怒;心虚则悲,实则笑;脾虚则疑,实则愍;肺虚则哭,实则烦;肾虚则痴,实则好。"

《增修互注礼部韵略》:"愍,恤也,伤也。"《周书·谥法解》:"在国逢难曰愍,使民折伤曰愍,在国连忧曰愍,祸乱方作曰愍。"愍,担心、担忧的意思。心君火与脾土"火土一家",脾在志为"思",脾用太过则用脑过度,思虑过度则劳伤心脾,过度的功能消耗了太多的阴血物质,从而忧心忡忡。

笔者在英国工作,临床治疗抑郁症颇多。中医学术界治疗抑郁症多以肝为核心,笔者在临床所见患者,以脾虚为核心病机的抑郁症比例也很高,因此也多采用大小补脾汤治疗。这与医圣张仲景用甘麦大枣汤治疗妇女"脏躁"的思路非常吻合。

《金匮要略·妇人杂病脉证并治》:"妇人脏躁,喜悲伤欲哭,象如神灵所作,数欠伸,甘麦大枣汤主之。甘草小麦大枣汤方:甘草二两,小麦一升,大枣十枚。上三味,以水六升,煮取三升,温分三服,亦补脾气。"仲景明确指出本方"补脾气",三味药物也都味甘属土。《辅行诀》"火土一家"的内涵之一就是心火与脾土为一家,甘草小麦大枣汤、大小补脾汤,补脾土而助心土君火,养心神。

《说文解字》:"疑,惑也。"疑,迷惑而不知所从。脾为后天之本,气血生化之源,脾虚则生化无源,不能养神则惑。人上了年纪,消化功能逐渐减退,慢慢地头脑也糊涂了,成了"老糊涂"。疑,还有怀疑的意思。脾虚则人容易疑神疑鬼,缺乏自信,也缺乏信任,既怀疑自己,也怀疑他人。

第九节 大小补脾汤的药对、角药和运气应用

一、小补脾汤的药对

(一) 人参配炙甘草,相使药对

小补脾汤的君药人参和辅臣药炙甘草构成了相使药对。土中土人参和土中火炙甘草二者的五行大类相同,都是土,同气相求;炙甘草的五行小类火对人参的五行小类土形成相生,火生土,炙甘草辅助人参,从而提高药效。人参、炙甘草皆味甘,均能补脾益气,治疗气虚证,因此可以相使为用。

医圣张仲景也使用人参配甘草的药对。处方包括《金匮要略》白虎加人参汤、半夏泻心汤、小柴胡汤、橘皮竹茹汤、甘草泻心汤、柴胡去半夏加瓜蒌汤、续命汤、薯蓣丸、泽漆汤、麦门冬汤、生姜甘草汤、人参汤、柴胡桂枝汤、竹叶汤、温经汤,《伤寒论》厚朴生姜甘草半夏人参汤、茯苓四逆汤、半夏泻心汤、小柴胡汤、旋覆代赭汤、桂枝人参汤、黄连汤、炙甘草汤、理中丸、竹叶石膏汤、柴胡桂枝汤。

(二) 人参配白术,相畏药对

小补脾汤的君药人参和化佐药白术构成了相畏药对。土中土人参的五行大类土克制水中土白术的五行大类水,土克水;水中土白术的五行小类土与土中土人参的五行小类土相同,同气相求。君强佐弱,人参对白术是克中有同,白术对人参又敬又畏,二者构成相畏药对。人参味甘性温,白术味甘、苦而性温,甘温则健脾益气,苦温则健脾燥湿,故二者相畏为用。

医圣张仲景也使用人参配白术的药对。处方包括《金匮要略》侯氏黑散、薯蓣丸、人参汤、茯苓饮、桂枝人参汤、附子汤、理中丸。

(三) 炙甘草配白术,相畏药对

小补脾汤的辅臣药炙甘草和化佐药白术构成了相畏药对。土中火炙甘草的五行大类土克制水中土白术的五行大类水,土克水;土中火炙甘草的五行小类火相生水中土白术的五行小类土,火生土。炙甘草对于白术是克中有生,白术对于炙甘草是又敬又畏,二者构成相畏药对。如同高级官员和低级官员之间达成平衡。

医圣张仲景也使用炙甘草配白术的药对。处方包括《金匮要略》麻黄加术汤、防己黄芪汤、白术附子汤、甘草附子汤、防己黄芪汤,《伤寒论》茯苓桂枝白术甘草汤、桂枝人参汤、甘草附子汤、麻黄升麻汤、理中丸。

(四) 白术配干姜,相畏药对

小补脾汤的化佐药白术和监臣药干姜构成了相畏药对。水中土白术的五行大类水相生木中水干姜的五行大类木,水生木;水中土白术的五行小类土相克木中水干姜的五行小类水,土克水。白术对于干姜是生中有克,干姜对于白术是又敬又畏,二者相畏为用。

仲景使用白术配干姜的药对。处方包括《金匮要略》侯氏黑散、薯蓣丸、人参汤、甘草干姜茯苓白术汤,《伤寒论》桂枝人参汤、麻黄升麻汤、理中丸。

(五) 人参配干姜,相杀药对

小补脾汤的君药人参和监臣药干姜构成了相杀药对。木中水干姜的五行大类木克制土中土人参的五行大类土,木克土;土中土人参的五行小类土克制木中水干姜的五行小类水,土克水。人参和干姜形成相互克制的药对,相克、相杀、互杀。如同皇帝和高级官员相互制约,从而达成君臣平衡。

医圣张仲景也使用人参配干姜的药对。处方包括《金匮要略》甘草泻心汤、鳖甲煎丸、侯氏黑散、续命汤、薯蓣丸、人参汤、大建中汤、半夏泻心汤,《伤寒论》茯苓四逆汤、半夏泻心汤、小柴胡汤、桂枝人参汤、黄连汤、乌梅丸、干姜黄连黄芩人参汤、理中丸、生姜泻心汤。

(六) 干姜配炙甘草,相杀药对

小补脾汤的监臣药干姜和辅臣药炙甘草也构成了相杀药对。木中水干姜的五行大类木克制土中火炙甘草的五行大类土,木克土;木中水干姜的五行小类水克制土中火炙甘草的五行小类火,水克火。干姜的五行大类和五行小类均克制炙甘草,是双杀,干姜相杀、双杀炙甘草。干姜味辛,炙甘草味甘,二者同用则辛甘化阳,温中散寒,相杀为用。

医圣张仲景也使用干姜配炙甘草的药对。处方包括《金匮要略》柴胡桂枝干姜汤、甘草干姜汤、小青龙汤、半夏泻心汤、四逆汤、通脉四逆汤,《伤寒论》甘草干姜汤、小青龙汤、柴胡桂枝干姜汤、半夏泻心汤、四逆汤、茯苓四逆汤、桂枝人参汤、黄连汤、通脉四逆汤、麻黄升麻汤、理中丸、生姜泻心汤。

二、小补脾汤的角药

小补脾汤的四味药,君药人参与其他三味药可以分别组成三个药对,人参配炙甘草相使药对,人参配白术相畏药对,人参配干姜相杀药对;辅臣药炙甘草和化佐药白术构成了相畏药对,监臣药干姜和辅臣药炙甘草也构成了相杀药对。因此,人参、炙甘草、干姜、白术,这四味药,可以作为角药使用。四药合用,健脾益气,温中祛寒。

对比医圣张仲景的著作,发现《金匮要略》薯蓣丸、人参汤,《伤寒论》桂枝人参汤、理中丸,这四首处方都包含有《辅行诀》小补脾汤的四味药。人参汤、理中丸与小补脾汤的药味完全相同,只是白术的用量不同,具体比较见表 11-13。

表 11-13 小补脾汤、理中丸、人参汤、桂枝人参汤的比较表

	人参	炙甘草	干姜	白术	桂枝
小补脾汤	三两	三两	三两	一两	
理中丸	三两	三两	三两	三两	
人参汤	三两	三两	三两	三两	
桂枝人参汤	三两	四两	三两	三两	四两

根据《辅行诀》脏腑补泻方的配伍规律,君药与臣药的用量比是 3∶3,君药与佐药的用量比是 3∶1,因此小补脾汤的白术是化佐药,而人参汤、理中丸的白术是化臣药。

《伤寒论》:"太阳病,外证未除,而数下之,遂协热而利。利下不止,心下痞硬,表里不解者,桂枝人参汤主之。"小补脾汤、理中丸、人参汤,此 3 方主治脾胃虚寒证,没有表证。而桂枝人参汤证是表里同病,脾胃虚寒兼有表虚证,故以人参汤(理中丸)加桂枝。仲景以理中丸、四逆汤温里,用桂枝解表。

宋代朱肱《类证活人书》:"治中汤:治脾胃伤冷物,胸膈不快,腹疼气不和。人参,干姜,炮;白术,甘草,炙;陈橘皮,汤洗;青橘皮。上各等分,为细末。每服三钱。水一中盏。煎数沸热服。寻常入盐点之。"本方是理中丸加青皮、陈皮,功效:健脾温中,理气化滞。

宋代陈言《三因极一病证方论》:"附子理中汤:治五脏中寒,口噤,四肢强直,失音不语。昔有武士守边,大雪,出帐外观瞻,忽然晕倒,时林继作随行医官,灌以此药两剂遂醒。大附子(炮,去皮脐),人参,干姜,炮;甘草,炙;白术。各等分。上为锉散。每服四大钱,水一盏半,煎七分,去滓,不以时服;口噤,则斡开灌之。"著名的中成药"附子理中丸"源于此。本方是将《辅行诀》小补脾汤和小泻脾汤合二为一,将健脾祛湿法与温中祛湿法合二为一。

明代王纶《明医杂著》:"理中化痰丸:治脾胃虚寒,痰涎内停,呕吐少食,或大便不实,饮食难化,咳唾痰涎。此属中气虚弱,不能统涎归源也。人参,白术,炒;干姜,甘草,炙;茯苓,半夏,姜制。"本方是理中丸加茯苓、半夏。功效:健脾和胃,温中化痰。

明代张景岳《景岳全书》:"理中加丁香汤:治中脘停寒,喜辛物,入口即吐、即哕。即前理中汤加丁香十粒,甚或兼痛者,可加至一二钱。若以理中加木香,即名木香理中汤⋯⋯枳实理中丸:治伤寒寒实结胸。人参、白术、茯苓、甘草、干姜,各二两;枳实十六片。右为细末,炼蜜丸,鸡子黄大。每服一丸,热汤化下,连进二三服。"

清代潘楫增注的《医灯续焰》:"香砂理中汤:即理中丸加木香、砂仁。服法亦同。治脾虚气滞,或受外寒,泄泻腹痛喜温,或呕吐,胸膈满闷,肠腹雷鸣等证。"本方功效:温中健脾,理气导滞。

三、大补脾汤的药对

(一) 人参配麦门冬,相使药对

大补脾汤的君药人参和子臣药麦门冬构成了相使药对。土中土人参的五行大类土和五行小类土,对金中金麦门冬的五行大类金和五行小类金,均形成相生,是双生,土生金。虚则补其子,本子同补。君药为主,补本脏脾土;子臣药为辅,补子脏肺金,脾土和肺金同补,培土生金。君药相生子臣药,人参辅助麦门冬,从而提高药效,相使为用。

医圣张仲景也使用人参配麦门冬的药对。处方包括《金匮要略》薯蓣丸、麦门冬汤、温经汤,《伤寒论》炙甘草汤、竹叶石膏汤。

"近代中医第一人"张锡纯创立宣阳汤,以人参配麦门冬。《医学衷中参西录》:"宣阳汤,治阳分虚损,气弱不能宣通,致小便不利。野台参四钱,威灵仙钱半,寸麦冬六钱,带

心,地肤子一钱……以人参为君,辅以麦冬以济参之热,灵仙以行参之滞,少加地肤子为向导药,名之曰宣阳汤。"人参配麦门冬,一补一润,一温一凉,补气生津之功更强。

(二) 人参配五味子,相使药对

大补脾汤的君药人参和辅佐药五味子也构成了相使药对。虚则补其子,本子同补。君药为主,补本脏脾土;辅佐药为辅,补子脏肺金。土中土人参的五行大类土相生金中土五味子的五行大类金,土生金;土中土人参和金中土五味子的五行小类相同,都是土,同气相求。人参对五味子是生中有同,相使增效(增强疗效)、变效(改变疗效)。

(三) 麦门冬配五味子,相使药对

详见第十二章第七节。

(四) 人参配旋覆花,相畏药对

大补脾汤的君药人参和监佐药旋覆花构成了相畏药对。火中木旋覆花的五行大类火相生土中土人参的五行大类土,火生土;火中木旋覆花的五行小类木相克土中土人参的五行大类土,木克土。旋覆花对于人参是生中有克,人参对于旋覆花是又敬又畏,如同皇帝对监督官员既敬又畏。

(五) 麦门冬配旋覆花,相杀药对

详见第十二章第七节。

(六) 旋覆花配五味子,相杀药对

详见第十二章第七节。

四、大补脾汤的角药

大补脾汤的三味佐药,麦门冬、五味子、旋覆花,相互之间又形成了三组药对,麦门冬配五味子相使药对,麦门冬配旋覆花相杀药对,旋覆花配五味子相杀药对。因此,麦门冬、五味子、旋覆花,这三味药,也可以作为角药使用。而这一组角药也正是小补肺汤的全部四味药中的三味药。

(一) 生脉散脱胎于大补脾汤

综上所述,人参与麦门冬形成相使药对,人参与五味子形成相使药对,麦门冬与五味子形成相使药对。因此,人参、麦门冬和五味子,形成了3个相使药对,这三味药也形成了一组角药,这一角药组合恰恰构成了著名的生脉散。

"生脉散"一方最早出自"易水学派"的创始人张元素的《医学启源》:"麦门冬,气寒,味微苦甘,治肺中伏火,脉气欲绝。加五味子、人参二味,为生脉散,补肺中元气不足,须用之。"不过张元素的"生脉散"并不广为人知。张元素的弟子,金元四大家之一的"补土派"创始人李东垣的发挥才使本方名声大振。《内外伤辨惑论·暑伤胃气论》:"圣人立法,夏月宜补者,补天真元气,非补热火也,夏食寒者是也。故以人参之甘补气,麦门冬苦寒,泻热补水之源,五味子之酸,清肃燥金,名曰生脉散。"本方之后广为流传,也有了不同的名称,元代朱震亨《丹溪心法》叫生脉汤,明代高濂《遵生八笺》叫参麦散,明代秦景明《症因脉治》叫人参生脉散,明代方谷《医林绳墨大全》叫定肺汤,清代徐灵胎《兰台轨范》叫生

脉饮。本方实际上脱胎于《辅行诀》大补脾汤。

人参大补元气,麦冬养阴润燥,五味子敛阴止汗。三药合用,人参补气虚之本,麦冬滋不足之阴,五味子固气泻之标。一补一清一敛,共奏益气养阴,生津止渴,敛阴止汗之效。生脉散适用于气阴两虚证,辨证要点为神倦体弱、气短汗多、口渴舌干,脉虚无力。

著名中医儿科专家王伯岳先生,以生脉散治疗感冒后导致的心肌炎。著名中医学家印会河先生,以生脉散加黄芪、丹参、郁金、三七粉,治疗冠心病心绞痛、心律失常。

《医宗金鉴》:"欲冒,谓因房劳过度昏冒也。生脉饮即人参,麦冬,五味子合熟地,当归,鹿茸,名曰生脉补精汤也。"生脉补精汤,功效益气养阴,温阳生精,治疗房劳过度导致的晕厥。

(二) 大小补脾汤的药对和角药总结

大小补脾汤的药对和角药总结,详见下表(表11-14)。大补脾汤全方七味药,竟然包含了 4 组相使药对,4 组相畏药对,4 组相杀药对,3 组角药,《辅行诀》的经方配伍是不是令人叹为观止? !

表11-14　大小补脾汤的药对和角药总结表

相须药对	苍术配白术			
相使药对	人参配炙甘草	人参配麦门冬	人参配五味子	麦门冬配五味子
相畏药对	人参配白术	炙甘草配白术	白术配干姜	人参配旋覆花
相杀药对	人参配干姜	干姜配炙甘草	麦门冬配旋覆花	旋覆花配五味子
角药	人参、炙甘草、干姜、白术			
角药	麦门冬、五味子、旋覆花			
角药	人参、麦门冬、五味子			

五、大小补脾汤的运气应用

《辅行诀》脏腑大小补泻方除了可以用来治疗脏腑杂病,还可以作为运气处方使用。大小补脾汤可以用作大运(中运)木太过之岁的运气处方。简单来说,按照中国传统农历,年干为壬;按照目前世界通行的公元纪年,年尾数是 2 的年份是岁运木太过,例如 2012 壬辰龙年,2022 壬寅虎年,2032 壬子鼠年。《素问·气交变大论》:"岁木太过,风气流行,脾土受邪。民病飧泄食减,体重烦冤,肠鸣腹支满,上应岁星。甚则忽忽善怒,眩冒巅疾,化气不政,生气独治,云物飞动,草木不宁,甚而摇落,反胁痛而吐甚,冲阳绝者,死不治,上应太白星。"

岁星是木星,太白星是金星。木克土,岁运木太过则木对土的克制就更加严重,木乘土。大补脾汤培土生金,本子同补,脾土和肺金同补。补脾土,可以预防和治疗木太过对脾土的伤害,属于防守;补肺金,金克木,对木进行反击,则可以减轻木太过之气。大补脾汤就是针对岁运木太过的运气处方,融防守和反击于一体。临床也可以采用小补脾汤与小补肺汤合方。

第十节 病 案

肠易激综合征

Mr O.G.，白人男性。出生日期：1983 年 5 月 12 日。

首诊日期：2020 年 9 月 20 日。

病史：肠易激综合征确诊 5 年。每天平均大便 5 至 6 次，经常不能控制大便，有便意必须马上去卫生间，多窘迫尴尬，矢气多，胃痛，腹痛，泛酸，烧心，呃逆，干呕，喝咖啡、啤酒或者食用辛辣食物加重；精力指数 7/10；平均每天 9 小时睡眠，但质量欠佳。

舌诊：舌红，舌中线有纵向深大裂纹，薄白苔。

脉诊：右关浮取太过。

腹诊：鸠尾至肚脐区域紧张，3/4。

中医诊断：脾湿太过。

针灸：百会穴、印堂穴，调神；中脘、下脘、左天枢、脐针 1、5 点，调形；右足三里，调腑；小泻脾针法调气，左侧行间穴、太冲穴，补法；右侧商丘穴，泻法。形气神同调。

中药处方：小补脾汤合生姜泻心汤。药物：党参、炙甘草、干姜，各 27g；白术、法半夏、黄芩、黄连、生姜，各 9g。总剂量 126g，14 天量。服法：每日 3 次，每次 3g，热水冲服。

按：《伤寒论·辨太阳病脉证并治下》云，"伤寒，汗出解之后，胃中不和，心下痞硬，干噫食臭，胁下有水气，腹中雷鸣下利者，生姜泻心汤主之"。生姜泻心汤与小补脾汤合方，强强联合，治疗脾虚湿盛导致的泄泻。

第二诊日期：2020 年 10 月 4 日。胃痛胃胀减轻，泛酸、烧心消失，食欲良好；大便每天 2 至 5 次；精力指数 7/10；睡眠质量改善。

舌诊：舌红，舌中线有纵向深大裂纹，白苔。

脉诊：右尺沉取不及。

腹诊：鸠尾至肚脐区域紧张，3/4。

中医诊断：相火不及。

针灸：百会穴、印堂穴，调神；中脘、下脘、左天枢、脐针 2、3 点，调形；左足三里，调腑；小补三焦针法调气，左中渚穴、支沟穴，补法；右至阴穴，泻法。

中药处方：小补脾汤合痛泻要方。药物：党参 24g，白术 24g，炙甘草 8g，干姜 16g，白芍 16g，陈皮 8g，防风 8g，姜半夏 16g，厚朴 16g。总剂量 128g，14 天量。服法：每日 3 次，每次 3g，热水冲服。

按：痛泻要方，出自《景岳全书》引刘草窗方，原名"白术芍药散"。患者腹痛即窘迫泄泻,故与小补脾汤合用。

第三诊日期:2020 年 10 月 18 日。10 月 7 日左右感冒,咽干、咽痛,咯白痰;胃痛胃胀减轻,食欲下降;睡眠不实;大便每天 2 至 5 次,诱发原因不明。

舌诊:舌红,舌中线有纵向深大裂纹,白苔。

脉诊:左关浮取太过。

腹诊:鸠尾至肚脐区域紧张,3/4。

中医诊断:肝木克脾土。

针灸:百会穴、印堂穴,调神;中脘、下脘、左天枢、脐针 3、7 点,关元,调形;小泻肝针法调气,右侧尺泽、少商,补法;左侧行间,泻法。

中药处方:小补脾汤合小泻肝汤。药物:党参、炙甘草、干姜、白术、赤芍、枳实、生姜,各 18g。14 天总量 128g。服法:每日 3 次,每次 3g,热水冲服。

第四诊日期:2020 年 11 月 1 日。患者停用所有治疗肠易激综合征的西药。尝试喝咖啡,可以耐受。精力指数 7.5/10;睡眠质量好;大便每天 3 次。

舌诊:舌淡红,舌中线有纵向深大裂纹,薄白苔。

脉诊:左关沉取不及,右关浮取太过。

腹诊:中脘至水分区域紧张,2/4。

中医诊断:肝木不及,脾湿太过,土反侮木。

针灸:百会穴、印堂穴,调神;中脘、下脘、左天枢、脐针 1、3 点,关元,调形;左足三里,调腑;小补肝针法调气,右侧大敦穴、曲泉穴,补法;左侧太渊穴,泻法。

中药处方:大阳旦汤。药物:白芍 30g,黄芪 25g,党参 15g,桂枝 15g,生姜 15g,大枣 15g,炙甘草 10g。总剂量 125g,14 天量。服法:每日 3 次,每次 3g,热水冲服。

第五诊日期:2020 年 11 月 15 日。饮食良好,偶发胃痛胃胀,大便每天 2 至 5 次(食用辛辣食物则大便每天 5 次左右,不食用辛辣食物则大便每天 2 次),精力指数 7/10;心情良好;睡眠质量好。

舌诊:舌淡红,薄白苔。

脉诊:左尺沉取不及。

中医诊断:肾气不足。

针灸:百会穴、印堂穴,调神;中脘、下脘、左天枢、脐针 2、5 点,关元,调形;左足三里,调腑;小补肾针法调气,右侧阴谷穴、复溜穴,补法;左侧大都穴,泻法。形气神同调。

中药处方:大补肾汤合四神丸。药物:熟地黄、淡竹叶、炙甘草、肉桂、五味子、补骨脂、吴茱萸、肉豆蔻,各 15g,干姜 6g。总剂量 126g,14 天量。服法:每日 3 次,每次 3g,热水冲服。

按:四神丸是治疗肾阳不足导致的五更泄泻的著名方剂,与大补肾汤合方,强强联合。

第十二章
肺金门

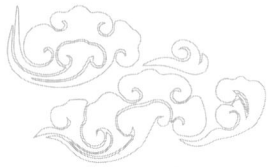

第一节　肺金门总论

一、肺和大肠的生理功能

《素问·阴阳应象大论》："西方生燥,燥生金,金生辛,辛生肺,肺生皮毛,皮毛生肾,肺主鼻。其在天为燥,在地为金,在体为皮毛,在脏为肺,在色为白,在音为商,在声为哭,在变动为咳,在窍为鼻,在味为辛,在志为忧。忧伤肺,喜胜忧;热伤皮毛,寒胜热;辛伤皮毛,苦胜辛。"

肺金门对应的脏腑是肺和大肠。肺的生理功能:第一,肺主气,司呼吸。包括主一身之气和主呼吸之气。《素问·阴阳应象大论》曰:"天气通于肺。"此处指肺主呼吸之气。《素问·五脏生成》曰:"诸气者皆属于肺。"此处指肺主一身之气。第二,肺主宣发肃降。第三,肺主通调水道。第四,肺朝百脉。第五,肺主治节。《素问·灵兰秘典论》曰:"肺者,相傅之官,治节出焉。"肺的生理特性是肺为华盖和娇脏,不耐寒热,容易被外邪侵犯。

大肠的生理功能:第一,大肠主传化糟粕。第二,大肠主津。大肠的生理特性是以通为顺,以降为和。肺为阴金,大肠为阳金,与秋相应。肺藏魄,在志为忧(悲),开窍为鼻,在液为涕,在体为皮,其华在毛,其变为战栗。

现代西医认为人体由九大系统组成,即运动系统、神经系统、内分泌系统、免疫系统、循环系统、呼吸系统、消化系统、泌尿系统、生殖系统。中西医互参,中医的肺金门对应西医的呼吸系统、消化系统和免疫系统。

二、辨肺脏病证文并方

《辅行诀五脏用药法要》整订稿:"辨肺脏病证文并方。肺虚则鼻息不利;实则喘咳,凭胸仰息。肺病者,必咳喘逆气,肩息,背痛,汗出憎风。虚则胸中痛,少气,不能报息,耳聋,咽干。取其经太阴、足太阳,厥阴内血者。邪在肺,则皮肤痛,发寒热,上气喘,汗出,咳动肩背。取之膺中外腧,背第三椎旁,以手按之快然,乃刺之。取缺盆以越之。陶云:肺德在收。故经云:以酸补之,咸泻之。肺苦气上逆,急食辛以散之,开腠理以通气也。"

肺开窍于鼻,肺最主要的功能是主气,司呼吸。本段文字中需要重点解释的症状就是"鼻息不利""凭胸仰息""肩息"和"不能报息"。"鼻息不利"有两种情况,一种是鼻塞不通,呼吸不畅;另外一种是鼻息过度通畅,患者呼吸时有鼻腔发凉的感觉,因此喜欢用手或者纱巾之类的东西遮盖鼻孔,减轻冷空气入鼻的不适感觉。"凭胸仰息",凭,是依靠、凭借的意思,患者喜欢背靠在墙、床、椅背等,挺胸、仰头,用力呼吸,是呼吸困难的表现。"肩息"也是呼吸困难的表现,是指呼吸时耸肩和垂肩,耸肩有利于胸廓的扩张,垂肩有利于胸廓的收缩。"不能报息"是指吸气和呼气之间没有明显的瞬间停顿,吸气之后马上呼出,呼吸急促。咽鼓管是连接咽喉和中耳的管道,主要作用是调节鼓室中的压力和引流;肺通气出现障碍,鼓室腔内、外气压失衡,影响中耳传音功能,因此会出现"耳聋、咽干"的症状。

《张大昌医论医案集》:"抬肩而息者病在肺,不能报息者病在心,偻身向左而息者病在脾,向右倾者病在肝,曲腰而息者病在肾。"可供临床参考辨证。

《辅行诀》"辨肺脏病证文并方"直接来自《黄帝内经》,二者只是在文字上稍有出入,并没有实质上的区别。《灵枢·本神》:"肺藏气,气舍魄。肺气虚则鼻塞不利,少气;实则喘喝,胸盈仰息。"《素问·脏气法时论》:"肺病者,喘咳逆气,肩背痛,汗出,尻阴、股膝、髀腨、胻足皆痛;虚则少气,不能报息,耳聋嗌干。取其经,太阴、足太阳之外、厥阴内血者。"《灵枢·五邪》:"邪在肺,则病皮肤痛,寒热,上气喘,汗出,咳动肩背。取之膺中外腧,背三节五脏之傍,以手疾按之,快然,乃刺之。取之缺盆中以越之。"

《素问·脏气法时论》存在相关错简"肺苦气上逆,急食苦以泄之"。正确的应该如《辅行诀》"肺苦气上逆,急食辛以散之,开腠理以通气也"。肺苦气上逆,典型症状是咳嗽、哮喘。病机肺气宣发太过,肃降不及。辛味能够宣通腠理,提壶揭盖,给邪气以出路,上宣发则下肃降,肺气通而病除。关于这一点,张大昌先生在其著作中明确指出了这个错误。《张大昌医论医案集》:"医家经方正统,自金元以来,已尽失传。即肺病一条,如西医之气管炎、肺气肿等。每见屡治无当,故世有'治病不治喘'之谚。盖经法以喘咳为肺之实病,喘为机能之疾,咳乃伤于体官也。经云,肺以咸补,又云肺苦气上逆,急食辛以泄之,开腠理以通气也。'辛'字误作'苦'字。其补泻文中,仍以辛为泄,此皆错失之大者,致使后人眼目印定,无可依傍,不知肺用辛泄是借助,其原泄乃'咸'字耳。以咸为火之用味,肺之体味也。《内经》立意皆以用为补,后世皆以体为补,此绝大径庭处,不怪治不得法也。"

三、肺金和大肠金的太过和不足

《张大昌医论医案集》:"五脏六腑证候辨……肺病以喘咳,大肠病以闭塞不通……肺主收,以咳为病,大肠主利气,以喘息为病……盖主降者,逆之为病;主升者,下之为病也。"

六脏六腑的每一对脏腑都具有功能太过和功能不及两种状态。

肺金、大肠金均以降为顺。肺的吸气功能是主动过程,而呼气是被动过程。能够主动吸气是肺功能正常的基本体现。肺金太过,实际上是肺金的宣发肃降功能失调,宣发太过,肃降不及,从而肺气上逆,呼吸道和肺中产生痰饮等病理产物,出现咳嗽、哮喘等病症。这是用实、体虚,应当泻用、补体。汤液经法图,咸味,既是心包相火的用味,也是肺金的体味;咸味补了肺金之体,也就泻了肺金之用,方用小泻肺汤。脾土在肺金之前,泻脾土可以令肺金阴退,方用大泻肺汤。土生金,土为金之母,金为土之子,大泻肺汤的组方符合《难经·七十五难》"母能令子虚",也就是"实者泻其母"。

肺金不及,是肺朝百脉、肺主一身之气的功能不及。肺宣发不足,不能朝百脉,一身之气不能正常输布全身,人体精微不能营养全身。这是用虚、体实,应当补用、泻体。汤液经法图,酸味,既是肺金的用味,也是肝木的体味;酸味补了肺金之用,肺朝百脉、肺主一身之气的功能增强,人体获得更多的能量,方用小补肺汤。肾水在肺金之后,补肾水可以令肺金阳进,方用大补肺汤。金生水,金为水之母,水为金之子,大补肺汤的组方符合《难经·七十五难》"子能令母实",也就是"虚者补其子"。

在肝木门,笔者论述了"辣为辛之极"。在肺金门,则要讲述"涩为酸之极"。《说文解字》:"酸:酢也。从酉,夋声。关东谓酢曰酸。"醋的味道就是典型的酸味。酸字的左边的"酉"是形部,右边的"夋"是声部。"酉"的五行属金,《尚书·洪范》:"金曰从革"。酉时又称日入、日落、日沉,17点至19点之间,是太阳落山的时候,阳气收敛、潜藏。《说文解字》:"涩:不滑也。从水,啬声。""滑"是水湿太过了,而"涩"正好是"滑"的对立面,水湿不及。"涩"的左半边的三点"水"是形部,右半边的声部由两部分组成,上面的"刃"代表五行之金,下面的"止"代表停滞、停止。金质地重,其性趋下,沉降。"涩"是水湿不及而涩、而滞、而止。从酸而涩,阳气收敛、潜藏,由外而内。涩味是酸味的极致,辣味是辛味的极致。大小补肺汤中的麦门冬和五味子就是酸涩之味的代表药物。

第二节　小泻肺汤

《辅行诀》整订稿:"小泻肺汤:治咳喘上气,胸中迫满,不可卧者方。葶苈子熬黑,捣如泥;大黄、枳实,各三两。右三味,以水三升,煮取二升,温分再服,喘定止后服。胸中满者,加厚朴二两;喉中水鸡声者,加射干二两;食噎者,加生姜二两;喘而汗出者,加麻黄二两;矢气不转者,加甘草炙,二两。"

《辅行诀》藏经洞本:"小泻肺汤:治咳喘上气,胸中迫满,不可卧者方。葶苈子熬黑,捣如泥;大黄、芍药,各三两。上三味,以水三升,煮取二升,温分再服,喘定止后服。喉中水鸡声者,加射干二两;胸中痞满者,加厚朴二两;喘,汗出者,加麻黄二两;食噎者,加干姜二两;矢气不能者,加甘草二两。"

《灵枢·经脉》:"肺手太阴之脉,起于中焦,下络大肠,还循胃口,上膈属肺。"肺主气,司呼吸,肺之宣发肃降功能失调,肺气上逆,则"咳喘上气";严重者会"胸中迫满,不可卧"。小泻肺汤治疗的主症就是咳嗽和哮喘,这是临床常见病,也是难治病,因此有"诸病易治,咳嗽难医"和"内科不治喘,治喘尽丢脸"的说法。两个版本小泻肺汤药味的主要区别是,整订稿用枳实,藏经洞本用芍药;在加减法中,食噎者,整订稿用生姜,藏经洞本用干姜。

一、君药葶苈子

《神农本草经》:"葶苈,味辛,寒,无毒。主癥瘕积聚结气,饮食寒热,破坚逐邪,通利水道。"《名医别录·下品》:"葶苈,大寒,无毒。下膀胱水,腹留热气,皮间邪水上出,面目肿,身暴中风热痱痒,利小腹。久服令人虚。一名丁历,一名箪蒿。生藁城及田野。立夏后采实,阴干。"《本草纲目·草之五》:"杲曰:葶苈大降气,与辛酸同用,以导肿气。《本草十剂》云:泄可去闭,葶苈、大黄之属。此二味皆大苦寒,一泄血闭,一泄气闭。盖葶苈之苦寒,气味俱浓,不减大黄,又性过于诸药,以泄阳分肺中之闭,亦能泄大便,为体轻、象阳故也……震亨曰:葶苈属火性急,善逐水。"

葶苈子于立夏后采收,得夏季火热之性,朱震亨认为葶苈子五行大类属火。《辅行诀》中葶苈子的五行大类属火与大黄、牡丹皮属火的道理同出一辙,还是因为葶苈子的功效以泻肺金、泻大肠金、降气利水为主,等同于五行的火克金,故归属葶苈子五行大类属火。那么,葶苈子五行小类属酸从何得来?葶苈子味酸之说,出自《药性本草》,即《药性论》,无作者署名,亦有署名陶隐居撰者。此书由甄权在晚年献给唐太宗。甄氏生于陶卒后约4年,甄氏有可能获得陶弘景所撰之书。《药性论》很可能是陶弘景晚年所撰"唯弟子得之"的十部书之一。陶氏撰《本草经集注》《名医别录》的时间较早,《药性论》与弘景本人早年学术思想不完全一致的情况应该是有可能的。《药性论》:"葶苈,臣,味酸,有小毒。能利小便,抽肺气上喘息急,止嗽。"综上所论,葶苈子五行大类属火,五行小类属金,故为火中金。现代《中药学》将葶苈子归类为"化痰止咳平喘药",功效:泻肺平喘,行水消肿。

笔者在英国做中医,英国人不喜欢吃中草药,更倾向于服用中药浓缩粉。但是我的中药供应商没有葶苈子药粉,因此需要使用代替品。张大昌先生根据自己的临床经验,认为以白芥子代替葶苈子,效果更佳,此说可以参考。

《张大昌医论医案集》:"三子乃老年保健佳品。三子养亲汤,方出张子和《儒门事亲》,诚为老年人保健祛疾之良方也。盖老年之病,一多痰,二食滞,三便难。能疗此三症,老年病过半矣。方中白芥子祛痰,萝卜子消食,苏子降气,三子皆油润而通便调气,况皆系寻常食品,味香美而性平和,有病可治,无病可防。家母在世时,三子方中加柏子仁以宁神,杏仁以利水,常予服之,获益匪浅。"诚如大昌先生所言,小泻肺汤与三子养亲汤有异曲同工之妙,二方可以相使为用。

张大昌先生弟子赵俊欣所著的《十一师秘要》记载张大昌先生"江湖秘传二十八宿药……南方七宿为朱鸟,皆能泻下,葶苈子为主"。赵俊欣依据业师张大昌先生治疗鼻窦炎的经验,结合自己的实践经验拟定的治疗慢性鼻窦炎的方剂"鼻灵散"。药物组成:辛夷、桔梗、柴胡各一份,葶苈子三份。制剂方法:粉碎成细末状。服用方法:每饭后口服6g,日3次。葶苈子用三份,当为方中君药。

二、辅臣药大黄

详见第八章第三节。

三、监臣药 枳实

详见第八章第二节。

四、监臣药 芍药

详见第八章第二节。

五、小泻肺汤的方解和数术解

(一) 方解

整订稿小泻肺汤方解,详见下表(表12-1)。

表 12-1　整订稿小泻肺汤方解表

方解	君药	辅臣药	监臣药
整订稿 小泻肺汤	葶苈子 三两	大黄 三两	枳实 三两
相火融金 以克为泻 两泻一补 泻肺大肠金	火中金 火克金 用味咸	火中土 火克金 用味咸	金中水 金补金 用味酸
咸酸化辛 除"肺苦气上逆"	补金体 泻金用	补金体 泻金用 土生金 辅助君药	补金用

藏经洞本小泻肺汤方解,详见下表(表12-2)。

表 12-2　藏经洞本小泻肺汤方解表

方解	君药	辅臣药	监臣药
藏经洞本 小泻肺汤	葶苈子 三两	大黄 三两	芍药 三两
相火融金 以克为泻 两泻一补 泻肺大肠金	火中金 火克金 用味咸	火中土 火克金 用味咸	金中木 金补金 用味酸
咸酸化辛 除"肺苦气上逆"	补金体 泻金用	补金体 泻金用 土生金 辅助君药	补金用

《辅行诀五脏用药法要》整订稿:"陶云:肺德在收。故经云:以酸补之,咸泻之。肺苦气上逆,急食辛以散之,开腠理以通气也。"

《张大昌医论医案集》:"德用:木主散、火主软、土主缓、金主敛、水主坚。淫祸:木过则急、火过则缓、土过则淖、金过则抑、水过则凝。"

方解:肺实,又称肺金太过,是肺金用实、体虚,应当泻用、补体。小泻肺汤的功效可以称为相火融金法,其组成是两火一金,两咸一酸,两泻一补。《辅行诀》"阴退为泻,其数六",从肺金用味酸这个位置开始,顺时针方向旋转六个位置至心包相火,用味咸,心包相火用味咸与肺金体味咸同气相求。五行上以心包相火克肺金,补肺金之体而泻肺金之用。汤液经法图的心包相火药有五味药,为什么选择火中金的葶苈子作为泻肺金的君药?还是同气相求。葶苈子带有金的属性,就更容易克制金,如同是穿了敌军衣服的间谍,会让肺金失去戒备之心。

葶苈子、大黄两味药五行大类皆属火,五行火克金;五味用味咸,补肺金之体而泻肺金之用,所谓"咸泻之"。葶苈子属火中金,五行小类属金,与肺金同气相求,在火药中最容易克制肺金,为君药,"主于补泻者为君"。大黄属火中土,五行小类属土,土生金,能够辅助君药葶苈子,为辅臣药,"数量同于君而非主故为臣"。枳实属金中水(芍药属金中木),用味酸,其五行属性、用味与肺金相同,以酸味来补肺金之用味,以应"肺德在收",使肺气收敛和肃降,所谓"以酸补之",同时也可以防止葶苈子、大黄对肺金攻伐太过,"克中有补",为监臣药,"从于佐监者为佐使"。

全方以两味咸火药克金,补肺金之体而泻肺金之用;一味酸金药补肺金之用,双管齐下,泻用补体,即两咸葶苈子、大黄,补肺金之体而泻肺金之用;一酸枳实(芍药),补肺金之用,两泻用,一补用。两味咸火药和一味酸金药,咸酸化辛。辛味为肺金之化味,化味除肺金之苦"气上逆"。

(二) 用量和煎服法

"右三味,以水三升,煮取二升,温分再服,喘定止后服。"两个小泻肺汤三味药的用量都是三两,全方药物共九两,按照脏腑杂病可以折算为72g,按照外感天行病可以折算为140g。"以水三升,煮取二升",用600ml水,煎取药汤400ml。"温分再服",温服,每次服用200ml。

(三) 数术解

三味、三两、三升,均合三才之数,"三"不但是木的生数,更代表中气,以中为和!从三取一,从天地人三才之气中取其煎煮之后的合化中气,以天地冲和之气养人之气。

小泻肺汤的药量总计为九两。《素问·三部九候论》:"天地之至数,始于一,终于九焉。"九是洛书九宫数中最大的数字。《周易·系辞》:"天九地十。"《尚书大传·五行传》:"天九成金。"张景岳《类经图翼·气数统论》:"夏为阳极,阳极则热,故曰老阳,老阳数九,阳中阳也,其气火,自南而北……地四生金,四得五而九,故天以九成之而居西。"九为奇数,应天,属阳,为阳中至阳,谓之"老阳"。小泻肺汤,行地之阴道,以克为泻,而药量为九,为至阳之数,是阴阳互根,阳中求阴。九是金的成数,河图中的九位居西方,是阳数居于阴位。秋季西方肃降之气,又与泻方之旨相合。

第三节 大泻肺汤

《辅行诀》整订稿："大泻肺汤散：治胸中有痰涎，喘不得卧，大小便闭，身面肿，迫满，欲得气利者方。葶苈子熬黑，捣如泥；大黄、枳实，各三两；生姜，切；甘草、黄芩，各一两。右六味，以水五升，煮取二升，温分再服。"

《辅行诀》藏经洞本："大泻肺汤：治胸中有痰涎，喘不得卧，大小便闭，身面肿，迫满，欲得气利者方。葶苈子熬黑，打如泥；大黄、芍药（一方为枳实），各三两；干姜、甘草、黄芩，各一两。上六味，以水五升，煮取二升，温分再服。"

两个版本的主要区别是，整订稿用枳实、生姜；藏经洞本用芍药、干姜。

大泻肺汤证由小泻肺汤证发展、加重而来，呈现出寒热错杂，虚实夹杂的表现。症状由原来的"咳喘上气，胸中迫满，不可卧"加重为"喘不得卧，迫满，欲得气利"。肺为水之上源，水液代谢不利则生痰、浮肿，故"胸中有痰涎，身面肿"；而且出现了非常严重的并发症，即"大小便闭"。在《伤寒论》中，二便不通是需要紧急处理的症状，所谓"急则治其标"。肺与大肠相表里，五行皆属金，肺为水之上源，与小便有关；大肠与大便相关，大小便不通需要同时泻肺和大肠。衣之镖先生在《辅行诀五脏用药法要校注讲疏》书中将"气利"解释为"泄泻时有气随大便而出的症状"，也就是排大便的同时伴随矢气，俗称放屁。笔者认为不妥，应该是患者呼吸困难和二便困难，想要上半身呼吸通畅"欲得气"和下半身二便通畅"欲得利"，故名"欲得气、利"。以药测症，大黄、枳实是大承气汤、小承气汤的主要药物，可以通大便；黄芩属水中木，可以利小便。下焦二便的通畅，也有利于上焦肺中痰饮的清利。由此可见，后世所说的"提壶揭盖法"，用宣肺或升提的方法通利大小便的治法，实际上是双向的、相互的，上焦肺气通畅有利于下焦二便的通畅，下焦二便的通畅也有利于上焦肺气的通畅。

一、辅佐药 姜

详见第三章第五节。

二、监佐药 生甘草

详见第三章第五节。

三、化佐药 黄芩

详见第八章第三节。

四、大泻肺汤的方解和数术解

(一) 方解

整订稿大泻肺汤方解,详见下表(表 12-3)。

表 12-3　整订稿大泻肺汤方解表

方解	君药	辅臣药	监臣药	辅佐药	监佐药	化佐药
整订稿 大泻肺汤	葶苈子 三两	大黄 三两	枳实 三两	生姜 一两	生甘草 一两	黄芩 一两
母能令子虚 实者泻其母	火中金 火克金	火中土 火克金	金中水 金补金	木中火 木克土	土中金 土补土	水中木 化味
本母同泻 泻本脏肺金 泻母脏脾土	用味咸 补肺体 泻肺用	用味咸 补肺体 泻肺用 土生金 辅助君药	用味酸 补肺用	用味辛 补脾体 泻脾用	用味甘 补脾用	用味苦 辛甘化苦 除脾苦"湿"

藏经洞本大泻肺汤方解表,详见下表(表 12-4)。

表 12-4　藏经洞本大泻肺汤方解表

方解	君药	辅臣药	监臣药	辅佐药	监佐药	化佐药
藏经洞本 大泻肺汤	葶苈子 三两	大黄 三两	芍药 三两	干姜 一两	生甘草 一两	黄芩 一两
母能令子虚 实者泻其母	火中金 火克金	火中土 火克金	金中木 金补金	木中水 木克土	土中金 土补土	水中木 化味
本母同泻 泻本脏肺金 泻母脏脾土	用味咸 补肺体 泻肺用	用味咸 补肺体 泻肺用 土生金 辅助君药	用味酸 补金用	用味辛 补脾体 泻脾用	用味甘 补脾用	用味苦 辛甘化苦 除脾苦"湿"

　　方解:大泻肺汤,是肺金和脾土同泻,泻中有补,由小泻肺汤的本脏肺金两泻一补,加上泻肺金的母脏脾土的小泻脾汤加减变化方的一泻一补一化,即本脏两泻一补 + 母脏一泻一补一化,本脏肺金和母脏脾土同泻,根据《难经》"母能令子虚"演化出"实则泻其母"的治法。同时对药物剂量做出调整而形成大泻方新的君臣佐药体系,一君、二臣、三佐。

　　方中方的小泻脾汤的变化方法是去掉君药附子,加上黄芩而成。这三味药是针对母脏脾土的补泻,均属于佐药,因此用量少,仅为一两。其中生姜属木中火(干姜属木中水),五行木克土;五味用味辛,补脾土之体而泻脾土之用,为辅佐药。同时,姜是本脏肺金体用合化之化味,即咸酸化辛,增强了肝木,从而防止金克木,截断病势传变,先安未受邪之地。生甘草属土中金,五行土补土,五味用味甘,补脾土之用,为监佐药。黄芩属水中木,母脏脾土体用合化之化味,为化佐药,即辛甘化苦,除脾之苦"湿"。生姜(干姜)、生甘草、黄芩,是针对母脏脾土的一泻一补一化的方中方,同为佐药。

（二）治未病

肺金病五行生克传变,详见下表(表 12-5)。

表 12-5　肺金病五行生克传变表

	心包相火 ↓克	
脾土→生	肺金	生→肾水
	↓克 肝木	

《素问·玉机真脏论》:"五脏受气于其所生,传之于其所胜,气舍于其所生,死于其所不胜。病之且死,必先传行至其所不胜,病乃死……肺受气于肾,传之于肝,气舍于脾,至心而死。"

大泻肺汤三味佐药的另外一层深意,体现出中医"未病先防,既病防变"和"用药如用兵"的理念。三味佐药是防止肺金本脏之病传变的三个卫兵。肺实,是肺金太过,在五行传变中最容易发生的是相乘,即肺金乘肝木;其次是母病及子的顺传子脏肾水;第三是子盗母气的逆传母脏脾土;第四种反侮传变的概率最低,肺金侮传心包相火,因为心包相火本身克制肺金。反侮传变最严重,因为疾病传到了所不胜之脏。三味佐药分别针对肝木、肾水和脾土,即木中火生姜(木中水干姜)补肝木,水中木黄芩补肾水,土中金生甘草补脾土,把肺金疾病最容易发生的三个传变之路都做了封堵,提前布置兵力,先安未受邪之地,从而"未病先防,既病防变"。

（三）用量和煎服法

"右六味,以水五升,煮取二升,温分再服。"大泻肺汤六味药,药量总计十二两,按照脏腑杂病可以折算为 96g,按照外感天行病可以折算为 187.5g。煎药水为五升(现代1 000ml),煎取药汤二升(现代 400ml),温服,每日 2 次,每次一升(现代 200ml)。

（四）数术解

"右六味,以水五升",六味药,用五升水煎药,"六"阴在"五"阳之中,阳中求阴。"以水五升,煮取二升",水五升,煎取药汤二升,"天五生土,地二生火",5 为阳,2 为阴,阳中求阴。"温分再服",汤液水为阴,温服则以阳驭阴。2 为阴为泻,每日 2 次服药,以应泻方。

大泻肺汤药味为六味,六为老阴数,六为水之成数,行地之阴道。天为阳,地为阴;天左旋,地右动;地之阴道,在"汤液经法图",地道从左至右顺时针旋转;故《辅行诀》曰"阴退为泻,其数六,水数也"。

大泻肺汤六味药的总量是十二两。十二是偶数,属阴,应地,与脏腑大泻方相合。十二这个数字与中医有密切的关系。天干地支,地支数为十二,一年有十二月,人体有十二正经。《辅行诀》五脏补泻方包括五脏泻方 12 首(小泻方 6 首 + 大泻方 6 首)和五脏补方 12 首(小补方 6 首 + 大补方 6 首)。

第四节 大小泻肺汤的药对、角药和运气应用

一、小泻肺汤的药对

（一）葶苈子配大黄，相使药对

小泻肺汤的君药葶苈子和辅臣药大黄构成了相使药对。火中金葶苈子和火中土大黄二者的五行大类相同，都是火，同气相求；大黄的五行小类土对葶苈子的五行小类金形成相生，土生金，大黄辅助葶苈子，从而提高药效。

医圣张仲景也使用葶苈子配大黄的药对。处方包括《金匮要略》鳖甲煎丸、防己椒目葶苈大黄丸，《伤寒论》大陷胸丸。

（二）葶苈子配枳实，相畏药对

小泻肺汤的君药葶苈子和监臣药枳实构成了相畏药对。火中金葶苈子的五行大类火克制金中水枳实的五行大类金，火克金；葶苈子的五行小类金相生枳实的五行小类水，金生水。君强臣弱，葶苈子对枳实是克中有生，恩威并施；枳实对葶苈子又敬又畏，二者构成相畏药对，相畏而相成。

（三）大黄配枳实，相杀药对

小泻肺汤的辅臣药大黄和监臣药枳实构成了相杀药对。火中土大黄的五行大类火相克金中水枳实的五行大类金，火克金；火中土大黄的五行小类土相克金中水枳实的五行大类水，土克水。大黄的五行大类和五行小类对枳实均为相克，是双杀。在《辅行诀》整订稿五脏大小泻方12首中，大泻肝汤、大泻心包汤、大泻脾汤、小泻肺汤、大泻肺汤、大泻肾汤，这6首处方使用了大黄配枳实的相杀药对，占据一半，五行俱全。

医圣张仲景也使用大黄配枳实的药对。处方包括《金匮要略》大承气汤、厚朴三物汤、厚朴七物汤、小承气汤、大承气汤、麻子仁丸、厚朴大黄汤、栀子大黄汤，《伤寒论》大柴胡汤、小承气汤、大承气汤、麻子仁丸。

二、小泻肺汤的角药

综上所述，小泻肺汤的三味药，相互之间可以构成三组药对。葶苈子配大黄相使药对，葶苈子配枳实相畏药对，大黄配枳实相杀药对。由此可见，葶苈子、大黄、枳实，这三味药，临床可以作为角药使用，形成治疗肺气上逆证的"铁三角"药物组合。

三、大泻肺汤的药对

（一）葶苈子配生甘草，相使药对

大泻肺汤的君药葶苈子和监佐药生甘草构成了相使药对。火中金葶苈子的五行大类

火相生土中金生甘草的五行大类土,火生土;二者的五行小类都是金,同气相求。二者生中有同,相使为用。

大泻肺汤蕴含的另外 5 个相使药对,生姜配大黄,大黄配生甘草,生甘草配枳实,枳实配黄芩,黄芩配生姜,详见本书第六章第二节。

(二)葶苈子配生姜,相畏药对

大泻肺汤的君药葶苈子和辅佐药生姜构成了相畏药对。木中火生姜的五行大类木相生火中金葶苈子的五行大类火,木生火;木中火生姜的五行小类火相克火中金葶苈子的五行小类金,火克金。生姜对于葶苈子是克中有生,葶苈子对生姜是又敬又畏,如同官员强而皇帝弱,皇帝对官员既敬又畏。

(三)葶苈子配黄芩,相杀药对

大泻肺汤的君药葶苈子和化佐药黄芩构成了相杀药对。火中金葶苈子的五行小类金相克水中木黄芩的五行小类木,金克木;黄芩的五行大类水相克葶苈子的五行大类火,水克火。二者相互克制,相杀、互杀。

医圣张仲景也使用葶苈子配黄芩的药对,例如《金匮要略》鳖甲煎丸。

大泻肺汤所蕴含的另外 4 个相杀药对,枳实配生姜,生姜配生甘草,生甘草配黄芩,黄芩配大黄,详见本书第五章第六节。

四、大泻肺汤的角药

综上所述,大泻肺汤的三味佐药,黄芩、生姜、生甘草,相互之间又形成了三组药对,黄芩配生姜相使药对,生姜配生甘草相杀药对,生甘草配黄芩相杀药对。因此,黄芩、生姜、生甘草,这三味药,也可以作为角药使用。

医圣张仲景也使用黄芩、生姜、生甘草的角药。处方包括《金匮要略》柴胡去半夏加瓜蒌汤、泽漆汤、奔豚汤、小柴胡汤,《伤寒论》小柴胡汤。

大小泻肺汤的药对和角药总结,详见下表(表 12-6)。即使不计相须药对,大泻肺汤六味药,竟然包含了 7 组相使药对,2 组相畏药对,6 组相杀药对,2 组角药,《辅行诀》的经方配伍是不是令人叹为观止?

表 12-6   大小泻肺汤的药对和角药总结表

相须药对	生大黄配熟大黄	枳实配枳壳		
相使药对	葶苈子配大黄	葶苈子配生甘草	生姜配大黄	大黄配生甘草
	生甘草配枳实	枳实配黄芩	黄芩配生姜	
相畏药对	葶苈子配枳实	葶苈子配生姜		
相杀药对	葶苈子配黄芩	枳实配生姜		
	生姜配生甘草	生甘草配黄芩	黄芩配大黄	大黄配枳实
角药	葶苈子、大黄、枳实			
角药	黄芩、生姜、生甘草			

五、大小泻肺汤的运气应用

《辅行诀》脏腑大小补泻方除了可以用来治疗脏腑杂病,还可以作为运气处方使用。大小泻肺汤可以用作大运(中运)木不及之岁的运气处方。简单来说,按照中国传统农历,年干为丁;按照目前世界通行的公元纪年,年尾数是7的年份是岁运木不及,例如2017丁酉鸡年,2027丁未羊年,2037丁巳蛇年。

《素问·气交变大论》:"岁木不及,燥乃大行,生气失应,草木晚荣,肃杀而甚,则刚木辟著,柔萎苍干,上应太白星,民病中清,胠胁痛,少腹痛,肠鸣溏泄,凉雨时至,上应太白星,其谷苍。上临阳明,生气失政,草木再荣,化气乃急,上应太白镇星,其主苍早。复则炎暑流火,湿性燥,柔脆草木焦槁,下体再生,华实齐化,病寒热疮疡痱疹痈痤,上应荧惑太白,其谷白坚。白露早降,收杀气行,寒雨害物,虫食甘黄,脾土受邪,赤气后化,心气晚治,上胜肺金,白气乃屈,其谷不成,咳而鼽,上应荧惑、太白星。"

太白星是金星,镇星是土星,荧惑星是火星。金克木,岁运木不及则金对木的克制就更加严重,金乘木。大泻肺汤是本母同泻,本脏肺金和母脏脾土同泻。泻肺金,可以减轻燥金之气;泻脾土,是实则泻其母,截断脾土对肺金的资助。这样双管齐下,对燥金之气进行反制,对肝木进行了保护。临床也可以用小泻肺汤与小泻脾汤合方。

第五节 小 补 肺 汤

《辅行诀五脏用药法要》整订稿:"小补肺汤散:治汗出口渴,少气不足息,胸中痛,脉虚者方。麦门冬、五味子、旋覆花,各三两,细辛一两。右四味,以水八升,煮取三升,温服一升,日三服。口干燥渴者,倍麦门冬为六两;咳逆少气而汗出者,加五味子一两半;咳痰不出,脉结者,加旋覆花一两半;胸中苦闷痛者,加细辛一两半;若胸中烦热者,去细辛,加海蛤粉三两;若烦渴者,去细辛,加粳米半升;涎多者,仍用细辛;咳逆作呕者,加乌梅三两。"

《辅行诀》藏经洞本复原校订稿:"小补肺汤:治汗出口渴,少气不足息,胸中痛,脉虚者方。麦门冬、五味子、旋覆花(一方作牡丹皮,当从),各三两,细辛一两。上四味,以水八升,煮取三升,温服一升,日三服。胸中烦热者,去细辛,加海蛤一两半;苦闷痛者,加细辛一两半;咳痰不出,脉结者,倍旋覆花(一方为牡丹皮)为六两;苦眩冒者,去细辛,加泽泻一两半;咳而吐血者,加麦门冬一两半;苦烦渴者,去细辛,加粳米半升;涎多者,还用细辛;呕逆者加半夏半升,洗去滑。"

两个版本的药味和剂量相同,区别在加减法。整订稿"咳逆作呕者,加乌梅三两",藏经洞本"呕逆者加半夏半升,洗去滑"。半夏能够降逆止呕,对于呕吐,临床多用半夏。

肺主皮毛,肺用不足则肺之固涩、收敛、肃降功能不足,则津液外泄而"汗出";汗出过多伤津液则"口渴";肺主气、司呼吸,肺气虚,功能不足则"少气不足息";肺居胸中,肺气虚则失养,不容则痛,故"胸中痛";肺气虚则行血无力,故脉虚。

一、君药　麦门冬

《神农本草经》:"麦门冬,味甘,平,无毒。治心腹结气,伤中伤饱,胃络脉绝,羸瘦短气。久服轻身、不老、不饥。生川谷。"《名医别录·上品》:"麦门冬,微寒,无毒。主治身重目黄,心下支满,虚劳、客热、口干、燥渴,止呕吐,愈痿蹶,强阴,益精,消谷调中,保神,定肺气,安五脏,令人肥健,美颜色,有子。秦名羊韭,齐名爱韭,楚名乌韭,越名羊蓍,一名禹葭,一名禹余粮。叶如韭,冬夏长生。生函谷、川谷及堤坂肥土石间久废处。二月、三月、八月、十月采,阴干。"《本草纲目·草之五》:"宗奭曰:麦门冬治肺热之功为多,其味苦,但专泄而不专收,寒多人禁服。治心肺虚热及虚劳。与地黄、阿胶、麻仁,同为润经益血、复脉通心之剂;与五味子、枸杞子,同为生脉之剂。元素曰:麦门冬治肺中伏火、脉气欲绝者,加五味子、人参二味为生脉散,补肺中元气不足。杲曰:六七月间湿热方旺,人病骨乏无力,身重气短,头旋眼黑,甚则痿软。故孙真人以生脉散补其天元真气。脉者,人之元气也。人参之甘寒,泻热火而益元气。麦门冬之苦寒,滋燥金而清水源。五味子之酸温,泻丙火而补庚金,兼益五脏之气也。"

麦门冬,《神农本草经》谓其"味甘,平",《名医别录》谓其"微寒",李东垣谓其"苦寒",没有发现麦门冬味酸的记载,但是麦门冬治疗"肺热""肺中伏火",以治疗肺系疾病为主,其性偏于寒凉,确定无疑。现代《中药学》将麦门冬归类为"补阴药",功效:养阴润肺,益胃生津,清心除烦。这是麦门冬味酸,五行大类属金的依据之一。衣之镖先生认为麦门冬四季不凋,其叶隆冬愈茂,长及尺余,其顽强的生命力当与叶系之发达强盛有关。而人之肺,象植物之叶,有与外界交换新陈气体、代谢水液之用,故麦门冬有助于肺之气而五行属金。另外,《神农本草经》《名医别录》麦门冬功效主要是治疗肺胃之气不降,故《辅行诀》将麦门冬定为金中金。《金匮要略·肺痿肺痈咳嗽上气病脉证治》:"大逆上气,咽喉不利,止逆下气者,麦门冬汤主之。麦门冬汤方:麦门冬七升,半夏一升,人参二两,甘草二两,粳米三合,大枣十二枚。"本篇诸病病位在肺,病机以肺气上逆为核心。麦门冬汤以麦门冬为君药,主要功效是止逆下气。显而易见,麦门冬作为肺金王药,金中金,肃降金气是毫无疑问的。

《神农本草经》谓麦门冬治疗"胃络脉绝",著名方剂"生脉散"以麦冬为君药,可以生脉、复脉,这又与麦门冬的形态特点有关。清代张志聪《本草崇原·本经上品》:"麦门冬,门古字从,藤蔓不绝也。始出函谷、川谷,叶如细,凌冬不死,根色黄白,中心贯通,延蔓相引,古时野生,宛如麦粒,故名麦冬,今江浙皆莳植矣。一本横生,根颗联系,有十二枚者,有十四五枚者。所以然者,手足三阳、三阴之络共有十二,加任之尾翳,督之长强,共十四,又加脾之大络,共十五,此物性之自然而合于人身者也,唯圣人能体察之,故用麦冬以通络脉。""一本横生",是说麦门冬有一根主根;"中心贯通,延蔓相引",就如同人体的经脉主干;"根颗联系""宛如麦粒",主根上结着一颗颗的麦冬,如同人体的络脉分支。人体有十二正经,加上任督二脉就是十四经脉,再加上脾之大络就是十五经脉,麦门冬"一本横生"所结出的 12 粒、14 粒、15 粒,与人体经脉的数目相通,因此可以通络脉,使得本已经"胃络脉绝"的络脉死而复生。这是中国古人的取象比类和术数思想的体现。

二、辅臣药 五味子

详见第八章第六节。

三、监臣药 旋覆花

详见第八章第七节。

四、化佐药 细辛

《神农本草经》:"细辛,味辛,温,无毒。治咳逆,头痛,百节拘挛,风湿,痹痛,死肌。久服明目,利九窍,轻身长年。一名小辛,生山谷。"《名医别录·上品》:"细辛,无毒。主温中,下气,破痰,利水道,开胸中,除喉痹,鼻风痫,癫疾,下乳结,不出,血不行,安五脏,益肝胆,通精气。生华阴。二月、八月采根,阴干。"《本草纲目》:"颂曰:华州真细辛,根细而味极辛,故名之曰细辛……当之曰:细辛如葵赤黑,一根一叶相连。颂曰:今处处有之,皆不及华阴者为真,其根细而极辛。"现代《中药学》认为细辛有辽细辛和华细辛的区别。但是《本草纲目》认为只有华阴市所在的华山所产的细辛才能入药。"华阴""华州"是现代陕西省华阴市,西岳华山所在地,这里出产的细辛是道地药材。

细辛味辛辣而麻舌,五行大类属木。细辛根细小而叶宽大,叶气通于肺,八月采根,得肺金之气,五行小类属金,故属木中金。现代《中药学》将细辛归属于"解表药",功效解表散寒,祛风止痛,通窍,温肺化饮。

《雷公炮炙论》:"细辛,雷公云:凡使,一一拣去双叶,服之害人。须去头、土了,用瓜水浸一宿,至明漉出,曝干用之。"植物大多一根多叶,但是细辛一根一叶,偶有一根两叶,古代只用一根一叶者入药。虽然古人早有忠告,但由于细辛一度资源不足,二十世纪五六十年代,细辛被盲目扩大了药用部位,人们将细辛的地上部分也拿来药用了。1963 年版《中华人民共和国药典》规定细辛的药用部位为"带根全草",此后众多中药的专著、教科书也沿用这种说法。

近年来,国际上出现了一个怪词:中草药肾病(Chinese herbs nephropathy)。意思是因服用部分含有马兜铃酸的中药导致了副作用。细辛属于马兜铃科细辛属的植物。全世界马兜铃科植物有六百多种,中国有 86 种。并不是所有这个科的植物都含有马兜铃酸,同一种马兜铃科植物,也不是所有的部位都含有马兜铃酸。香港浸会大学中医药学院副院长赵中振教授的研究成果有三点结论:第一,马兜铃科植物中,马兜铃酸的含量以关木通最高,青木香、马兜铃、寻骨风、广防己次之,而细辛含马兜铃酸是最低的。第二,细辛的不同部位中,叶子中的马兜铃酸的含量最高。细辛的地上部分,尤其叶子不能用。这也验证了古人的说法,细辛应当只用地下部分。第三,马兜铃酸几乎不溶于水。也就是说,细辛只能用水煎服,不能泡酒喝,也不能磨粉内服。赵中振教授的实验报告有理有据,香港卫生署经过周密评估,于2004年6月公布了马兜铃科中药材管理的新办法。规定细辛临床仍旧可以用,但不能用地上部分,只能用地下的根及根茎,而且只能用水煎服。同时,赵教授把实验资料和结果向国家食品药品监督管理部门呈报,并同时提供给《中华人民共和国药典》做参考。他的建议得到了采纳,2005年版《中华人民共和国药典》将细辛的药用部位由"全草"改回"根和根茎",从而结束了半个世纪以来误以细辛全草入药的混用历史。

医谚有云:"细辛不过钱,过钱赛红矾。""细辛不过钱,过钱命相连。"《本草纲目·草之二》引用北宋陈承"细辛非华阴者不得为真。若单用末,不可过一钱。多则气闷塞不通者死,虽死无伤。近年开平狱中尝治此,不可不记。非本有毒,但不识多寡耳"。细辛味极辛,如果仅用细辛,且用细辛粉末,有可能造成呼吸道平滑肌痉挛,严重者可以导致窒息死亡,人死后外表没有明显的异常,故曰"虽死无伤"。

燕赵名医刘沛然先生,著有《细辛与临床(附疑难重奇案七十三例)》一书,用50年的临床实践证明大剂量使用细辛临床效果佳且无毒。《用药传奇:中医不传之秘在于量》的作者王幸福先生,使用细辛用量以10g起步,5g递增,最高用到60g,未见毒副作用。王先生的经验是细辛需要先煎、久煎,因为现代药理研究发现,细辛含挥发油2.7%~3.0%,其中药用有效成分主要是甲基丁香酚(占60%),有毒成分是黄樟醚(占8%),如果单以细辛研末冲服,用量仅4~5g即可出现胸闷、恶心、呕吐等毒副作用,这与《本草纲目》所言"若单用末,不可过一钱,多则气闷塞不通者死"十分吻合。但若用作汤剂,因黄樟醚的挥发性胜于甲基丁香酚,所以经煎煮30分钟后,煎汁中还保存着一定量的有效成分甲基丁香酚,而有毒成分黄樟醚的含量经过久煮挥发,含量已大大下降,不足以引起中毒。故而,在大剂量用细辛时王先生采用先煎、久煎的方法。实践证明,此法一不影响疗效,二不产生毒性,多年来从未出过事故。

五、小补肺汤的方解和数术解

(一) 方解

小补肺汤方解,详见下表(表12-7)。

表12-7　小补肺汤方解表

方解	君药	辅臣药	监臣药	化佐药
小补肺汤	麦门冬 三两	五味子 三两	旋覆花 三两	细辛 一两
两补一泻一化 两酸一咸一辛	金中金 金补金	金中土 金补金	火中木 火克金	木中金 化味
两补肺金 一泻肺金 咸酸化辛 除肺苦 "气上逆"	用味酸 补肺金用 金王	用味酸 补肺金用 土生金 辅助君药	用味咸 补肺金体 泻肺金用	用味辛 咸酸化辛 除肺苦 "气上逆"

《辅行诀五脏用药法要》整订稿："陶云：肺德在收。故经云：以酸补之，咸泻之。肺苦气上逆，急食辛以散之，开腠理以通气也。"

《张大昌医论医案集》："德用：木主散、火主软、土主缓、金主敛、水主坚。淫祸：木过则急、火过则缓、土过则淳、金过则抑、水过则凝。"

方解：肺金虚，又称肺金不及，是肺金用虚、体实，应当补用、泻体。小补肺汤组成是两金一火一木，两酸一咸一辛，两补一泻一化。《辅行诀》："阳进为补，其数七。"以肺金的用味酸为起点，逆时针方向旋转七个位置至辛木的体味酸，两酸同气相求，以酸补肺金之用，所谓"以酸补之"。酸金药基本药精有五味药，为什么以麦门冬为君药？麦门冬、五味子两味药五行大类皆属金，用味酸，补肺金之用，即"以酸补之"，以应"肺德在收"，从而使肺金的收敛、肃降作用增强。麦门冬属金中金，金气最纯正，为金王，因此为方中君药，其五行、用味均补益肺金之用。

五味子属金中土，五行小类属土，土生金，取《难经》"虚则补其母"之义，能够辅助君药麦门冬，是麦门冬的最佳搭档，为辅臣药。旋覆花，属火中木，五行火克金，五味用味咸，补肺金之体而泻肺金之用，所谓"咸泻之"；同时避免麦门冬、五味子补益太过导致滋腻，生中有克，补中有泻，为监臣药。

麦门冬、五味子之用味酸与旋覆花之用味咸，咸酸化辛，这是第一个辛。细辛，属木中金，五行大类属木，这是第二个辛。肺金体用咸酸化辛，再加上味辛的细辛，辛可以发散，可以除肺金之苦"气上逆"，所谓"肺苦气上逆，急食辛以散之，开腠理以通气也"。另外，"补本脏则泻其所克"。麦门冬、五味子补肺金之用，则泻肝木之用，细辛属木中金，补肝木之用，可以避免补肺金同时对肝木正常功能的克制。由于细辛的用量仅为君药和臣药的1/3，故为化味佐药。

小补肺汤两补肺金用，一补肺金体而泻肺金用，一化味除肺金之苦"气上逆"，全方补用、泻体、化除苦。两补，即以两味酸金药麦门冬、五味子补肺金之用；一泻，即以一味咸火药，旋覆花，补肺金之体而泻肺金之用；一化，即以一味辛木药，木中金细辛为化味佐药，补肝木，可以使君药、辅臣药补肺金的同时不伤肝木，且急食除肺苦"气上逆"。

（二）用量和煎服法

"右方四味，以水八升，煮取三升，温服一升，日三服。"小补肺汤四味药，药物总量共计十两，按照脏腑杂病可以折算为80g，按照外感天行病可以折算为156g。用水八升（现代1 600ml）煎药，煎取药汤三升（现代600ml），温服，每天服用3次，每次一升（现代200ml）。

（三）数术解

小补肺汤是四味药，两补一泻一化，补方的体味和用味就能化生"化味"，再单独增加一味"化味药"，就是为了增强"化"，因为化为"中"，阴阳源于中，"中"是生命生生不息的根本。从天地人三才之气取其煎煮后合化之中气，以天地冲和之气养人。老子《道德经》："万物负阴而抱阳，冲气以为和。"

小补肺汤的药物总量是十两。张景岳《类经图翼·气数统论》："天以五生土，五得五为十，故地以十成之而居中。"洛书九宫数，"戴九履一，左三右七，二四为肩，八六为足，五居中央"，不计中宫的"五"，无论横、竖、斜，每两个数字相加的结果都是十。河图以五和十居中，五是奇数，为阳；十是偶数，为阴。五为阳应腑，对应胃；十为阴应脏，对应脾。十是"河图"中最大的数字。十两药以应脾，脾为后天之本，气血生化之源，补中气也！

第六节　大 补 肺 汤

《辅行诀》整订稿："大补肺汤散：治烦热汗出，少气不足息，口干，耳聋，脉虚而数者方。麦门冬、五味子、旋覆花、地黄，各三两，细辛、竹叶、甘草炙，各一两。右七味，以水一斗，煮取四升，温服一升，日三夜一服。"

《辅行诀》藏经洞本复原校订稿："大补肺汤：治烦热汗出，少气不足息，口干，耳聋，脉虚而数者方。治肺劳，喘咳不利，鼻瘫，胸中烦热，心下痞，时吐血出者，此为尸劳。麦门冬、五味、旋覆花（一方作牡丹皮，当从）各三两，细辛、地黄、苦竹叶、甘草（一方为人参，另有黄连），各一两。上七味，以水一斗，煮取四升，温分四服，日三夜一服。"

两个版本的药味稍有不同，整订稿用炙甘草，藏经洞本用生甘草；药量也稍有不同，整订稿地黄为三两，藏经洞本地黄为一两，笔者更认同整订稿。

大补肺汤证由小补肺汤证发展、加重而来，邪实而正虚，虚实夹杂，并且母病及子，肺病传肾。"汗出口渴，少气不足息"加重为"烦热汗出，少气不足息，口干"，"烦"为火上头，从单纯的气虚变为了阴虚火旺，即虚热伤阴之象更加明显；肾开窍于耳，"耳聋"是母病及子，肺金病累及肾水的表现；"脉虚"加重为"脉虚而数"，不但脉体不充而虚，而且阴虚不能敛阳而脉数。文中的肺劳、尸劳，相当于现代的肺结核病。

一、子臣药（子佐药）地黄

详见第十三章第五节。

二、辅佐药　竹叶

详见第八章第七节。

三、监佐药　甘草

详见第三章第五节。

四、大补肺汤的方解和数术解

(一) 方解

整订稿大补肺汤方解，详见下表（表 12-8）。

表 12-8　整订稿大补肺汤方解表

方解	君药	辅臣药	监臣药	化佐药	子臣药	辅佐药	监佐药
整订稿 大补肺汤	麦门冬 三两	五味子 三两	旋覆花 三两	细辛 一两	地黄 三两	竹叶 一两	炙甘草 一两
子能令母实 虚者补其子	金中金 金王 金补金	金中土 金补金	火中木 火克金	木中金 化味 咸酸化辛	水中水 水王 水补水	水中金 水补水	土中火 土克水
本子同补 补本脏 补子脏	用味酸 补金用 补本脏	用味酸 补金用 补本脏	用味咸 补金体 泻金用 泻本脏	用味辛 除"肺苦 气上逆"	用味苦 补水用 补子脏	用味苦 补水用 补子脏	用味甘 补水体 泻水用 泻子脏
补肺金 补肾水 金水相生		土生金 辅助君药				金生水 辅助地黄	

藏经洞本大补肺汤方解,详见下表(表12-9)。

表 12-9　藏经洞本大补肺汤方解表

方解	君药	辅臣药	监臣药	化佐药	子佐药	辅佐药	监佐药
藏经洞本 大补肺汤	麦门冬 三两	五味子 三两	旋覆花 三两	细辛 一两	地黄 一两	竹叶 一两	生甘草 一两
子能令母实 虚者补其子	金中金 金王 金补金	金中土 金补金	火中木 火克金	木中金 化味 咸酸化辛	水中水 水王 水补水	水中金 水补水	土中金 土克水
本子同补 补本脏 补子脏	用味酸 补金用 补本脏	用味酸 补金用 补本脏	用味咸 补金体 泻金用 泻本脏	用味辛 除"肺苦 气上逆"	用味苦 补水用 补子脏	用味苦 补水用 补子脏	用味甘 补水体 泻水用 泻子脏
补肺金 补肾水 金水相生		土生金 辅助君药				金生水 辅助地黄	

方解:所有脏腑大补方都是方中有方,本子同治,补中有泻,补泻同施。大补肺汤的功效可以称为金水相生,本子同补,即本脏和子脏同补,肺金和肾水同补,可以提高呼吸系统和泌尿系统的功能。本脏肺金得到子脏肾水的滋助,将《难经》"子能令母实"的原则转化为"虚则补其子"的治法。徐大升《五行相生相克宜忌》曰:"强金得水,方挫其锋。"

大补肺汤由本脏小补肺汤加上子脏小补肾汤去掉化味佐药泽泻而成。泽泻为火中水,火克金;用味咸,补肺金之体而泻肺金之用,故去之。补子脏的小补肾汤去掉了化味泽泻,选择了原方的地黄、竹叶和炙甘草(生甘草),这三味药对于子脏肾水来说是两补一泻的组方格局。

这样,整订稿大补肺汤方七味药,就是由针对本脏肺金"二补一泻化除肺苦气上逆"的君臣佐四味药和针对子脏肾水"二补一泻"的三味药构成。通过药量的变化,重新划定臣药和佐药,最终形成一君、三臣、三佐的组方格局,即君药＋辅臣药(正辅臣药)＋监臣药(反辅臣药)＋子臣药＋化佐药＋辅佐药＋监佐药。从药量上看,子脏小补肾汤的君药地黄变为大补肺汤方中的子臣药,用量保持不变,仍然用三两;而原来的辅臣药竹叶、监臣药炙甘草在大补肺汤方中降级为佐药,用量减少,从三两变为一两。

藏经洞本大补肺汤中的地黄用量一两,属于子佐药,因此是一君、二臣、四佐的组方格局。

(二) 用量和煎服法

"右七味,以水一斗,煮取四升,温服一升,日三夜一服。"大补肺汤全方七味药物,共十五两,按照脏腑杂病可以折算为120g,按照外感天行病可以折算为234g。用水一斗,即十升(现代2 000ml),煎取药汤四升(现代800ml),温服,白天三次,夜晚一次,每次一升(现代200ml)。对于严重虚弱的患者,每天服药4次,平均每6个小时服药1次,从现代药效动力学的角度,可以有助于在一天中保证稳定的血药浓度。

(三) 数术解

《尚书大传·五行传》:"天七成火。"张景岳《类经图翼·气数统论》云:"春为阳始,阳始则温,故曰少阳,少阳数七,阴中阳也,其气木,自东而西,其令生,自下而上,春者蠢也,言万物之蠢动也。""七"是火的成数,少阳数。大补脾汤的药味为七味,以火之成数,少阳生发之气,行天之阳道。天为阳,地为阴;天左旋,地右动;在"汤液经法图",天之阳道从右至左逆时针旋转,故《辅行诀》曰"阳进为补,其数七,火数也"。

大补肺汤的药物总量是十五两。十五是洛书九宫横、竖、斜每三宫之和,同时是河图中央的五与十之和。五为奇数,属阳,对应胃戊土;十为偶数,属阴,对应脾己土。脾胃居中焦,为后天之本,气血生化之源。黄元御谓之"一气周流,土枢四象"。

《周易·系辞》:"天三地四……天九地十。"十升水煎取药汤四升,"十"和"四"都是偶数,属阴,应地。大补肺汤增强肺和大肠的功能,是生阳,配合地阴之数,是阴阳互根,阴中求阳。张景岳《类经图翼·气数统论》:"地四生金,四得五而九,故天以九成之而居西;天以五生土,五得五为十,故地以十成之而居中。""河图"以五和十居中,五是奇数,为阳;十是偶数,为阴。五为阳应腑,对应胃;十为阴应脏,对应脾。十是"河图"中最大的数字。取十升水煎药以应脾,脾为后天之本,气血生化之源,补中气也!十升水煎煮取四升药液,"地四生金",中药汤液为水,又蕴含金水相生之意。

五、肺金门总结

肺金门心身虚实辨证和补泻方剂总结,详见下表(表12-10)。

表12-10 肺金门心身虚实辨证和补泻方剂总结表

肺金	情志症状	身体症状	肺德在收
肺实 用实,体虚	肺实则烦	咳喘逆气,凭胸仰息,肩息,背痛,汗出憎风	咸泻之 小大泻肺汤
肺虚 用虚,体实	在志为忧 肺虚则哭 忧愁 抑郁	鼻息不利,胸中痛,少气,不能报息,耳聋,咽干	酸补之 小大补肺汤

《张大昌医论医案集》："肝虚则恐,实则怒;心虚则悲,实则笑;脾虚则疑,实则慜;肺虚则哭,实则烦;肾虚则痴,实则好。"

张大昌先生说"肺实则烦",如何理解呢? 笔者认为,肺实证最典型的症状是肺气上逆导致的咳嗽和哮喘,咳喘发作之后,往往病情迁延难愈,患者被折磨得心情烦躁。另外,世界范围内的花粉症和过敏性鼻炎都是高发病,很多这类患者疾病发作呈现季节性,与过敏因素密切相关,患者也是被折磨得不胜其烦。《辅行诀》大小泻肺汤和大小补肺汤是治疗咳嗽、哮喘、花粉症、过敏性鼻炎的有效方剂,在此强烈推荐。

《素问·阴阳应象大论》曰:"肺主鼻……在志为忧。" 张大昌先生说"肺虚则哭"。笔者在英国工作,临床治疗抑郁症患者颇多。现代中医学术界治疗抑郁症多以肝为核心,笔者在临床所见患者,以肺虚为核心病机的抑郁症比例很高,因此也多采用大小补肺汤治疗。

第七节　大小补肺汤的药对、角药和运气应用

一、小补肺汤的药对

(一) 麦门冬配五味子,相使药对

小补肺汤的君药麦门冬和辅臣药五味子构成了相使药对。金中金麦门冬和金中土五味子二者的五行大类相同,都是金,同气相求;五味子的五行小类土对麦门冬的五行小类金形成相生,土生金,五味子辅助麦门冬,从而提高药效。二药配伍,一润一敛,调节肺之宣降而止咳;一清心一宁心,除烦安神。上敛肺气,下滋肾阴,中敛心气,共奏润肺止咳,清心安神之功。

(二) 麦门冬配细辛,相畏药对

小补肺汤的君药麦门冬和化佐药细辛构成了相畏药对。金中金麦门冬的五行大类金克制木中金细辛的五行大类木,金克木;细辛的五行小类金与麦门冬的五行小类金相同,同气相求。君强佐弱,麦门冬对细辛是克中有同,恩威并施;细辛对麦门冬是又敬又畏,二者构成相畏药对,相畏而相成,补肺阴,化肺饮。

(三) 五味子配细辛,相畏药对

小补肺汤的辅臣药五味子和化佐药细辛构成了相畏药对。金中土五味子的五行大类金克制木中金细辛的五行大类木,金克木;金中土五味子的五行小类土相生细辛的五行小类金,土生金。五味子对细辛是克中有生,细辛对五味子又敬又畏,二者构成相畏药对。

医圣张仲景使用五味子配细辛的药对,主要取其止咳平喘的功效。如《金匮要略》射干麻黄汤、厚朴麻黄汤、小青龙汤、小青龙加石膏汤,《伤寒论》小青龙汤。五味子味酸,收敛固涩;细辛味辛,解表开窍,二者相反相成。

北京四大名医之一的施今墨先生善用五味子配细辛的药对。细辛宣肺散邪、温肺化

饮,五味子收敛肺气。二药伍用,以细辛之辛散,制五味子之酸敛;五味子之酸敛,又制细辛之辛散。二药参合,一散一敛,一开一阖,相互制约,相互促进,止咳平喘甚妙。咳嗽初起,以开、宣为主,多用细辛;久咳之后,以敛肺气为要,多用五味子。

（四）麦门冬配旋覆花,相杀药对

小补肺汤的君药麦门冬和监臣药旋覆花构成了相杀药对。金中金麦门冬的五行小类金克制火中木旋覆花的五行小类木,金克木;旋覆花的五行大类火克制麦门冬的五行大类金,火克金。麦门冬和旋覆花形成相互克制的药对,相克、相杀、互杀,从而相成。如同皇帝和监督官员相互制约,从而达成君臣平衡。

（五）旋覆花配五味子,相杀药对

小补肺汤的监臣药旋覆花和辅臣药五味子构成了相杀药对。火中木旋覆花的五行大类火克制金中土五味子的五行大类金,火克金;火中木旋覆花的五行小类木克制金中土五味子的五行小类土,木克土。旋覆花的五行大类和五行小类均克制五味子,是双杀,旋覆花相杀、双杀五味子。

二、小补肺汤的角药

麦门冬配五味子相使药对,麦门冬配旋覆花相杀药对,旋覆花配五味子相杀药对,这3个药对均应用于大补脾汤和小补肺汤。

小补肺汤的四味药,君药麦门冬与其他三味药可以分别组成三个药对,麦门冬配五味子相使药对,麦门冬配细辛相畏药对,麦门冬配旋覆花相杀药对;辅臣药五味子和化佐药细辛构成了相畏药对,监臣药旋覆花和辅臣药五味子构成了相杀药对。因此,麦门冬、五味子、旋覆花,细辛,这四味药,可以作为角药使用。

三、大补肺汤的药对

（一）麦门冬配地黄,相使药对

大补肺汤的君药麦门冬和子臣药地黄构成了相使药对。虚则补其子,本子同补;君药为主,补肺金;子臣药为辅,补肾水。金中金麦门冬的五行大类金和五行小类金,对水中水地黄的五行大类水和五行小类水,均形成相生,是双生,金生水。麦门冬双生地黄,君药辅助子臣药,从而提高药效。

医圣张仲景也使用麦门冬配地黄的药对。例如《金匮要略》薯蓣丸用麦门冬配干地黄,《伤寒论》炙甘草汤用麦门冬配生地黄。

（二）麦门冬配竹叶,相使药对

大补肺汤的君药麦门冬和辅佐药竹叶构成了相使药对。虚则补其子,本子同补。君药为主,补肺金;子臣药为辅,补肾水。金中金麦门冬的五行大类金相生水中金竹叶的五行大类水,金生水;麦门冬和竹叶的五行小类都是水,同气相求。麦门冬对竹叶是生中有同,相使增效(增强疗效)。

医圣张仲景也使用麦门冬配竹叶的药对,例如《伤寒论》竹叶石膏汤。

（三）地黄配竹叶，相使药对

详见第十三章第七节。

（四）地黄配细辛，相使药对

大补肺汤的子臣药地黄和化佐药细辛构成了相使药对。水中水地黄的五行大类水相生木中金细辛的五行大类木，水生木；木中金细辛的五行小类金相生水中水地黄的五行小类水，金生水。二者是互生，相使为用。二药配伍，一寒一温，辛以散之，苦以降之，以细辛之辛温，引地黄之甘寒，直达上焦，共奏通窍止痛之效，而无燥烈之弊。

唐代孙思邈善用生（干）地黄配细辛的药对。《备急千金要方》："生地黄汤：治崩中漏下，日去数升方。生地黄一斤，细辛三两。右二味，咀，以水一斗，煮取六升，服七合，久服佳。"生地黄配伍细辛治疗崩漏，盖生地黄清血室之热，细辛散厥阴经之风，乃风散则火熄而血自安矣。《备急千金要方》："独活寄生汤，夫腰背痛者，皆由肾气虚弱，卧冷湿地当风得之，不时速治，喜流入脚膝，为偏枯冷痹缓弱疼重，或腰痛挛脚重痹，宜急服此方：独活三两，寄生《古今录验》用续断，杜仲，牛膝，细辛，秦艽，茯苓，桂心，防风，芎䓖，干地黄，人参，甘草，当归，芍药，各二两。右十五味，从咀，以水一斗，煮取三升。分三服，温身勿冷。"独活寄生汤中用干地黄配细辛。

京城四大名医之一的施今墨先生善用生（干）地黄配细辛的药对。细辛气味香窜，升散之力颇强，有较好的通络止痛之功；干地黄性味甘寒，善于滋阴清热凉血止血。二药伍用，以细辛之升散，引干地黄之甘寒，直达上焦，共奏清热止痛之效，而无燥烈升散之弊。

（五）麦门冬配炙甘草，相畏药对

大补肺汤的君药麦门冬和监佐药炙甘草构成了相畏药对。土中火炙甘草的五行大类土相生金中金麦门冬的五行大类金，土生金；炙甘草的五行小类火相克麦门冬的五行小类金，火克金。炙甘草对于麦门冬是生中有克，麦门冬对于炙甘草是又敬又畏，如同监督官员强而皇帝弱，皇帝对监督官员既敬又畏。

仲景使用麦门冬配炙甘草的药对，如《伤寒论》炙甘草汤、竹叶石膏汤。

仲景也用麦门冬配生甘草的药对，如《金匮要略》薯蓣丸、麦门冬汤、温经汤。

大补肺汤与炙甘草汤的药物组成中有三味相同，麦门冬、炙甘草、生地黄；大补肺汤与竹叶石膏汤的药物组成中有三味相同，麦门冬、炙甘草、竹叶。

（六）地黄配炙甘草，相杀药对

详见第十三章第七节。

（七）细辛配炙甘草，相杀药对

大补肺汤的化佐药细辛和监佐药炙甘草构成了相杀药对。木中金细辛的五行大类木相克土中火炙甘草的五行大类土，木克土；土中火炙甘草的五行小类火相克木中金细辛的五行小类金，火克金。细辛和炙甘草形成相互克制的药对，相杀、互杀而相成。如同低级官员之间相互制约，从而达成官员之间的平衡。

医圣张仲景也使用细辛配炙甘草的药对。处方包括《金匮要略》小青龙汤，《伤寒论》小青龙汤、当归四逆汤、当归四逆加吴茱萸生姜汤。

（八）炙甘草配竹叶,相杀药对

详见第十三章第七节。

四、大补肺汤的角药

大补肺汤的三味佐药,地黄、炙甘草、竹叶,相互之间构成了3个药对。地黄配竹叶相使药对,地黄配炙甘草相杀药对,炙甘草配竹叶相杀药对。因此,地黄、炙甘草、竹叶,这三味药,也可以作为角药使用。而这一组角药也正是小补肾汤的全部四味药中的三味药。

大小补肺汤的药对和角药总结,详见下表(表12-11)。大补肺汤全方七味药,竟然包含了5组相使药对,3组相畏药对,5组相杀药对,2组角药,《辅行诀》的经方配伍是不是令人叹为观止？！

表12-11　大小补肺汤的药对和角药总结表

相使 药对	麦门冬配五味子	麦门冬配地黄	麦门冬配竹叶	地黄配竹叶
	细辛配地黄			
相畏 药对	麦门冬配细辛	五味子配细辛	麦门冬配炙甘草	
相杀 药对	麦门冬配旋覆花	旋覆花配五味子	地黄配炙甘草	炙甘草配竹叶
	细辛配炙甘草			
角药	麦门冬、五味子、旋覆花、细辛			
角药	地黄、炙甘草、竹叶			

其他4个大补方,相杀药对都是4组,而大补肺汤有5组相杀药对,相比较而言,最特殊的一组是细辛配炙甘草。其他补方基本没有使用有一定毒性的药物,而细辛有毒,因此与炙甘草做相杀配伍,以减其毒性。

五、大小补肺汤的运气应用

《辅行诀》脏腑大小补泻方除了可以用来治疗脏腑杂病,还可以作为运气处方使用。大小补肺汤可以用作大运(中运)火太过之岁的运气处方。简单来说,按照中国传统农历,年干为戊;按照目前世界通行的公元纪年,年尾数是8的年份是岁运火太过,例如,2018戊戌狗年,2028戊申猴年,2038戊午马年。

《素问·气交变大论》:"岁火太过,炎暑流行,肺金受邪。民病疟,少气咳喘,血溢血泄注下,嗌燥耳聋,中热肩背热,上应荧惑星。甚则胸中痛,胁支满胁痛,膺背肩胛间痛,两臂内痛,身热骨痛而为浸淫。收气不行,长气独明,雨水霜寒,上应辰星。"

荧惑星是火星,辰星是水星。火克金,岁运火太过则火对金的克制就更加严重,火乘金。大补肺汤金水相生,本子同补,肺金和肾水同补。补肺金,可以预防和治疗火太过对于肺金的伤害,属于防守;补肾水,水克火,对火进行反击,则可以减轻火太过之气。大补肺汤就是针对岁运火太过的运气处方,融防守和反击于一体。临床也可以用小补肺汤与小补肾汤合方。

《素问·至真要大论》:"阳明之客,以酸补之,以辛泻之,以苦泄之。"大补肺汤七味药,两酸两苦一咸一辛一甘,补肺金、补肾水,金水相生,本脏和子脏同补。可以作为运气处方,治疗天行热病,夏天少阳相火之气不退位,导致秋天阳明燥金之气不迁正,也就是俗称"秋老虎",火克金导致的燥热之气太过伤津的疾病。

第八节 病 案

真菌性鼻窦炎

MS M.W.,白人女性,出生日期:1986年2月7日。

首诊日期:2020年7月16日。

主诉:鼻塞、流涕伴左侧眉棱骨疼痛,反复发作数年,加重4个月。

病史:西医诊断真菌性鼻窦炎,病情迁延数年,近4个月加重。之前在某中医诊所针灸治疗5次,服用中草药4周效果不明显。刻下:鼻塞,流黄绿色鼻涕,左侧眉棱骨疼痛不能触摸;平素焦虑、紧张、精神压力大,容易发怒;精力指数4/10,神疲倦怠;入睡困难,上床后2小时方能入睡,且多有噩梦;自觉夜间发热。食欲可,饭后腹胀。

舌诊:红绛舌,少津液,舌根部黄腻苔。

脉诊:右关太过,左寸不及。

中医辨证:肝木太过,肺金不足。

针灸:头部印堂穴,调神;左攒竹穴、左下关穴、左迎香穴,头部调形;腹部中脘穴、左天枢穴,腹部调形;四肢部调气,予小泻肝针法,补右尺泽穴、少商穴,泻左行间穴。形气神同调。

中药处方:小泻肝汤合小补肺汤。英国禁用细辛,用辛夷替换。药物:赤芍药、炒枳实、生姜、麦门冬、五味子、旋覆花、生甘草,各15g,辛夷21g。中药配方颗粒总剂量126g,14天量。服法:每日3次,每次3g,热水冲服。

第二诊日期:2020年7月30日。反馈针灸和中药效果非常好,鼻塞、流涕伴左侧眉棱骨疼痛的症状改善很多,精神压力减轻,精力指数提高到7/10,服药期间适逢月经,痛经减轻,月经颜色由以前的黑色变为红色,血块减少。

舌诊:红舌,少津。

脉诊:右寸太过,左寸不及。

中医辨证:心土太过,肺金不足。

针灸:头部印堂穴,调神;左攒竹穴、左下关穴、左迎香穴,头部调形;腹部中脘穴、右天枢穴,腹部调形;四肢部调气,予小泻心针法,倒马针法补左太冲穴、行间穴,泻右少府穴。形气神同调。

中药处方:小泻心汤合小补肺汤。药物:升麻、栀子、淡豆豉、麦门冬、五味子、旋覆花、生甘草,各15g,辛夷21g。中药配方颗粒总剂量126g,14天量。服法:每日3次,每次3g,

热水冲服。

按：小补肺汤中有细辛，而英国禁用细辛，故用辛夷替换。

第三诊日期：2020 年 8 月 13 日。鼻塞、流涕症状消失，仅左侧眉棱骨疼痛仍疼痛，无其他不适感。精力指数 7/10，心情好，睡眠佳，饮食佳，二便调。

舌诊：暗红舌，少津。

脉诊：右寸太过。

中医辨证：心土太过。

针灸：头部印堂穴，调神；左鱼腰穴，头部调形；腹部中脘穴、下脘穴、左天枢穴，腹部调形；四肢部调气，予小泻小肠针法，泻右解溪穴，补左阳陵泉穴、阳辅穴。形气神同调。

中药处方：《兰室秘藏》眉棱骨痛专方。药物：防风、羌活、生甘草，各 39g，黄芩 13g。中药配方颗粒总剂量 130g，14 天量。服法：每日 3 次，每次 3g，热水冲服。

第四诊日期：2020 年 8 月 27 日。病情继续改善，直至 8 月 13 日去海滨城市 Brighton 度假。天气不佳，海风大，导致感冒，鼻塞、流涕、左侧眉棱骨疼痛复发。倦怠乏力，精力指数 5/10，心情尚可，睡眠良好，饮食佳，二便调。

舌诊：暗红舌，苔白。

脉诊：右关太过。

中医辨证：肝木太过，肺金不足。

针灸：局部调形，左攒竹透鱼腰、左下关透迎香穴；腹部上脘穴、中脘穴、下脘穴、左天枢穴，腹部调形；四肢部调气，予小泻肝针法，补右尺泽穴、少商穴，泻左行间穴。形气神同调。

中药处方：小泻肝汤合小补肺汤。药物：赤芍药、炒枳实、麦门冬、五味子、旋覆花，各 21g；辛夷 14g，生姜 7g。中药配方颗粒总剂量 126g，14 天量。服法：每日 3 次，每次 3g，热水冲服。英国禁用细辛，用辛夷替换。

第五诊日期：2020 年 9 月 10 日。鼻塞、流涕、左侧眉棱骨疼痛均消失。精力指数 8/10。睡眠良好。月经前情绪暴躁，痛经 2 日，经量中等，有血块。饮食、二便调。手足比以前更温暖。

舌诊：暗红舌，苔白。

脉诊：右寸太过。

中医辨证：心土太过，肺金不足。

针灸：百会、印堂穴调神；上脘、中脘、左天枢、关元穴，腹部调形；小泻心针法调气，补左侧行间、太冲，泻右侧少府。形气神同调。

中药处方：小泻心汤合小补肺汤。用辛夷替换细辛。药物：麦门冬、五味子、旋覆花、辛夷，各 21g；栀子、淡豆豉、升麻，各 14g。中药配方颗粒总剂量 126g，14 天量。服法：每日 3 次，每次 3g，热水冲服。

9 月 24 日电话随访，无明显症状，停止治疗。

按："肺虚则鼻息不利"，中药处方之小补肺汤贯穿始终。不要因为患者的症状"鼻塞，流黄绿色鼻涕，左侧眉棱骨疼痛不能触摸"，就认定属于肺实证，脉诊左寸不及明确显示患者肺气虚。针刺擅长泻实证，因此以针刺泻心、肝之邪气；中药擅长补虚证，因此以中药补肺气之虚。

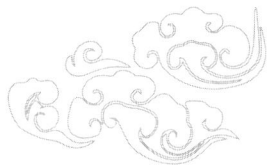

第十三章
肾水门

第一节　肾水门总论

一、肾和膀胱的生理功能

《素问·阴阳应象大论》:"北方生寒,寒生水,水生咸,咸生肾,肾生骨髓,髓生肝,肾主耳。其在天为寒,在地为水,在体为骨,在脏为肾,在色为黑,在音为羽,在声为呻,在变动为栗,在窍为耳,在味为咸,在志为恐。恐伤肾,思胜恐;寒伤血,燥胜寒;咸伤血,甘胜咸。"

肾水门对应的脏腑是肾和膀胱。肾为阴水,膀胱为阳水,与冬相应。

肾的生理功能:第一,肾藏精,精包括广义之精和狭义之精。第二,肾主生殖。第三,肾主骨,主生长发育。第四,肾主水,司开阖。第五,肾主纳气。肾藏志,在志为恐,开窍为耳和二阴,在液为唾,在体为骨(髓),其变为僵硬,其华在发。肾的生理特性是肾主闭藏、封藏、蛰藏,肾德在坚。

关于肾之窍,《黄帝内经》说法不一。《素问·金匮真言论》:"北方黑色,入通于肾,开窍于二阴,藏精于肾。" 本篇提到肾开窍于前后二阴。《素问·阴阳应象大论》:"肾主耳……在窍为耳"。《灵枢·脉度》:"肾气通于耳,肾和则耳能闻五音矣。" 这两篇提到肾开窍于耳。可见肾之窍分上下,上窍是耳,下窍是前后二阴。

膀胱的生理功能:第一,贮存尿液。第二,排泄尿液。

现代西医认为人体由九大系统组成,即运动系统、神经系统、内分泌系统、免疫系统、循环系统、呼吸系统、消化系统、泌尿系统、生殖系统。中西医互参,肾水门对应运动系统、内分泌系统、免疫系统、泌尿系统、生殖系统。

二、辨肾脏病证文并方

《辅行诀五脏用药法要》整订稿:"辨肾脏病证文并方。肾气虚则厥逆;实则腹满,面色正黑,泾溲不利。肾病者,必腹大胫肿,身重嗜寝。虚则腰中痛,大腹小腹痛,尻阴股膝挛,足皆痛。取其经少阴、太阳血者。邪在肾,则骨痛,阴痹。阴痹者,按之不得。腹胀腰痛,大便难,肩背项强痛,时眩仆。取之涌泉、昆仑,视有余血者,尽取之。陶云:肾德在坚。故经云：以苦补之，甘泻之。肾苦燥，急食咸以润之，致津液生也。"

《辅行诀》"辨肾脏病证文并方"直接来自《黄帝内经》，二者只是在文字上稍有出入，并没有实质上的区别。《灵枢·本神》："肾藏精，精舍志。肾气虚则厥，实则胀，五脏不安。"《灵枢·五邪》："邪在肾，则病骨痛阴痹。阴痹者，按之而不得，腹胀腰痛，大便难，肩背颈项痛，时眩。取之涌泉、昆仑。视有血者尽取之。"《素问·脏气法时论》："肾病者，腹大胫肿，喘咳身重，寝汗出，憎风。虚则胸中痛，大腹小腹痛，清厥，意不乐。取其经，少阴太阳血者。"

《素问·脏气法时论》："肾主冬，足少阴太阳主治，其日壬癸，肾苦燥，急食辛以润之，开腠理，致津液，通气也。"《黄帝内经》在流传过程中经历了多次的散失和整理，其错简很多；而《辅行诀》为避西夏战乱而封藏在藏经洞中将近900年，得以保留原始经典本真。例如，在"肾苦燥"的部分，正解应该为《辅行诀》所记载的"急食咸以润之，致津液生也"，而《素问·脏气法时论》所载的相关部分"开腠理，致津液，通气也"，实际是错简，"开腠理以通气也"应该如《辅行诀》记载于"肺苦气上逆"的部分。"肾苦燥"，肾气之燥，由于水得寒而凝，不能滋润则燥，而咸味之物可使水不凝，即可润燥。如盐水虽寒而不能结冰，保持液态就能润燥。"急食咸以润之，致津液生也"，因此用咸味药，可以生津润燥。

自然界确实如此。纯淡水在0℃时结冰，4℃时密度最大。但海水则不同，海水中含有较多的盐分，结冰时所需的温度比淡水低，密度最大时的水温也低于4℃。随着盐度的增加，海水的冰点和最大密度时的温度也逐渐降低。例如，当海水的盐度为10时，冰点为-0.53℃，密度最大时的温度为1.86℃；盐度为40时，冰点为-2.20℃，密度最大时的温度为-4.54℃。

"肾德在坚"与"心德在软"相对而言。脏气法时，肾气法于冬时。肾德在"坚"，在此有两层含义。第一，冬气寒冷令水凝，水由液态变为固态从而坚硬；第二，冬季，天地阳气潜藏、闭藏、坚收于内。在人亦应当闭藏精气，否则会出现精、血、津液等人体精微物质的耗散，形成后文小补肾汤所谓的"虚劳失精"。苦为肾水之用味，故"以苦补之"。甘为脾土之用味，土克水，故"甘泻之"。

三、肾水、膀胱水的太过和不及

《张大昌医论医案集》："五脏六腑证候辨……肾病以少腹腰脊肿酸，膀胱病以背脊筋痛，三焦病以小便闭为证候……肾主坚，以遗下为病；膀胱为州都，以癃闭为病；盖主降者，逆之为病；主升者，下之为病也。"

六脏六腑的每一对脏腑都具有功能太过和功能不及两种病理状态。

肾主水，司开阖。肾水太过，是肾主阖的功能太强，阖过于开，浊水停留体内过多，排出不足。这是用实、体虚，应当泻用、补体。汤液经法图，土克水，以克为泻，即以脾土甘味和胃土淡味泻之。甘味和淡味，既是脾土、胃土的用味，也是肾水的体味；甘味和淡味补了肾水之体，也就泻了肾水之用，方用小泻肾汤。肺金在肾水之前，泻肺金可以令肾水阴退，方用大泻肾汤。金生水，金为水之母，水为金之子，大泻肾汤的组方符合《难经·七十五难》

"母能令子虚",也就是"实者泻其母"。

肾水不及,是肾藏精,主藏的功能不及,泄过于藏,则精外泄过多导致能量不及。这是用虚、体实,应当补用、泻体。汤液经法图,苦味既是肾水的用味,也是心包相火的体味;苦味补了肾水之用,藏精功能提高,增加了能量供应,方用小补肾汤。肝木在肾水之后,补肝木可以令肾水阳进,方用大补肾汤。水生木,水为木之母,木为水之子,大补肾汤的组方符合《难经·七十五难》"子能令母实",即"虚者补其子"。

可见,《辅行诀》所指的肾水太过是肾主水、司膀胱开阖功能的出现问题,导致开阖失司,水液摄入和排出失去平衡,浊水外排不足,而停留在体内。简而言之,肾水太过是浊水太过。肾水不及是肾主藏精的功能出现问题,导致生殖之精、全身之精闭藏不及,外泄太过,从而导致能量不及。简而言之,肾水不及是肾精不及。太过言邪气,不及言正气,二者的内涵有本质的不同,应当仔细区别。

第二节 小泻肾汤

《辅行诀五脏用药法要》整订稿:"小泻肾汤散:治小便赤少,少腹满,时足胫肿者方。茯苓、甘草、黄芩,各三两。右三味,以水三升,煮取一升,顿服。大便硬者,加大黄二两;眩冒者,加泽泻二两;头痛者,加桂心二两;呕吐者,加半夏二两;目下肿如卧蚕者,加猪苓二两。"

《辅行诀》藏经洞本复原校订稿:"小泻肾汤:治小便赤少,少腹满,时足胫肿者方。茯苓、甘草、黄芩,各三两。上三味,以水三升,煮取一升,顿服。目下肿如卧蚕者,加猪苓二两;眩冒者,加泽泻二两;呕者,加半夏二两;大便硬者,加大黄二两;小便不利者,加枳实二两。"

两个版本的药味和剂量相同,区别在于加减法,整订稿小泻肾汤"头痛者,加桂心二两"和藏经洞本小泻肾汤"小便不利者,加枳实二两"。

《灵枢·经脉》:"肾足少阴之脉,起于小指之下,邪走足心,出于然谷之下,循内踝之后,别入跟中,以上踹内,出腘内廉,上股内后廉,贯脊,属肾,络膀胱。"肾主水,司开阖。肾水太过,是肾主阖的功能太强,阖过于开,不能化气利水,浊水停留体内过多,排出不足。水停膀胱,故小便赤少,少腹胀满。水性趋下,停滞于下肢,故足胫肿胀。中医称"癃闭",类似于西医"尿潴留"。

一、君药 茯苓

《神农本草经》:"茯苓,一名茯菟。味甘,平,无毒。治胸胁逆气,忧恚惊邪恐悸,心下结痛,寒热烦满咳逆,止口焦舌干,利小便。久服安魂魄养神,不饥延年。生山谷。"《名医别录·上品》:"茯苓,无毒。止消渴,好唾,大腹淋沥,膈中痰水,水肿淋结,开胸腑,调脏气,伐肾邪,长阴,益气力,保神守中。其有根者,名茯神。茯神,味甘,平。主辟不祥,治风眩、风虚、五劳、七伤、口干,止惊悸,多恚怒,善忘,开心益智,安魂魄,养精神。生太山大松下。二月、八月采,阴干。"《名医别录》茯苓和茯神分开著述。

西汉淮南王刘安《淮南子·说山训》:"千年之松,下有茯苓。"茯苓最早的产区在云南,历史上茯苓以云南省丽江市辖区野生者为主,故茯苓又称云苓。我国人工栽培茯苓始于南北朝时期,目前湖北省是茯苓最大的人工栽培产区,以湖北省黄冈市罗田县"九资河茯苓"为主。1915 年"九资河茯苓"曾荣获巴拿马万国博览会金奖,于是名声大振。在中、日、韩三国使用的中药中,以使用总次数多少评出的 25 种药材中,茯苓占第 4 位,可见茯苓应用之广。

现代《中药学》将茯苓归类为"利水渗湿药",功效:利水渗湿,健脾,宁心安神。茯苓生于松树根下,按入药部位的不同,由表及里,茯苓可分为茯苓皮、赤茯苓、白茯苓、茯神、茯神木,五个不同部位。茯苓皮不是真正的皮,它是缠绕在一起的有色菌丝,板结在茯苓的表面。赤茯苓是指削去外皮后的淡红色部分;白茯苓即现在通常所称的茯苓,它是菌核内部白色致密的部分。白茯苓通常会切成小方块,也叫茯苓块。茯神,为菌核体中间抱有松根的白色部分,可宁心安神。茯神木,就是茯神中心部分的细松根,茯神木常被切成方形的薄片。上面五种中最常用的是三个:茯苓皮、白茯苓、茯神。功效的主要差异可以总结为:随着入药部位由表及里,利水消肿的作用在逐渐减弱,宁心安神作用在逐渐增强。《张大昌医论医案集》:"失眠。茯神 15g,生鸡子黄一枚。先将茯神煮好,少停兑生鸡子黄一枚搅匀,临睡以热汤洗足,后将药服下,顷刻即眠。"

陶弘景辞官修道之后,获得南朝梁武帝给他的特殊待遇:"每月赐茯苓五斤,白蜜二斤。"说明茯苓当时已经成为珍贵的保健品。清朝乾隆皇帝喜欢服用"八珍糕"养生,茯苓是八珍糕的主药。御医为慈禧太后拟定的 13 个长寿方中,茯苓的使用频率为 78%,居诸药之首。慈禧太后让御膳房用精白面和茯苓粉制作成茯苓饼,并经常将茯苓饼赏赐给大臣。现代研究发现茯苓中所含有的茯苓多糖,可以增强人体的免疫功能,并且有很好的抗癌作用。

茯苓味甘,五行大类属土。生于松树根下,松树四季常青,凌冬而不凋、不黄、不枯,是得寒水之气而常生长青,五行小类属水,故属土中水。茯苓性平,色纯白,出于土而不染尘污,坚贞而不为虫蛀,故可以纯化污浊邪毒。陶弘景明确指出茯苓可以"伐肾邪",是土克水的代表药物。以土中水来"伐肾邪",这也体现了《辅行诀》"水土合德"的理念。

根据全小林院士的临床经验,茯苓是非常好的渗湿利尿药,可以替代西药的利尿剂,不过剂量一定要足够。对于严重水肿,茯苓起步量就是 120g,最大剂量用到 500g,而且非常安全,没有毒副作用,使小便慢慢增加,所以茯苓的大剂量使用是没有安全隐患的。

二、辅臣药　生甘草

详见第三章第五节。

三、监臣药 黄芩

详见第八章第三节。

四、小泻肾汤的方解和数术解

(一) 方解

小泻肾汤方解,详见下表(表 13-1)。

表 13-1　小泻肾汤方解表

方解	君药	辅臣药	监臣药
小泻肾汤	茯苓 三两	生甘草 三两	黄芩 三两
培土制水 以克为泻 两泻一补 甘苦化咸 除"肾苦燥"	土中水 土克水 用味甘 补水体 泻水用	土中金 土克水 用味甘 补水体 泻水用 金生水 辅助君药	水中木 水补水 用味苦 补水用

《辅行诀五脏用药法要》整订稿:"陶云:肾德在坚。故经云:以苦补之,甘泻之。肾苦燥,急食咸以润之,致津液生也。"

《张大昌医论医案集》:"德用:木主散、火主软、土主缓、金主敛、水主坚。淫祸:木过则急、火过则缓、土过则淖、金过则抑、水过则凝。"

方解:肾实,又称肾水太过,是肾水用实、体虚,应当泻用、补体。小泻肾汤是培土制水法的典型应用,其组成是两土一水,两甘一苦,两泻一补。《辅行诀》"阴退为泻,其数六",从肾水用味苦这个位置开始,顺时针方向旋转六个位置至脾土用味甘。脾土用味甘与肾水体味甘同气相求。五行上,以脾土克肾水;五味上,甘味补肾水之体而泻肾水之用。茯苓、生甘草两味药五行大类皆属土,五行土克水;五味用味甘,补肾水之体而泻肾水之用,所谓"甘泻之"。

汤液经法图的脾土药有五味药,为什么选择土中水的茯苓作为泻肾水的君药?还是同气相求。茯苓带有肾水的属性,就更容易克制肾水,如同是穿了敌军衣服的间谍,会让肾水失去戒备之心。茯苓属土中水,五行小类属水,与肾水同气相求,在土药中最容易克制为肾水,"主于补泻者为君"。

生甘草属土中金,五行小类属金,金生水,能够辅助君药茯苓,为辅臣药,"数量同于君而非主故为臣"。

黄芩属水中木,用味苦,其五行属性、用味与肾水相同,以苦味来补肾水之用味,以应

"肾德在坚",使肾水润泽于下,所谓"以苦补之";同时也可以防止茯苓、甘草对肾水攻伐太过,"克中有补",为监臣药,"从于佐监者为佐使"。另外,肾居下焦,为水火之脏,水火失济则生湿热邪气,黄芩苦寒可以除湿热。

全方以两味甘土药克水,补肾水之体而泻肾水之用;一味苦水药补肾水之用,双管齐下,两泻用,一补用;即两甘茯苓、生甘草,补肾水之体而泻肾水之用,两泻用;一苦水药黄芩,补肾水之用,一补用。两味甘土药和一味苦水药,甘苦化咸。咸味为肾水之化味,咸味除肾水之苦"燥"。

（二）用量和煎服法

"右三味,以水三升,煮取一升,顿服。"全方三味药物,共九两,按照脏腑杂病可以折算为72g,按照外感天行病可以折算为140g。"以水三升,煮取一升",用600ml水,煎取药汤200ml。"顿服",每天服用1次。

（三）数术解

三味、三两、三升,均合三才之数,"三"不但是木的生数,更代表中气,以中为和! 从三取一,从天地人三才之气中取其煎煮之后的合化中气,以天地冲和之气养人之气。

小泻肾汤的药量总计为九两。《素问·三部九候论》:"天地之至数,始于一,终于九焉。"九是洛书九宫数中最大的数字。《周易·系辞》:"天九地十。"《尚书大传·五行传》:"天九成金。"张景岳《类经图翼·气数统论》:"夏为阳极,阳极则热,故曰老阳,老阳数九,阳中阳也,其气火,自南而北……地四生金,四得五而九,故天以九成之而居西。"九为奇数,应天,属阳,为阳中至阳,谓之"老阳"。小泻肾汤,行地之阴道,以克为泻,而药量为九,为至阳之数,是阴阳互根,阳中求阴。九是金的成数,河图中的九位居西方,是阳数居于阴位。秋季西方肃降之气,又与泻方之旨相合。

第三节　大 泻 肾 汤

《辅行诀五脏用药法要》整订稿:"大泻肾汤散:治小便赤少,时溺血,少腹迫满而痛,腰如折,不可转侧者方。茯苓、甘草、黄芩,各三两,大黄、枳实、生姜,切;各一两。右方六味,以水五升,煮取二升,温分再服。"

《辅行诀》藏经洞本复原校订稿:"大泻肾汤:治小便赤少,时溺血,少腹迫满而痛,腰痛如折,不可转侧者方。茯苓、甘草、黄芩,各三两;大黄、芍药、干姜,各一两。上六味,以水五升,煮取二升,温分再服。"

两个版本的区别在于整订稿方用枳实、生姜,藏经洞本方用芍药、干姜。

大泻肾汤证由小泻肾汤证发展、加重而来,呈现出寒热错杂,虚实夹杂的表现。从"少腹满"加重为"少腹迫满而痛",不仅是胀满感,还有了疼痛感;而且不但腹痛,还出现了"腰痛如折,不可转侧",其疼痛从前蔓延到后,从阴迁延至阳。结合现代西医知识,有可能出现了下尿路感染导致逆行性感染的情况,或者是肾结石、输尿管结石伴发的剧烈腰痛;"小便赤少"是《伤寒论》下焦蓄水证,出现"时溺血",是下焦蓄水证发展为下焦蓄血证,后世称为血淋。

一、辅佐药 大黄

详见第八章第三节。

二、整订稿大泻肾汤监佐药 枳实

详见第八章第二节。

三、藏经洞本大泻肾汤监佐药 芍药

详见第八章第二节。

四、化佐药 姜

详见第三章第五节。

五、大泻肾汤的方解和数术解

(一) 方解

整订稿大泻肾汤方解,详见下表(表 13-2)。

表 13-2　整订稿大泻肾汤方解表

方解	君药	辅臣药	监臣药	辅佐药	监佐药	化佐药
整订稿 大泻肾汤	茯苓 三两	生甘草 三两	黄芩 三两	大黄 一两	枳实 一两	生姜 一两
母能令子虚 实者泻其母 本母同泻 泻本脏肾水 泻母脏肺金	土中水 土克水 用味甘 补肾体 泻肾用	土中金 土克水 用味甘 补肾体 泻肾用 金生水 辅助 君药	水中木 水补水 用味苦 补肾用	火中土 火克金 用味咸 补肺体 泻肺用	金中水 金补金 用味酸 补肺用	木中火 化味 用味辛 酸咸化辛 除"肺苦 气上逆"

藏经洞本大泻肾汤方解,详见下表(表 13-3)。

表 13-3　藏经洞本大泻肾汤方解表

方解	君药	辅臣药	监臣药	辅佐药	监佐药	化佐药
藏经洞本 大泻肾汤	茯苓 三两	生甘草 三两	黄芩 三两	大黄 一两	芍药 一两	干姜 一两
母能令子虚 实者泻其母 本母同泻 泻本脏肾水 泻母脏肺金	土中水 土克水 用味甘 补肾体 泻肾用	土中金 土克水 用味甘 补肾体 泻肾用 金生水 辅助君药	水中木 水补水 用味苦 补肾用	火中土 火克金 用味咸 补肺体 泻肺用	金中木 金补金 用味酸 补肺用	木中水 化味 用味辛 酸咸化辛 除"肺苦 气上逆"

方解：大泻肾汤，是肾水和肺金同泻，泻中有补，由小泻肾汤的本脏肾水两泻一补，加上泻肾水的母脏肺金的小泻肺汤加减变化方的一泻一补一化，即本脏两泻一补 + 母脏一泻一补一化，本脏肾水和母脏肺金同泻，根据《难经》"母能令子虚"演化出"实者泻其母"的治法。同时对药物剂量做出调整而形成大泻方新的君臣佐药体系，一君、二臣、三佐。

小泻肺汤的变化方法是去掉君药葶苈子，加上生姜（干姜）而成。这三味药是针对母脏肺金的补泻，均属于佐药，因此用量少，仅为一两。

其中大黄属火中土，五行火克金；五味用味咸，补肺金之体而泻肺金之用，为辅佐药。同时大黄是本脏肾水体用合化之化味，即甘苦化咸，增强了心包相火，从而防止水克火，截断病势传变，先安未受邪之地。

枳实属金中水（芍药属金中木），五行金补金；五味用味酸，补肺金之用，为监佐药。

生姜属木中火（干姜属木中水），母脏肺金体用合化之化味，为化佐药，即咸酸化辛，除肺之苦"气上逆"。

大黄、枳实、生姜（大黄、芍药、干姜），是针对母脏肺金的一泻一补一化的方中方，同为佐药。

（二）治未病

肾水病五行生克传变，详见下表（表13-4）。

表 13-4　肾水病五行生克传变表

	脾土 ↓克	
肺金→生	肾水	生→肝木
	↓克 心包相火	

《素问·玉机真脏论》："五脏受气于其所生，传之于其所胜，气舍于其所生，死于其所不胜。病之且死，必先传行至其所不胜，病乃死……肾受气于肝，传之于心，气舍于肺，至脾而死。此皆逆死也。"

大泻肾汤三味佐药的另外一层深意，体现出中医"未病先防，既病防变"和"用药如用兵"的理念。肾实,是肾水太过,在五行传变中最容易发生的是相乘,即肾水乘心包相火;其次是母病及子的顺传子脏肝木;第三是子盗母气的逆传母脏肺金;第四种反侮传变的概率最低,肾水侮传脾土,因为脾土本身克制肾水。反侮传变最严重,因为疾病传到了所不胜之脏。三味佐药成为防止肾水本脏之病传变的三个卫兵,分别针对心包相火、肝木和肺金,即火中土大黄补心包相火,木中火生姜补肝木,金中水枳实补肺金,把肾水太过最容易发生的三个传变之路都做了封堵,提前布置兵力,先安未受邪之地,从而"未病先防,既病防变"。

（三）用量和煎服法

"右六味,以水五升,煮取二升,温分再服。"大泻肾汤六味药,药量总计十二两,按照脏腑杂病可以折算为96g,按照外感天行病可以折算为187.5g。煎药水为五升(现代1 000ml),煎取药汤二升(现代400ml),温服,每日2次,每次一升(现代200ml)。

（四）数术解

"右六味,以水五升",六味药,用五升水煎药,"六"阴在"五"阳之中,阳中求阴。"以水五升,煮取二升",水五升,煎取药汤二升,"天五生土,地二生火",5为阳,2为阴,阳中求阴。"温分再服",汤液水为阴,温服则以阳驭阴。2为阴为泻,每日2次服药,以应泻方。

大泻肾汤药味为六味,六为老阴数,六为水之成数,行地之阴道。天为阳,地为阴;天左旋,地右动;地之阴道,在"汤液经法图",地道从左至右顺时针旋转;故《辅行诀》曰"阴退为泻,其数六,水数也"。

大泻肾汤六味药的总量是十二两。十二是偶数,属阴,应地,与脏腑大泻方相合。十二这个数字与中医有密切的关系。天干地支,地支数为十二,一年有十二月,人体有十二正经。《辅行诀》五脏补泻方包括五脏泻方12首(小泻方6首＋大泻方6首)和五脏补方12首(小补方6首＋大补方6首)。

第四节　大小泻肾汤的药对、角药和运气应用

一、小泻肾汤的药对

（一）茯苓配生甘草,相使药对

整订稿小泻肾汤的君药茯苓和辅臣药生甘草构成了相使药对。土中水茯苓和土中金生甘草二者的五行大类相同,都是土,同气相求;生甘草的五行小类金对茯苓的五行小类水形成相生,金生水,生甘草辅助茯苓,从而提高药效。茯苓和生甘草均味甘,均能健脾,因此相使为用。

医圣张仲景也使用茯苓配生甘草的药对。处方包括《金匮要略》薯蓣丸、酸枣仁汤、茯苓杏仁甘草汤、甘草干姜茯苓白术汤、苓桂术甘汤、苓甘五味加姜辛半杏大黄汤、苓芍姜味辛夏仁汤、苓甘五味姜辛汤、桂苓五味甘草去桂加干姜细辛半夏汤、防己茯苓汤、茯苓泽

泻汤。

"近代中医第一人"张锡纯常用茯苓配生甘草的药对。《医学衷中参西录》："肿满之证,忌用甘草,以其性近壅滞也。惟与茯苓同用,转能泻湿满,故方中(加味苓桂术甘汤)未将甘草减去。"

（二）茯苓配黄芩,相畏药对

整订稿小泻肾汤的君药茯苓和监臣药黄芩构成了相畏药对。土中水茯苓的五行大类土克制水中木黄芩的五行大类水,土克水;土中水茯苓的五行小类水相生水中木黄芩的五行小类木,水生木。君强臣弱,茯苓对黄芩是克中有生,恩威并施;黄芩对茯苓又敬又畏,二者构成相畏药对,相畏而相成。

仲景使用茯苓配黄芩的药对,《金匮要略》侯氏黑散,《伤寒论》麻黄升麻汤。

（三）生甘草配黄芩,相杀药对

整订稿小泻肾汤的辅臣药生甘草和监臣药黄芩构成了相杀药对。土中金生甘草的五行大类土克制水中木黄芩的五行大类水,土克水;生甘草的五行小类金克制黄芩的五行小类木,金克木。生甘草的五行大类和五行小类对黄芩均为相克,相杀、双杀,生甘草帮助君药茯苓对黄芩形成制衡。《辅行诀》五脏大小泻方12首,生甘草配黄芩的药对有6首,分别是大泻肝汤、大泻心包汤、大泻脾汤、大泻肺汤、小泻肾汤、大泻肾汤,五行俱全。

医圣张仲景也使用生甘草配黄芩的药对。处方包括《金匮要略》甘草泻心汤、柴胡去半夏加瓜蒌汤、大黄䗪虫丸、泽漆汤、奔豚汤、黄土汤、小柴胡汤,《伤寒论》小柴胡汤、甘草泻心汤。

二、小泻肾汤的角药

综上所述,整订稿小泻肾汤的三味药,相互之间可以构成三组药对。茯苓配生甘草相使药对,茯苓配黄芩相畏药对,生甘草配黄芩相杀药对。由此可见,茯苓、生甘草、黄芩,这三味药,临床可以作为角药使用,形成泻肾膀胱水的"铁三角"药物组合。

三、大泻肾汤的药对

（一）茯苓配枳实,相使药对

整订稿大泻肾汤的君药茯苓和监佐药枳实构成了相使药对。土中水茯苓的五行大类土相生金中水枳实的五行大类金,土生金;茯苓和枳实的五行小类都是水,同气相求。茯苓对枳实是生中有同,二者相使为用。

医圣张仲景也使用茯苓配枳实的药对,例如《金匮要略》茯苓饮。

大泻肾汤蕴含的另外5个相使药对,生姜配大黄,大黄配生甘草,生甘草配枳实,枳实配黄芩,黄芩配生姜,详见本书第六章第二节。

（二）茯苓配大黄,相畏药对

大泻肾汤的君药茯苓和辅佐药大黄构成了相畏药对。火中土大黄的五行大类火相生土中水茯苓的五行大类土,火生土;大黄的五行大类土相克茯苓的五行小类水,土克水。

大黄对于茯苓是生中有克，茯苓畏大黄，如同官员强而皇帝弱，皇帝对官员既敬又畏。

医圣张仲景也使用茯苓配大黄的药对。处方包括《金匮要略》苓甘五味加姜辛半杏大黄汤，《伤寒论》柴胡加龙骨牡蛎汤。

（三）茯苓配生姜，相杀药对

大泻肾汤的君药茯苓和化佐药生姜构成了相杀药对。土中水茯苓的五行小类水相克木中火生姜的五行小类火，水克火；生姜的五行大类木相克茯苓的五行大类土，木克土，二者相互克制，相杀、互杀。

医圣张仲景使用茯苓配生姜的药对，《金匮要略》小半夏加茯苓汤、茯苓泽泻汤、半夏厚朴汤，《伤寒论》茯苓甘草汤、柴胡加龙骨牡蛎汤、真武汤。

综上所述，大泻肾汤的君药茯苓与三味佐药大黄、枳实、生姜，可以形成三组药对，并且茯苓、枳实、生姜，这三味药均出现在茯苓饮。

大泻肾汤所蕴含的另外4个相杀药对，黄芩配大黄，大黄配枳实，枳实配生姜，生姜配生甘草，详见本书第六章第四节。

四、大泻肾汤的角药

综上所述，整订稿大泻肾汤的三味佐药，大黄、枳实、生姜，相互之间又形成了三组药对，生姜配大黄相使药对，大黄配枳实相杀药对，枳实配生姜相杀药对。因此，大黄、枳实、生姜，这三味药，也可以作为角药使用。

大黄、枳实、生姜的角药组合，见于仲景《金匮要略》厚朴七物汤，《伤寒论》大柴胡汤。

大小泻肾汤的药对和角药总结，详见下表（表13-5）。即使不计相须药对，大泻肾汤六味药，包含了7组相使药对，2组相畏药对，6组相杀药对，2组角药，《辅行诀》的经方配伍是不是令人叹为观止？！

表13-5　大小泻肾汤的药对和角药总结表

相须药对	枳实配枳壳			
相使药对	茯苓配生甘草	茯苓配枳实	生姜配大黄	大黄配生甘草
	生甘草配枳实	枳实配黄芩	黄芩配生姜	
相畏药对	茯苓配黄芩	茯苓配大黄		
相杀药对	茯苓配生姜	枳实配生姜		
	生姜配生甘草	生甘草配黄芩	黄芩配大黄	大黄配枳实
角药	茯苓、生甘草、黄芩			
角药	生姜、大黄、枳实			

五、大小泻肾汤的运气应用

《辅行诀》脏腑大小补泻方除了可以用来治疗脏腑杂病,还可以作为运气处方使用。大小泻肾汤可以用作大运(中运)火不及之岁的运气处方。简单来说,按照中国传统农历,年干为癸;按照目前世界通行的公元纪年,年尾数是3的年份是岁运火不及,例如,2013癸巳蛇年,2023癸卯兔年,2033癸丑牛年。《素问·气交变大论》:"岁火不及,寒乃大行,长政不用,物荣而下,凝惨而甚,则阳气不化,乃折荣美,上应辰星,民病胸中痛,胁支满两胁痛,膺背肩胛间及两臂内痛,郁冒朦昧,心痛暴喑,胸腹大,胁下与腰背相引而痛,甚则屈不能伸,髋髀如别,上应荧惑、辰星,其谷丹。复则埃郁,大雨且至,黑气乃辱,病骛溏腹满,食饮不下,寒中肠鸣,泄注腹痛,暴挛痿痹,足不任身,上应镇星、辰星,玄谷不成。"

辰星是水星,荧惑星是火星,镇星是土星。水克火,岁运火不及则水对火的克制就更加严重,水乘火。大泻肾汤是本母同泻,本脏肾水和母脏肺金同泻。泻肾水,可以减轻寒水之气;泻肺金,是实则泻其母,截断肺金对肾水的资助。这样双管齐下,对寒水之气进行反制,对心包相火进行了保护。也可以用小泻肾汤与小泻肺汤合方。

第五节 小补肾汤

《辅行诀》整订稿:"小补肾汤散:治虚劳失精,腰痛,骨蒸羸瘦,脉快者方。地黄、竹叶、甘草炙,各三两,泽泻一两。右四味,以水八升,煮取三升,温服一升,日三服。苦遗精者,易生地黄为熟地黄,倍其量为六两;烦热气逆欲作风痉者,加竹叶一两半;小便短涩,茎中痛者,加甘草一两半;少腹膨胀者,加泽泻一两半;大便见血者,去泽泻,加伏龙肝如鸡子大;失溺不禁及失精者,去泽泻,加萸肉三两;小便不利者,仍用泽泻;足胫清冷者,加附子一枚,炮。"

《辅行诀》藏经洞本复原校订稿:"小补肾汤:治精少骨蒸,腰痛,羸瘦,小便不利,脉快者方。治肾虚,小便遗失,或多余沥,或梦中交媾,遗精不禁,骨痿无力,四肢清冷者方。地黄、苦竹叶、甘草(一方为茯苓),各三两;泽泻一两。上四味,以水八升,煮取三升,日三服。小便血者,去泽泻,加地榆一两半;大便血者,去泽泻,加伏龙肝如鸡子大;苦遗精者,易生地黄为熟地黄;小便冷,茎中痛者,倍泽泻为二两;少腹迫急者,去泽泻,加牡丹皮一两半;心烦者,加苦竹叶一两半;腹中热者,加栀子十四枚,打。"

以上两个版本的药味有区别,整订稿方用炙甘草,藏经洞本方用生甘草或者茯苓。加减法的区别,整订稿"小便短涩,茎中痛者,加甘草一两半",藏经洞本"小便冷,茎中痛者,倍泽泻为二两";整订稿"少腹膨胀者,加泽泻一两半",藏经洞本"少腹迫急者,去泽泻,加牡丹皮一两半"。

肾主藏精,肾虚则封藏不及,故"虚劳失精";腰为肾之府,肾虚则腰府不充,不荣则痛,故"腰痛";肾主骨生髓,精虚骨萎髓少,故"骨蒸羸瘦";肾德在坚,肾闭藏不及,阴精外泄,故"脉快"。

一、君药 地黄

(一) 地黄

地黄是玄参科植物地黄的干燥块根。《本草纲目·草之五·地黄》:"大明曰:生者以水浸验之。浮者名天黄;半浮半沉者名人黄;沉者名地黄。入药沉者为佳,半沉者次之,浮者不堪……时珍曰:今人惟以怀庆地黄为上,亦各处随时兴废不同尔……嘉谟曰:江浙壤地种者,受南方阳气,质虽光润而力微;怀庆山产者,禀北方纯阴,皮有疙瘩而力大。"

地黄,目前市场上很多商家标称为"淮地黄",淮指淮河,这是错的,正确的应该是道地药材"怀地黄"。传统认为河南古怀庆府,今河南省焦作市所辖的温县、武陟县、博爱县、沁阳市等地所产者品质最佳,故有"怀地黄"之称,是四大怀药"地黄、牛膝、山药、菊花"之首。古怀庆府位于黄河中游冲积平原,黄河水中富有营养的泥沙沉积下来,形成了土层深厚又疏松的肥沃土壤。怀地黄的特点是味甜,肥大,皮上有很多疙瘩,横切面色乌黑有菊花心,质地重,入水立刻下沉。

《神农本草经》:"干地黄,一名地髓。味甘,寒,无毒。治折跌绝筋伤中,逐血痹,填骨髓,长肌肉。作汤,除寒热积聚,除痹。生者尤良。生川泽。"《名医别录·上品》:"干地黄,味苦,无毒。主治男子五劳、七伤,女子伤中、胞漏、下血,破恶血、溺血,利去胃中宿食,饱力断绝,补五脏内伤不足,通血脉,益气力,利耳目。生地黄,大寒。主治妇人崩中血不止,及产后血上薄心、闷绝,伤身、胎动、下血,胎不落,堕坠,腕折,瘀血,留血,衄鼻,吐血,皆捣饮之。一名苄,一名芑,一名地脉。生咸阳黄土地者佳。二月、八月采根,阴干。"《神农本草经》谓地黄"生者尤良",陶弘景《名医别录》明确区分生、干地黄,后世有生地黄和熟地黄的之分,三者究竟应该如何区分?

(二) 鲜地黄、生地黄、熟地黄

李时珍给出了答案,《本草纲目·草之五·地黄》云,"时珍曰:《本经》所谓干地黄者,乃阴干、日干、火干者,故又云生者尤良。《别录》复云生地黄者,乃新掘鲜者,故其性大寒。其熟地黄乃后人复蒸晒者……近时造法:拣取沉水肥大者,以好酒入缩砂仁末在内,拌匀,柳木甑于瓦锅内蒸令气透,晾干。再以砂仁酒拌蒸晾。如此九蒸九晾乃止。盖地黄性泥,得砂仁之香而窜,合和五脏冲和之气,归宿丹田故也。今市中惟以酒煮熟售者,不可用"。原来,《神农本草经》所说的"生者尤良"的地黄是指新鲜出土的地黄根,性大寒,为了避免歧义应该称为"鲜地黄","鲜地黄"的药性与现代经过炮制之后而成的"生地黄"是不同的;鲜地黄晒干之后就是"干地黄",性寒,寒性比鲜地黄要弱。经过炮制,尤其是用砂仁酒九蒸九晒炮制之后才是正宗的熟地黄,性温,可以温补丹田元气,命门相火。制作熟地,最好是用河南怀庆府出产的大熟地,用竹刀切成片,加入上好的绍兴花雕酒泡上,再把砂仁捣成细末,拌进去。拌匀、浸透了以后,把它放到木甑里,再把木甑放在瓦锅上隔水蒸,蒸之后再晒,蒸是用地之火热,晒是用天之阳气。历经九蒸九晒,经过天之阳气和地之火热的反复温化,终成正果,从鲜地黄的黄色变为熟地黄的黑色,油润而有光泽。

地黄味苦,性寒,五行大类属水无疑。但是为何为水中水、水王呢?

《本经疏证》:"刘潜江云:地黄之用,在《本经》即首归其功于血。夫血本天一之真阴,资中五之土气以生者也。夫万物莫不资生化于土,惟此味之取精于土者最专且酷,故种植之地,土便焦苦,十年后方得转甜,得谓此味不专主中焦之营气哉!《乘雅》云:种地黄一年其土便苦,次年止可种牛膝,再二年可种山药,足十年土味方转甜,始可复种地黄,否则味苦形瘦,不堪入药矣。"地黄吸收土中营养能力之强,是其他药用植物难以达到的。种植地黄的土地,竟然十年才能复原!尽管现代对于地黄不宜重茬种植的现象有诸多解释,如关于病虫害、土壤微量元素和营养成分的改变、根系分泌物引起自身中毒等原因,但是最根本的原因应当在于地黄"取精于土者最专且酷"和"坎水藉厚土之德以资万物",使土中有益于精津营血的物质吸收殆尽,归藏于地黄根块之中。地黄的这种特点,得土中精华而多脂液、色黄,体现了本身具有"水土合德"的特有功能,又能温补肾水,使肾水不寒,充分符合"肾为水火之脏,内藏元阴元阳"的功能特点,故为肾水之王,水中水。《景岳全书》:"人参、熟地者,治世之良相也;附子、大黄者,乱世之良将也。兵不可久用,故良将用于暂;乱不可忘治,故良相不可缺。"后世医家将地黄推举为"中药四大金刚"之一,大黄泻下第一,人参补气第一,附子温阳第一,地黄滋阴第一。这四味药中的将军分别针对不同的重证,大黄对应大实证,人参对应大虚证,附子对应大寒证,地黄对应阴虚重证。这种说法其实还漏掉了一味针对大热证的石膏,石膏清热第一!

现代《中药学》将生地黄归属为"清热凉血药",功效:清热凉血,养阴生津。熟地黄归属为"补血药",功效:补血滋阴,益精填髓。现代《中药学》将熟地黄归类为"补血药"恐有不妥,应当归属为"滋阴药",因为"地黄滋阴第一"!另外,《中药学》的生地黄就是干地黄。

临床上鲜地黄、生(干)地黄和熟地黄又该如何区别应用?《本草纲目·草之五·地黄》云,"好古曰:生地黄入手少阴,又为手太阳之剂,故钱仲阳泻丙火与木通同用以导赤也……生地黄治心热、手足心热,入手足少阴厥阴,能益肾水,凉心血,其脉洪实者宜之。若脉虚者,则宜熟地黄,假火力蒸九数,故能补肾中元气。仲景八味丸以之为诸药之首,天一所生之源也……元素曰:地黄生则大寒而凉血,血热者须用之;熟则微温而补肾,血衰者须用之。又脐下痛属肾经,非熟地黄不能除,乃通肾之药也"。

鲜地黄性大寒,生(干)地黄性寒,二者皆寒,可以清热;入手少阴心经和手太阳小肠经,代表方钱乙导赤散;入手厥阴心包经和足厥阴肝经,代表方犀角地黄汤。北京四大名医之一的施今墨先生善用鲜地黄配伍干地黄的药对。鲜地黄含水分较多,清热泻火,生津凉血力强;干地黄所含水分较少,滋阴养血功最。二药伍用,其功益彰,养阴清热、凉血退热、生津止渴的力量增强。

熟地黄性温,入足少阴肾经,补益肾阳;入脐下丹田,温补命门元气,代表方金匮肾气丸,即桂附八味丸。熟地黄的特点在于虽然补血滋阴,但是性温,温补阴血本身就蕴含了融阴阳于中的特性,笔者建议在清热方、凉补方中使用鲜地黄和干地黄,温补方中使用熟地黄。《辅行诀》大小补肾汤是应用补北泻南法,偏重补北用熟地黄,偏重泻南则使用鲜地黄和生(干)地黄。临床中对于肾阳虚证,有四肢厥冷等症状者,用熟地黄;而对于血热证和出血证,有发热、烦躁、小便短赤、脉数等症状,及肾阴虚证,有潮热、盗汗、五心烦热等症状者,以及通常所谓"虚不受补"的患者,使用温补药物会导致口舌干燥、流鼻血等反应,则改用鲜地黄和干地黄,变温补为凉补、清补。

有学者统计《临证指南医案》,叶天士治疗 5 种温病的 214 例病案,其中生地黄使用频次高达 57 次。叶天士之所以喜用生地黄,主要是因为温热病最易伤阴液,且尤以气营两伤和营血证为多见,而生地黄甘苦而寒,既能清热,又具养阴生津之效,故而温热病用之最多,诚如王冰所谓"壮水之主,以制阳光"。

历史上最善用熟地黄的医家莫过于张景岳,人称"张熟地"。《景岳全书》"新方八阵"只有攻阵没有用到熟地黄,在补阵中的熟地黄应用频次最高,共 22 方;其余的包括因阵 11方,热阵 7 方,寒阵 4 方,散阵 2 方,固阵 2 方,和阵 1 方,总计 49 方。一般医家多畏熟地黄滞腻,不敢多用,或者用时每兼渗利。而景岳认为,熟地黄"禀至阴之德,气味纯静,故能补五脏之真阴",并且"熟地非多,难以奏效",因此在"新方八阵"常大剂量使用熟地黄,他所创制的左归丸等补阴之剂,均不用茯苓、泽泻等渗利之品。

《用药传奇:中医不传之秘在于量》的作者王幸福先生,用大剂量地黄 500g 配伍肉桂10g 治疗失眠,效果良好。

（三）鲜地黄配生地黄,相须药对

北京四大名医之一的施今墨先生临证处方,习惯以鲜生地、大生地并书。鲜生地清热凉血之功较胜,擅治急性热性病之发热、失血等症。大生地滋阴养血之力较强,善治慢性阴虚血少发热等症。二药伍用,相得益彰,清热凉血、滋阴生津的力量增强。

（四）生地黄配熟地黄,相须药对

生地黄和熟地黄也可以作为药对同用。

金代李东垣《兰室秘藏·自汗门》:"(当归六黄汤)治盗汗之圣药也。当归、生地黄、熟地黄、黄柏、黄芩、黄连、各等分;黄芪加倍。上为粗末,每服五钱,水二盏,煎至一盏,食前服,小儿减半服之。"

明代张景岳《景岳全书》:"二黄散:治胎漏下血,或内热晡热,或头痛头晕,或烦躁作渴,或胁肋胀痛等证。生地,熟地。右为末,每服三钱,煎白术、枳壳,汤下。"《景岳全书·寒阵》:"保阴煎:治男妇带浊遗淋,色赤带血,脉滑多热,便血不止,及血崩、血淋,或经期太早,凡一切阴虚内热动血等证。生地、熟地、芍药,各二钱;山药、川续断、黄芩、黄柏,各一钱半;生甘草一钱。水二盅,煎七分,食远,温服。"《景岳全书·补阵》:"《元戎》地黄散:治衄血往来不愈。生地黄、熟地黄、地骨皮、枸杞子。右等分,焙干为细末,每服二钱,蜜汤调下,不拘时。"

明代薛己《外科枢要》:"东垣圣愈汤:治脾胃亏损,脓水不止;或金疮出血,心烦不安,眠睡不宁,五心烦热,饮食少思。地黄酒拌蒸半日,生地黄酒拌、川芎、人参各五分,当归酒拌,黄芪盐水浸炒,各一钱。上水煎服。"

明代周之千《慎斋遗书》:"百合固金汤:熟地、生地、归身,各三钱;白芍、甘草,各一钱;桔梗、元参,各八分;贝母、麦冬、百合,各半钱。如咳嗽,初一二服加五味子二十粒。"

施今墨先生善用生地黄配伍熟地黄的药对。二药参合,清补兼顾,补肾填精,养血补血之力益彰。盖生地、熟地为对,善补真水,治虚火上炎之症。清代严洁、施雯、洪炜所著的《得配本草·木部》中云:"若肾中之真水不足,水中之真火虚浮于上,宜用二地以滋之,水足火自归藏也。如误投知、柏,水愈燥而火愈炎,反成孤阳飞越,莫可救矣。"

国医大师刘尚义也善用生地黄配伍熟地黄的药对。刘老将生地与熟地配伍使用时,其用量比例关系通常为 1 : 1,常用剂量为生地 20g 和熟地 20g。东垣圣愈汤中生、熟地黄用量都是 9g,其用量比例关系通常为 1 : 1;元戎地黄散中生、熟地黄用量都是 6g,其用量比例关系通常为 1 : 1;一阴煎中生地黄 6g,熟地黄 9g,其用量比例关系通常为 1 : 1.5。

二、辅臣药 竹叶

详见第八章第七节。

三、监臣药 甘草

详见第三章第五节。

四、藏经洞本小补肾汤监臣药 茯苓

详见第十三章第二节。

五、化佐药 泽泻

《神农本草经》:"泽泻,味甘,寒,无毒。治风寒湿痹,乳难,消水,养五脏,益气力,肥健。久服耳目聪明,不饥,延年轻身,面生光,能行水上。"《名医别录·上品》:"泽泻,味咸,无毒。主补虚损、五劳,除五脏痞满,起阴气,止泄精、消渴、淋沥,逐膀胱三焦停水。扁鹊云'多服病人眼',一名及泻。生汝南。五月、六月、八月采根,阴干。"

泽泻味咸,五行大类属火。泽泻生于沼泽,禀地水之气,其药用在下之根部,"起阴气",能使正常水液阴精上承于心,心其华在面,故能"面生光";"逐膀胱三焦停水",能使浊水排出膀胱三焦,其功能以水为核心,行既济水火之功,故五行小类属水,为火中水。现代《中药学》将泽泻归类为"利水渗湿药",功效:利水渗湿,泄热,化浊降脂。

六、小补肾汤的方解和数术解

(一)方解

整订稿小补肾汤方解,详见下表(表13-6)。

表 13-6　整订稿小补肾汤方解表

方解	君药	辅臣药	监臣药	化佐药
整订稿 小补肾汤	地黄 三两	竹叶 三两	炙甘草 三两	泽泻 一两
两补一泻一化 两补肾水 一泻肾水 苦甘化咸 除"肾苦燥"	水中水 水补水 水王 用味苦 补肾水用	水中金 水补水 用味苦 补肾水用 金生水 辅助君药	土中火 土克水 用味甘 补肾水体 泻肾水用	火中水 化味 用味咸 甘苦化咸 除"肾苦燥"

藏经洞本小补肾汤方解，详见下表（表 13-7）。

表 13-7　藏经洞本小补肾汤方解表

方解	君药	辅臣药	监臣药	化佐药
藏经洞本 小补肾汤	地黄 三两	竹叶 三两	茯苓 三两	泽泻 一两
两补一泻一化 两补肾水 一泻肾水 苦甘化咸 除"肾苦燥"	水中水 水补水 水王 用味苦 补肾水用	水中金 水补水 用味苦 补肾水用 金生水 辅助君药	土中水 土克水 用味甘 补肾水体 泻肾水用	火中水 化味 用味咸 甘苦化咸 除"肾苦燥"

《辅行诀五脏用药法要》整订稿："陶云：肾德在坚。故经云：以苦补之，甘泻之。肾苦燥，急食咸以润之，致津液生也。"

《张大昌医论医案集》："德用：木主散、火主软、土主缓、金主敛、水主坚。淫祸：木过则急、火过则缓、土过则淖、金过则抑、水过则凝。"

方解：肾虚，又称肾水不及，是肾水用虚、体实，应当补用、泻体。小补肾汤组成是两水一土一火，两苦一甘一咸，两补一泻一化。《辅行诀》"阳进为补，其数七"，以肾水的用味苦为起点，逆时针方向旋转七个位置至心包相火的体味苦，两苦同气相求，以苦补肾水之用，所谓"以苦补之"。苦水药药精有五味，为什么以地黄为君药？地黄属水中水，水气最纯正，为水王，其五行、用味均补益肾水之用，故为方中君药。

竹叶属水中金，五行小类属金，金生水，取《难经》"虚者补其母"之义，能够滋助君药地黄，是地黄的最佳搭档，为辅臣药。地黄、竹叶两味药五行大类皆属水，用味苦，补肾水之用，所谓"以苦补之"，以应"肾德在坚"，从而使肾水的润下作用增强。

炙甘草属土中火（生甘草属土中金，茯苓属土中水），五行土克水，五味用味甘，补肾水之体而泻肾水之用，所谓"甘泻之"；同时避免地黄、竹叶补益太过导致滋腻而伤肾水之体，生中有克,补中有泻,为监臣药。

地黄、竹叶之用味苦与炙甘草之用味甘,甘苦化咸,这是第一个咸。泽泻,属火中水,五行大类属火,这是第二个咸。肾水体用甘苦化咸,再加上用味咸的泽泻,咸可润燥,可以除肾水之苦"燥"而生津液,所谓"肾苦燥,急食咸以润之,致津液生也"。另外,"补本脏则泻其所克"。地黄、竹叶补肾水之用,则泻心包相火之用,泽泻属火中水,补心包相火之用,可以避免补肾水同时对心包相火正常功能的克制。由于泽泻的用量仅为君药和臣药的1/3,故为化味佐药。

小补肾汤,两补肾水用,一补肾水体而泻肾水用,一化味除肾水之苦"燥",全方两补用、一泻用、一化除脏苦。两补,以两味苦水药地黄、竹叶,补肾水之用;一泻,即以一味甘土药,炙甘草(生甘草或者茯苓),补肾水之体而泻肾水之用;一化,即以一味咸火药,火中水泽泻为化味佐药,补心包相火,可以使君药、辅臣药补肾水的同时不伤心包相火,且急食除肾苦"燥"。君药、臣药的用量都是三两,化味药的用量是一两。

(二) 用量和煎服法

"右方四味,以水八升,煮取三升,温服一升,日三服。"小补肾汤四味药,药物总量共计十两,按照脏腑杂病可以折算为80g,按照外感天行病可以折算为156g。用水八升(现代1 600ml)煎药,煎取药汤三升(现代600ml),温服,每天服用 3 次,每次一升(现代200ml)。

(三) 数术解

小补肾汤是四味药,两补一泻一化,补方的体味和用味就能化生"化味",再单独增加一味"化味药",就是为了增强"化",因为化为"中",阴阳源于中,"中"是生命生生不息的根本。从天地人三才之气取其煎煮后合化之中气,以天地冲和之气养人。老子《道德经》:"万物负阴而抱阳,冲气以为和。"

小补肾汤的药物总量是十两。张景岳《类经图翼·气数统论》:"天以五生土,五得五为十,故地以十成之而居中。"洛书九宫数,"戴九履一,左三右七,二四为肩,八六为足,五居中央",不计中宫的"五",无论横、竖、斜,每两个数字相加的结果都是十。河图以五和十居中,五是奇数,为阳;十是偶数,为阴。五为阳应腑,对应胃;十为阴应脏,对应脾。十是"河图"中最大的数字。十两药以应脾,脾为后天之本,气血生化之源,补中气也!

第六节　大补肾汤

《辅行诀》整订稿:"大补肾汤散:治精气虚少,腰痛骨痿,不可行走,虚热冲逆,头晕目眩,小便不利,脉软而快者方。地黄、竹叶、甘草炙、桂枝,各三两,泽泻、干姜、五味子,各一两。右七味,以长流水一斗,煮取四升,温服一升,日三夜一服。"

《辅行诀》藏经洞本:"大补肾汤:治精血虚少,骨痿,腰痛,不可行走,虚热冲逆,头目眩,小便不利,脉软而快者方。治小便混浊,时有余沥,或失便不禁,腰痛不可转侧,两腿无力,不能行走,此为骨痿。地黄、苦竹叶、甘草(一方为茯苓)各三两,泽泻、桂枝、干姜、五味子(一方为麦门冬,另有附子炮)各一两。上七味,以长流水一斗,煮取四升,温分四服,日三夜一服。"

大补肾汤证由小补肾汤证发展、加重而来,邪实而正虚,虚实夹杂。"腰痛"加重为"腰痛骨痿,不可行走";"虚热冲逆,头晕目眩"是母病及子,肾水病累及肝木的表现;"小便不利"是肾水本脏病的表现,也是需要"急则治其标"的症状;"脉软而快"是阴虚有热的表现。

两个版本的区别,整订稿中的桂枝是三两,藏经洞本中的桂枝是一两;另外,藏经洞本的五味子还能替换为麦门冬。

一、子臣药 桂枝

详见第八章第六节。

二、辅佐药 干姜

详见第三章第五节。

三、监佐药 五味子

详见第八章第六节。

四、大补肾汤的方解和数术解

(一) 方解

整订稿大补肾汤方解,详见下表(表13-8)。

表13-8 整订稿大补肾汤方解表

方解	君药	辅臣药	监臣药	子臣药	化佐药	辅佐药	监佐药
整订稿 大补肾汤	地黄 三两	竹叶 三两	炙甘草 三两	桂枝 三两	泽泻 一两	干姜 一两	五味子 一两
子能令母实 虚者补其子 本子同补 滋水涵木 补本脏肾水 补子脏肝木	水中水 水王 水补水 用味苦 补水用 补本脏	水中金 水补水 用味苦 补水用 补本脏 金生水 辅助君药	土中火 土克水 用味甘 补水体 泻水用 泻本脏	木中木 木王 木补木 用味辛 补木用 补子脏	火中水 化味 甘苦化咸 用味咸 咸除 "肾苦燥"	木中水 木补木 用味辛 补木用 补子脏 水生木 辅助桂枝	金中土 金克木 用味酸 补木体 泻木用 泻子脏

藏经洞本大补肾汤方解,详见下表(表13-9)。

表13-9　藏经洞本大补肾汤方解表

方解	君药	辅臣药	监臣药	子佐药	化佐药	辅佐药	监佐药
藏经洞本 大补肾汤	地黄 三两	竹叶 三两	茯苓 三两	桂枝 一两	泽泻 一两	干姜 一两	五味子 一两
子能令母实 虚者补其子 本子同补 滋水涵木 补本脏肾水 补子脏肝木	水中水 水王 水补水 用味苦 补水用 补本脏	水中金 水补水 用味苦 补水用 补本脏 金生水 辅助君药	土中水 土克水 用味甘 补水体 泻水用 泻本脏	木中木 木王 木补木 用味辛 补木用 补子脏	火中水 化味 甘苦化咸 用味咸 咸除 "肾苦燥"	木中水 木补木 用味辛 补木用 补子脏 水生木 辅助桂枝	金中土 金克木 用味酸 补木体 泻木用 泻子脏

方解：所有脏腑大补方都是方中有方，本子同治，补中有泻，补泻同施。大补肾汤的功效可以称为滋水涵木，本子同补，即本脏和子脏同补，肾水和肝木同补，可以提高泌尿系统、生殖系统、消化系统、内分泌系统和免疫系统的功能。本脏肾水得到子脏肝木的滋助，将《难经》"子能令母实"的原则转化为"虚者补其子"的治法。徐大升《五行相生相克宜忌》曰："强水得木，方缓其势。"

整订稿大补肾汤由本脏小补肾汤加上子脏小补肝汤去掉佐药山药。山药为土中木，五行土克水；五味用味甘，补肾水之体而泻肾水之用，故去之。补子脏的小补肝汤去掉了化味佐药山药，选择了原方的桂枝、干姜和五味子，这三味药对于子脏肝木来说也是两补一泻的组方格局。这样，大补肾汤方七味药，就是由针对本脏肾水"二补一泻一化除肾苦燥"的君臣佐四味药和针对子脏肝木"二补一泻"的三味药构成。通过药量的变化，重新划定臣药和佐药，最终形成一君、三臣、三佐的组方格局，即君药＋辅臣药（正辅臣药）＋监臣药（反辅臣药）＋子臣药＋化佐药＋辅佐药＋监佐药。从药量上看，子脏小补肝汤的君药桂枝变为大补肾汤方中的子臣药，用量保持不变，仍然用三两；而原来的辅臣药干姜、监臣药五味子在大补肾汤方中降级为佐药，用量减少，从三两变为一两。

藏经洞本大补肾汤中的桂枝用量是一两，因此属于子佐药，是一君、二臣、四佐的组方格局。另外，藏经洞本大补肾汤"另有附子炮"，则全方药味是八味，并且与崔氏八味丸非常相似。《金匮要略·中风历节病脉证并治》："崔氏八味丸：治脚气上入，少腹不仁。干地黄八两；山茱萸、薯蓣各四两；泽泻、茯苓、牡丹皮各三两；桂枝、附子炮，各一两。"两个处方有五味药相同，地黄、茯苓、泽泻、桂枝、附子。

（二）用量和煎服法

"右七味，以长流水一斗，煮取四升，温服一升，日三夜一服。"大补肾汤全方七味药物，共十五两，按照脏腑杂病可以折算为120g，按照外感天行病可以折算为234g。用水一斗，即十升（现代2 000ml），煎取药汤四升（现代800ml），温服，白天三次，夜晚一次，每次一升（现代200ml）。对于严重虚弱的患者，每天服药4次，平均每6个小时服药1次，从现代药效动力学的角度,可以有助于在一天中保证稳定的血药浓度。

《本草纲目·水部》:"时珍曰:劳水即扬泛水,张仲景谓之甘澜水。用流水二斗,置大盆中,以杓高扬之千遍,有沸珠相逐,乃取煎药。盖水性本咸而体重,劳之则甘而轻,取其不助肾气而益脾胃也。虞抟《医学正传》云:甘澜水甘温而性柔,故烹伤寒阴证等药用之。顺流水,性顺而下流,故治下焦腰膝之证,及通利大小便之药用之。急流水,湍上峻急之水,其性急速而下达,故通二便风痹之药用之。逆流水,洄澜之水,其性逆而倒上,故发吐痰饮之药用之也。"长流水、扬泛水、甘澜水,通过以上"扬之千遍,有沸珠相逐"的操作,可以增加水中的含氧量,可以理解为富氧水。

（三）数术解

《尚书大传·五行传》:"天七成火。"张景岳《类经图翼·气数统论》云:"春为阳始,阳始则温,故曰少阳,少阳数七,阴中阳也,其气木,自东而西,其令生,自下而上,春者蠢也,言万物之蠢动也。""七"是火的成数,少阳数。大补脾汤的药味为七味,以火之成数,少阳生发之气,行天之阳道。天为阳,地为阴;天左旋,地右动;在"汤液经法图",天之阳道从右至左逆时针旋转,故《辅行诀》曰"阳进为补,其数七,火数也"。

大补肾汤的药物总量是十五两。十五是洛书九宫横、竖、斜每三宫之和,同时是河图中央的五与十之和。五为奇数,属阳,对应胃戊土;十为偶数,属阴,对应脾己土。脾胃居中焦,为后天之本,气血生化之源。黄元御谓之"一气周流,土枢四象"。

《周易·系辞》:"天三地四……天九地十。"十升水煎取药汤四升,"十"和"四"都是偶数,属阴,应地。大补肾汤增强肾和膀胱的功能,是生阳,配合地阴之数,是阴阳互根,阴中求阳。张景岳《类经图翼·气数统论》:"地四生金,四得五而九,故天以九成之而居西;天以五生土,五得五为十,故地以十成之而居中。""河图"以五和十居中,五是奇数,为阳;十是偶数,为阴。五为阳应腑,对应胃;十为阴应脏,对应脾。十是"河图"中最大的数字。取十升水煎药以应脾,脾为后天之本,气血生化之源,补中气也! 十升水煎煮取四升药液,"地四生金",中药汤液为水,又蕴含金水相生之意。

五、肾水门总结

肾水门心身虚实辨证和补泻方剂总结,详见下表(表13-10)。

表13-10 肾水门心身虚实辨证和补泻方剂总结表

肾水	情志症状	身体症状	肾德在坚
肾实 用实,体虚		小便赤少,尿血, 少腹胀痛,腰痛, 下肢水肿	甘泻之 小、大泻肾汤
肾虚 用虚,体实	在志为恐 轻则胆怯 重则恐惧	腰痛,四肢关节疼痛, 行走困难,骨蒸羸瘦, 头晕目眩,小便不利,	苦补之 小、大补肾汤

续表

肾水	情志症状	身体症状	肾德在坚
肾虚 用虚,体实	肾虚则痴 容易发呆 反应迟钝	脉虚而数	

《张大昌医论医案集》:"肝虚则恐,实则怒;心虚则悲,实则笑;脾虚则疑,实则愍;肺虚则哭,实则烦;肾虚则痴,实则好。"

对于肾实证的情志症状,张大昌先生曰"肾实则好",后学愚钝,暂时难以理解,有待贤人指点。

对于肾虚证的情志症状,《黄帝内经》谓肾"在志为恐",《辅行诀》谓"肝虚则恐"。肝肾二脏是母子,乙癸同源,肝肾亏虚,轻则胆怯,重则恐惧。张大昌先生补充"肾虚则痴"。《说文解字》:"痴,不慧也。"肾主骨,生髓,通于脑。肾虚则脑窍失养,容易导致痴呆,尤其是早老性痴呆,即阿尔茨海默病,临床症状包括认知、记忆和语言功能障碍等。

第七节　大小补肾汤的药对、角药和运气应用

一、小补肾汤的药对

(一) 地黄配竹叶,相使药对

小补肾汤的君药地黄和辅臣药竹叶构成了相使药对。水中水地黄和水中金竹叶二者的五行大类相同,都是水,同气相求;竹叶的五行小类金对地黄的五行小类水形成相生,金生水,竹叶辅助地黄,从而提高药效。

(二) 地黄配泽泻,相畏药对

小补肾汤的君药地黄和化佐药泽泻构成了相畏药对。水中水地黄的五行大类水克制火中水泽泻的五行大类火,水克火;火中水泽泻的五行小类水与水中水地黄的五行小类水相同,同气相求。君强佐弱,地黄对泽泻是克中有同,恩威并施;泽泻对地黄又敬又畏,二者构成相畏药对,相畏而相成,补肾精而化肾浊。

医圣张仲景也使用地黄配泽泻的药对。处方包括《金匮要略》崔氏八味丸、肾气丸,崔氏八味丸与肾气丸的药味和用量完全一致。地黄补肾精,泽泻化肾浊,二者一补一泻,相畏而相成。

(三) 竹叶配泽泻,相畏药对

小补肾汤的辅臣药竹叶和化佐药泽泻构成了相畏药对。水中金竹叶的五行大类水克制火中水泽泻的五行大类火,水克火;水中金竹叶的五行小类金相生火中水泽泻的五行小

类水,金生水。竹叶对泽泻克中有生,泽泻对竹叶又敬又畏,二者构成相畏药对。如同高级官员和低级官员之间达成平衡。

(四) 地黄配炙甘草,相杀药对

小补肾汤的君药地黄和监臣药炙甘草构成了相杀药对。水中水地黄的五行小类水克制土中火炙甘草的五行小类火,水克火;炙甘草的五行大类土克制地黄的五行大类水,土克水。地黄和炙甘草形成相互克制的药对,相克、相杀、互杀,从而相成。如同皇帝和监督官员相互制约,从而达成君臣平衡。

仲景使用地黄配炙甘草的药对,如《金匮要略》炙甘草汤,《伤寒论》炙甘草汤。

另外,《金匮要略》薯蓣丸、大黄䗪虫丸、黄土汤、芎归胶艾汤,均用干地黄配生甘草。

(五) 炙甘草配竹叶,相杀药对

小补肾汤的监臣药炙甘草和辅臣药竹叶构成了相杀药对。土中火炙甘草的五行大类土相克水中金竹叶的五行大类水,土克水;土中火炙甘草的五行小类火相克水中金竹叶的五行小类金,火克金。炙甘草对竹叶形成双向相克,相杀、双杀而相成。如同高级官员之间形成克制,从而达成官员之间的平衡。

医圣张仲景《伤寒论》竹叶石膏汤使用炙甘草配竹叶的药对。

二、小补肾汤的角药

地黄配竹叶相使药对,地黄配炙甘草相杀药对,炙甘草配竹叶相杀药对,这3个药对均应用于大补肺汤和小补肾汤。

小补肾汤的四味药,君药地黄与其他三味药可以分别组成三个药对,地黄配竹叶相使药对,地黄配泽泻相畏药对,地黄配炙甘草相杀药对;辅臣药竹叶和化佐药泽泻构成了相畏药对,监臣药炙甘草和辅臣药竹叶构成了相杀药对。因此,地黄、竹叶、炙甘草、泽泻,这四味药,可以作为角药使用。

三、大补肾汤的药对

(一) 地黄配桂枝,相使药对

大补肾汤的君药地黄和子臣药桂枝构成了相使药对。虚则补其子,本子同补;君药为主,补肾水;子臣药为辅,补肝木。水中水地黄的五行大类水和五行小类水,对木中木桂枝的五行大类木和五行小类木,均形成相生,是双生,水生木。地黄辅助桂枝,从而提高药效。

医圣张仲景也使用地黄配桂枝的药对。例如《金匮要略》崔氏八味丸、防己地黄汤、薯蓣丸、肾气丸,《伤寒论》炙甘草汤。

炙甘草汤最能体现"地黄配桂枝"的精妙以及一元论三分法的"阴阳中"中医理念。《伤寒论》:"伤寒,脉结代,心动悸,炙甘草汤主之。炙甘草汤方:甘草四两,炙,味甘平;生姜三两,切,味辛温;桂枝三两,去皮,味辛热;人参二两,味甘温;生地黄一斤,味甘寒;阿胶二两,味温甘;麦门冬半升,去心,味甘平;麻子仁半升,味甘平;大枣十二枚,擘,味甘温。右九味,以清酒七升,水八升,先煮八味,取三升,去滓,内胶烊消尽,温服一升,日三服,一名复脉汤。"炙甘草汤又名复脉汤,客观体征是结代脉,结脉、代脉都是间歇脉;主要症状是心悸,或者兼有心痛。全方九味药,生地黄、阿胶、麦门冬、麻子仁,属阴,尤其生地黄的用量是全方之冠,达到了一斤;桂枝、生姜,属阳,人参、大枣、炙甘草,属土属中;以生地黄为首的阴性药,与以桂枝为首的阳性药,合化为参、草、枣为代表的中性药,阴阳合化为中。

(二)地黄配干姜,相使药对

大补肾汤的君药地黄和辅佐药干姜构成了相使药对。虚则补其子,本子同补;君药为主,补肾水;子臣药为辅,补肝木。水中水地黄的五行大类水相生木中水干姜的五行大类木,水生木;地黄和干姜的五行小类都是水,同气相求。地黄对干姜是生中有同,相使增效(增强疗效)。

(三)桂枝配干姜,相使药对

详见第八章第八节。

(四)地黄配五味子,相畏药对

大补肾汤的君药地黄和监佐药五味子构成了相畏药对。金中土五味子的五行大类金相生水中水地黄的五行大类水,金生水;金中土五味子的五行小类土相克水中水地黄的五行小类水,土克水。五味子对于地黄是生中有克,地黄对五味子是又敬又畏。如同监督官员强而皇帝弱,皇帝对官员既敬又畏。

(五)桂枝配炙甘草,相畏药对

大补肾汤的子臣药桂枝和监臣药炙甘草构成了相畏药对。木中木桂枝的五行大类木相克土中火炙甘草的五行大类土,木克土;木中木桂枝的五行小类木相生土中火炙甘草的五行小类火,木生火。桂枝对于炙甘草是生中有克,炙甘草对于桂枝是又敬又畏。如同高级官员之间达成了平衡。

医圣张仲景也使用桂枝配炙甘草的药对。例如《金匮要略》麻黄加术汤、桂枝附子汤、甘草附子汤、白虎加桂枝汤、柴胡桂枝干姜汤、小建中汤、桂枝加桂汤、茯苓桂枝甘草大枣汤、桂枝汤、小青龙汤、大青龙汤、桂苓五味甘草汤、桂枝去芍药加蜀漆牡蛎龙骨救逆汤,《伤寒论》桂枝汤、桂枝甘草汤、桂枝人参汤、桂枝附子汤、甘草附子汤、桂枝去芍药加蜀漆龙骨牡蛎救逆汤、柴胡桂枝干姜汤、茯苓桂枝甘草大枣汤、茯苓桂枝白术甘草汤、茯苓甘草汤、麻黄汤、小青龙汤、大青龙汤、葛根汤、葛根加半夏汤、小建中汤、炙甘草汤、桃核承气汤、黄连汤、半夏散及汤、当归四逆汤、麻黄升麻汤、桂枝麻黄各半汤、桂枝二麻黄一汤、桂枝加大黄汤、柴胡桂枝汤、当归四逆加吴茱萸生姜汤。

(六)桂枝配五味子,相杀药对

详见第八章第八节。

(七)五味子配干姜,相杀药对

详见第八章第八节。

四、大补肾汤的角药

大补肾汤的三味佐药,桂枝、干姜、五味子,相互之间构成了 3 个药对。桂枝配干姜相使药对,桂枝配五味子相杀药对,五味子配干姜相杀药对。因此,桂枝、干姜、五味子这三味药,可以作为角药使用。而这一组角药也正是小补肝汤的全部四味药中的三味药。因此,这 3 个药对均应用于大补肾汤和小补肝汤。同时,桂枝、干姜、五味子这一组角药在《伤寒杂病论》的小青龙汤和小青龙加石膏汤,用于止咳。

大小补肾汤的药对和角药总结,详见下表(表 13-11)。生地黄配熟地黄的相须药对不计算在内,大补肾汤全方七味药,竟然包含了 4 组相使药对,4 组相畏药对,4 组相杀药对,2 组角药,《辅行诀》的经方配伍是不是令人叹为观止?!

表 13-11 大小补肾汤的药对和角药总结表

相须药对	鲜地黄配生地黄	生地黄配熟地黄		
相使药对	地黄配竹叶	地黄配桂枝	地黄配干姜	桂枝配干姜
相畏药对	地黄配泽泻	竹叶配泽泻	地黄配五味子	桂枝配炙甘草
相杀药对	地黄配炙甘草	炙甘草配竹叶	桂枝配五味子	五味子配干姜
角药	地黄、竹叶、炙甘草、泽泻			
角药	桂枝、干姜、五味子			

五、大小补肾汤的运气应用

《辅行诀》脏腑大小补泻方除了可以用来治疗脏腑杂病,还可以作为运气处方使用。大小补肾汤可以用作大运(中运)土太过之岁的运气处方。简单来说,按照中国传统农历,年干为甲;按照目前世界通行的公元纪年,年尾数是 4 的年份是岁运土太过,例如 2014 甲午马年,2024 甲辰龙年,2034 甲寅虎年。

《素问·气交变大论》:"岁土太过,雨湿流行,肾水受邪。民病腹痛,清厥意不乐,体重烦冤,上应镇星。甚则肌肉萎,足痿不收,行善瘈,脚下痛,饮发中满食减,四肢不举。变生得位,脏气伏,化气独治之,泉涌河衍,涸泽生鱼,风雨大至,土崩溃,鳞见于陆,病腹满溏泄肠鸣,反下甚而太溪绝者死不治,上应岁星。"

镇星是土星,岁星是木星。土克水,岁运土太过则土对水的克制就更加严重,土乘水,湿邪泛滥。大补肾汤滋水涵木,本子同补,肾水和肝木同补。补肾水,可以预防和治疗土太过对于肾水的伤害,属于防守;补肝木,木克土,对土进行反制,则可以减轻土太过之气。大补肾汤就是针对岁运土太过的运气处方,融防守和反击于一体。临床也可以使用小补肾汤与小补肝汤合方。

六、脏腑大小补泻方的运气应用总结

《辅行诀》脏腑大小补泻方的运气应用总结,详见下表(表 13-12)。

表 13-12 《辅行诀》脏腑大小补泻方的运气应用总结表

年尾数	天干	岁运	方剂
2	壬	木太过	大补脾汤
8	戊	火太过	大补肺汤
4	甲	土太过	大补肾汤
0	庚	金太过	大补肝汤
6	丙	水太过	大补心包汤
7	丁	木不及	大泻肺汤
3	癸	火不及	大泻肾汤
9	己	土不及	大泻肝汤
5	乙	金不及	大泻心包汤
1	辛	水不及	大泻脾汤

第八节 病 案

焦虑症,抑郁症

Mr A.L.,白人男性。法国设计师,在伦敦工作。出生日期:1989 年 6 月 13 日。

首诊日期:2020 年 9 月 20 日。

病史:患者经西医确诊焦虑症、抑郁症数年,一直在服用抗抑郁药物。病情在 2020 年 5 月开始加重。焦虑紧张,抑郁,不能集中精力;耳鸣幻听;精神不振,倦怠乏力,精力指数 5/10;失眠,入睡困难,睡眠不实,容易惊醒;食欲尚可,饭后腹胀;口渴,喜冷饮;大便每 1 至 2 日一行。患者不得不在 6 月份停止工作。

舌诊:暗红舌,舌中线纵向裂纹,白苔。

脉诊:左关沉取不及。

中医诊断:肝木不及。

针灸:百会穴,双侧精神情感区,调神;中脘、下脘、左天枢,脐关第 5、7 点,调形;右足三里,调腑;小补肝针法调气,右侧大敦穴、曲泉穴、隐白穴,补法,左侧太渊穴,泻法。

中药处方:大补肝汤加酸枣仁。药物:桂枝、干姜、五味子、牡丹皮各 24g,山药、旋覆花、淡竹叶、酸枣仁各 8g。总剂量 128g,14 天量。服法:每日 3 次,每次 3g,热水冲服。

第二诊日期:2020 年 10 月 4 日。症状明显减轻,睡眠质量改善,精力指数 6/10;心情改善,仍焦虑,有孤独感;食欲尚可,饭后腹胀;口渴减轻;大便每天 1 至 2 次。右肩疼痛。

舌诊:暗红舌,舌中线纵向裂纹,白苔。

脉诊:左关沉取不及。

中医诊断:肝木不及。

针灸：百会穴，双侧精神情感区，调神；中脘、下脘、左天枢，脐针第 3、8 点，调形；右足三里，调腑；右条口透承山，治疗肩痛；小补肝针法调气，牵引针法补右侧大敦穴、曲泉穴，泻左侧太渊穴、隐白穴，形气神同调。

中药处方：大补肝汤加酸枣仁。药物：桂枝、干姜、五味子、牡丹皮各 36g，山药、旋覆花、淡竹叶、酸枣仁各 12g。总剂量 192g，21 天量。服法：每日 3 次，每次 3g，热水冲服。

第三诊日期：2020 年 10 月 25 日。右肩疼痛减轻。精力指数 7/10；仍有焦虑；睡眠质量明显改善，可以一觉睡到早晨 6 点；食量减少，饭后腹胀减轻；大便每天 1 至 2 次。

舌诊：舌体胖大，黄腻苔。

脉诊：右关浮取太过。

中医诊断：脾经湿热。

针灸：百会穴，双侧精神情感区，调神；中脘、下脘，脐关第 2、7 点，调形；左足三里，调腑；小泻脾针法调气，左太冲、行间，补法；右商丘穴，泻法。

中药处方：香砂六君子汤，易木香为香附，加半夏。药物：香附、陈皮、半夏、党参、干姜、炙甘草、白术，各 18g。总剂量 126g，14 天量。服法：每日 3 次，每次 3g，热水冲服。

第四诊日期：2020 年 11 月 8 日。精力指数 7/10；焦虑减轻，心态更加积极；食欲良好，饭后腹胀减轻；大便每天 1 至 2 次。正在与西医专家咨询关于减少抗抑郁药物剂量的问题。

舌诊：舌体胖大程度减轻，薄黄苔。

脉诊：右关浮取太过。

中医诊断：脾经湿热。

中药处方：香附砂仁六君汤。药物：香附、砂仁、陈皮、半夏、党参、生姜、生甘草、白术，各 16g。14 天总剂量 128g。服法：每日 3 次，每次 3g，热水冲服。

第五诊日期：2020 年 11 月 22 日。患者已经重新开始工作 2 周，工作压力大，焦虑，但是没有抑郁。精力指数 7/10；睡眠不实；饮食和二便正常。

舌诊：舌暗红，薄白苔。

脉诊：右关浮取太过，左尺沉取不及。

中医诊断：脾湿太过，肾水不及。

中药处方：小补脾汤合小补肾汤。药物：人参、炙甘草、干姜、白术、熟地黄、竹叶、泽泻，各 18g。14 天量总量 126g。服法：每日 3 次，每次 3g，热水冲服。

按《金匮要略·痰饮咳嗽病脉证并治》："心下有支饮，其人若冒眩，泽泻汤主之。泽泻汤方：泽泻五两，白术二两。上二味，以水二升，煮取一升，分温再服。"仲景用泽泻、白术两味药治疗胃脘部支饮导致的眩晕症。白术是小补脾汤的化味，泽泻是小补肾汤的化味，二者合用治疗痰湿、水饮，因此笔者并未按照《辅行诀》原方将二者用为佐药，而是用为臣药。《辅行诀》有"水土合德"的理念，其核心其实就是四个字"燥湿平衡"，也就是脾土和肾水的关系，二者之间既不能太燥，也不能太湿，"肾苦燥，脾苦湿"，太燥伤肾，太湿伤脾。"脾苦湿"，脾运化水湿的功能不足则产生湿邪。除湿大法，从肾水则苦味燥湿，从脾土则健脾化湿，方如大小补脾汤。

参考文献

[1] 曹东义. 横空出世《辅行诀》, 质疑声中四十年 [J]. 陕西中医学院学报, 2014, 37 (05): 6-10.

[2] 范吉平, 程先宽. 经方剂量揭秘 [M]. 北京: 中国中医药出版社, 2009.

[3] 傅延龄, 徐晓玉. 中药临床处方用量控制 [M]. 北京: 科学出版社, 2014.

[4] 何裕民, 张晔. 走出巫术丛林的中医 [M]. 上海: 文汇出版社, 1994.

[5] 胡孚琛, 吕锡琛. 道学通论: 道家·道教·丹道 (增订版)[M]. 北京: 社会科学文献出版社, 2004.

[6] 蒋国鹏. 基于辅行诀脏腑用药式比较下的因势利导思维在经方配伍中运用规律的探讨 [D]. 济南: 山东中医药大学, 2016.

[7] 刘建, 张玲娟, 孙立峰. 张锡纯对药 [M]. 北京: 人民军医出版社, 2009.

[8] 李时珍. 新校注本《本草纲目》[M]. 刘衡如, 刘山永, 校注. 北京: 华夏出版社, 2011.

[9] 吕景山. 施今墨对药 [M]. 4 版. 北京: 人民军医出版社, 2010.

[10] 陶弘景. 辅行诀五藏用药法要传承集 [M]. 张大昌, 钱超尘, 主编. 北京: 学苑出版社, 2008.

[11] 尚志钧. 神农本草经校注 [M]. 北京: 学苑出版社, 2008.

[12] 陶弘景. 名医别录 (辑校本)[M]. 尚志钧, 辑校. 北京: 中国中医药出版社, 2013.

[13] 唐东昕. 刘尚义常用药对辨析与临证应用 [M]. 北京: 科学出版社, 2015.

[14] 唐略. 思考中药: 纯中医思维下的方药入门课 [M]. 北京: 学苑出版社, 2017.

[15] 仝小林. 方药量效关系名医汇讲 [M]. 北京: 人民卫生出版社, 2014.

[16] 仝小林. 方药量效学 [M]. 北京: 科学出版社, 2015.

[17] 王爱品. 道医论 [M]. 北京: 华夏出版社, 2018.

[18] 王幸福. 用药传奇: 中医不传之秘在于量 [M]. 北京: 中国科学技术出版社, 2016.

[19] 衣之镖, 赵怀舟, 衣玉品. 辅行诀五脏用药法要校注讲疏 [M]. 北京: 学苑出版社, 2009.

[20] 衣之镖. 辅行诀五脏用药法要临证心得录 [M]. 北京: 学苑出版社, 2011.

[21] 衣之镖. 辅行诀五脏用药法要药性探真 [M]. 北京: 学苑出版社, 2013.

[22] 张大昌. 张大昌医论医案集 [M]. 北京: 学苑出版社, 2008.

[23] 朱富华, 杨志春, 樊平. 中医中药角药研究: 名医名方验方组药配伍技巧 [M]. 西安: 陕西科学技术出版社, 2009.

[24] 祝守明. 道医概说 [M]. 北京: 中医古籍出版社, 2009.

32检